经脉为里，
支而横者为络，
络之别者为孙。

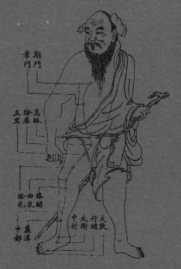

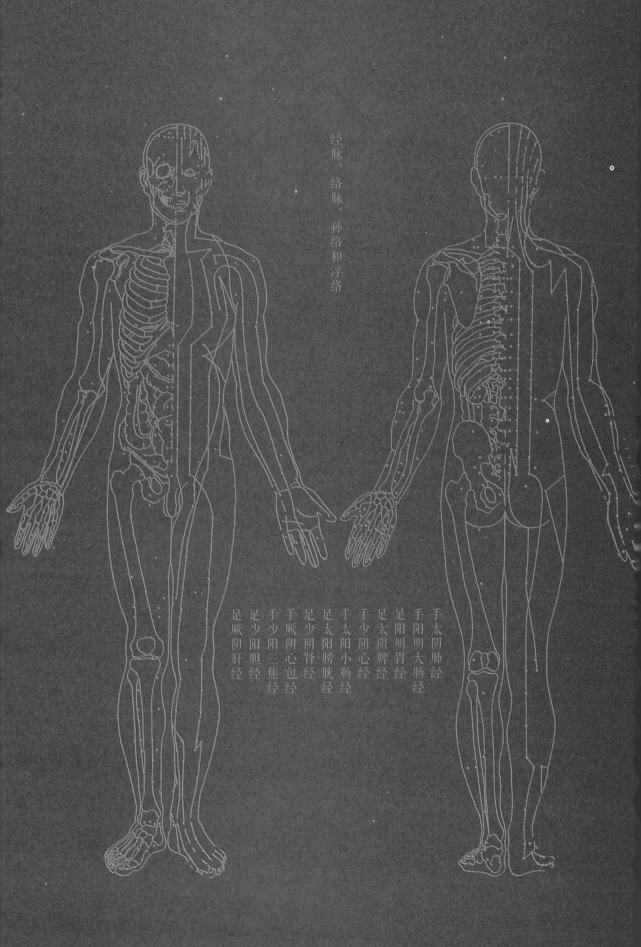

经脉、络脉、孙络和浮络

手太阴肺经
手阳明大肠经
足阳明胃经
足太阴脾经
手少阴心经
手太阳小肠经
足太阳膀胱经
足少阴肾经
手厥阴心包经
手少阳三焦经
足少阳胆经
足厥阴肝经

中华经络穴位实用大百科

李志刚 编著

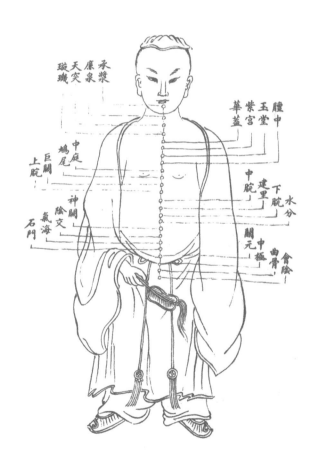

全国百佳图书出版单位

中国中医药出版社

图书在版编目（CIP）数据

中华经络穴位实用大百科 / 李志刚编著. —北京：中国中医药出版社，2020.6

ISBN 978–7–5132–5662–9

Ⅰ.①中… Ⅱ.①李… Ⅲ.①经络②穴位 Ⅳ.①R224

中国版本图书馆CIP数据核字（2019）第167515号

中国中医药出版社出版

北京经济技术开发区科创十三街31号院二区8号楼
邮政编码　100176
传真　010-64405750
山东临沂新华印刷物流集团有限责任公司印刷
各地新华书店经销

开本787×1092　1/16　印张30　字数839千字
2020年6月第1版　2020年6月第1次印刷
书号　ISBN 978–7–5132–5662–9

定价　168.00元
网址　www.cptcm.com

社 长 热 线　010-64405720
购 书 热 线　010-89535836
维 权 打 假　010-64405753

微信服务号　zgzyycbs
微商城网址　https://kdt.im/LIdUGr
官 方 微 博　http://e.weibo.com/cptcm
天猫旗舰店网址　https://zgzyycbs.tmall.com

如有印装质量问题请与本社出版部联系（010-64405510）
版权专有　侵权必究

经络和穴位是博大精深的祖国医学的重要组成部分。中国最早的医学经典著作《黄帝内经》中，就已经对经络穴位的重要性做了阐述："夫十二经脉者，人之所以生，病之所以成，人之所以治，病之所以起，学之所始，工之所止也。" 所以，"经络不可不知，孔穴不可不认，不知经络无以知血气往来。不知孔穴，无以知邪所在，知而用，用而的，病乃可安"。

几千年来，在不断的实践中，人们总结出了人体相关经络、穴位的特性和作用，形成了完整的经络系统和穴位知识体系，并根据不同的发病机理，运用针灸、按摩、刮痧、拔罐等方法，刺激经络、穴位，激发人体正气，达到调和气血、旺盛代谢、通利经络、祛病保健的目的。

相对其他祛病方法来说，经络穴位疗法取材方便、方法简单、费用低廉、见效快、安全可靠，能达到不花钱或少花钱就可治病保健的目的。因此，也称为"绿色疗法"。尤其在一些慢性病、疑难病的治疗上，经络、穴位相关疗法有着不可忽视的重要作用和治疗优势。在当前医疗资源相对紧张的情况下，经络穴位疗法可以更好地满足广大家庭自我保健、治疗疾病的需要。

推广经络、穴位的运用方法，让更多的人受益，这正是本书的出版目的。书中全面、完整地介绍了人体经络系统、成人702处穴位和小儿常用穴位，并针对当代人的常见疾病，精炼地介绍了对应的穴位疗法。本书理论全面、实用性强，是一部通俗易懂的经络穴位百科全书。

由于编写人员学识有限，本书一定有不尽如人意之处，请有关专家和读者不吝赐教，以便不断提高本书的学术水平和实用性。

2020年5月

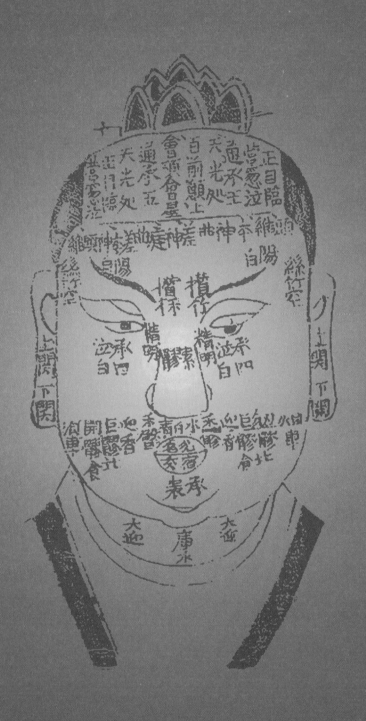

目 录

第二章 成人经络与穴位 51

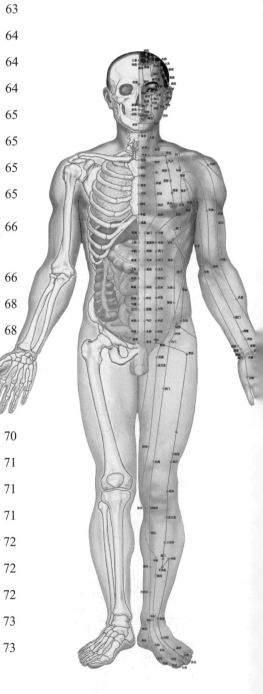

3

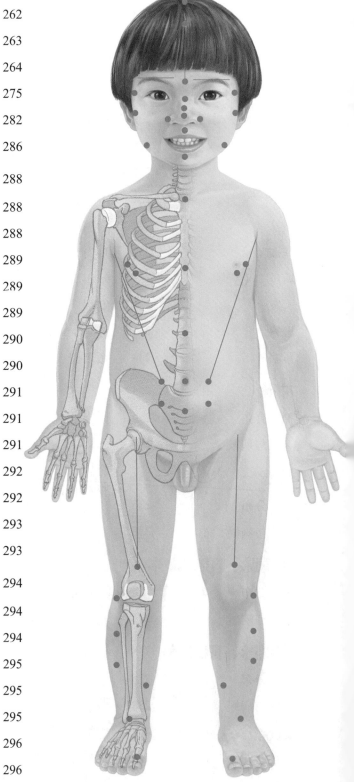

第三章 儿童特效穴位　261

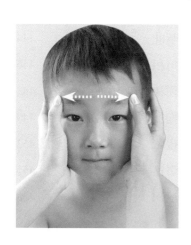
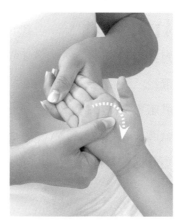
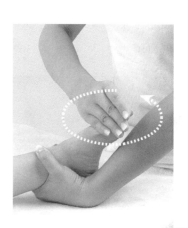

第四章 家庭常见病穴位疗法

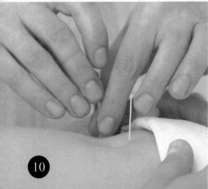

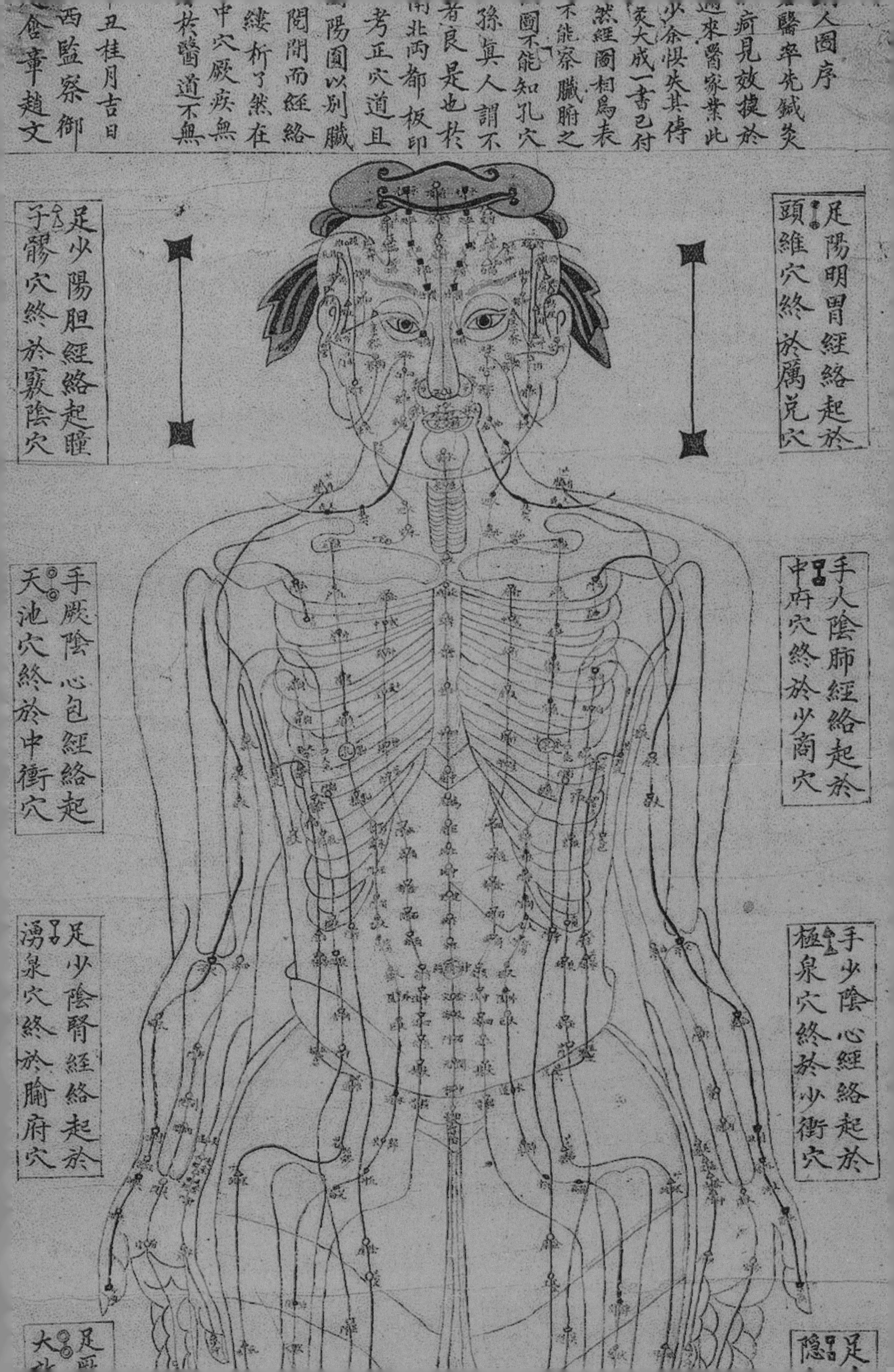

人圖序

醫率先鍼灸
府見效摸扵
近來醫家業此
少余惧失其傅
灸大成一書已付
然經圖相爲表
不能察臟腑之
圖不能知孔穴
孫真人謂不
首良是也柱
南北兩都板印
陽圖以別臟且
考正穴道且
閤開而經絡
緤析了然在
中穴厥疾無
扶醫道亦不無

丑桂月吉日
西監察御
舍章趙文

足陽明胃經絡起扵
頭維穴終扵厲兑穴

手太陰肺經絡起扵
中府穴終扵少商穴

手少陰心經絡起扵
極泉穴終扵少衝穴

足　隱

足少陽膽經絡起瞳
于髎穴終扵竅陰穴

手厥陰心包經絡起
天池穴終扵中衝穴

足少陰腎經絡起扵
湧泉穴終扵腧府穴

足
大

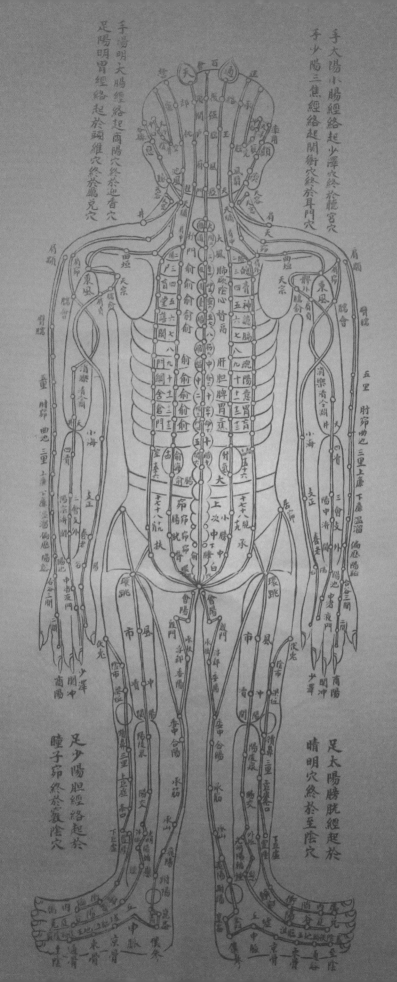

夫十二经脉者，人之所以生，病之所以成，人之所以治，病之所以起，学之所始，工之所止也。

第一章 经络系统与穴位知识

几千年来，在不断的实践中，人们总结出了人体相关经络、穴位的特性和作用，形成了完整的经络系统和穴位知识体系，并根据不同的发病机理，运用针灸、按摩、刮痧、拔罐等方法，刺激经络、穴位，激发人体正气，达到调和气血、旺盛代谢、通利经络、祛病保健的目的。

经络系统的组成

经络是经脉和络脉的总称，是联络脏腑肢节，沟通内外，贯穿上下，运行气血，协调阴阳、调节人体各部的通路。

经，有路径的含义，经脉为经络系统直行的主干，深而在里，沟通内外，贯穿上下；络，有网络的含义，络脉是经脉别出的分支，浅而在表，纵横交错，遍布全身。

《灵枢·脉度》说："经脉为里，支而横者为络，络之别者为孙。"意思是说，将脉按大小逐级分为经脉、络脉、孙络和浮络。经络系统由经脉和络脉组成，其中经脉包括十二经脉、奇经八脉以及附属于十二经脉的十二经别、十二经筋、十二皮部；络脉包括十五络脉和难以计数的浮脉、孙络等。

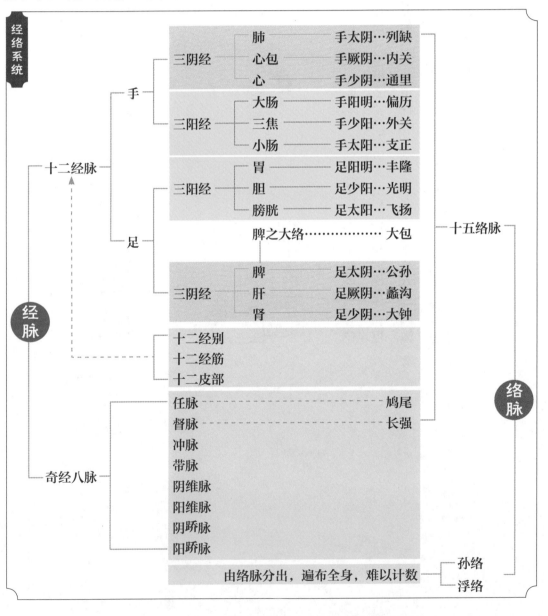

十二经脉

十二经脉，是经络系统的主体，所以又称"十二正经"，按其流注次序分别为手太阴肺经、手阳明大肠经、足阳明胃经、足太阴脾经、手少阴心经、手太阳小肠经、足太阳膀胱经、足少阴肾经、手厥阴心包经、手少阳三焦经、足少阳胆经和足厥阴肝经。十二经脉具有表里经脉相合，与脏腑属络相应的主要特征。

《灵枢·经别》中说："夫十二经脉者，人之所以生，病之所以成，人之所以治，病之所以起，学之所始，工之所止也。"十二经脉具有运行气血、联接脏腑内外、沟通上下等功能，无论感受外邪或脏腑功能失调，都会引起经络的病变。因此，了解十二经脉的循行、功能和发病情况，对防病治病均有很大的意义。

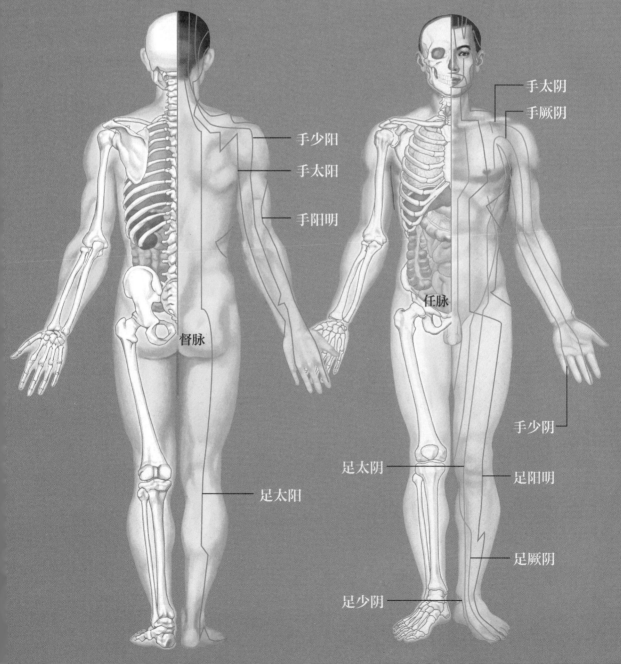

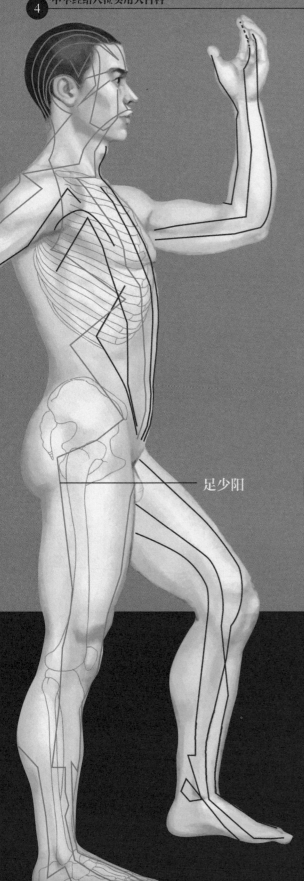

足少阳

十二经脉的命名原则

　　十二经脉的命名是结合手足、阴阳、脏腑三方面而确定的。

1. 上为手，下为足

　　分布于上肢的经脉，在经脉名称之前冠以"手"字；分布于下肢的经脉，在经脉名称之前冠以"足"字。

2. 内为阴，外为阳

　　阴阳理论贯穿于整个中医理论，经络系统亦以阴、阳来命名。其分布于肢体内侧面的经脉为阴经，分布于肢体外侧面的经脉为阳经。一阴一阳演化为三阴三阳，相互之间具有相对应的表里相合关系，即肢体内侧面的前、中、后，分别称为太阴、厥阴、少阴；肢体外侧面的前、中、后分别称为阳明、少阳、太阳。

3. 脏为阴，腑为阳

　　"藏精气而不泻"者为脏，为阴；"传化物而不藏"者称腑，为阳。每一阴经分别隶属于一脏，每一阳经分别隶属于一腑，各经都以脏腑命名。

　　以人体站立姿势，两臂下垂拇指向前的体位为准。将上下肢的内外侧均分为前中后三个区域，则手足三阳经在四肢的排列是：阳明在前，少阳在中，太阳在后；手足三阴经在四肢的排列顺序一般是：太阴在前，厥阴在中，少阴在后。

十二经脉在体表的分布规律

十二经脉在体表左右对称地分布于人体的头面、躯干和四肢，纵贯全身。其分布的规律可从三方面来表述。

头面部

手三阳经止于头面，足三阳经起于头面，手三阳经与足三阳经在头面部交接，所以说"头为诸阳之会"。

十二经脉在头面部分布的特点是：手足阳明经分布于面额部；手太阳经分布于面颊部；手足少阳经分布于耳颞部；足太阳经分布于头顶、枕项部。另外，足厥阴经也循行至顶部。

十二经脉在头面部的分布规律是：阳明在前，少阳在侧，太阳在后。

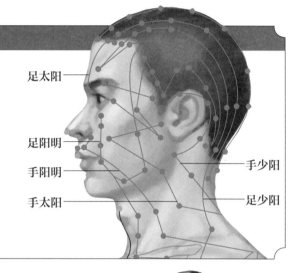

躯干部

十二经脉在躯干部分布的一般规律是：足三阴与足阳明经分布在胸、腹部（前），手三阳与足太阳经分布在肩胛、背、腰部（后），手三阴、足少阳与足厥阴经分布在腋、胁、侧腹部。

四肢

十二经脉在四肢分布的一般规律是：阴经分布在四肢的内侧面，阳经分布在外侧面。在小腿下半部和足背部，肝经在前，脾经在中线。至内踝上八寸处交叉后，脾经在前，肝经在中线。

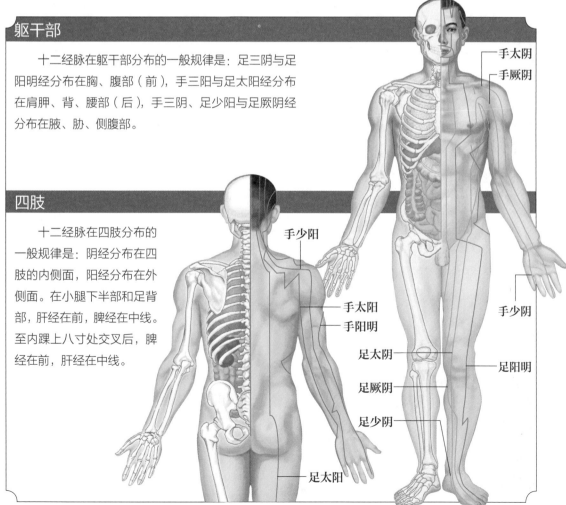

十二经脉的属络表里关系

十二经脉在体内与脏腑相连属，由于脏腑有表里相合的关系，因此，十二经脉之阴经与阳经亦有明确的脏腑属络和表里关系。

阴经属脏络腑，阳经属腑络脏，阴阳配对，这样就在脏腑阴阳经脉之间形成了六组表里属络关系。如手太阴肺经属肺络大肠，与手阳明大肠经相表里；手阳明大肠经属大肠络肺，与手太阴肺经相表里。

经络的表里关系，除经脉一阴一阳的互相衔接、脏与腑的互相属络外，还通过经别和络脉的表里沟通得到进一步加强。互为表里的经脉在生理上相互联系，病变时相互影响，治疗上相互作用。

	经络名称	所属脏腑	联络器官
十二经脉与脏腑器官联络表	手太阴肺经	属肺，络大肠，还循胃口	喉咙
	手阳明大肠经	属大肠，络肺	入下齿中，夹口、鼻
	足阳明胃经	属胃，络脾	起于鼻，上入齿，夹口环唇，循喉咙
	足太阴脾经	属脾，络胃，流注心中	夹咽，连舌本，散舌下
	手少阴心经	属心，络小肠，上肺	夹咽，系目系
	手太阳小肠经	属小肠，络心，抵胃	循咽，至目内外眦，入耳中，抵鼻
	足太阳膀胱经	属膀胱，络肾	起于目内眦，至耳上角，入络脑
	足少阴肾经	属肾，络膀胱，上贯肝，入肺中	循喉咙，夹舌本
	手厥阴心包经	属心包，络三焦	
	手少阳三焦经	属三焦，络心包	系耳后，出耳上角，入耳中，至目锐眦
	足少阳胆经	属胆，络肝	起于目锐眦，下耳后，入耳中，出耳前
	足厥阴肝经	属肝，络胆，夹胃，注肺	过阴器，连目系，环唇内

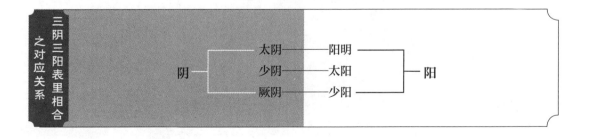

三阴三阳表里相合之对应关系

阴 ── 太阴 ── 阳明
　　　少阴 ── 太阳 ── 阳
　　　厥阴 ── 少阳

十二经脉的循行走向与交接

十二经脉的循行走向总的规律

手三阴经从胸走手，手三阳经从手走头，足三阳经从头走足，足三阴经从足走腹胸。在举手直立的姿势时，这一规律可以概括为"阴升阳降"四个字。

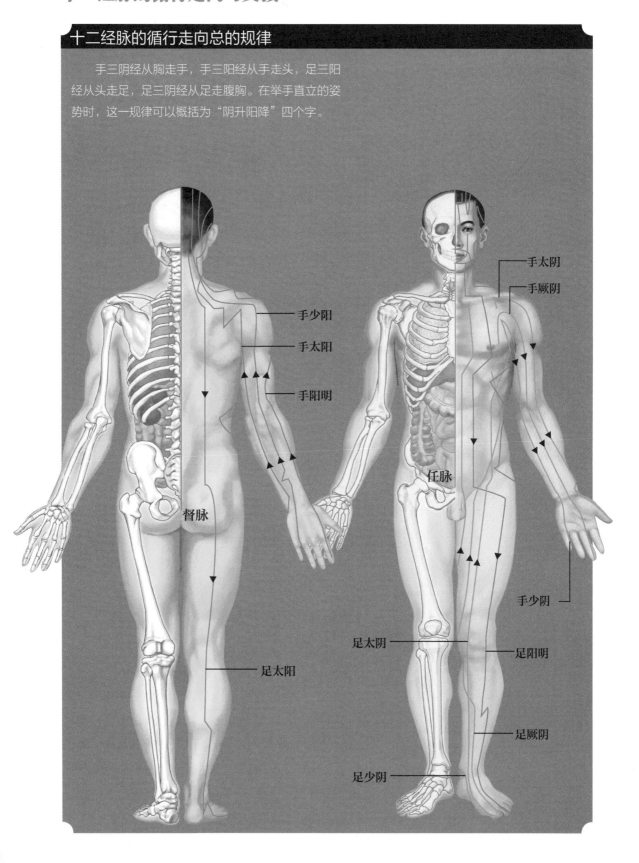

手少阳

手太阳

手阳明

督脉

足太阳

手太阴

手厥阴

任脉

手少阴

足太阴

足阳明

足厥阴

足少阴

十二经脉循行交接规律

1. 相表里的阴经与阳经在手足末端交接，如手太阴肺经与手阳明大肠经交接于食指。

2. 同名的阳经与阳经在头面部交接，如手阳明大肠经与足阳明胃经交接于鼻旁。

3. 相互衔接的阴经与阴经在胸中交接，如足太阴脾经与手少阴心经交接于心中。

阴		脏（里）			腑（表）		阳	
		胸中衔接	四肢衔接		头面衔接			
太阴	手		① 肺 → 食指端交接（商阳）	→	② 大肠		手	阳明
	足	⑭ 任	④ 脾 ← 足大趾内端交接（隐白）		③ 胃 鼻旁交接（迎香）		足	
少阴	手		⑤ 心 手小指端交接（少冲、少泽）		⑥ 小肠		手	太阳
	足	⑬ 督	⑧ 肾 ← 足小趾端交接（至阴）		⑦ 膀胱 目内眦交接（晴明）		足	
厥阴	手		⑩ 心包 → 无名指端交接（关冲）		⑨ 三焦		手	少阳
	足		⑫ 肝 ← 足大趾外端交接（大敦）		⑪ 胆 目外眦交接（瞳子髎）		足	

肺中、交接（左侧纵向标注）
心中交接
胸中交接
胸中交接

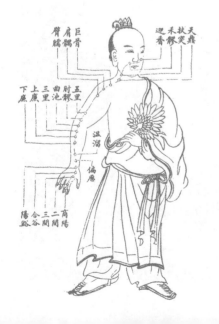

十二经脉的气血流注从肺经开始逐经相传，至肝经而终，再由肝经复传于肺经，流注不已，而且与前后正中的督脉和任脉也相通，从而构成了周而复始、如环无端的循环流注系统。十二经脉将气血周流全身，使人体不断地得到精微物质而维持各脏腑组织器官的功能活动。

奇经八脉

奇经八脉的命名和分布规律

奇经八脉是督脉、任脉、冲脉、带脉、阴维脉、阳维脉、阴跷脉、阳跷脉8条经脉的合称。它不同于十二正经，既不直属脏腑，又无表里配合关系，因此称为"奇经"。《难经·二十七难》中说："凡此八脉者，皆不拘于经，故曰奇经八脉。"奇经八脉是具有特殊作用的经脉，对十二经脉起着统率、联络和调节气血盛衰的作用。

奇经八脉纵横交错地循行分布在十二经脉之间。任督二脉各有本经所属穴位及相关病候，故与十二经脉相提并论，合称为"十四经"。冲脉、带脉、阴维脉、阳维脉、阴跷脉、阳跷脉的穴位均寄附于十二经脉之上。任、督、冲三脉起于胞中，同出会阴而异行，又称为"一源三歧"。

任脉

任脉的"任"有妊养的意思，它起于小腹内，下出会阴部，沿着腹内向上行，经过关元等穴，抵达咽喉部，再上行环绕口唇，经过面部，进入目眶下。任脉妊养六阴经，总调全身阴经经气，故称"阴脉之海"。

任脉

督脉

督脉

督脉的"督"有总督的意思，它起于小腹内，向后行于脊柱的内部，上达项后风府，进入脑内，再上行颠顶，沿前额下行至鼻柱。督脉督领六阳经，总调全身阳经经气，故称"阳脉之海"。

冲脉

冲脉的"冲"有"要冲"的意思，它起于小腹内，下出于会阴部，其外行者经气冲与足少阴经交会，沿着腹部两侧上达咽喉，环绕口唇。冲脉涵蓄十二经气血，故称"十二经脉之海"或"血海"。

幽门
腹通谷
阴都
石关
商曲
肓俞
中注
四满
气穴
大赫
③
横骨

②
①

④

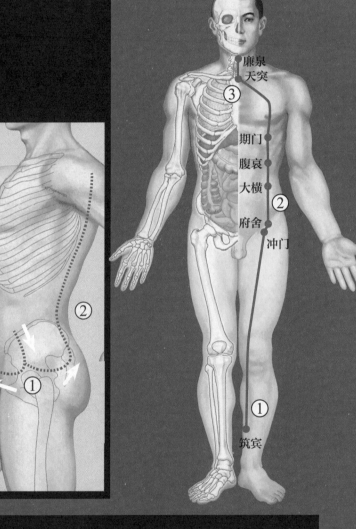

阴维脉

维脉的"维"有"维系、主持"的意思，阴维脉起于小腿内侧，沿腿股内侧上行，至咽喉与任脉会合。阴维脉有维系全身阴经的作用。

廉泉
天突
③
期门
腹哀
大横
②
府舍
冲门
①
筑宾

带脉

带脉的"带"有"腰带"的意思，它起于季胁部的下面，斜向下行到带脉、五枢、维道穴，横行绕身一周。带脉起着约束纵行躯干诸条经脉的作用。

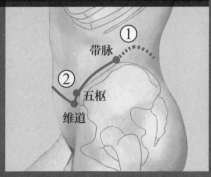

①
带脉
②
五枢
维道

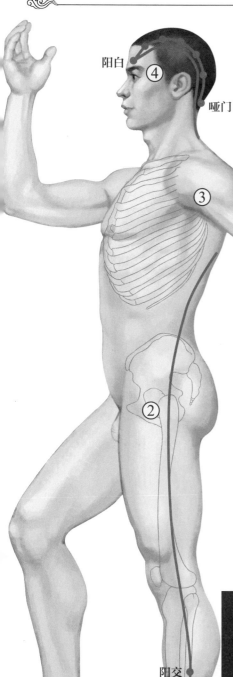

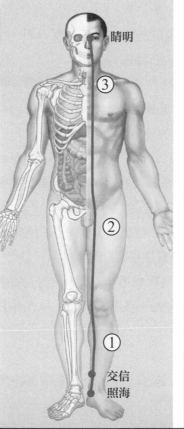

阴跻脉

阴跻脉起于足跟内侧，随足少阴等经上行，至目内眦与阳跻脉会合。阴跻脉调节下肢运动，司瞑寐。

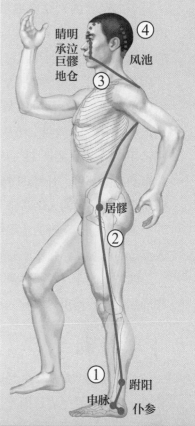

阳跻脉

阳跻脉起于足跟外侧，伴足太阳等经上行，至目内眦与阴跻脉会合，再沿足太阳经上额，于项后会合足少阳经。阳跻脉调节下肢运动，司瞑寐。

阳维脉

阳维脉起于足跗外侧，沿腿膝外侧上行，至项后与督脉相会。阳维脉有维系全身阳经的作用。

奇经八脉的作用

1. 统率、主导：奇经八脉将部位相近、功能相似的经脉联系起来，达到统率有关经脉气血、协调阴阳的作用。

2. 沟通、联络：奇经八脉在循行分布过程中，与其他各经相互沟通交会，加强了十二经脉之间的互相联系。

3. 蓄积、渗灌：奇经八脉交错循行，当十二经脉和脏腑间的气旺盛时，奇经八脉就会加以蓄积，而当十二经脉的生理功能有需要时，奇经八脉又会加以渗灌和供应。

奇经八脉体现在临床实践中，不论是诊断辨证，还是针灸治疗选穴配方，都有重要的临床意义，"八脉交会穴""灵龟八法""飞腾八法"都是这一理论的具体运用。

十五络脉

十二经脉在四肢部各分出一络，再加上躯干前的任脉络、躯干后的督脉络及躯干侧的脾之大络，共计15条，故称"十五络脉"。

十二经脉的别络在四肢肘膝关节以下本经络穴分出后，走向其相表里的经脉，阴经别络于阳经，阳经别络于阴经。如手太阴别络从列缺分出，别走手阳明；手少阴别络从通里分出，别走手太阳；手厥阴别络从内关分出，

十五络穴表			
手三阴	肺经	心经	心包经
	列缺	通里	内关
手三阳	大肠经	小肠经	三焦经
	偏历	支正	外关
足三阴	脾经	肾经	肝经
	公孙	大钟	蠡沟
足三阳	胃经	膀胱经	胆经
	丰隆	飞扬	光明
任、督、脾大络	任脉	督脉	脾大络
	鸠尾	长强	大包

别走手少阳；手阳明别络从偏历分出，别走手太阴。任脉、督脉的别络和脾的大络主要分布在头身部位。任脉的别络从鸠尾分出，散布于腹部，督脉的别络从尾骨下长强分出，散布于头部；脾的大络从腋下分出，散布于胸胁部。

十五络脉是全身的主要络脉，对全身无数细小的络脉起着主导作用。络脉中浮行于浅表部位的称为"浮络"，络脉中最细小的分支则称为"孙络"，遍布全身，无法计数。

四肢部的十二络，主要起沟通表里两经和补充经脉循行不足的作用；躯干部的三络，起渗灌气血的作用。络脉分布较浅，各有一络穴，并有所主病症。

十二经别

十二经别，是从十二经脉另行分出，循行于胸腹和头部，起到沟通作用的支脉。其名称以所别出的经脉名称而直接命名。

十二经别	经别	别、入	胸腹部（合）	出（颈项穴）	合（阳经）
一合	足太阳	入腘中，入肛（承扶）	属膀胱，之肾，散心	出于项（天柱）	足太阳
	足少阴	至腘中，合太阳	至肾，系舌本		
二合	足少阳	入毛际（维道），入季肋间	属胆，上肝，贯心，夹咽	出颐颔中（天容）	足少阳
	足厥阴	至毛际，合少阳	与别俱行		
三合	足阳明	至髀，入腹里（气冲）	属胃，散脾，通心，循咽	出于口（人迎）	足阳明
	足太阴	至髀，合阳明	与别俱行，络咽，贯舌本		
四合	手太阳	入腋	走心，系小肠	出于面（天窗）	手太阳
	手少阴	入腋（极泉）	属心，走喉咙		
五合	手少阳	入缺盆	走三焦，散胸中	出耳后（天牖）	手少阳
	手厥阴	下腋三寸入胸中（天池）	属三焦，循喉咙		
六合	手阳明	入柱骨	走大肠，属肺，循喉咙	出缺盆（扶突）	手阳明
	手太阴	入腋（中府）	入走肺，散大肠		

十二经别一般从四肢肘膝上下的正经分出,散布于胸腹腔和头部,有着"离、入、出、合"的特点。"离"指从正经分出,"入"指进入胸腹腔,"出"指浅出头顶,"合"指表里会合,阴经经别合于相表里的阳经,阳经经别合于本经的经脉。这样手足三阴三阳经别,按阴阳表里形成六组,就称为"六合"。

十二经别与十五络脉均有加强表里两经联系的作用,所不同的是,络脉分布较浅,各有络穴,有所主病症;经别分布较深,无所属腧穴,也无所主病症。

十二经筋

十二经筋是十二经脉之气结聚散落于筋肉关节的体系,附属于十二经脉,并随所辖经脉而命名。

十二经筋与十二经脉的体表通路基本一致,循行走向都是起始于四肢末端,结聚于关节骨骼部,走向头身,行于体表,但不入内脏。十二经筋分为刚(阳)筋和柔(阴)筋。刚筋分布于项背和四肢外侧,以手足阳经经筋为主,柔筋分布于胸腹和四肢内侧,以手足阴经经筋为主。

十二经筋有约束骨骼,利于关节屈伸活动,保持人体正常运动功能的作用。《素问·痿论》便称:"宗筋主束骨而利机关也。"

经筋	四肢	躯干	头部
足太阳之筋	小趾上,外踝,踵,膝	臀,夹脊,肩髃,缺盆	项,舌本,枕骨,头,鼻,目上,完骨,頄
足少阳之筋	小趾次趾上,外踝,膝外侧,外辅骨,髀,伏兔	尻,季胁,腋前,膺乳,缺盆	耳后,额角,颠上,颔,外眦,頄
足阳明之筋	中趾,跗上,膝外侧,胫,外辅骨,伏兔,髀	髀枢,胁,脊,阴器,腹,缺盆	颈,口,鼻上,目下,耳前,頄
足太阴之筋	大趾内,内踝前,胫,内辅骨,阴股,髀	阴器,腹,脐,腹里,胸中,胁,脊	
足少阴之筋	小趾下,内踝下,内辅下,阴股	阴器,脊内,夹膂	项,枕骨
足厥阴之筋	大趾上,内踝前,胫,内辅下,阴股	阴器	
手太阳之筋	小指上,腕,肘内锐骨,腋下	肩胛	颈,耳后完骨,耳中,耳上,颔,外眦,颌,角
手少阳之筋	无名指,腕,肘	肩	颈,曲颊,舌本,耳前,外眦,角
手阳明之筋	食指,腕,肘外,肩髃	肩胛,夹脊	颈,颊,颧,颌,角
手太阴之筋	大指上,鱼后,寸口外侧,肘中,腋下	缺盆,肩前髃,胸里,季胁,膈	
手厥阴之筋	中指,肘内侧,臂阴,腋下	胁,胸中,膈	
手少阴之筋	小指内侧,锐骨,肘内侧,腋	乳里,胸中,脐,膈	

十二皮部

十二皮部是十二经脉功能活动反映在体表的部位，也是络脉的气所散布的地方。《素问·皮部论》有言："皮者，脉之部也""凡十二经络脉者，皮之部也"。

十二皮部是以十二经在体表的分布范围为依据划分的，它位于人体最外层，与经络气血相通，具有保护机体，抵御外邪和反映病症的作用。当人体脏腑、经络发生病变时，就可以反映到皮部。临床上的皮肤针、刺络、敷贴等方法，就是皮部理论的实际运用。

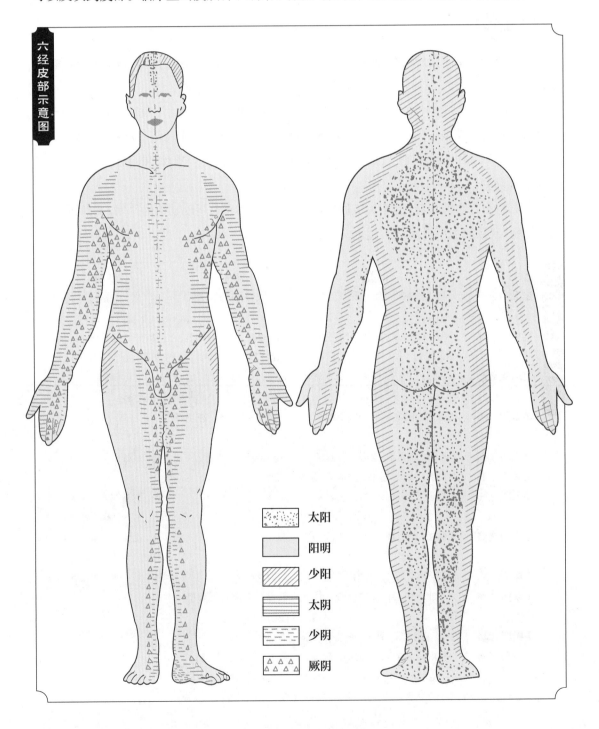

六经皮部示意图

▦	太阳
▢	阳明
▨	少阳
▤	太阴
▨	少阴
△△△	厥阴

经络的作用

联系脏腑、沟通内外

《灵枢·海论》指出："夫十二经脉者，内属于腑脏，外络于肢节。"人体的五脏六腑、四肢百骸、五官九窍、皮肉筋骨等组织器官，之所以能保持相对的协调与统一，完成正常的生理活动，主要是依靠经络系统的联络沟通而实现的。经络中的经脉、经别与奇经八脉、十五络脉，纵横交错，入里出表，通上达下，联系人体各脏腑组织；经筋、皮部联系肢体筋肉皮肤；浮络和孙络联系人体各细微部分。这样，经络将人体联系成了一个有机的整体。

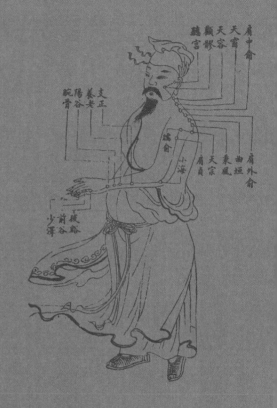

经络的联络沟通作用，还反映在经络具有传导功能。体表感受病邪和各种刺激，可传导于脏腑；脏腑的生理功能失常，亦可反映于体表。这些都是经络联络沟通作用的具体表现。

运行气血、营养全身

《灵枢·本藏》指出："经脉者，所以行血气而营阴阳，濡筋骨，利关节者也。"气血是人体生命活动的物质基础，全身各组织器官只有得到气血的温养和濡润才能完成正常的生理功能。经络是人体气血运行的通道，能将营养物质输送到全身各组织脏器，使脏腑组织得以营养，筋骨得以濡润，关节得以通利。

抗御病邪、保卫机体

营气行于脉中，卫气行于脉外。经络"行血气"而使营卫之气密布周身，在内和调于五脏，洒陈于六腑，在外抗御病邪，防止内侵。外邪侵犯人体由表及里，先从皮毛开始。卫气充实于络脉，络脉散布于全身而密布于皮部，当外邪侵犯机体时，卫气首当其冲发挥其抗御外邪、保卫机体的屏障作用。如《素问·缪刺论》所说："夫邪之客于形也，必先舍于皮毛，留而不去，入舍于孙脉，留而不去，入舍于络脉，留而不去，入舍于经脉，内连五脏，散于肠胃。"

所以，经络的通畅，直接关系到气血是否能顺利到达需要的地方，经络不通则百病生。疏通经络的最简单的方法就是循经按摩，按摩某一条经络上的关键穴位，可以起到疏通经络的作用。

经络的纵横关系

经络有如一张大网，它纵横人体，将头、身、四肢联系起来，其间的联系与影响错综复杂。标本、根结、气街、四海理论归纳总结了经络的纵横关系，是经络理论的重要组成部分。

根结与标本

"根"指四肢末端井穴，"结"则指头、胸、腹部，根结理论主要指经气的所起与所归，反映了经气上下两极间的关系。标本之"标"指代人体头面胸背上部位置，"本"则对应人体四肢下端，标本理论主要是指经脉腧穴分布部位的上下对应关系。根结与标本所指代的位置相近或相同，意义也相似，但标本的范围较根结更广。

足六经根结部位

经名	根	结
足太阳	至阴	命门（目）
足阳明	厉兑	颡大（鼻咽）
足少阳	足窍阴	窗笼（耳）
足太阴	隐白	太仓（胃）
足少阴	涌泉	廉泉（舌下两脉）
足厥阴	大敦	玉英，络膻中（胸）

六阳经的根、溜、注、入穴位

类别／经名	根	溜	注	入	
				下（络）	上（颈）
足太阳	至阴（井）	京骨（原）	昆仑（经）	飞扬	天柱
足少阳	足窍阴（井）	丘墟（原）	阳辅（经）	光明	天容
足阳明	厉兑（井）	冲阳（原）	足三里（合）	丰隆	人迎
手太阳	少泽（井）	阳谷（经）	小海（合）	支正	天窗
手少阳	关冲（井）	阳池（原）	支沟（经）	外关	天牖
手阳明	商阳（井）	合谷（原）	阳溪（经）	偏历	扶突

十二经标本部位

经名		本部	相应穴	标部	相应穴
足三阳	足太阳	足跟上5寸	跗阳	命门（目）	睛明
	足少阳	足窍阴之间	足窍阴	窗笼（耳前）	听会
	足阳明	厉兑	厉兑	人迎、颊、颃颡	人迎、地仓
足三阴	足太阴	中封前上4寸	三阴交	背俞、舌本	脾俞、廉泉
	足少阴	内踝上2寸	交信	背俞、舌下两脉	肾俞、廉泉
	足厥阴	行间上5寸	中封	背俞	肝俞
手三阳	手太阳	手外踝之后	养老	命门（目）上1寸	攒竹
	手少阳	小指次指间上2寸	中渚	耳后上角，下外眦	丝竹空
	手阳明	肘骨中，上至别阳	曲池、臂臑	颊下合钳上	扶突
手三阴	手太阴	寸口之中	太渊	腋内动脉处	中府
	手少阴	锐骨之端	神门	背俞	心俞
	手厥阴	掌后两筋间2寸	内关	腋下3寸	天池

气街与四海

　　气街是经气聚集运行的共同通路，它横贯脏腑经络，纵分头、胸、腹、胫，具有横向为主、上下分部、紧邻脏腑、前后相连的特点。四海为人体气血精髓等精微物质汇聚之所，是髓海、血海、气海、水谷之海的总称。四海的部位与气街部位类似，髓海位于头部，气海位于胸部，水谷之海位于上腹部，血海位于下腹部，各部之间相互联系。

　　气街与四海理论从另一角度阐述了经气运行规律，进一步明确了经气的组成和来源，为临床诊治提供了理论依据。

四海部位及输注穴

四海	部位	上输穴	下输穴
脑为髓海	头部	百会	风府
膻中为气海	胸部	大椎	人迎
胃为水谷之海	上腹部	气冲	足三里
冲脉为血海	下腹部	大杼	上、下巨虚

四海逆顺征象

四海	顺	逆
	有余	不足
气海	气满胸中，烦闷喘急，颜面赤红	正气不足，声怯无力
血海	形体充盛，常自觉身体庞大，郁闷不舒，但又说不出病在何处	常自觉身体狭小，也是说不出病在何处
水谷之海	腹中胀满	饥而不欲进食
髓海	身体轻健有力，并能长寿	耳鸣，眩晕，看不清东西，周身懈怠无力，常欲安静卧床

四海、气街与"结""标"部位的对照

部位	四海	气街	"结"	"标"
头	脑（髓海）	脑（头气之街）	目（命门）耳（窗笼）鼻咽（颃大）	目、耳前、耳后、上角、目外眦、鼻咽舌本、舌下两脉
胸	膻中（气海）	膺、背俞(心、肺)（胸气之街）	胸（玉英）喉（廉泉）	背俞、腋、人迎
腹	胃（水谷之海）	冲脉、背俞（肝、脾、肾）（腹气之街）	胃（太仓）	
胫	冲脉（血海）	气冲、承山、踝上以下（胫气之街）		

穴位的分类及命名

穴位是人体脏腑经络之气输注于体表的部位，分肉腠理和骨节交会的特定孔隙。穴位与经络之间的关系密不可分，两者相互影响，共同作用于人体。当内在脏腑气血发生病理变化体表的穴位就会做出相应的反应，利用穴位的这些病理反应不仅可以帮助医生诊断疾病，而且能够通过刺激相应穴位，达到治疗的目的。

穴位的分类

人体的穴位大体可以分为经穴、奇穴和阿是穴。它们既是疾病的反应点，又是针灸等治法的刺激点。

经穴

只要是归属于十二经脉和任、督二脉，拥有固定的名称及位置的穴位，称为"十四经穴"，简称"经穴"。经穴分为单穴和双穴，十二经脉左右对称分布，是一名双穴；任、督二脉位于正中，是一名一穴。

奇穴

凡未归属入十四经穴，而有具体名称和位置的穴位，统称为"经外奇穴"，简称"奇穴"。奇穴的主治范围比较单一，多数对某些病症具有特殊的疗效，如四缝穴治小儿疳积、胆囊穴治胆囊炎等。

阿是穴

没有固定的名称和固定的位置，而是以压痛点或其他反应点作为针灸施术部位的一类穴位称为"阿是穴"，又称"天应穴""不定穴""压痛点"等。阿是穴多位于病变附近，也可在与其距离较远的部位。

穴位的命名

《素问·阴阳应象大论》说："气穴所发，各有处名。"这表明自古以来，穴位的命名都有其含义。穴位名称常反映穴位的部位和功用，而对穴名意义的理解有助于记牢穴位的定位及其治疗作用。古人对穴位的命名，可谓是上察天文，下观地理，中体人情，包罗万象，其主要的穴位命名分类如下。

特定穴

所谓特定穴是指十四经穴中具有特殊治疗作用，并有特定称谓的穴位。特定穴共分十大类，分别是五输穴、原穴、络穴、郄穴、八脉交会穴、下合穴、背俞穴、募穴、八会穴、交会穴。

五输穴

五输穴是指十二经脉在肘膝关节以下的井、荥、输、经、合穴，简称"五输"。井穴多位于手足之端；荥穴多位于掌指或跖趾关节之前；输穴多位于掌指或跖趾关节之后；经穴多位于腕踝关节以上；合穴则位于肘膝关节附近。每条经脉的五输穴有 5 个，十二经共 60 穴。

五输穴配属于阴阳五行，《难经·六十四难》阐明了阴阳各经脉五输穴的五行属性，即"阴井木，阳井金；阴荥火，阳荥水；阴输土，阳输木；阴经金，阳经火；阴合水，阳合土"。

按照阴阳变化五行生克的法则，就能演绎出许多错综复杂的变化，而在疾病的诊断和治疗上，五输穴也就能发挥其特殊作用。

阴经五输穴及与五行配属	六阴经	井（木）	荥（火）	输（土）	经（金）	合（水）
	肺（金）	少商	鱼际	太渊	经渠	尺泽
	心包（相火）	中冲	劳宫	大陵	间使	曲泽
	心（火）	少冲	少府	神门	灵道	少海
	脾（土）	隐白	大都	太白	商丘	阴陵泉
	肝（木）	大敦	行间	太冲	中封	曲泉
	肾（水）	涌泉	然谷	太溪	复溜	阴谷

以天文地理名称命名

根据自然界中的日月星辰或者山海丘陵等名称，结合穴位所在部位的状况而命名。如日月、上星、璇玑、商丘、大陵、少海、阳池、涌泉等。

以动植物名称命名

根据动植物的名称，结合穴位所在部位的状况而命名。如伏兔、鹤顶、鸠尾、鱼际等。

以建筑物名称命名

根据建筑物的名称，结合穴位所在部位的形态特点而命名。如库房、天窗、地仓、紫宫、内庭、印堂等。

以解剖部位命名

根据穴位所在的人体解剖部位而命名。如腕骨、乳根、心俞、肝俞、肺俞、胆俞等。

以穴位作用及中医理论命名

根据穴位的治疗作用，结合经络等中医理论而命名。如三阴交、三阳络、百会、气海、血海、神堂、魄户、魂门等。

六阳经	井（金）	荥（水）	输（木）	经（火）	合（土）
大肠（金）	商阳	二间	三间	阳溪	曲池
三焦（相火）	关冲	液门	中渚	支沟	天井
小肠（火）	少泽	前谷	后溪	阳谷	小海
胃（土）	厉兑	内庭	陷谷	解溪	足三里
胆（木）	足窍阴	侠溪	足临泣	阳辅	阳陵泉
膀胱（水）	至阴	足通谷	束骨	昆仑	委中

原穴

　　原穴是脏腑原气经过留止的部位，多位于腕、踝关节附近，十二经脉在四肢部各有一个原穴，合称"十二原"。原穴之"原"即本源、原气之意，原气通过三焦散布于全身，是人体维持生命活动的原动力。阴经的原穴就是五输穴中的输穴，阳经则于输穴之外另有原穴。

　　原穴在临床上主要用于诊断和治疗脏腑疾病。《灵枢·九针十二原》中指出"五脏有疾也，应出于十二原，而原各有所出，明知其原，睹其应，而知五脏之害矣"。说明脏腑有病时，常在相应的原穴处有异常反应，可据此推断脏腑病情。另外，以针刺原穴可使三焦的原气通达，从而发挥调动正气抵御外邪的作用。

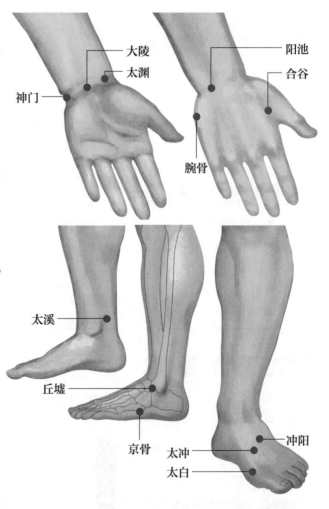

经属	经脉	穴位	经脉	穴位	经脉	穴位
手三阴经	肺 经——太渊		心 经——神门		心包经——大陵	
手三阳经	大肠经——合谷		小肠经——腕骨		三焦经——阳池	
足三阴经	脾 经——太白		肾 经——太溪		肝 经——太冲	
足三阳经	胃 经——冲阳		膀胱经——京骨		胆 经——丘墟	

络穴

十五络脉在本经分出的部位各有一穴位，称为络穴。十二经脉各有1个络穴，加上腹部的任脉络穴鸠尾、背部的督脉络穴长强和胸胁的脾之大络大包，总称"十五络穴"。

原穴与络穴在临床上既可单独使用，又可相互配合使用。络穴除了主治本络脉的病症外，由于可沟通表里两经，十二经络穴不仅可以治疗本经病，还能治疗其相表里的经脉的病症，甚至对其他一些有关经脉的病症都有治疗作用。

十五络穴		经脉	穴位	经脉	穴位	经脉	穴位
	手三阴经	肺　经——列缺		心　经——通里		心包经——内关	
	手三阳经	大肠经——偏历		小肠经——支正		三焦经——外关	
	足三阴经	脾　经——公孙		肾　经——大钟		肝　经——蠡沟	
	足三阳经	胃　经——丰隆		膀胱经——飞扬		胆　经——光明	
	任、督、脾大络	任　脉——鸠尾		督　脉——长强		脾大络——大包	

背俞穴

背俞穴是脏腑之气输注于背腰部的穴位，又称为"俞穴"。背俞穴在背部足太阳膀胱经第一侧线上的分布，大体依脏腑位置上下排列，分别冠以脏腑之名，六脏六腑各1背俞穴，共12穴。

背俞穴不仅可以诊断治疗与其相应的脏腑病症，而且还可治疗与相关五脏所开窍的五官病、所主持的五体病。比如肺俞既能治疗肺病，又能治疗与肺有关的鼻病、咽喉病和皮肤病。

十二背俞穴	六脏（上部）	背俞穴	六腑（下部）	背俞穴
	肺	肺俞	大肠	大肠俞
	心	心俞	小肠	小肠俞
	心包	厥阴俞	三焦	三焦俞
	肝	肝俞	胆	胆俞
	脾	脾俞	胃	胃俞
	肾	肾俞	膀胱	膀胱俞

募穴

募穴是脏腑之气结聚于胸腹部的穴位，又称"腹募穴"。募穴皆位于胸腹部，与其相关脏腑的位置接近，一半募穴分布于正中任脉，为单穴，其余募穴则在两旁各经，为双穴，六脏六腑各1募穴，共12穴。

在临床上，募穴主要用于诊断治疗与其相应的脏腑疾病，募穴与俞穴既可单独使用，也可配合使用。

十二募穴	两侧募穴	正中募穴	两侧募穴	正中募穴
	肺——中府	心包——膻中	脾——章门	三焦——石门
	肝——期门	心——巨阙	肾——京门	小肠——关元
	胆——日月	胃——中脘	大肠——天枢	膀胱——中极

郄穴

郄穴是各经经气深聚的部位，多分布于四肢肘膝关节以下，只有胃经郄穴梁丘位于膝上。十二经脉和奇经八脉中的阴阳跷脉和阴阳维脉各有1郄穴，共16郄穴。

郄穴擅治本经循行部位及所属脏腑的急性病症。此外，由于郄穴反映病候较快，时常被用来协助诊断。

十六郄穴	阴经	郄穴	阳经	郄穴
	手太阴肺经	孔最	手阳明大肠经	温溜
	手厥阴心包经	郄门	手少阳三焦经	会宗
	手少阴心经	阴郄	手太阳小肠经	养老
	足太阴脾经	地机	足阳明胃经	梁丘
	足厥阴肝经	中都	足少阳胆经	外丘
	足少阴肾经	水泉	足太阳膀胱经	金门
	阴维脉	筑宾	阳维脉	阳交
	阴跷脉	交信	阳跷脉	跗阳

下合穴

下合穴是指六腑之气下合于足三阳经的6个穴位，又称"六腑下合穴"，也有称"六合穴"的。下合穴主要分布于下肢膝关节附近，胃、胆、膀胱的下合穴在下肢本经，而大肠、小肠的下合穴位于胃经，三焦的下合穴位于膀胱经。

下合穴主治六腑病症，而且在辅助诊断方面也应用颇广。

下合穴	手三阳	六腑	下合穴	归经
	手太阳	小肠	下巨虚	胃经穴
	手阳明	大肠	上巨虚	胃经穴
	手少阳	三焦	委阳	膀胱经穴
	足三阳	**六腑**	**下合穴**	**归经**
	足太阳	膀胱	委中	膀胱经穴
	足阳明	胃	足三里	胃经穴
	足少阳	胆	阳陵泉	胆经穴

八会穴

八会穴是指脏、腑、筋、脉、气、血、骨、髓之精气会聚的8个穴位。八会穴分布于躯干部和四肢部，脏、腑、气、血、骨的穴位在躯干部，筋、脉、髓的穴位在四肢部。

八会穴的临床应用主要在治疗方面，其对各自所会的脏、腑、气、血、筋、脉、骨、髓相关的病症有特殊的治疗作用。另外，《难经·四十五难》中有"热病在内者，取其会之气穴也"，表明八会穴还能治疗相关的热病。

八会穴	八会	穴名	归经	备注
	脏会	章门	肝经穴	脾经募穴
	腑会	中脘	任脉穴	胃经募穴
	气会	膻中	任脉穴	心包经募穴
	血会	膈俞	膀胱经穴	
	筋会	阳陵泉	胆经穴	胆经合穴
	脉会	太渊	肺经穴	肺经输、原穴
	骨会	大杼	膀胱经穴	
	髓会	绝骨	胆经穴	

八脉交会穴

　　八脉交会穴指奇经八脉与十二正经脉气相通的8个穴位，即公孙、内关、足临泣、外关、后溪、申脉、列缺、照海，又称"交经八穴""流注八穴""八脉八穴"。八脉交会穴分布于腕踝关节上下。

　　由于八脉交会穴相通正经和奇经，其治疗范围非常广泛，除了能治疗本经病症外，还能治疗与之相通的奇经八脉的病症。临床应用中，八脉交会穴既可单独使用，也可配伍应用。

八脉交会穴	经属	八穴	通八脉	会合部位
	足太阴	公孙	冲脉	胃、心、胸
	手厥阴	内关	阴维脉	
	手少阳	外关	阳维脉	目外眦、颊、颈、耳后、肩
	足少阳	足临泣	带脉	
	手太阳	后溪	督脉	目内眦、颈、耳、肩胛
	足太阳	申脉	阳跷脉	
	手太阴	列缺	任脉	胸、肺、膈、喉咙
	足少阴	照海	阴跷脉	

交会穴

　　交会穴是指两经或数经相交会合的穴位。交会穴多分布于头面和躯干部。

　　由于交会穴是数条经脉之气共注一处的部位，所以交会穴不但能治本经的疾病，还能兼治所交会经脉的疾病。

穴位的定位方法

　　人体穴位数百，位置功用各有不同。想要事半功倍，首先得找准相应的穴位位置，方能取穴施治，而取穴是否准确，将直接影响治疗效果。在穴位定位方面，现代临床常用的主要有以下四种方法。

体表标志法

　　体表标志法是利用五官、毛发、指甲、乳头、脐窝、骨关节等处及肌肉隆起等部位作为取穴标志来定位穴位的方法，也叫体表解剖标志定位法。此法又分以下两类。

1. 固定标志

　　固定标志是指不受人体活动影响而固定不移的标志。比如两眉中间取印堂，腓骨小头前下缘取阳陵泉等。此外，可依据肩胛冈平第 3 胸椎棘突，肩胛骨下角平第 7 胸椎棘突，髂嵴平第 4 腰椎棘突为标志，来定位背腰部的穴位。

2. 活动标志

　　活动标志指需要采取相应的动作姿态才能出现的标志。比如要张口，方能取耳门、听宫、听会三穴；取阳溪应将拇指跷起等。

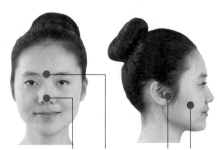

素髎　印堂　　　　听会 下关

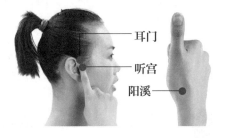

耳门
听宫
阳溪

手指比量法

　　手指比量法是以患者的手指为标准进行测量定位穴位的方法，又叫"指寸定位法"。常用的方式有以下三种。

1. 中指同身寸

　　屈中指，以患者中指中节两端纹头之间的距离作为 1 寸。

2. 拇指同身寸

　　以患者拇指的指间关节（拇指横纹处）的宽度作为 1 寸。

3. 横指同身寸

　　将患者食指、中指、无名指和小指四指并拢，以中指中节横纹为标准，画一条横线，其四指的宽度作为 3 寸。四指相并名曰"一夫"，故又称"一夫法"。

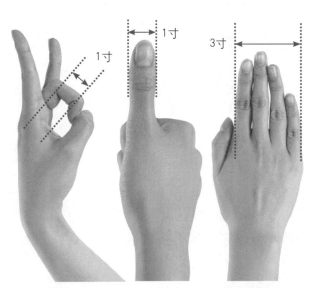

中指同身寸　　　拇指同身寸　　　横指同身寸

骨度分寸法

骨度分寸法是以体表骨节为主要标志，把人体不同部位的长度和宽度划分若干等份，以此折算量取穴位的方法，又称骨度折量定位法。

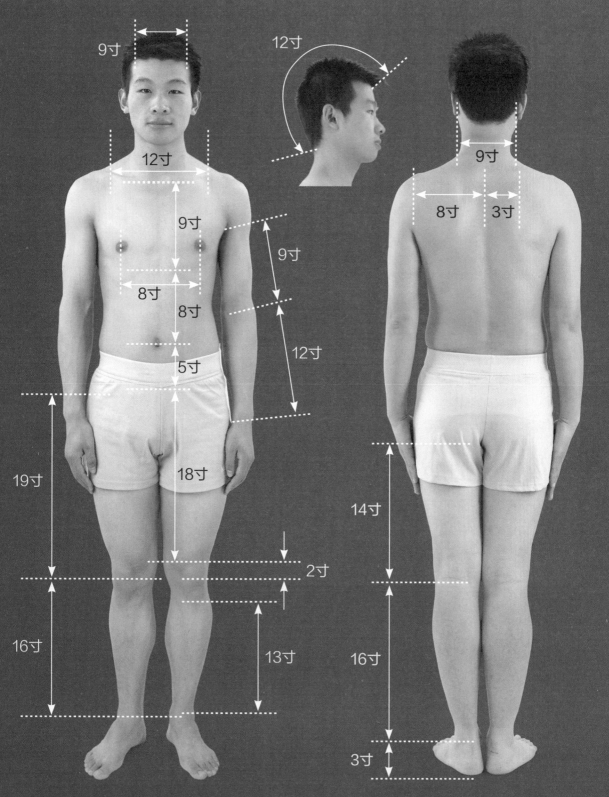

部位	起止	骨度分寸	度量方式	注意
头部	前发际正中至后发际正中	12寸	直度	若发际线不明显，可眉心至大椎作18寸，则眉心至前发际3寸，大椎至后发际3寸
	耳后两乳突（完骨）之间	9寸	横度	用于度量头部的横寸
胸腹部	胸骨上窝（天突）至剑胸结合（歧骨）	9寸	直度	胸部直寸一般根据肋骨计算，每一肋骨折作1寸6分，其中天突至璇玑作1寸算
	歧骨至脐中	8寸	直度	歧骨指剑胸结合
	脐中至耻骨联合上缘	5寸	直度	
	两乳头之间	8寸	横度	胸腹部取穴的横寸，可根据两乳头之间的距离折量，女性可用锁骨中线代替两乳头之间的横寸
	两肩胛骨喙突内侧缘之间	12寸	横度	
背腰部	大椎以下至尾骶	21椎	直度	背部可根据脊椎取穴，肩胛骨下角相当于第7胸椎
	两肩胛骨脊柱缘之间	6寸	横度	
上肢部	腋前皱襞至肘横纹	9寸	直度	用于手三阴经、手三阳经的骨度分寸
	肘横纹至腕横纹	12寸	直度	
下肢部	耻骨联合上缘至股骨内侧髁上缘	18寸	直度	
	胫骨内侧髁下缘至内踝尖	13寸	直度	用于足三阴经的骨度分寸
	髀枢至膝中	19寸	直度	
	臀横纹至膝中	14寸	直度	用于足三阳经的骨度分寸
	膝中至外踝高点	16寸	直度	
	外踝高点至足底	3寸	直度	

助记歌

用针取穴必中的，
全身骨度君宜悉：
前后发际一尺二，
完骨之间九寸别；
天突下九到胸歧，
歧至脐中八寸宜；
脐至横骨五等分，
两乳之间八寸宜；
脊柱腧穴椎间取，
腰背诸穴依此列；
横度悉依同身寸，
胛边脊中三寸别；
腋肘横纹九寸设，
肘腕之间尺二折；
横辅上廉一尺八，
内辅内踝尺三说；
髀下尺九到膝中，
膝至外踝十六从；
外踝尖至足底下，
骨度折作三寸通。

简便取穴法

简便取穴法是临床上常用的一种简便易行的取穴方法。比如将两臂自然下垂，于股外侧中指尖达到处取风市；手半握拳，以中指的指尖切压在掌心处取劳宫；两耳尖直上连线中点取百会等。

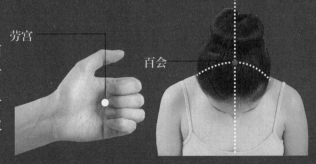

劳宫　　百会

穴位的作用及主治规律

虽然每一处穴位的功用各不相同，但总体上来说穴位能在诊断和治疗病症上发挥作用，并且在治疗方面体现出了一定的规律性。

穴位的作用

作用1：协助诊断疾病

穴位是人体脏腑经络气血输注的特殊部位，当人体的脏腑组织和经络功能失调时，相应的穴位就会有所反应，通过对这些反应的观察和探测可以协助诊断疾病。

压痛是最常见的病理反应，比如肠胃疾病患者常在足三里、上巨虚、天枢等穴位处出现明显的压痛反应。除了压痛外，还有诸如隆起、凹陷、脱屑、皮下结节、丘疹、瘀斑，以及局部皮肤色泽和温度改变等反应，反应的部位大多出现在原穴、背俞穴、腹募穴、郄穴、下合穴等特定穴位处。

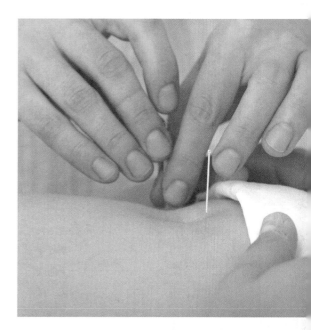

作用2：预防和治疗疾病

刺激穴位，可以疏通经络，调和气血，平衡阴阳，协调脏腑，达到预防和治疗疾病的目的。穴位的治疗作用主要体现在近治作用、远治作用、特殊作用这三方面。

近治作用：指所有的穴位都能治疗它们所在部位及邻近组织和器官的病症。比如眼睛周围的睛明、承泣、四白、鱼腰、太阳等穴位都能治疗眼疾；胃部的中脘、建里、梁门等穴均能治疗胃病。

远治作用：指许多穴位，特别是十二经脉在四肢肘膝关节以下的穴位，不仅能治疗局部病症，而且能治疗远离穴位所在部位的病症。比如足三里不但能治下肢病，而且能治肠胃及更高部位的疾病。

特殊作用：指有些穴位对某种疾病具有特殊的治疗作用，比如合谷止痛、内关止呕、大椎退热、至阴矫正胎位等。此外，某些穴位对机体的不同状态起着良性的双向调节作用，比如高热患者针刺大椎可退热，而恶寒患者针刺大椎可发汗。

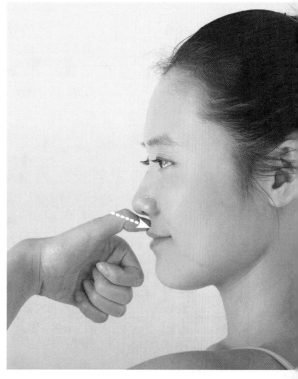

穴位的主治规律

　　穴位的主治规律可以概括为四肢部经穴的分经主治和头身部经穴的分部主治两方面。

1. 分经主治规律

　　分经主治指十四经脉所属的经穴均可以治疗该经循行部位及其相应脏腑的病症，各经穴位的主治既有特殊性又有共同性。归纳起来，即本经穴位能治疗本经所经过部位的病症，表里经穴位能治疗互为表里的经脉、脏腑病症。

十四经腧穴主治异同

手三阴经			
经名	**本经主病**	**二经相同**	**三经相同**
手太阴	肺、喉病		胸部病
手厥阴	心、胃病	神志病	
手少阴	心病		

手三阳经			
经名	**本经主病**	**二经相同**	**三经相同**
手阳明	前头、面、鼻、口齿病		头部病、热病
手少阳	侧头、胁肋病	耳病	
手太阳	后头、项、肩胛		

足三阳经		
经名	**本经主病**	**三经相同**
足阳明	前头、面、眼、口齿、喉、胃肠病	头部病、热病、眼病
足少阳	侧头、耳、胁肋病、肝胆病	
足太阳	后头、项、背腰（背俞并治脏腑病）	

足三阴经		
经名	**本经主病**	**三经相同**
足太阴	脾胃病	腹部病（前阴病、妇科病）
足厥阴	肝胆病、胁肋病、头面病	
足少阴	肾病、肺病、咽喉病	

任、督二脉		
经名	**本经主病**	**二经相同**
任脉	中风脱证、虚寒、下焦病	神志病、脏腑病、妇科病
督脉	中风、昏迷、热病、头部病	

2. 分部主治规律

分部主治指位于某一部位的穴位主要治疗局部及邻近脏器的病症，这主要与穴位所在的位置密切相关。

一般而言，头面躯干部的穴位，除任、督脉某些穴位具有特殊或全身性的主治作用外，大部分穴位只能主治穴位所在部位及邻近脏腑组织器官的病症。四肢部的穴位，尤其是肘膝关节以下的穴位，除了能治局部和邻近部位的病症外，还能治疗该经循行所及的远隔部位的病症。

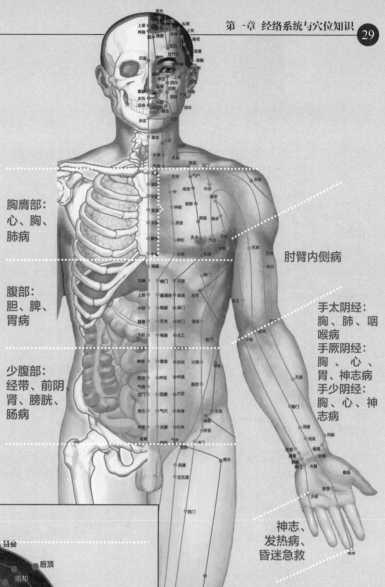

胸膺部：心、胸、肺病

腹部：胆、脾、胃病

少腹部：经带、前阴、肾、膀胱、肠病

肘臂内侧病

手太阴经：胸、肺、咽喉病
手厥阴经：胸、心、胃、神志病
手少阴经：胸、心、神志病

神志、发热病、昏迷急救

下肢前面病

胃肠、胸、腹、下肢前面病

前头、口齿、咽喉、胃肠、神志、发热病

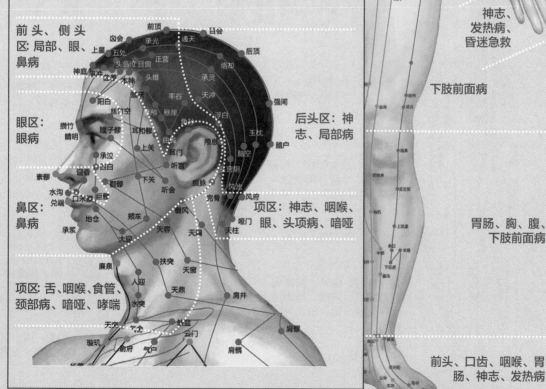

前头、侧头区：局部、眼、鼻病

眼区：眼病

鼻区：鼻病

项区：舌、咽喉、食管、颈部病、喑哑、哮喘

后头区：神志、局部病

项区：神志、咽喉、眼、头项病、喑哑

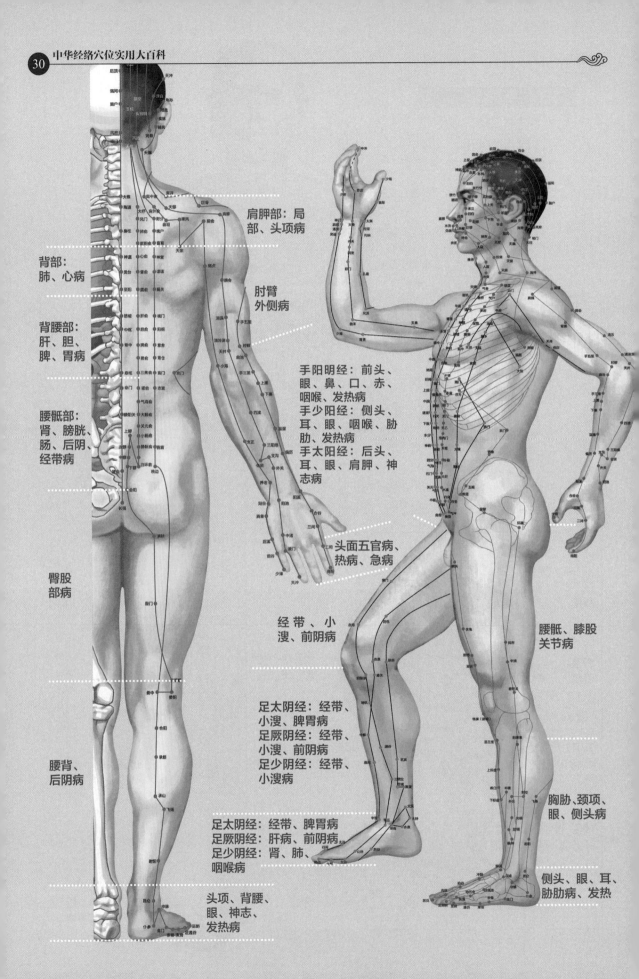

肩胛部：局部、头项病

背部：
肺、心病

肘臂
外侧病

背腰部：
肝、胆、
脾、胃病

手阳明经：前头、眼、鼻、口、赤、咽喉、发热病
手少阳经：侧头、耳、眼、咽喉、胁肋、发热病
手太阳经：后头、耳、眼、肩胛、神志病

腰骶部：
肾、膀胱、
肠、后阴、
经带病

头面五官病、热病、急病

臀股
部病

经带、小溲、前阴病

腰骶、膝股关节病

足太阴经：经带、小溲、脾胃病
足厥阴经：经带、小溲、前阴病
足少阴经：经带、小溲病

腰背、后阴病

胸胁、颈项、眼、侧头病

足太阴经：经带、脾胃病
足厥阴经：肝病、前阴病
足少阴经：肾、肺、咽喉病

侧头、眼、耳、胁肋病、发热

头项、背腰、眼、神志、发热病

经络穴位治病方法

　　刺激经络穴位能治病，古已有之，经历千百年的发展，如今针刺、按摩、艾灸、拔罐、刮痧等各式疗法早已步入人们的生活之中，它们以方便高效、易学易用而广受大众喜爱。

按摩——捏捏按按百病消

　　按摩是通过一定的手法作用于人体肌表，来调整人体的生理、病理状态，达到身体保健的方法。通过按摩经络穴位，可以调整经络系统，平衡阴阳，纠正筋骨，促进气血运行，调整脏腑功能及改善病患心理，可谓好处多多。

按摩的常用手法

摩法

　　摩法是用手指或手掌在人体适当部位予以柔软抚摸。单手摩法可用于上肢和肩端，双手摩法则可用于胸部。此外,摩法还可与按法、推法配合使用。

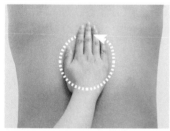

捏法

　　捏法则是利用手指把皮肤和肌肉从骨面上捏起来的方法。捏法和拿法有类似之处，但是拿法要用手的全力，用力要重些，捏法则着重在手指上，用力要轻些。捏法与揉法配合进行效果更佳。

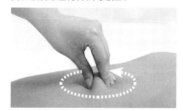

点法

　　用拇指顶端，或中指、食指、拇指之中节，点按某一部位或穴位。具有开通闭塞、活血止痛、调整脏腑等作用，常用于治疗脘腹挛痛、腰腿疼痛等病症。

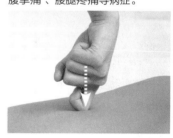

拍法

　　两手半握拳或五指并拢，拇指伸直，其余四指掌指关节屈曲成空心掌，掌心向下。也可用5个手指或3个手指或1个手指指端叩打。具有行气活血，舒筋通络的功效。风湿酸痛、局部感觉迟钝、肌肉痉挛等症常用此法。

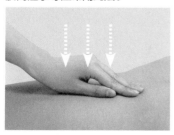

拿法

　　拿法是用拇指和食指、中指的指腹，或用拇指和其余四指的指腹，相对用力紧捏一定的部位。指端要相对用力提拿，带有揉捏动作，用力由轻到重，再由重到轻，不可突然用力。操作时拿取的部位要准，动作要缓和，有连贯性。

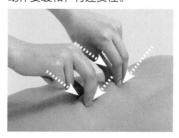

打法

　　打法是用手在施治部位着力打击的一种按摩操作手法，又叫叩击法。需要注意的是，操作时，要用虚掌，一起一落地连续着力击打，用力应均匀，不要有弹性。注意年老体弱者及小儿禁用。

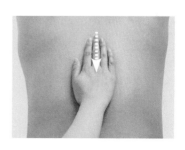

抖法

用肢体抖动法时，双手或单手握住肢体远端，微用力做连续小幅度的快速抖动。动作要连续、均匀，频率由慢到快，再由快到慢；抖动的幅度要小，用力不要过大，具有疏通经络，调和气血，松解粘连，疏理肌筋，滑利关节的作用。常用于肩周炎、颈椎病、髋部伤筋及疲劳性四肢酸痛等病症。

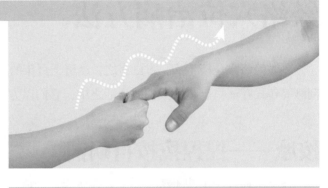

推法

推法是用指、掌、拳面等部位紧贴治疗部位，以适当的压力进行单方向的直线移动。推法可细分为平推、直推、旋推、分推、一指禅推等诸多方式。推进的速度宜缓慢均匀，每分钟 50 次左右。

搓法

用双手的掌面或掌侧挟住一定部位，相对用力做快速搓揉，并同时做上下往返移动。本法具有调和气血，舒通经络，放松肌肉等功效。适用于四肢及胁肋部。使用此法时，两手用力要对称，搓动要快，移动要慢。

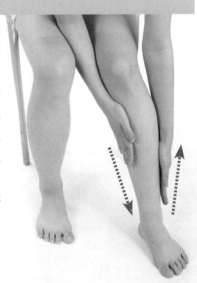

掐法

用拇指或食指指甲，在一定穴位上反复掐按。常与揉法配合使用，如掐揉人中，须先掐再揉。本法有疏通经脉，镇静，安神，开窍的作用。

擦法

用手掌、大鱼际、小鱼际或手掌掌根部位着力于皮肤上。根据部位大小选择轻重手法做来回直线的摩动。腕关节要伸直，使前臂与手接近相平，以肩关节为支点，带动手掌做前后或左右直线往返擦动，不可歪斜。按摩者手掌向下的压力要均匀适中，在擦动时以不使皮肤褶皱为宜。擦法具有温经通络，行气活血，镇静止痛，提高皮肤温度，增强关节韧带的柔韧性等功效。轻擦法多用于按摩开始和结束时，以减轻疼痛或不适感。

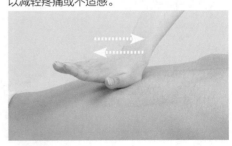

揉法

揉法是用手紧贴皮肤，做轻微的旋转活动的揉拿，可分为单手揉和双手揉。对面积小的地方可用手指揉法，对面积大的部位可用手掌揉法。揉法具有消瘀去积，调和气血的作用，对于局部痛点，使用揉法十分合适。

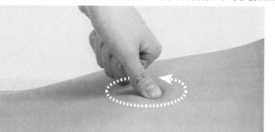

按摩前的准备

1. 按摩前应让患者保持平静。在患者大怒、大喜、大恐、大悲等情绪激动的情况下，不要立即按摩。

2. 按摩前应排空二便，饥饿时或刚进食后均不宜按摩，一般应在饭后两小时左右为宜。

3. 按摩床最好是硬板床再加一层棉垫。

4. 按摩时应环境舒适，温度适宜，卫生清洁，并保持房间内空气新鲜。

按摩过程中的注意事项

1. 每天按摩的时间最好固定。一般来说，按摩最佳时间为早晨起床后和晚上睡觉前，每个穴位3~5分钟即可，每天按摩的次数若没有特殊情况，以2次为宜。

2. 按摩者的手应经常修剪指甲，同时，将有碍操作的物品如戒指、手表等预先摘掉。洗净双手，同时还要注意按摩部位的清洁。气温较低时宜两手对搓，使手掌温暖，以免冷手接触肌肤惊气动血。

3. 按摩时，可适当使用滑石粉、活络油等介质，以保护皮肤并增强按摩作用。

4. 注意保暖。按摩时，有些患者容易入睡，应取毛巾被盖好，以防着凉。

5. 应根据患者的反应，调整按摩手法，随时观察患者的表情，使患者有舒服感。对于有明显改善身体状况，出现酸麻胀重及轻度疼痛的手法可多用；出现疼痛加剧、青紫瘀斑等异常按摩反应的手法则不用。

按摩禁忌证

1. 皮肤表面有病变及皮肤破损，有湿疹、癣、疱疹、脓肿、溃疡性皮肤病、蜂窝组织炎、烫伤、烧伤等不宜按摩。

2. 某些感染性的运动器官病症，如骨结核、骨髓炎、丹毒、化脓性关节炎等不宜按摩。

3. 开放性组织损伤者，有血管、神经吻合术者，以及诊断不明的急性脊柱损伤或伴有脊髓压迫症者不宜按摩。

4. 有血液病及出血倾向者，如恶性贫血、血小板减少性紫癜、便血、尿血、外伤性出血及体内有金属固定物等按摩后易引起出血者，以及严重心脏病及病情危重者禁用或慎用推拿。

5. 肿瘤、骨折早期、截瘫初期，某些急性传染病，如肝炎、肺结核等不宜按摩。

6. 女性的经期不宜用或慎用按摩，孕妇的腰骶部、臀部、腹部不可按摩。

7. 体质虚弱经不起按摩手法作用者不宜按摩。

8. 过度疲劳、过饥过饱、醉酒之后不要按摩。

艾灸——驱寒祛湿一身轻

艾灸是指以点燃用艾叶制成的艾炷、艾条为主，熏烤人体的穴位以达到保健治病的一种自然疗法。艾灸具有行气通络，温经散寒，调节免疫功能，回阳举陷，泄热拔毒，防病强身的功效。

艾灸的常用手法

艾灸分艾条灸、艾炷灸和温针灸。艾条灸有温和灸、回旋灸、雀啄灸等不同种类；艾炷灸则有着肤灸（直接灸）、隔物灸（间接灸）之分；温针灸将针刺与艾灸相结合，对于针刺的手法要求较高，本书不予详述。不同的灸法，其治疗作用各有特点。

艾条灸

艾条灸一般分为悬起灸和实按灸两大类。悬起灸是指手持艾条，将艾条的一端引燃，直接悬于施灸部位之上，与之保持一定的距离，使热力较为温和地作用于施灸部位的方法，最适合新手入门。艾条悬起灸根据其具体操作方法的不同，可分为温和灸、回旋灸和雀啄灸三种。

温和灸	温和灸是指将艾条的一端点燃，在距离穴位 3~5 厘米的高度施灸，以局部有温热感、皮肤发红，而不致产生灼痛为宜，一般每穴灸 5~15 分钟	温和灸适用于寒证、虚证等多种病证，是一种最为常见的养生保健灸方法	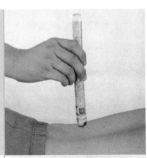
回旋灸	回旋灸是将艾条一端点燃，在距离施灸的皮肤约 3 厘米处，在以穴位为中心 3~5 厘米直径的范围内，沿顺时针方向，如画圈一样熏灸，或左右平行方向回旋往复熏灸	回旋灸适用于寒证、风湿痛、神经性麻痹及某些皮肤病的治疗	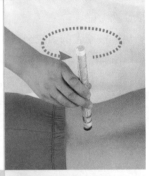
雀啄灸	雀啄灸是将艾条的一端点燃，在施灸的穴位上，一上一下连续如同鸟雀啄食一样，而不是把点燃的艾条固定于施灸部位相对稳定的距离上	雀啄灸一般多用于昏厥的急救病症，或者一些小儿的疾患	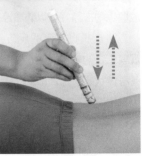

艾炷灸

纯净的艾绒放在平板上，用手指搓捏成圆锥形状，称为艾炷，每燃烧一个艾炷称为一壮。艾炷灸分为直接灸和间接灸两类。

直接灸	**无瘢痕灸**	将艾炷置于穴位上点燃，当艾炷燃烧过半，局部皮肤潮红，病人感到灼痛时，即更换艾炷再灸。一般灸3~5壮，使局部皮肤充血起红晕为度	本法适用于一般虚寒性疾患，如急性腹泻、滑精、急性乳腺炎、月经不调等
	瘢痕灸	又称"化脓灸"，每炷必须燃尽方可继续加炷施灸，一般灸5~10壮。因施灸时疼痛较剧，灸后产生化脓并留有瘢痕，所以灸前必须征得患者的同意。对施灸中的疼痛，可用手在施灸部周围轻轻拍打，以缓解灼痛。在正常情况下，灸后1周左右，施术部位化脓（称"灸疮"），5~6周后，灸疮自行痊愈，结痂脱落，留下瘢痕	本法一般用于治疗哮喘、慢性支气管炎、慢性肠胃病、肿瘤等
间接灸	**隔姜灸**	把鲜生姜切成直径2~3厘米、厚4~6毫米的薄片，中间以针刺数孔，置于施术处，上面再放艾炷灸之	隔姜灸有解表散寒，温中止呕的作用。可用于外感表证、虚寒性呕吐、泄泻、腹痛等
	隔蒜灸	用鲜大蒜切成约3毫米厚的薄片，中间以针刺数孔，置于施术处，上面再放艾炷灸之	隔蒜灸有清热、解毒、杀虫的作用。可用于疗肿疮疡、毒虫咬伤，对哮喘、脐风、肺痨、瘰疬等也有一定疗效
	隔盐灸	用食盐填敷于脐部，或于盐上再置一薄姜片，上置大艾炷连续施灸，至证候改善为止	隔盐灸有温中散寒、扶阳固脱的作用。可用于虚寒性呕吐、泄泻、腹痛、虚脱、产后血晕等
	隔附子灸	将附子粉末用酒调和，做成直径2~3厘米、厚5~8毫米的附子饼，中间以针刺数孔，置于施术处，上面放艾炷灸之	隔附子饼灸有温肾壮阳作用。可用于命门火衰而致的遗精、阳痿、早泄等

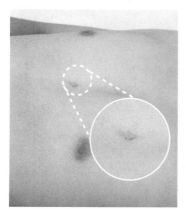
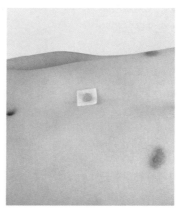
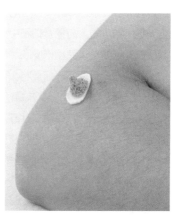

艾灸的体位和顺序

保持舒适的体位，找准穴位。施灸时，要选择舒适的体位，否则无法持久保持同一姿势。根据要求找准要灸的穴位，若自己找不准可咨询医生，以保证艾灸的效果。

此外，还要遵循一定的顺序来施治，只有这样才能提高灸疗的效果。施灸时，一般先灸上部再灸下部，先灸头部后灸四肢，先灸背部后灸腹部，先灸阳经后灸阴经。艾炷灸时需大炷者宜先小炷后大炷，壮数宜先少后多。在施灸过程中还应结合病情，不必拘泥于此顺序。

施灸过程中的注意事项

1. 注意施灸的时间。如失眠症要在临睡前施灸，不要在饭前空腹时或饭后立即施灸。

2. 要注意保暖和防暑。因施灸时暴露体表，所以冬季施灸时要对患者进行保暖，防止受凉感冒，引发其他疾病。而在夏季，天气炎热，加上艾灸的热度，容易引发中暑，所以要注意调节室内的温度。

3. 要防止晕灸。在施灸过程中一旦出现头晕、眼花、恶心等身体不适的现象时应立即停止施灸，不要惊慌失措。先让患者躺下，保持安静，再温和灸足三里 10 分钟左右。

4. 要遵循循序渐进的原则。第一次使用艾灸疗法时要注意掌握好灸量，先要小剂量、时间宜短，慢慢加大剂量、延长时间，以免患者无法耐受。

避免灼伤、烫伤，预防感染

施灸时要专心致志，不能分散注意力，以免艾条移动，艾灰落在皮肤上，灼伤皮肤。同时，在施灸过程中要注意感知施灸部位的温度，尤其是对感觉迟钝者或小儿，应把食指和中指放在施灸部位的两侧感知温度，以免烫伤皮肤。

施完艾条灸后，一定要将火熄灭，避免发生火灾，施灸过程中应避免因艾灰掉落灼伤皮肤或衣物。艾炷灸时更要小心，以防艾炷翻滚脱落。艾灸器灸时则只需每次施完灸后，把艾灰倒掉就可以。

因施灸不当，可能会使局部烫伤，产生灸疮。注意一定不要把灸疮挑破，要让它自行好转。若已经溃破，可涂抹消炎药。

艾灸的禁忌证

1. 某些传染病或高热、昏迷、咯血、吐血、抽搐期间，或身体极度衰竭、形销骨立者忌灸。

2. 白喉、大叶性肺炎、肺结核晚期、恶性肿瘤、急性阑尾炎、高度贫血、鼠疫、伤寒等病患者忌灸。

3. 心悸、心动过速、血压过高者、大血管处、心脏部位、中风早期者不能灸。

4. 猩红热、麻疹、丹毒等传染性皮肤病者忌灸。

5. 无自制能力的人如精神病患者忌灸。

6. 情绪不稳，如大悲、大喜、大怒等情况下，艾灸效果会打折扣。

7. 妇女经期、过劳、醉酒、大渴、大汗淋漓、过饥过饱等情况下都不适合艾灸，尤其是患有肠胃疾病的人更应该注意。

8. 皮薄、肌少、筋肉结聚处、关节部位，妊娠期妇女的腰骶部、下腹部，男女的乳头、阴部、睾丸等处不能施灸。

9. 艾叶过敏者，如闻到艾灸气味出现呕吐、憋气、头晕、连续打喷嚏、咳嗽等症状，或经常性的皮肤过敏者不能艾灸。

10. 凡暴露在外的部位，如颜面，不能直接灸，以防形成疤痕，影响美观。眼球属于颜面部，也不能灸。

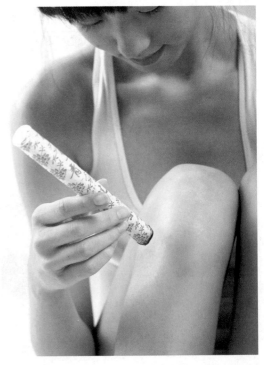

拔罐——温经散寒又通络

拔罐又名"火罐气""吸筒"疗法。其以罐为器，利用燃烧的热力排去其中的空气以产生负压，使之吸着于皮肤，造成被拔部位的皮肤瘀血现象，从而达到治疗疾病的目的。拔罐具有平衡阴阳，疏通经络，行气活血，温经散寒，发汗解表的功效。

拔罐的常用手法

留罐法

将罐吸拔住后，在治疗部位停留一定时间，直至皮肤出现潮红、充血或瘀血现象的方法称为留罐法。此法一般用于寒邪引发的疾患，脏腑的病变，久病不愈，病位局限固定且较深者，如经络受邪、外感风寒、肢体麻木等症。

操作留罐法时应注意以下几点：留罐时间一般为10~20分钟，不宜超过30分钟，小儿和年老体弱者以5~15分钟为宜。罐大吸拔力强的应适当减少留罐时间。如需拔瘀血罐，时间可稍延长，但不能拔破皮肤；夏季及皮肤薄弱处留罐时间不宜过长。

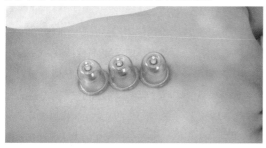

针罐法

针罐法又称留针拔罐法，是用毫针刺入穴位并行针得气后留针，然后以针为中心留针拔罐。针罐法一般采用玻璃罐，这样可随时观察罐内的情况。留罐10~15分钟，再起罐，将针起出。在操作中应注意，针柄不宜过长，以免触及罐底陷入体内。如在胸背部施针罐法应特别注意，因为罐内的负压可使针刺的深度改变，故应注意针刺深度。还有一种是不留针拔罐，是对穴位针刺后就立即出针，然后在针刺部位拔罐。

留针拔罐时，要防止肌肉牵拉而造成弯针或折针，发现后要及时起罐，拔出针具。

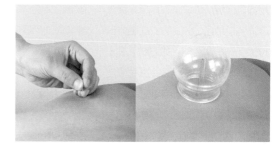

单罐法

单独使用一只罐拔罐称为单罐法。拔罐时，可按病变或压痛点范围的大小选用适当型号的罐具。如在胸背、腿部等用大号罐。一般适用于病症比较轻、病变范围小或压痛点只有一点的疾病。

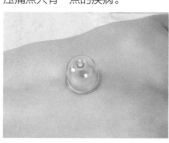

多罐法

在拔罐时，可根据病变部位酌情吸拔数个至十余个罐具的方法叫多罐法。一般用于治疗病变范围比较广泛、病变处肌肉较丰满的疾病，或敏感反应点较多者。

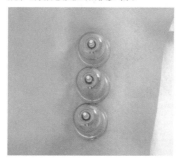

指罐法

指罐法是先在需要拔罐的穴位上或病患处用手指点按穴位或按揉患部，再拔罐的方法。指罐法具有拔罐、针刺和按摩的三重作用，可以极大提高拔罐治疗的效果，扩大治疗范围。

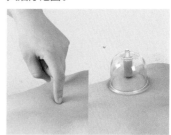

灸罐法

灸罐法是拔罐与艾灸相结合的治疗方法。一般的操作方法是先艾灸后拔罐。灸罐法又可分为：直接艾灸罐法、药艾灸罐法、姜艾灸罐法。

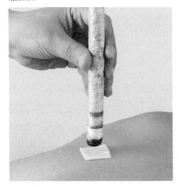

走罐法

走罐法是指在罐具吸拔住后，再反复推拉、移动罐具，扩大施术面积的一种拔罐方法。走罐时，选用罐口适宜、罐口壁较厚且光滑无破损的玻璃罐，先在罐口或吸拔部位涂上一层润滑剂，如石蜡、凡士林等，吸拔后，一手扶住并拉紧皮肤，另一手则握住罐底稍倾斜推动，让罐在体表来回移动。当所拔部位的皮肤红润、充血，甚至瘀血时，将罐起下。一般多用于胸背、腹部、大腿等肌肉丰满、面积较大的部位。

走罐法常被用来寻找不明显的病理点，使之呈现出来后，再用挑刺拔罐法，对于哮喘、气管炎、慢性肾炎、肺炎、顽固性鼻衄等病有良好疗效。

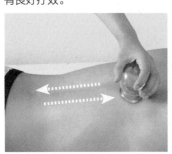

刮痧拔罐法

刮痧拔罐法是指在拔罐前先在待拔部位涂抹活血剂，然后进行刮痧，刮至皮肤呈紫红色，出现痧痕后再拔罐的一种方法。这种方法常用在病变范围较窄的部位，是走罐法或多罐法受到限制时的一个补充方法。

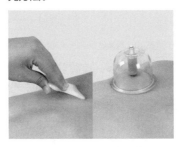

刺血拔罐

刺血拔罐是先用三棱针、梅花针或毫针刺入穴位或病变部位，然后再在针刺处拔罐并留罐，一般留罐时间为 10~15 分钟。刺血拔罐最好选用透明罐，以便于观察拔罐后的出血状况。拔罐前要严格消毒，起罐后用消毒棉球将伤口擦净，必要时涂以龙胆紫等消毒药水。

放血拔罐时，必须了解病人出血、凝血时间等有关情况，有出血倾向者不可使用。

对急性病、青壮年、体质强壮者出血量宜多；对慢性病、老人、幼儿及体质虚弱者，出血量宜少。正常情况下，每次成人出血总量以不超过 10 毫升为宜，出血后，应注意对出血部位消毒。

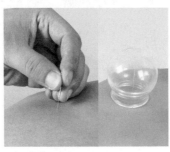

闪罐法

闪罐法是指将罐吸拔在应拔部位后随即取下，反复操作，直至皮肤潮红发紫出现痧点为止。闪火入罐时要快速送入罐底，不可在罐口停留太久，以免罐口太热而烫伤皮肤。此法多用于肌肉痿软、外感风寒、肌肤麻木及中风后遗症等。

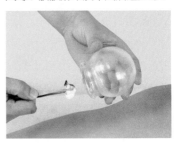

药罐法

药罐法是指拔罐时用竹罐或木罐为工具，先将配制的药液煎煮后，再将竹罐放入煮 5 分钟左右，然后将罐夹出，迅速用干净的干毛巾捂住罐口，以便吸取罐口药液，降低罐口温度，并保持罐内的温度，再趁热迅速将罐扣在患处或穴位上，手持罐稍加压按约半分钟，让药罐吸牢的方法。药罐法常用于治疗感冒、咳嗽、哮喘、风湿痛、溃疡病、慢性胃炎、消化不良等。

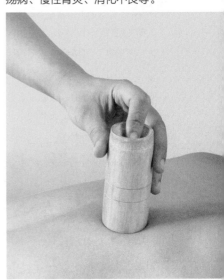

注意选择拔罐部位

适宜拔罐的部位为肌肉丰富，皮下组织充实及毛发较少的部位。前一次拔罐部位的罐斑未消退之前，不宜在原处拔罐。在有毛发的地方（部位）或毛发附近处拔罐时，应预先剃去毛发，然后在应拔部位涂适量的凡士林，或采用面垫、药面垫。

如果吸拔部位凹凸不平，或有头痛、溃疡等症者，宜用面垫或药面垫。

操作拔罐时的注意事项

1. 拔罐时，应注意室温，宜保持在 20℃以上，最好在避风向阳处。

2. 开始拔罐前要注意保持合适并舒适的体位，以将选好的穴位和患病部位显露出来。

3. 罐具要用碘酒或酒精消毒，也可用煮沸法消毒。

4. 将罐具在火上烘烤时，只能烘烤罐具的底部，不可烤罐口，以防烫伤皮肤，当罐与皮肤温度接近时再拔罐。

5. 拔罐时，罐的型号要上小下大。初次治疗者和年老体弱、儿童等易发生意外反应的患者，宜选小罐具，并应随时观察患者的面部表情、颜色，以便及时发现和处理意外情况。

6. 给小儿拔罐时，必须在应拔部位皮肤上涂一层润滑剂如凡士林，或贴一块湿布片、湿纸片，以免损伤皮肤。

7. 当用新罐拔罐或给瘦弱患者、皮下脂肪少者、皮肤干燥者、在骨骼突出处拔罐时，应在罐口涂少许凡士林，这样可以防止罐口损伤皮肤或漏气。

8. 拔罐、走罐时均应遵循先拔先起、先上后下的原则。

掌握好吸拔力及起罐方法

吸拔力的大小与扣罐时间及速度、罐具的大小、罐内温度等因素有关。若扣罐速度快、罐具大、罐内温度高则吸拔力大，反之吸拔力小。

在吸拔过程中，若患者感觉吸拔不紧，是因为罐内温度低或扣罐慢造成的，应该重新拔。如果吸拔力过大，也可重新拔。也可按挤一侧罐口边缘的皮肤，稍放一点空气进入罐中。

起罐时动作要轻柔，不能用蛮力生拉硬拽。手工起罐时，先用一手提罐使其稍微倾斜，使空气进入罐内，然后很轻松就可以将罐拿下。自动起罐时，先卸掉气嘴上的螺丝帽，再抽气门芯，空气进入罐内，把罐拿下即可。

拔罐频率

拔罐频率应根据病情来定。慢性病或者病情和缓的，每隔 1~2 日或 3~5 日拔一次即可，不必天天拔。病情急的，可每日拔 1 次，如急性胃肠炎、感冒等，也可每日拔 2 次，不必分疗程。

拔罐的禁忌证

1. 妊娠期妇女的腹部、腰骶部及三阴交、合谷、昆仑等穴不能拔罐。

2. 患有如血友病、血小板减少性紫癜、白血病、血管脆性试验阳性等出血倾向疾病时不能拔罐。

3. 皮肤局部溃烂、高度过敏者，或者身体太过消瘦以致皮肤失去弹性者，或全身高度浮肿者不能拔罐。

4. 精神病发作期或精神失常、狂躁不安及破伤风、狂犬病等痉挛抽搐不能配合者不能拔罐。

5. 外伤、骨折、静脉曲张、大血管体表投影处、心尖搏动处及瘢痕处不宜拔罐。有急性骨关节软组织损伤者，在局部忌用拔罐。

6. 水肿严重者不能拔罐，或者有中度、重度心脏病、心衰、肾衰、肝硬化腹水者，恶性肿瘤患者不宜拔罐。

7. 活动性肺结核患者，尤其是其胸腹部不宜施行真空拔罐。

8. 醉酒、过饥、过饱、过渴、过度疲劳者不宜拔罐。

刮痧——行气活血祛病痛

刮痧是传统的自然疗法之一，它以中医皮部理论为基础，用器具等在皮肤相关部位刮拭，以达到疏通经络，活血化瘀之目的。总的来说，刮痧可以调和阴阳，行气活血，舒筋通络，调理脏腑，排毒清热，温经散寒。

刮痧的常用手法

刮痧法是刮痧疗法中最常用的一种方法，是用刮痧板在患者体表的特定部位反复刮拭，使皮肤出现"痧痕"的一种操作方法。刮痧法又分为直接刮痧法和间接刮痧法。

间接刮痧法

间接刮痧法是指刮拭前在患者将要刮试的部位放一层毛巾或薄布，然后再用刮拭工具在布上刮拭。它除了具有刮痧的功效外，还具有保护皮肤的作用。操作时，用刮痧工具在毛巾或薄布上朝一个方向快速刮试，每处可刮 20~40 次，一般刮到 10 次左右时，掀开布检查一下，如皮肤出现暗紫色即停止刮拭，换另一处。一般用于小儿、老年人、体弱、高热、中枢神经系统感染、抽搐者。

直接刮痧法

直接刮痧法是用刮具直接接触患者皮肤，在特定部位反复进行刮拭。操作时，让患者保持舒适姿势，先均匀地涂上刮痧介质，然后手持刮痧工具，在刮拭部位进行刮拭，以刮出出血点为止。多用于体质比较强壮的病人。

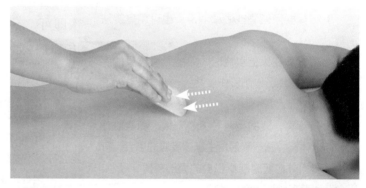

扯痧法

扯痧法是用食指与中指用力扯提患者的扯痧部位，使小血管破裂，以扯出痧点来的方法。主要应用部位在头部、颈项、背部、面部的太阳穴和印堂穴。

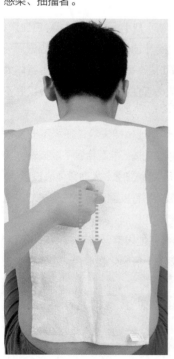

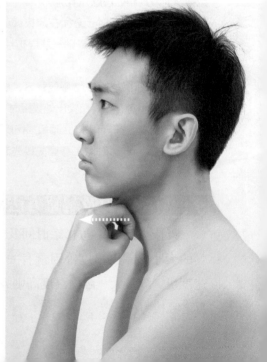

拍痧法

拍痧法是用虚掌或用刮痧板拍打体表的施术部位，直到局部皮肤充血，出现紫红色或暗黑色的斑痧、斑点为止的方法。常用于脊背、胸腹、肘窝、腘窝等处。此法具有疏通经络、健脾和胃、调和气血、行气活血的功效。操作时，将手掌伸开，掌心呈空心状，拍打时，手臂固定不动，腕关节要放松，靠手腕关节活动，手掌自上向下自然落到要拍打的地方，要有弹性和节奏。

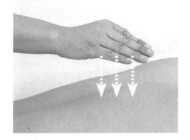

挑痧法

挑痧法操作时，先用棉签消毒局部皮肤，在挑刺的部位上，用左手提起皮肉，右手持针，轻快地刺入并向外挑，每部位挑刺 3 下，同时用双手挤出暗紫色的瘀血，反复 5~6 次，最后用消毒棉擦净。挑刺针可选用三棱针、大号缝衣针或 9~16 号注射针头。在进行挑痧前，要对针具和挑刺部位进行常规消毒，消毒后方可施术。此法主要用于头部、颈部、胸部、腰背部和四肢部等。

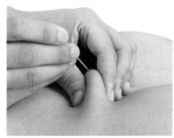

放痧法

放痧法是刮痧疗法中的一种配合使用疗法。刺激性强，具有清泻痧毒、通脉开窍、急救复苏等功效。放痧法又分为泻血法和点刺法。

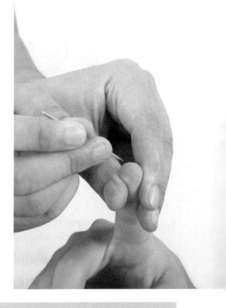

揪痧法

揪痧法是将中指和食指弯曲成钩状，蘸水后去夹扯起一部分皮肤向前揪，然后急速放开还原，依上述手法连续向一定方向拧扯，重复往返数次，在同一部位连续操作 6~7 遍的方法。揪痧时会不断发出"叭叭"声响，被夹起部位的皮肤会出现痧痕。此方法多用在背部穴位上，具有通经活络，活血止痛，引血下行的作用。

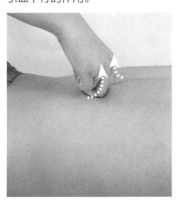

挤痧法

挤痧法是用两手食指、拇指或单手食、拇指在治疗部位用力挤压，连续挤出一块块或一小排紫红痧痕为止的方法。一般多在体表各个腧穴操作，或者用于头额部位。此法也可与放痧法、挑痧法配合使用。

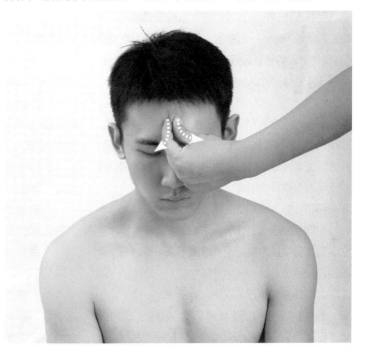

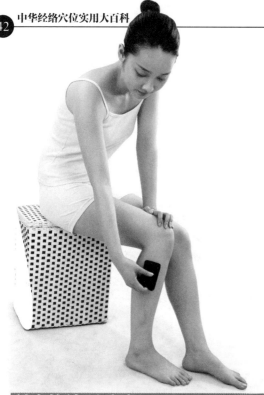

刮痧的补泻手法

刮痧的补泻手法是由刮拭的力量和速度两种因素决定的，在进行刮痧治疗时，对于不同体质的患者采用的刮拭方法是不同的，一般分为三种方法：补法、泻法、平补平泻法。

补法

刮拭时间较短，速度较慢，力量渗透较浅，作用范围比较局限的，对皮肤、肌肉、细胞有兴奋作用。操作时顺着经脉运行方向刮拭的方法也为补法。适用于年老体弱、久病、重病或消瘦的虚证患者。

泻法

刮拭时速度快，操作时间长，力量渗透较深厚，作用范围比较广泛，对皮肤、肌肉组织有抑制作用。操作时逆着经脉运行方向刮拭的方法也为泻法。适用于年轻、体壮、新病、急病的实证患者。

平补平泻法

也叫平刮法，是介于补法和泻法之间的操作手法。刮拭时按压力度适中，速度不快不慢，一般有三种刮拭手法。第一种为按压力度大，速度慢；第二种为按压力度小，速度快；第三种为按压力度中等，速度适中。可根据患者情况灵活选择刮拭手法。此手法常用于正常人保健或虚实兼见证的治疗。

刮痧的注意事项

1. 注意室内保温。夏季高温时，不可直接在对着电扇处，或在有对流风处操作。室温较低时，不可暴露太多。

2. 不可强求出痧。出痧多少与治疗效果不完全成正比。另外，出痧多少与患者体质、病情、寒热虚实状态、平时服用药物多少、室内的温度等都有关系。

3. 挑痧法及放痧法在针刺的局部要消毒，以防感染。针刺时患者不可过于紧张，出血也不可过多。对于过饥、过饱及出血后不易止血者一般应禁针，对于血虚、低血压患者及孕妇均应慎用。

4. 刮痧后不可立即洗浴。刮痧后须待皮肤毛孔闭合恢复原状后，方可洗浴，一般约3小时左右。

刮痧的时间和频率

刮痧时间不宜过长，最长不应超过30分钟，体弱者应适当缩短时间。刮痧治疗的间隔需要根据被刮拭者的体质、刮痧后的恢复情况而定，同一部位以局部皮肤痧痕完全消退、疲劳和触痛感消失为准。痧的消退一般需要5~7天，快者2~3天，慢者则需要2周左右。

刮痧的禁忌证

1. 孕妇刮痧易致流产，其腹部、腰骶部等更是刮痧禁忌部位。

2. 有出血倾向疾病的患者，如白血病、再生障碍性贫血、血小板减少症患者，糖尿病后期患者也不宜刮痧。

3. 过度疲劳或醉酒者刮痧容易引起虚脱甚至休克，年老久病、极度虚弱消瘦者也应慎重。

4. 皮肤溃疡、体表有包块、接触性皮肤传染病等患者刮痧易破裂感染，加重病情。

5. 骨折或扭伤者若在受伤部位刮痧，会加重水肿和炎症，延缓康复。

6. 患有严重心脑血管疾病者刮痧会增加其肝、肾、心、脑等器官的负荷，可导致病变脏器不堪重负而加重病情，严重者有生命危险。

针刺——缓解病痛疗效好

针刺是以不同的针具，通过一定的手法刺激人体一定的部位或穴位，以防治疾病的方法。古代以砭石刺病的方法称为"砭刺"，是针刺治病的前身，发展至今，针具的材质以不锈钢为主，辅以金针、银针、磁极针等。从形状来分，针可分为毫针、皮肤针、皮内针、三棱针、芒针、火针、小宽针、小针刀、锋钩针等。结合现代科技，还出现了电针、电热针、微波针、激光针、超声针、声波电针等。针刺疗法可以激发经气，鼓舞正气，疏通经络，祛除病邪，调理脏腑，协调阴阳，使机体恢复到正常的功能状态。

针刺的常用手法

基本手法

针刺的基本手法有提插法和捻转法两种。提插法是指将针从浅层插向深层，再由深层提到浅层，如此反复上提下插的方法；捻转法是将针插入一定深度后左右来回旋转。

辅助手法

针刺的辅助手法是指针刺时，对针柄、针体和腧穴所在经脉进行的辅助动作，主要有循法、弹法、刮法、摇法、飞法、震颤法等6种。

循法	用手指顺着经脉的循行路径，在腧穴的上下部轻轻循按，主要是激发经气的运行而使针刺容易得气
弹法	用手指轻弹针尾，使针体微微震动，以加强针感
刮法	用拇指抵住针尾，以食指或中指的指甲轻刮针柄，或拿食、中指抵住针尾，以拇指指甲轻刮针柄，或用拇、食两指从下向上轻刮针柄，可以加强针感和促使针感扩散
摇法	轻轻摇动针体，可以行气，直立针身而摇，可以加强针感，卧倒针身而摇，往往可促使针感向一定方向传导
飞法	以捻转为主，一般将针先作较大幅度的捻转，然后松手，拇、食指张开，一捻一放，反复数次，如飞鸟展翅之状，可以加强针感
震颤法	持针作小幅度的快速颤动，以增强针感

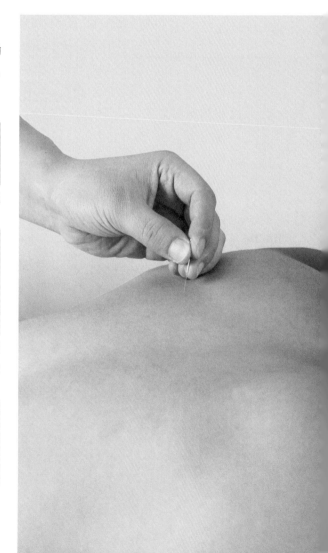

补泻手法

补泻手法一般包括单式补泻法、复式补泻法两类。

单式补泻法	提插补泻	针下得气后，先浅后深，重插轻提，提插幅度小，频率慢，操作时间短为补 进针时疾速刺入、多捻转，徐徐出针为泻
	捻转补泻	针下得气后，捻转角度小，用手轻，频率慢，操作时间短者为补 先深后浅，轻插重提，提插幅度大，频率快，操作时间长为泻
	迎随补泻	进针时针尖随经脉循行去的方向刺入为补法；针尖迎着经脉行来的方向刺入为泻
	呼吸补泻	患者呼气时进针，吸气时出针为补；吸气时进针，呼气时出针为泻
	开阖补泻	出针后迅速按揉针孔为补；出针时摇大针孔而不立即揉按为泻
	平补平泻：进针得气后均匀地提插旋转后，即可出针	
复式补泻法	烧山火	将针刺入腧穴应刺深度的上1/3（天部），得气后行紧按慢提（或用捻转）法九数 然后再将针刺入中1/3（人部），同上法操作；再将针刺入下1/3（地部），仍同 上法操作，然后将针慢慢提至上1/3，继续行针，反复3次，即将针按至地部留 针，在操作过程中可使患者产生温热感。多用于治冷痹顽麻、虚寒性疾病等
	透天凉	将针刺入腧穴深度的下1/3（地部），得气后行紧提慢按（或捻转）法六数； 再将针紧提至中1/3（人部），同上法操作；然后再将针紧提至上1/3（天部）， 仍同上法操作；再将针缓慢地按至下1/3，如此反复操作3次，将针紧提至上 1/3，即可留针，操作过程中可产生凉感。多用于热痹、急性痈肿等实热性疾病

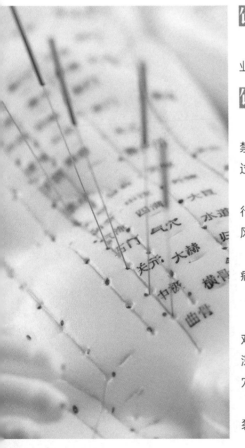

针刺的注意事项

针刺疗法有着很高的技术要求和严格的操作规程，只有经过专业训练的人士才能安全有效地刺穴治病，非专业人士请勿擅自使用。

针刺的禁忌证

1. 患者在过度饥饿、暴饮暴食、醉酒后及精神过度紧张时，禁止针刺。对于体弱气虚的患者，应尽量选用卧位，针刺手法不宜过强。

2. 孕妇的小腹部、腰骶部、会阴部及身体其他部位具有通气行血功效，以及针刺后会产生较强针感的穴位（如合谷、足三里、风池、环跳、三阴交、血海等），禁止针刺。女性月经期禁止针刺。

3. 患有严重的过敏性、感染性皮肤病者，以及患有出血性疾病（如血小板减少性紫癜、血友病等）忌针刺。

4. 小儿囟门未闭时头顶部禁止针刺。

5. 重要脏器所在处，如胁肋部、背部、肾区、肝区不宜直刺、深刺，对尿潴留等患者在针刺小腹部穴位时，要小心针刺的方向、角度和深度等，避免误伤膀胱等器官；大血管走行处及皮下静脉部位的腧穴如需针刺时，则应避开血管，使针刺斜入穴位。

6. 对于儿童、破伤风患者、癫痫发作期患者、躁狂型精神分裂症发作期患者等，针刺时不宜留针。

人体反射区

反射区是遍布全身的神经聚集点，大体可分为手反射区、足反射区、耳反射区三部分，它们与身体的五脏六腑、头部的大小脑、淋巴结、内分泌腺、肌肉、关节紧密相连。其中，每个器官、部位的神经末梢，在手、足、耳等部位都有一个固定的位置——反射区。如果哪个器官发生了病变，相对应的反射区就会出现很多"不良现象"。所以，人体反射区上的每一个部位都是反映我们健康状况的"晴雨表"。

耳反射区

耳朵的形状就好像子宫中还未出生的一个倒立的胎儿，这个胎儿对应的各种脏腑器官就是整个耳反射区。

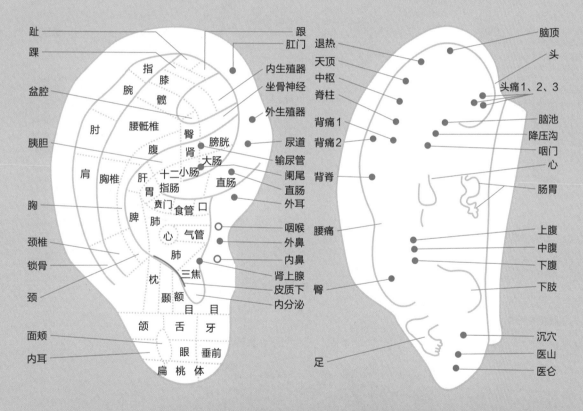

耳反射区保健按摩手法

对普通人而言，耳朵很小，上面的反射区很多，想要按准确实在太难。其实，耳朵的保健按摩可以哪疼按哪。用力按或者掐耳朵的各个位置，如果发现特别疼，说明这个位置对应的地方出问题了。每次3~5分钟，每天几次，直到把它按不疼了为止。

因为耳反射区位置很小，直接按摩困难，人们就把王不留行的种子粘在医用胶布上，然后固定在需要按摩的部位上，这样可以既准确又较长时间地对耳反射区保持刺激。

手反射区

手和脚同样都是肢体末端，同样是大片反射区，同样是经络汇集之地，为什么医生诊病总是会先看手？当然方便是一个原因，最重要的是因为疾病最先反应在手上。看了手以后，确定某个部位出了问题，然后再看其他部位，进一步分析出了什么问题，对症下药。

左手掌反射区示意图

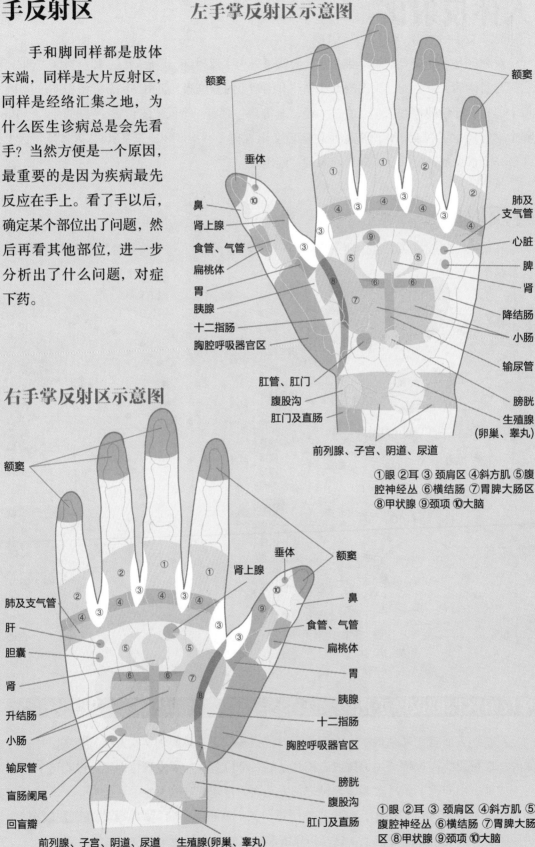

①眼 ②耳 ③颈肩区 ④斜方肌 ⑤腹腔神经丛 ⑥横结肠 ⑦胃脾大肠区 ⑧甲状腺 ⑨颈项 ⑩大脑

右手掌反射区示意图

①眼 ②耳 ③颈肩区 ④斜方肌 ⑤腹腔神经丛 ⑥横结肠 ⑦胃脾大肠区 ⑧甲状腺 ⑨颈项 ⑩大脑

手背反射区示意图

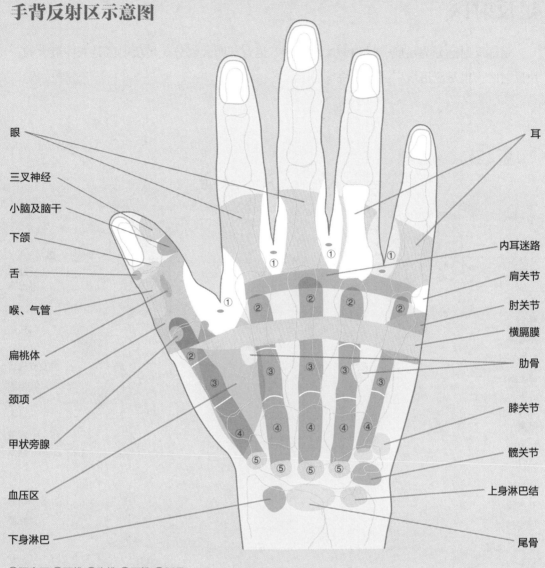

眼
三叉神经
小脑及脑干
下颌
舌
喉、气管
扁桃体
颈项
甲状旁腺
血压区
下身淋巴

耳
内耳迷路
肩关节
肘关节
横膈膜
肋骨
膝关节
髋关节
上身淋巴结
尾骨

①颈肩区 ②颈椎 ③胸椎 ④腰椎 ⑤骶骨

手反射区保健按摩方法

1. 在按摩手部反射区前应先做热身运动，对搓双手 1~2 分钟，然后手掌搓手背，两手交替各搓 1~3 分钟。

2. 将手腕分别向顺时针方向和逆时针方向旋转 360°，1~2 分钟。

3. 用一手的拇指和食指，从指根到指尖拉擦另一手各手指两侧面，每指各 10 次，双手交替进行。

4. 两臂平伸，张开五指，尽量往前伸，然后紧握拳，展开和收拳要有节奏感，逐渐加快频率，每展开收紧为 1 次，共做 10~20 次。

足反射区

足部反射区分为足底、足内侧、足外侧、足背部四大部分。足反射区是人体最大的一块反射区，也是应用最广泛的一块反射区。

足底反射区示意图

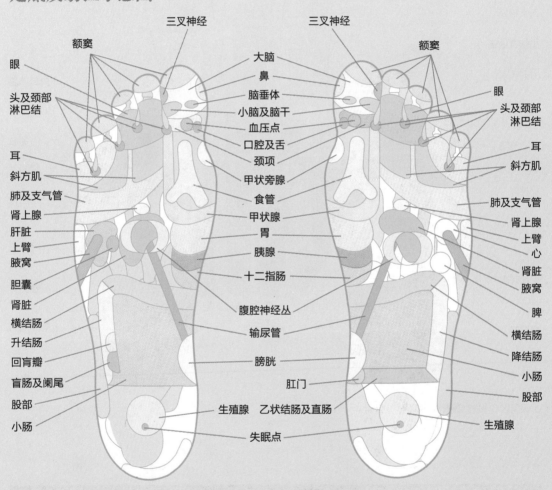

足反射区按摩保健方法

选好姿势，一般采用坐位和卧位两种姿势，坐位是被按摩者坐在有扶手的椅子上，赤脚向前伸直，脚下放个软垫，按摩者面对而坐，方便按摩操作。卧位则需要被按摩者仰卧于床，高度以65厘米为宜，赤脚放在床的一端，膝下和头颈部都需垫个垫枕。

足部按摩通常按照先左后右、足底→足内侧→足外侧→足背的次序进行按摩。无论是治疗还是保健，每次按摩开始时和结束之际，都应对基本反射区按摩3遍。

足背反射区示意图

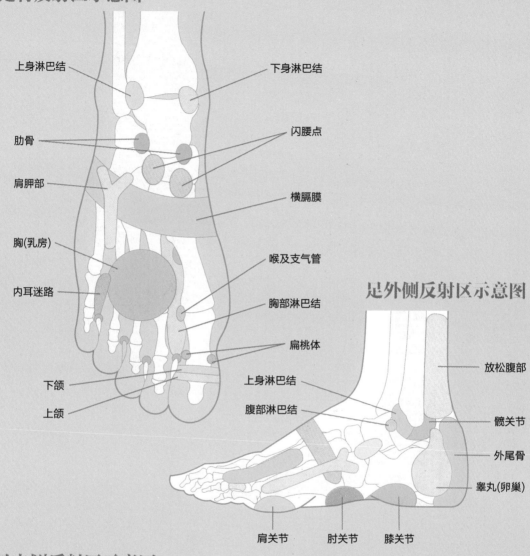

上身淋巴结
下身淋巴结
肋骨
闪腰点
肩胛部
横膈膜
胸(乳房)
喉及支气管
内耳迷路
胸部淋巴结
扁桃体
下颌
上身淋巴结
上颌
腹部淋巴结

足外侧反射区示意图

放松腹部
髋关节
外尾骨
睾丸(卵巢)
肩关节
肘关节
膝关节

足内侧反射区示意图

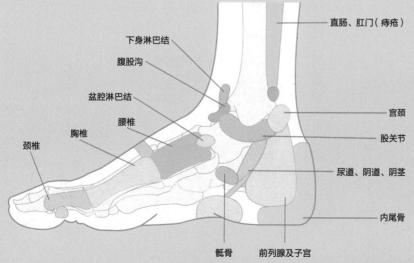

直肠、肛门（痔疮）
下身淋巴结
腹股沟
盆腔淋巴结
宫颈
腰椎
股关节
胸椎
颈椎
尿道、阴道、阴茎
内尾骨
骶骨
前列腺及子宫

经络不可不知，孔穴不可不认，不知经络无以知血气往来。不知孔穴，无以知邪所在，知而用，用而的，病乃可安。

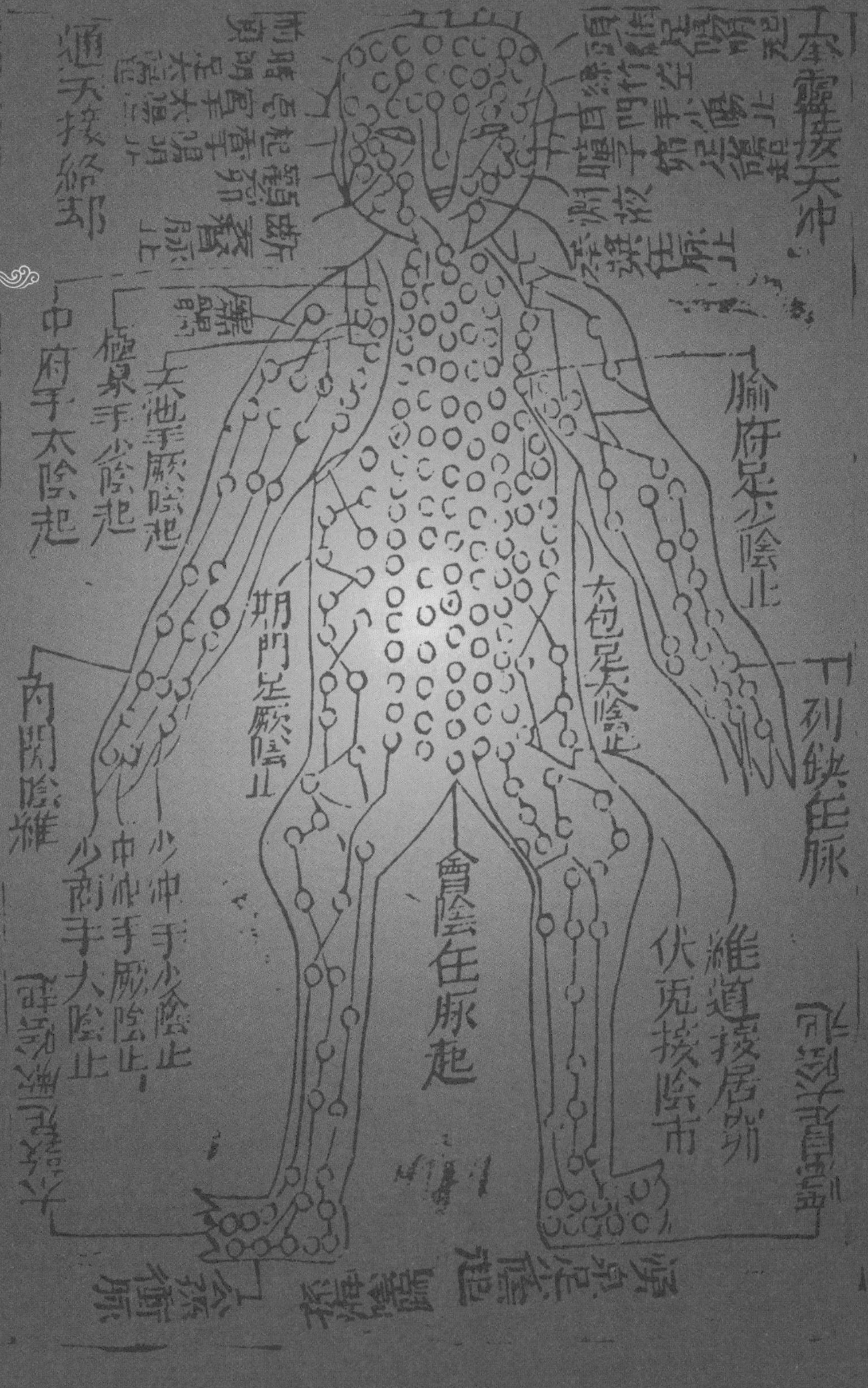

第二章
成人经络与穴位

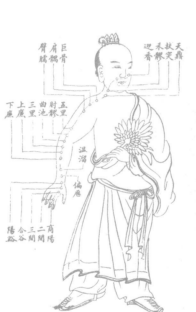

成人的经络和穴位遍布全身，这些经络和穴位与人体的健康息息相关。系统地了解成人的经络与穴位系统可以帮助我们诊断疾病，确定治疗原则，在相应的部位取穴施治，达到治疗疾病的目的。

十二经脉是整个经络系统的主体，是气血运行的干线，包括手太阴肺经、手阳明大肠经、足阳明胃经、足太阴脾经、手少阴心经、手太阳小肠经、足太阳膀胱经、足少阴肾经、手厥阴心包经、手少阳三焦经、足少阳胆经和足厥阴肝经。

手太阴经络与穴位

手太阴经络包括手太阴经脉、手太阴络脉、手太阴经别及手太阴经筋。所属穴位包括中府、云门、天府、侠白、尺泽、孔最、列缺、经渠、太渊、鱼际、少商，左右各11穴。

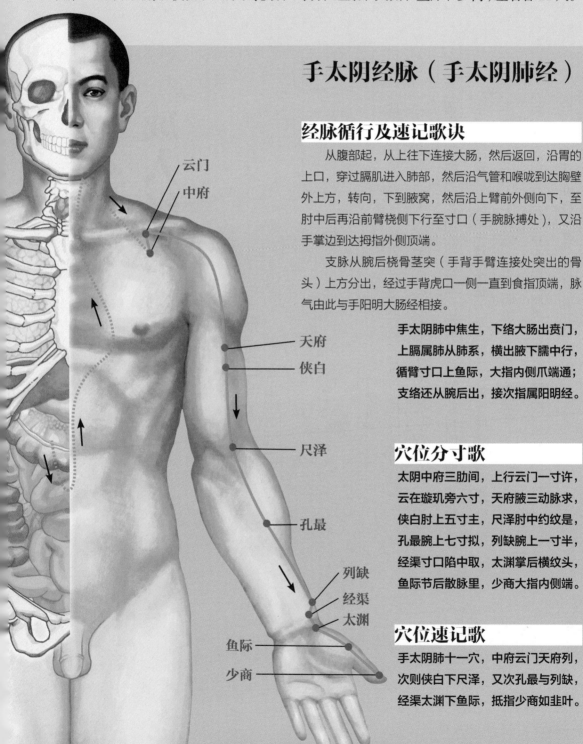

手太阴经脉（手太阴肺经）

经脉循行及速记歌诀

从腹部起，从上往下连接大肠，然后返回，沿胃的上口，穿过膈肌进入肺部，然后沿气管和喉咙到达胸壁外上方，转向，下到腋窝，然后沿上臂前外侧向下，至肘中后再沿前臂桡侧下行至寸口（手腕脉搏处），又沿手掌边到达拇指外侧顶端。

支脉从腕后桡骨茎突（手背手臂连接处突出的骨头）上方分出，经过手背虎口一侧一直到食指顶端，脉气由此与手阳明大肠经相接。

手太阴肺中焦生，下络大肠出贲门，
上膈属肺从肺系，横出腋下臑中行，
循臂寸口上鱼际，大指内侧爪端通；
支络还从腕后出，接次指属阳明经。

穴位分寸歌

太阴中府三肋间，上行云门一寸许，
云在璇玑旁六寸，天府腋三动脉求，
侠白肘上五寸主，尺泽肘中约纹是，
孔最腕上七寸拟，列缺腕上一寸半，
经渠寸口陷中取，太渊掌后横纹头，
鱼际节后散脉里，少商大指内侧端。

穴位速记歌

手太阴肺十一穴，中府云门天府列，
次则侠白下尺泽，又次孔最与列缺，
经渠太渊下鱼际，抵指少商如韭叶。

主治病症及速记歌诀

主治咳嗽、气喘、肺胀满等呼吸系统疾病和胸痛、肩背痛等病症。

此经多气而少血，是动则病喘与咳，肺胀膨膨缺盆痛，两手交瞀为臂厥；

所生病者为气嗽，喘渴烦心胸满结，臑臂之内前廉痛，小便频数掌中热，

气虚肩背痛而寒，气盛亦疼风汗出，欠伸少气不足息，遗矢无度溺色赤。

手太阴络脉

手太阴络脉是从手太阴经脉分出的络脉，所以其名称也是根据所分出的经脉名称而定名。

由列缺穴分出，起于腕关节上方 1.5 寸处的分肉之间，走向手阳明经脉；与手太阴肺经并行，直入手掌中，散布于大鱼际部。手腕和手掌部灼热，频繁打呵欠，尿频、遗尿，可取手太阴络穴治疗。

手太阴经筋

起始于手拇指的远端，沿拇指上行，结聚于鱼际的后边，行于寸口动脉外侧，沿前臂上行，结聚于肘中，向上沿上臂内侧，进入腋下，上出缺盆，结聚于肩髃前面，再向上结聚于缺盆，自腋下行的从下方结聚于胸里，分散通过膈部，会合于膈下，抵达季胁。

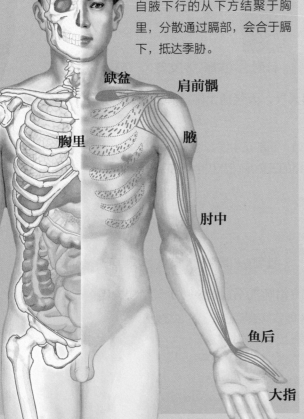

缺盆　　肩前髃

胸里　　腋

肘中

鱼后

大指

手太阴经别

手太阴经别从手太阴经分出，进入腋下渊腋部位，行于手少阴经别之前，入胸腔，走向肺脏，散行于大肠，上行出于缺盆，沿喉咙，而合入于手阳明经脉。

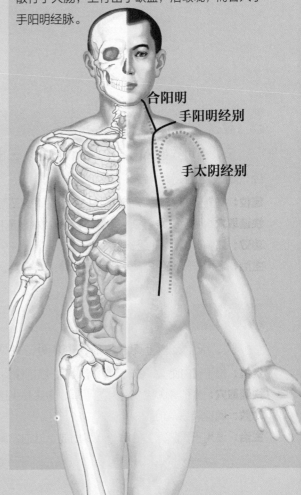

合阳明

手阳明经别

手太阴经别

中府

针刺 ✓　按摩 ✓　艾灸 ✓　拔罐 ✓　刮痧 ✓

中，中焦；府，聚也。按照《黄帝内经·灵枢》的论述，肺经起始于中焦，此穴为中焦之气所聚集的地方，所以叫中府。

定位 胸外侧部，云门下1寸，平第一肋间隙处，距身体前正中线6寸。

快速取穴： 两手叉腰立正，锁骨外端下方凹陷处是云门穴，由此窝正中垂直往下推一条肋骨（平第一肋间隙）即是。

功效： 止咳平喘，清泻肺热，健脾补气。

主治： 适用于咳嗽、气喘、肺胀满、胸痛、肩背痛等病症。

主治歌诀
中府降气泻胸热， 主肺咳喘及痰炎。 健脾消肿降呕逆， 后病前取诊结核。

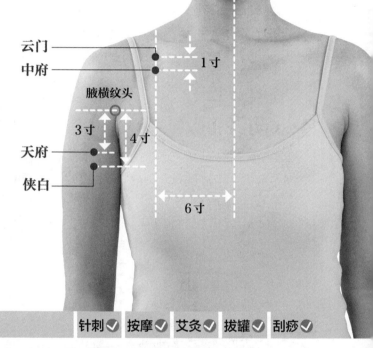

云门
中府
1寸
腋横纹头
3寸　4寸
天府
侠白
6寸

云门

针刺 ✓　按摩 ✓　艾灸 ✓　拔罐 ✓　刮痧 ✓

云，山川气也；门，出入的门户也。云出天气，天气通于肺。肺者气之本，本穴为肺经气所发之处，故名云门。

定位： 胸外侧部，肩胛骨喙突上方，锁骨下窝凹陷处，距前正中线6寸。

快速取穴： 两手叉腰直立，胸廓上部锁骨外侧端下缘的三角形凹窝正中处即是。

功效： 清肺理气，泻四肢热。

主治： 适用于咳嗽、气喘、胸痛、肩背痛等病症。

天府

针刺 ✓　按摩 ✓　艾灸 ✓　拔罐 ✓　刮痧 ✓

天，天空，指上而言；府，聚集处。此穴专治肺气不宣，咳喘少气诸疾，因名天府。

定位： 位于臂内侧面，肱二头肌桡侧缘，腋前纹头（即腋窝皱襞前端）下3寸处。

快速取穴： 坐位或卧位，臂向前平举，俯头鼻尖接触上臂内侧处即是。

功效： 调理肺气，止血。

主治： 适用于支气管炎、哮喘、鼻出血、吐血、肩臂部疼痛等病症。

侠白

针刺✓ 按摩✓ 艾灸✓ 拔罐✓ 刮痧✓

侠，挟也，指穴位的功能作用；白，肺之色，指气血物质在经过本穴的变化转变后所表现出的特征。侠白之名意指肺经气血在此分清降浊。

定位： 位于臂内侧面，肱二头肌桡侧缘，腋前纹头下 4 寸，或肘横纹上 5 寸处。

快速取穴： 先定天府，下 1 寸即是。

功效： 宣肺理气，宽胸和胃。

主治： 适用于支气管炎、支气管哮喘、肺炎、心动过速、上臂内侧神经痛等病症。

尺泽

针刺✓ 按摩✓ 艾灸✓ 拔罐✓ 刮痧✓

尺，小也；泽，池也。尺泽之名意指侠白穴浊降之雨在地部形成的小泽。

主治歌诀

尺泽主刺肺诸疾，
绞肠痧痛锁喉风。
伤寒热病汗不解，
兼刺小儿急慢风。

定位： 位于肘横纹中，肱二头肌肌腱桡侧凹陷处。

快速取穴： 取此穴位时应让患者采用正坐、仰掌并微屈肘的取穴姿势，将手臂上举，在手臂内侧中央处有粗腱，腱的外侧处即是。

功效： 清热泻肺，通络止痛。

主治： 适用于肺炎、支气管炎、咽喉肿痛、肘臂疼痛、脑血管病后遗症、小儿抽搐等病症。

孔最

针刺✓ 按摩✓ 艾灸✓ 拔罐✓ 刮痧✓

孔，孔隙也；最，多也。本穴为肺经之穴，肺之时序应秋，其性燥，肺经所过之处其土（肌肉）亦燥，尺泽穴流来的地部经水大部分渗透漏入脾土之中，脾土在承运地部的经水时如过筛一般，故名孔最。

主治歌诀

孔最治血最认真，
宣肺解肌汗溱溱。
咽喉肿痛咳失音，
痔疮出血治在本。

定位： 位于前臂掌面桡侧，在尺泽与太渊连线上，腕横纹上 7 寸处。

快速取穴： 将上臂伸直，掌心朝上，在肘横纹处找到尺泽穴；再于腕横纹处找到太渊穴，两穴做一连线，从太渊开始，向上量，取 7 寸处即是。

功效： 清热止血，润肺理气。

主治： 适用于咽喉炎、支气管炎、支气管哮喘、咯血、痔疮出血、肘臂痛、手关节痛等病症。

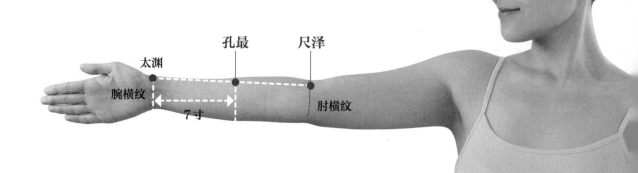

列缺

针刺✓ 按摩✓ 艾灸✓ 拔罐✓ 刮痧✓

列，分解，裂开；缺，缺口。此穴为手太阴肺经之络穴，自此分支别走手阳明大肠经，位于桡骨茎突上方，当肱桡肌腱与拇长展肌腱之间，有如裂隙处，故名列缺。

定位： 位于前臂桡侧缘，桡骨茎突上方，腕横纹上 1.5 寸处。

快速取穴： 两手掌拇指和其余四指自然分开，于两虎口处垂直相交，一手食指搭在另一手上，上臂自然落下，食指尖处即是。

功效： 止咳平喘，通经活络，利水通淋。

主治： 适用于感冒、哮喘、面神经麻痹、三叉神经痛、颈椎病、脑血管后遗症、高血压等病症。

主治歌诀

列缺主治嗽寒痰，
偏正头疼治自痊。
男子五淋阴中痛，
尿血精处灸便安。

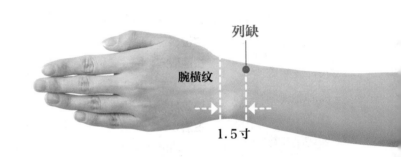

经渠

针刺✓ 按摩✓ 艾灸✓ 拔罐✓ 刮痧✓

经，经过；渠，沟渠。经气流注于此，如水经过沟渠，故名经渠穴。

定位： 位于前臂掌面桡侧，桡骨茎突与桡动脉之间凹陷处，腕横纹上 1 寸。

快速取穴： 上臂伸直，掌心向上，从腕横纹向上量取 1 寸，桡骨茎突尺侧缘即是。

功效： 宣肺利咽，降逆平喘。

主治： 适用于气管炎、支气管炎、哮喘、肺炎、扁桃体炎、发热、胸痛及呃逆、食管痉挛、桡神经痛或麻痹等病症。

主治歌诀

经渠主刺疟寒热，
胸背拘急胀满坚。
喉痹咳逆气数欠，
呕吐心疼亦可痊。

太渊

针刺✓ 按摩✓ 艾灸✓ 拔罐✓ 刮痧✓

太，甚大，有旺盛的意思；渊，深潭。指本穴深陷如渊，脉气旺盛，故名太渊。

定位： 位于腕掌侧横纹桡侧，桡动脉搏动处。

快速取穴： 上臂伸直，掌心向上，先找到腕横纹，于其桡侧摸到桡动脉搏动，以确定桡动脉，桡动脉尺侧即是。

功效： 止咳化痰，通调血脉。

主治： 适用于扁桃体炎、肺炎、心动过速、无脉症、脉管炎、肋间神经痛、呃逆等病症。

主治歌诀

太渊主刺牙齿病，
腕肘无力或疼痛。
兼刺咳嗽风痰疾，
偏正头疼效若神。

鱼际

针刺✓ 按摩✓ 艾灸✓ 拔罐✓ 刮痧✓

鱼，鱼类；际，边际。《黄帝内经明堂》："水出井，流而动也，脉出指流而上行，大指本节后象彼鱼形，故以鱼名之。赤白肉畔，故曰鱼际也。"

定位： 位于手拇指本节（第一掌指关节）后凹陷处，当第一掌骨中点桡侧，赤白肉际处。

快速取穴： 拇指伸直，先确定赤白肉际，定义为 y 轴；再确定通过第一掌骨中点与第一掌骨相垂直的线，定义为 x 轴，两轴相交处即是。

主治歌诀
鱼际主灸牙齿痛， 在左灸左右同然。 更刺伤寒汗不出， 兼治疟疾方欲寒。

功效： 清热，利咽。

主治： 适用于感冒、扁桃体炎、支气管炎、支气管哮喘、多汗症、鼻出血、乳腺炎、小儿疳积、手指肿痛等病症。

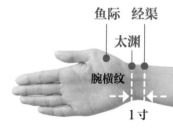

鱼际 经渠
太渊
腕横纹
1寸

少商

针刺✓ 按摩✓ 艾灸✓ 拔罐✓ 刮痧✓

少，指小的意思；商，指五音之一，肺音为商；此穴为肺经井穴，所出为井，是说手太阴肺经脉气外发似浅小水流，故名少商。

定位： 位于手拇指末节桡侧，距指甲角 0.1 寸处。

快速取穴： 拇指伸直，先确定桡侧指甲角，再旁开 0.1 寸处即是。

功效： 解表清热，通利咽喉，苏厥开窍。

主治： 适用于扁桃体炎、腮腺炎、感冒发烧、支气管炎、肺炎、咯血、休克、精神分裂症、癔病、失眠、食管狭窄、黄疸、齿龈出血、口颊炎、昏迷、盗汗、小儿惊风、手指挛痛等病症。

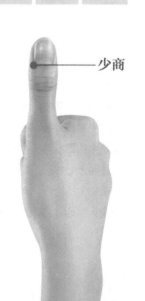

少商

主治歌诀
少商惟针双鹅痹， 血出喉开功最奇。

手阳明经络与穴位

手阳明经络包括手阳明经脉、手阳明络脉、手阳明经别及手阳明经筋。所属穴位包括商阳、二间、三间、合谷、阳溪、偏历、温溜、下廉、上廉、手三里、曲池、肘髎、手五里、臂臑、肩髃、巨骨、天鼎、扶突、口禾髎、迎香，左右各20穴。

手阳明经脉（手阳明大肠经）

经脉循行及速记歌诀

从食指末端起，沿食指内（桡）侧向上，通过一、二掌骨之间向上进入两筋（拇长伸肌腱与拇短伸肌腱）之间的凹陷处，沿前臂前方，并肘部外侧，再沿上臂外侧前缘，上走肩端，沿肩峰前缘向上出于颈椎，再向下入缺盆（锁骨上窝）部，联络肺脏，通过横膈，属于大肠。

缺盆部支脉，上走颈部，通过面颊，进入下齿龈，回绕至上唇，交叉于人中，左脉向右，右脉向左，分布在鼻孔两侧，与足阳明胃经相接。

阳明之脉手大肠，次指内侧起商阳，
循指上廉出合谷，两筋歧骨循臂膀，
入肘外廉循臑外，肩端前廉柱骨旁，
从肩下入缺盆内，络肺下膈属大肠。
支从缺盆直上颈，斜贯颈前下齿当，
环出入中交左右，上夹鼻孔注迎香。

穴位分寸歌

商阳食指内侧边，二间来寻本节前，
三间节后陷中取，合谷虎口歧骨间，
阳溪腕上筋间是，偏历腕后三寸安，
温溜腕后去五寸，池前四寸下廉看，
池前三寸上廉中，池前二寸三里逢，
曲池屈肘纹头尽，肘髎大骨外廉近，
大筋中央寻五里，肘上三寸行向里，
臂臑肘上七寸量，肩髎肩端举臂取，
巨骨肩尖端上行，天鼎扶下一寸真，
扶突人迎后寸五，禾髎水沟旁五分，
迎香禾髎上一寸，大肠经穴自分明。

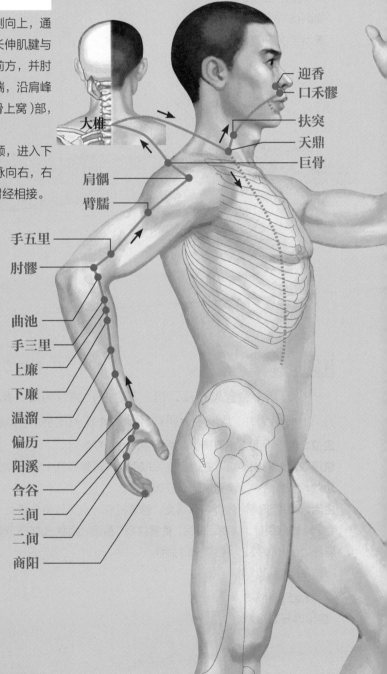

迎香
口禾髎
扶突
天鼎
巨骨
大椎
肩髃
臂臑
手五里
肘髎
曲池
手三里
上廉
下廉
温溜
偏历
阳溪
合谷
三间
二间
商阳

主治病症及速记歌诀

主治头面五官疾患、咽喉病、热病、皮肤病、肠胃病、神志病等及经脉循行部位的其他病症。

**此经气盛血亦盛，是动颊肿并齿痛；
所生病者为鼽衄，目黄口干喉痹生，
大指次指难为用，肩前臑外痛相仍，
气有余兮脉热肿，虚则寒栗病偏增。**

穴位速记歌

**手阳明穴起商阳，二间三间合谷藏，
阳溪偏历与温溜，下廉上廉三里长，
曲池肘髎迎五里，臂臑肩髃巨骨起，
天鼎扶突接禾髎，终以迎香二十止。**

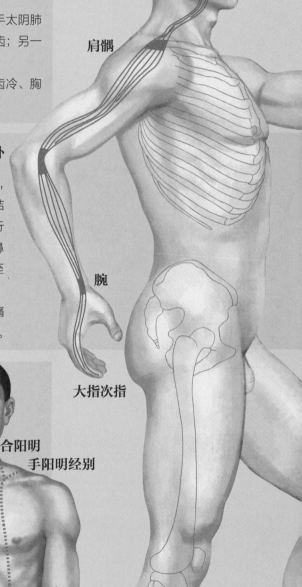

角

颊

肩髃

肘外

腕

大指次指

合阳明

手阳明经别

手阳明络脉

手阳明络脉从腕上３寸的偏历穴处分出，走入手太阴肺经；其支脉沿臂膊经肩髃部，到达下颌角，遍布于齿；另一支脉从下颌角处进入耳部，与宗脉会合。

手阳明络脉发生病变，实则齿龋、耳聋；虚则齿冷、胸痹、膈塞不畅，可取手阳明络穴治疗。

手阳明经筋

手阳明经筋起于食指的桡侧端，结于腕背桡侧，沿前臂上行结于肘的外侧，上行臑部（上臂外侧）结于肩髃（肩峰端）；分支绕过肩胛，挟脊柱两侧；直行的经筋，从肩髃上行至颈；再分支走向面颊，结于鼻旁颧部；其直行一支向上出于手太阳经筋前方，上至左额角，络于头部而下行至右侧下颌。

其发生病变，会在所经过之处可出现强滞、酸痛及痉挛，肩关节不能高举，颈不能向两侧转动等情况。

手阳明经别

手阳明经别从手走胸，在肩峰处分出，进入锁骨上部，下行走向大肠，属于肺脏，上沿喉咙，浅出于缺盆部，仍会合于手阳明。

商阳

针刺✅ 按摩✅ 艾灸✅ 拔罐✅ 刮痧✅

商，漏刻也，古之计时之器，此指本穴的微观形态如漏刻滴孔；阳，阳气也。穴名意指本穴是大肠经经气外出体表的出口。

定位：位于手食指末节桡侧，距指甲角 0.1 寸。

快速取穴：微握拳，食指前伸，食指指甲桡侧缘与基底部各作一线，两线相交处即是商阳穴。

功效：清热解表，苏厥开窍。

主治：适用于牙痛、咽炎、喉炎、腮腺炎、高烧、扁桃体炎等病症。

主治歌诀
商阳主刺卒中风， 暴仆昏沉痰塞壅。 咽喉肿起牙齿痛， 指麻耳聋面颊肿。

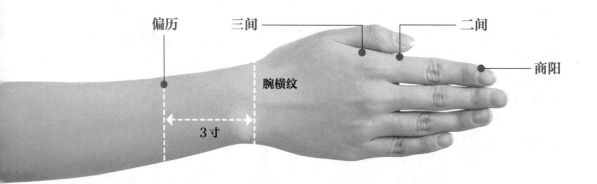

偏历　三间　二间　腕横纹　3寸　商阳

二间

针刺✅ 按摩✅ 艾灸✅ 拔罐✅ 刮痧✅

二，第二；间，间隙。此穴为手阳明大肠经的第二穴，故名二间。

定位：微握拳，在手食指本节（第二掌指关节）前，桡侧凹陷处。

快速取穴：自然弯曲食指，找到第二掌指关节，向指尖摸到关节结束处，在靠拇指侧，食指颜色深浅变化交界处。

功效：解表，清热，利咽。

主治：适用于咽炎、喉炎、牙痛、鼻出血、麦粒肿、扁桃体炎、肩周炎等病症。

二间三间治颔肿， 虬蚓齿喉睡矇眬。

三间

针刺✅ 按摩✅ 艾灸✅ 拔罐✅ 刮痧✅

间，间隙；此穴在手第二掌指关节后陷处，为手阳明大肠经第三个穴位，故名三间。

定位：微握拳，在手食指本节（第二掌指关节）后，桡侧凹陷处。

快速取穴：自然弯曲食指，找到第二掌指关节，向掌根方向摸到关节结束处，在靠拇指侧，食指颜色深浅变化交界处。

功效：泄热止痛，利咽。

主治：适用于牙痛、急性结膜炎、青光眼、三叉神经痛、扁桃体炎、手指肿痛、肩关节周围炎等病症。

主治歌诀
二间三间治颔肿， 虬蚓齿喉睡蒙眬。

合谷

针刺✅ 按摩✅ 艾灸✅ 拔罐✅ 刮痧✅

合，汇也，聚也；谷，两山之间的空隙也。合谷之名意指大肠经气血会聚于此并形成强盛的水湿风气场。

定位： 位于手背，第一、第二掌骨间，当第二掌骨桡侧的中点处。

快速取穴： 一手拇指弯曲，另一手虎口分开，弯曲的拇指指间关节卡在另一只手张开的虎口处，自然落下，拇指尖处即是。

功效： 镇静止痛，通经活经，清热解表。

主治： 适用于感冒、头痛、咽炎、扁桃体炎、鼻炎、牙痛、耳聋、耳鸣、三叉神经痛、中风偏瘫、小儿惊厥、落枕、腕关节痛、痛经、闭经、呃逆等病症。

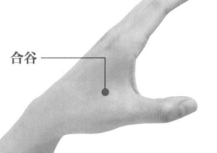

合谷

主治歌诀
合谷主治破伤风， 痹痛筋急针止疼。 兼治头上诸般病， 水肿产难小儿惊。

阳溪

针刺✅ 按摩✅ 艾灸✅ 拔罐✅ 刮痧✅

手背为阳，筋骨间凹陷处类似山溪。此穴在二骨（桡骨、腕骨）、二筋（拇短伸肌腱与拇长伸肌腱）之间凹陷处，穴当阳位，故名阳溪。

定位： 位于腕背横纹桡侧，手拇指上跷起时，当拇短伸肌腱与拇长伸肌腱之间的凹陷中。

主治歌诀
阳溪主治诸热证， 瘾疹痂疥亦当针。 头痛牙痛咽喉痛， 狂妄惊中见鬼神。

快速取穴： 手拇指向上跷起，顺着拇指背侧找到腕横纹处，两条肌腱之间的凹陷处即为阳溪穴。

功效： 清热散风，通利关节。

主治： 适用于鼻炎、耳聋、耳鸣、结膜炎、角膜炎、面神经麻痹、精神病、扁桃体炎等病症。

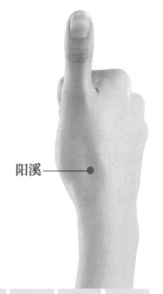

阳溪

偏历

针刺✅ 按摩✅ 艾灸✅ 拔罐✅ 刮痧✅

偏，偏斜；历，经历。此穴为手阳明之络，言脉气由此穴偏侧别出，经过手阳明大肠经走向太阴之脉，故名偏历。

定位： 屈肘，位于前臂背面桡侧，在阳溪与曲池的连线上，腕横纹上3寸。

快速取穴： 屈肘，在阳溪与曲池的连线上，从阳溪穴向上量取3寸，即为偏历穴。

功效： 清热利尿，通经活络。

主治： 适用于鼻出血、结膜炎、耳聋、耳鸣、牙痛、面神经麻痹、扁桃体炎、水肿、前臂神经痛等病症。

温溜

针刺 ✓ 按摩 ✓ 艾灸 ✓ 拔罐 ✓ 刮痧 ✓

温，温热；溜与留同，含停留之意。此穴为手阳明大肠经之郄穴，乃气血深聚之处。阳明为多气多血之经，阳气温热，穴为阳气所注，故名温溜。

定位： 屈肘，位于前臂背面桡侧，在阳溪与曲池的连线上，腕横纹上 5 寸。

快速取穴： 从阳溪穴向上量取 5 寸处，即为温溜穴。

功效： 清热理气。

主治： 适用于口腔炎、舌炎、腮腺炎、扁桃体炎、面神经麻痹、下腹壁肌肉痉挛、前臂疼痛等病症。

主治歌诀
温溜消肿安神腑， 腹痛面肿痫舌吐。

下廉

针刺 ✓ 按摩 ✓ 艾灸 ✓ 拔罐 ✓ 刮痧 ✓

下，下与上相对，指下部或下方；廉，边缘。

定位： 位于前臂背面桡侧，在阳溪与曲池的连线之上，肘横纹下 4 寸。

快速取穴： 做阳溪穴与曲池穴的连线，从曲池穴向下量取 4 寸处，即为下廉穴。

功效： 调理肠胃，通经活络。

主治： 适用于网球肘、肘关节炎、腹痛、肠鸣音亢进、急性脑血管病等病症。

上廉

针刺 ✓ 按摩 ✓ 艾灸 ✓ 拔罐 ✓ 刮痧 ✓

上，上方与下相对；廉，边缘。穴在下廉上 1 寸，屈肘握拳时，是处肌肉隆起，形如菱状，穴在菱状边侧，故名上廉。

定位： 位于前臂背面桡侧，在阳溪与曲池的连线上，肘横纹下 3 寸。

快速取穴： 做阳溪穴与曲池穴的连线，从曲池穴向下量取 3 寸处，即为上廉穴。

功效： 调理肠胃，通经活络。

主治： 适用于肩周炎、网球肘、脑血管病后遗症、肠鸣腹痛等病症。

手三里

针刺 ✓ 按摩 ✓ 艾灸 ✓ 拔罐 ✓ 刮痧 ✓

里，可作寸解。若屈肘放置，取手阳明经经穴，手三里即在肘端（肱骨外上髁）下 3 寸处，故名手三里。

定位： 位于前臂背面桡侧，在阳溪与曲池连线之上，肘横纹下 2 寸。

快速取穴： 做阳溪穴与曲池穴的连线，从曲池穴向下量取 2 寸处，即为手三里穴。

功效： 通经活络，清热明目，调理肠胃。

主治： 适用于肩臂痛、上肢麻痹、半身不遂、溃疡病、肠炎、消化不良、牙痛、口腔炎、感冒、乳腺炎等病症。

主治歌诀
三里三间并二间， 主治牙疼食物难。 兼治偏风眼目疾， 针灸三穴莫教偏。

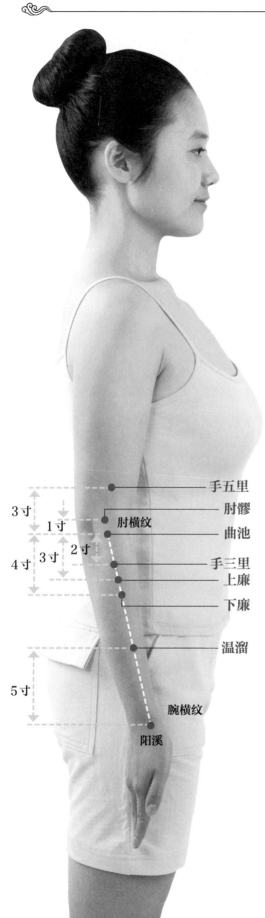

3寸

1寸

肘横纹

2寸

4寸　3寸

5寸

手五里

肘髎

曲池

手三里

上廉

下廉

温溜

腕横纹

阳溪

曲池　针刺✅　按摩✅　艾灸✅　拔罐✅　刮痧✅

曲，屈曲，此穴为手阳明之合，脉气流注此穴时，似水注入池中；又取穴时，屈曲其肘，横纹头有凹陷，形似浅池，故名曲池。

定位：位于肘横纹外侧端，屈肘，在尺泽与肱骨外上髁连线的中点处。

快速取穴：正坐，侧腕取穴。屈肘成直角，先找到肘横纹终点，在找到肱骨外上髁，两者连线中点处即是。

功效：清胃肠热，通经活络。

主治：适用于急性脑血管病后遗症、肩周炎、肘关节炎、流行性感冒、发热、痢疾、肺炎、扁桃体炎、咽喉炎、牙痛、麦粒肿、甲状腺肿大、乳腺炎、高血压、湿疹等病症。

主治歌诀
曲池主治是中风， 手挛筋急痛痹风。 兼治一切疟疾病， 先寒后热自然平。

肘髎　针刺✅　按摩✅　艾灸✅　拔罐✅　刮痧✅

肘，肘部；髎，意为孔穴，因此穴在肘上肱骨旁凹陷中，故名肘髎。

定位：位于臂外侧，屈肘，曲池上方 1 寸，当肱骨边缘处。

快速取穴：沿曲池穴向上量取 1 寸处，即为肘髎穴。

功效：舒筋活络。

主治：适用于肩周炎、网球肘等关节病。

手五里　针刺✅　按摩✅　艾灸✅　拔罐✅　刮痧✅

里，可作寸解。该穴在天府下 5 寸，正居大脉中央，《灵枢·本输》说"尺动脉在五里"，因名五里。

定位：位于臂外侧，在曲池穴与肩髃穴的连线之上，曲池上 3 寸处。

快速取穴：手臂外侧，在曲池穴与肩髃穴的连线上，取曲池穴上 3 寸处即是。

功效：理气散结，通经活络。

主治：适用于咯血、肺炎、扁桃体炎、淋巴结结核、嗜睡、肋间神经痛、偏瘫、上肢疼痛等病症。

臂臑　针刺✅　按摩✅　艾灸✅　拔罐✅　刮痧✅

臂，指穴所在的部位；臑，动物的前肢，为灵巧、好动之意，此指穴内气血物质为阳性。该穴名意指穴内的气血物质为天部的阳气。

定位： 位于臂外侧，三角肌止点处，在曲池与肩髃的连线上，曲池上7寸。

快速取穴： 做曲池穴与肩髃穴的连线，三角肌下缘处，即为臂臑穴。

功效： 清热明目，通经活络。

主治歌诀
臂臑理气兼明目， 肩臂疼痛目疾主。

主治： 适用于上肢瘫痪或疼痛、肩周炎、近视、目赤肿痛、老花眼、头痛等病症。

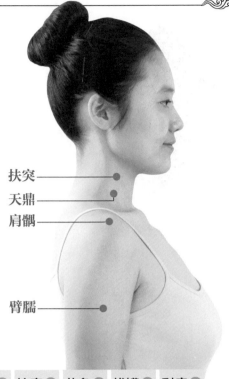

扶突———

天鼎———

肩髃———

臂臑———

肩髃　针刺✅　按摩✅　艾灸✅　拔罐✅　刮痧✅

髃，髃骨，为肩端之骨。此穴在肩端部肩峰与肱骨大结节之间，故名肩髃。

定位： 位于肩部，三角肌上，臂外展或向前平伸时，在肩峰前下方凹陷处。

快速取穴： 手臂向外平举，肩部会有两个凹陷，前面的凹陷处，即为肩髃穴。

功效： 通经活络，疏散风邪。

主治歌诀
肩髃通经治瘫痪， 手挛瘰疬肩周炎。

主治： 适用于上肢瘫痪、肩痛不举、肩周炎、高血压、乳腺炎、荨麻疹等病症。

巨骨　针刺✅　按摩✅　艾灸✅　拔罐✅　刮痧✅

巨，大；巨骨，指缺盆骨，现称锁骨。此穴在锁骨肩峰端与肩胛冈之间凹陷处，故名巨骨。

定位： 位于肩上部，在锁骨肩峰端与肩胛冈之间的凹陷处。

快速取穴： 沿着锁骨向外摸至肩峰端，再找到背部肩胛冈，锁骨肩峰端和肩胛冈之间的凹陷处，即为巨骨穴。

功效： 通经活络。

主治： 适用于肩关节周围炎、肩关节及肩部软组织损伤、吐血、颈淋巴结核、下牙痛等病症。

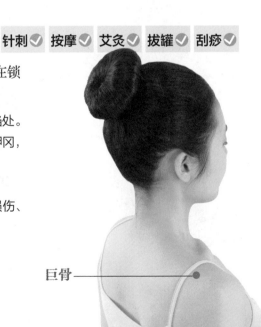

巨骨———

天鼎

 针刺✓ 按摩✓ 艾灸✓ 拔罐✓ 刮痧✓

天，高部；鼎，中国古代煮焚用具，其形特征有三足。此穴位于颈部胸锁乳突肌之胸骨头与锁骨头分歧之下方。胸锁乳突肌特征为一肌三头似三足鼎立，故名天鼎穴。

定位： 位于颈外侧部，胸锁乳突肌后缘，在结喉旁，扶突与缺盆连线中点。

快速取穴 在颈外侧部，先找到扶突穴，再找到锁骨上窝中央，两者之间连线的中点处，即为天鼎穴。

功效： 清利咽喉，理气散结。

主治： 适用于甲状腺肿、喉炎、舌骨肌麻痹症、颈淋巴结结核、扁桃体炎等病症。

扶突

针刺✓ 按摩✓ 艾灸✓ 拔罐✓ 刮痧✓

扶，帮助、扶持也；突，冲也。该穴名意指大肠经经气在外热的扶助下上行天部。

定位： 位于颈外侧部，结喉旁，在胸锁乳突肌的前后缘之间。

快速取穴： 先找到喉结，再找到胸锁乳突肌（就是从耳朵后面开始由上外向内下走行的肌肉，在颈部分为前后两条），平喉结，当胸锁乳突肌前后缘之间处，即为扶突穴。

功效： 清咽消肿，理气降逆。

主治： 适用于甲状腺肿、甲状腺机能亢进、急性舌骨肌麻痹、嘶哑、咽喉炎、呃逆、唾液分泌异常、咳嗽气喘、低血压等病症。

主治歌诀
扶突清咽止呃逆， 暴喑咳喘臂不起。

口禾髎

针刺✓ 按摩✓ 艾灸✗ 拔罐✓ 刮痧✓

禾，指粮食；髎同窌，意为孔穴。谷物从口入，穴近口处，内对两齿（门齿及尖齿）牙根间凹陷处，故名口禾髎。

定位： 位于上唇部，鼻孔外缘直下，平水沟穴。

快速取穴： 在上唇部，鼻孔外缘直下，平鼻唇沟上 1/3 处，即为口禾髎穴。

功效： 祛风清热，开窍。

主治： 适用于鼻炎、嗅觉减退、鼻息肉、面神经麻痹、腮腺炎等病症。

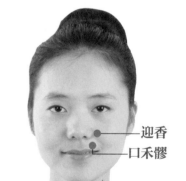

迎香
口禾髎

迎香

针刺✓ 按摩✓ 艾灸✗ 拔罐✓ 刮痧✓

此穴因能主治"鼻瓤不利，窒洞气塞"，鼻塞不闻香臭，故名迎香。

定位： 位于鼻翼外缘中点旁，在鼻唇沟中。

快速取穴： 鼻翼外缘当鼻唇沟中，即为迎香穴。

功效： 祛风通窍，理气止痛。

主治： 适用于鼻炎、鼻窦炎、嗅觉减退、鼻出血、鼻息肉、便秘、面神经麻痹、胆道蛔虫症等病症。

主治歌诀
迎香主刺鼻失嗅， 兼刺面痒若虫行。 先补后泻三分刺， 此穴须知禁火攻。

足阳明经络与穴位

足阳明经络包括足阳明经脉、足阳明络脉、足阳明经别和足阳明经筋。所属穴位包括承泣、四白、巨髎、地仓、大迎、颊车、下关、头维、人迎、水突、气舍、缺盆、气户、库房、屋翳、膺窗、乳中、乳根、不容、承满、梁门、关门、太乙、滑肉门、天枢、外陵、大巨、水道、归来、气冲、髀关、伏兔、阴市、梁丘、犊鼻、足三里、上巨虚、条口、下巨虚、丰隆、解溪、冲阳、陷谷、内庭、厉兑，左右各45穴。

足阳明经脉（足阳明胃经）

经脉循行及速记歌诀

起于鼻翼旁，挟鼻上行，左右侧交会于鼻根部，旁行入目内眦，与足太阳经相交，向下沿鼻柱外侧，入上齿中，还出，挟口两旁，环绕嘴唇，在颏唇沟承浆穴处左右相交，退回沿下颌骨后下缘到大迎穴处，沿下颌角上行过耳前，经过上关穴，沿发际，到额前。

本经脉分支从大迎穴前方下行到人迎穴，沿喉咙向下后行至大椎，折向前行，入缺盆，下行穿过膈肌，属胃，络脾。直行向下一支是从缺盆出体表，沿乳中线下行，挟脐两旁（旁开二寸），下行至腹股沟外的气街穴。本经脉又一分支从胃下口幽门处分出，沿腹腔内下行到气街穴，与直行之脉会合，而后下行大腿前侧，至膝膑沿下肢胫骨前缘下行至足背，入足第二趾外侧端。本经脉另一分支从膝下3寸处分出，下行入中趾外侧端。又一分支从足背上冲阳穴分出，前行入足大趾内侧端，交于足太阴脾经。

胃足阳明交鼻起，下循鼻外入上齿，
还出夹口绕承浆，颐后大迎颊车里，
耳前发际至额颅，支下人迎缺盆底，
下膈入胃络脾宫，直者缺盆下乳内，
一支幽门循腹中，下行直合气街逢，
遂由髀关抵膝膑，胕跗足趾内间同，
一支下膝注三里，前出中趾外间通，
一支别走足跗趾，大趾之端经尽已。

穴位分寸歌

胃之经兮足阳明，承泣目下七分寻，
再下三分名四白，巨髎鼻孔旁八分。
地仓夹吻四分近，大迎颔下寸三中，
颊车耳下八分陷，下关耳前动脉行。
头维神庭旁四五，人迎喉旁寸五真，
水突筋前人迎下，气舍突下一寸乘。
缺盆舍下横骨陷，气户下行一寸明，
库房下行一寸六，屋翳膺窗乳中根。
不容巨阙旁二寸，一寸承满与梁门，
关门太乙滑肉门，天枢脐旁二寸寻。
枢下一寸外陵穴，枢下二寸大巨陈，
枢下三寸水道穴，水下二寸归来存。
气冲归来下一寸，共去中行二寸匀，
髀关膝上尺二许，伏兔髀下六寸是。
阴市伏兔下三寸，梁丘市下一寸记，
犊鼻膝膑陷中取，膝眼三寸下三里。
里下三寸上廉穴，廉下二寸条口举，
再下二寸下廉穴，复上外踝上八寸，
却是丰隆穴当记，解溪则从丰隆下，
内循足腕上陷中，冲阳解下高骨动，
陷谷冲下二寸名，内庭次趾外歧骨，
厉兑大次趾端中。

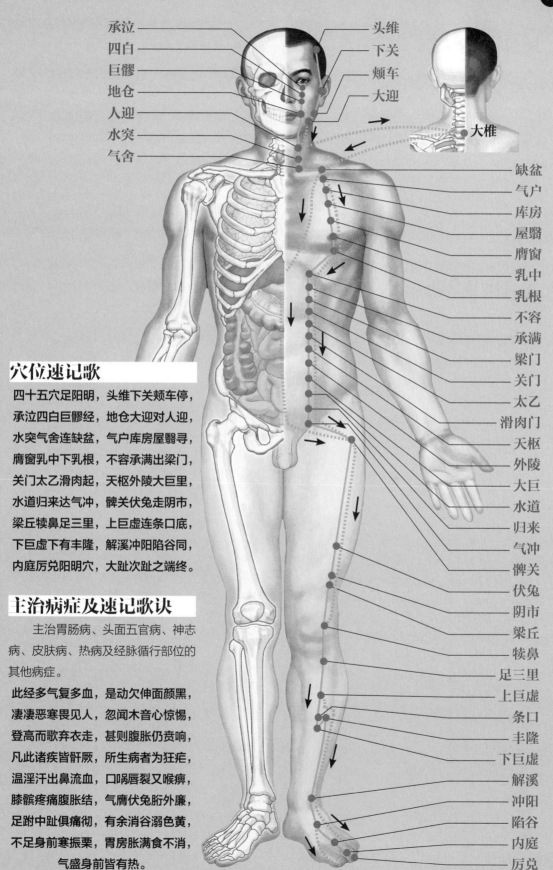

承泣
四白
巨髎
地仓
人迎
水突
气舍

头维
下关
颊车
大迎

大椎

缺盆
气户
库房
屋翳
膺窗
乳中
乳根
不容
承满
梁门
关门
太乙
滑肉门
天枢
外陵
大巨
水道
归来
气冲
髀关
伏兔
阴市
梁丘
犊鼻
足三里
上巨虚
条口
丰隆
下巨虚
解溪
冲阳
陷谷
内庭
厉兑

穴位速记歌

四十五穴足阳明，头维下关颊车停，
承泣四白巨髎经，地仓大迎对人迎，
水突气舍连缺盆，气户库房屋翳寻，
膺窗乳中下乳根，不容承满梁门，
关门太乙滑肉起，天枢外陵大巨里，
水道归来达气冲，髀关伏兔走阴市，
梁丘犊鼻足三里，上巨虚连条口底，
下巨虚下有丰隆，解溪冲阳陷谷同，
内庭厉兑阳明穴，大趾次趾之端终。

主治病症及速记歌诀

主治胃肠病、头面五官病、神志
病、皮肤病、热病及经脉循行部位的
其他病症。

此经多气复多血，是动欠伸面颜黑，
凄凄恶寒畏见人，忽闻木音心惊惕，
登高而歌弃衣走，甚则腹胀仍贲响，
凡此诸疾皆骭厥，所生病者为狂疟，
温淫汗出鼻流血，口㖞唇裂又喉痹，
膝髌疼痛腹胀结，气膺伏兔胻外廉，
足跗中趾俱痛彻，有余消谷溺色黄，
不足身前寒振栗，胃房胀满食不消，
气盛身前皆有热。

足阳明络脉

　　足阳明络脉从足外踝上 8 寸的丰隆穴处分出，走向足太阴脾经；它的支络，沿着胫骨外缘上行，络于头项部，与各经在头项部的脉气相会合，又向下联络喉咙和咽峡部。

　　该络脉病候分为气逆及虚实证：气逆，指本络脉之气上逆则喉痹、卒喑，即喉部诸疾引起气塞不通之症，故常突然喑哑；实证为狂证和癫证；虚证为足胫屈伸不得，胫部肌肉萎缩，当取丰隆穴治疗。

足阳明经别

　　足阳明经别从髀部分出，进入腹腔，属于胃，散络于脾，向上通过心脏部位，沿着咽，出于口部，上至鼻根、眼下、联系目系，归属足阳明胃经。

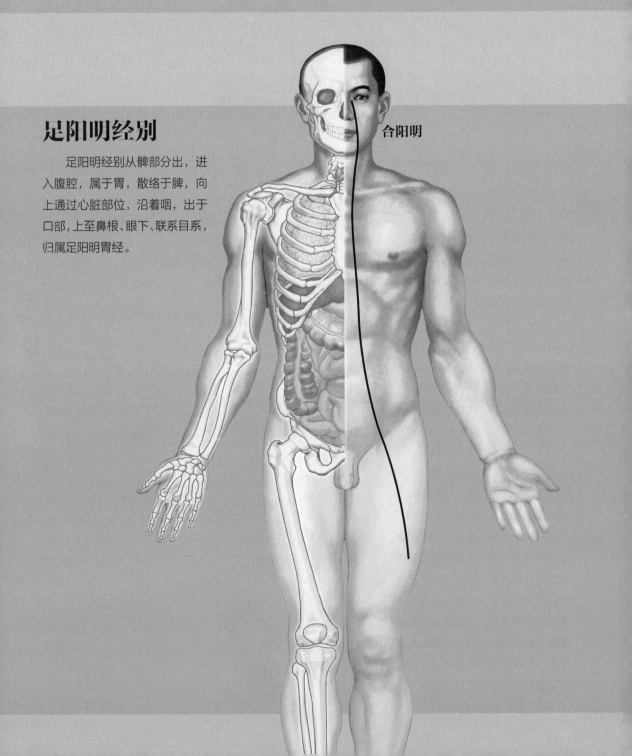

合阳明

足阳明经筋

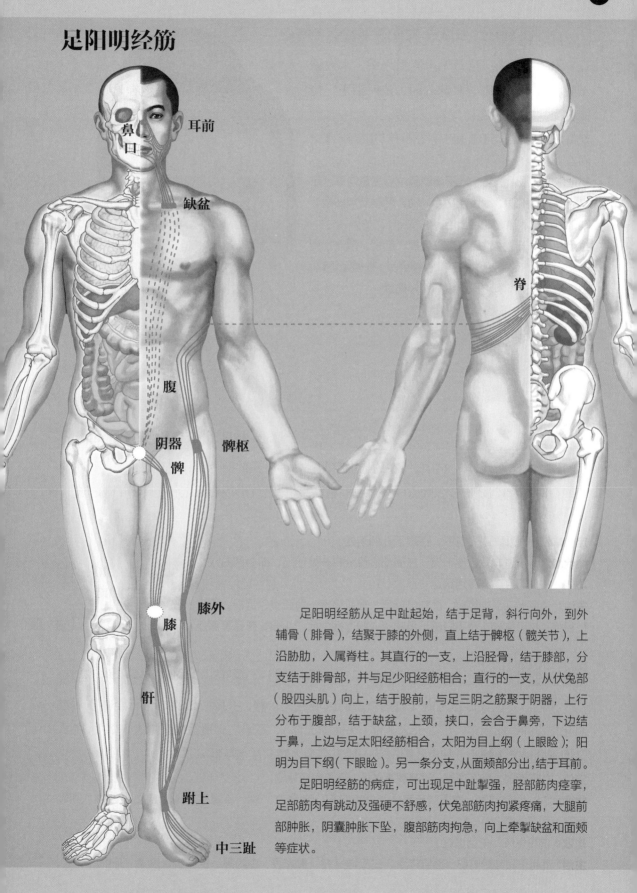

足阳明经筋从足中趾起始，结于足背，斜行向外，到外辅骨（腓骨），结聚于膝的外侧，直上结于髀枢（髋关节），上沿胁肋，入属脊柱。其直行的一支，上沿胫骨，结于膝部，分支结于腓骨部，并与足少阳经筋相合；直行的一支，从伏兔部（股四头肌）向上，结于股前，与足三阴之筋聚于阴器，上行分布于腹部，结于缺盆，上颈，挟口，会合于鼻旁，下边结于鼻，上边与足太阳经筋相合，太阳为目上纲（上眼睑）；阳明为目下纲（下眼睑）。另一条分支，从面颊部分出，结于耳前。

足阳明经筋的病症，可出现足中趾掣强，胫部肌肉痉挛，足部筋肉有跳动及强硬不舒感，伏兔部筋肉拘紧疼痛，大腿前部肿胀，阴囊肿胀下坠，腹部筋肉拘急，向上牵掣缺盆和面颊等症状。

承泣　　针刺✅　按摩✅　艾灸❌　拔罐❌　刮痧❌

　　承，即承受；泣乃无声流泪之哭。本穴位于瞳孔直下，目眶与眼球之间，泣时泪下，恰能承受，故名承泣。

定位： 位于面部，瞳孔直下，在眼球与眼眶下缘之间。

快速取穴： 眼朝前看，取眼睛黑睛中点垂直向下，定义为Ｙ轴，眼眶下缘线定义为Ｘ轴，两轴交点即是。

功效： 散风清热，明目止泪。

主治： 适用于急慢性结膜炎、近视、远视、散光、青光眼、色盲、夜盲症、角膜炎、视神经炎、视神经萎缩、白内障、面肌痉挛、面神经麻痹等病症。

主治歌诀
承泣祛风可明目，
流眼泪病目睭主。

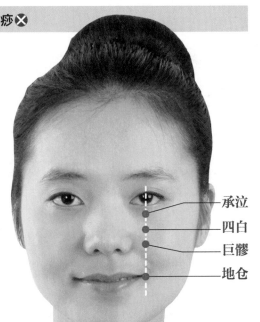

承泣
四白
巨髎
地仓

四白　　针刺✅　按摩✅　艾灸❌　拔罐❌　刮痧✅

　　四，指四面八方，亦指穴所在的周围空间；白，可见的颜色，肺之色也。地部经水流至四白时，因吸收脾土之热而在本穴快速气化，气化之气形成白雾之状充斥四周且清淅可见，故名四白。

定位： 位于面部，瞳孔直下，在眶下孔凹陷处。

快速取穴： 承泣穴垂直往下摸，在面部颧骨上有一处凹陷，即为四白穴。

功效： 祛风明目，通经活络。

主治： 适用于三叉神经痛、面神经麻痹、面肌痉挛、角膜炎、近视、青光眼、夜盲症、结膜瘙痒、角膜白斑、鼻窦炎、胆道蛔虫症、头痛、眩晕等病症。

主治歌诀
四白明目定筋痉，
面痛面瘫目系病。

巨髎　　针刺✅　按摩✅　艾灸✅　拔罐✅　刮痧✅

　　天巨，大也，形容穴内气血场覆盖的区域巨大；髎，孔隙。天部之气行至本穴后散热化雨冷降，而因本穴位处天之上部（头面的天部），降地之雨覆盖的区域大，名为之巨，又因其降地之雨细小，如由孔隙漏落一般，名为之髎，故名巨髎穴。

定位： 位于面部，瞳孔直下，平鼻翼下缘处，在鼻唇沟外侧。

快速取穴： 眼朝前看，取眼睛黑睛中点垂直向下，定义为Ｙ轴；平鼻子下缘线定义为Ｘ轴，两轴相交点即是巨髎穴。

功效： 清热息风，明目退翳。

主治： 适用于面神经麻痹、面肌痉挛、三叉神经痛、青光眼、白内障、结膜炎、鼻炎、牙痛等病症。

地仓

针刺✓ 按摩✓ 艾灸✓ 拔罐✓ 刮痧✓

　　古人面分三庭，鼻以上为上庭，鼻为中庭，鼻以下为下庭，合为天人地三格。穴在鼻下口吻旁（地格处），口以入谷，谓之仓，故穴名地仓。

定位： 位于面部，口角外侧，上直瞳孔。

快速取穴： 眼朝前看，取眼睛黑睛中点垂直向下，定义为丫轴；平口角处的水平线定义为X轴，两轴交点即是地仓穴。

功效： 祛风止痛，舒筋活络。

主治： 适用于面神经麻痹、面肌痉挛、三叉神经痛、口角炎、小儿流涎等病症。

> **主治歌诀**
>
> 地仓可正口眼㖞，
> 颊肿唇弛牙不开。
> 失音不语食难进，
> 口角瞤动涎自来。

大迎

针刺✓ 按摩✓ 艾灸✓ 拔罐✓ 刮痧✓

　　大迎名意指胃经气血物质的大部分由本穴上输头部。由于头部为君主之地，因而上输头部的皇粮其量也大、其质也精，运送亦有浩荡之势，故名大迎。

定位： 位于下颌角前方，咬肌附着部的前缘，在面动脉搏动处。

快速取穴： 咬牙时，由嘴角往外摸到肌肉绷紧的下方前缘，找到面动脉搏动处即是大迎穴。

功效： 祛风通络，消肿止痛。

主治： 适用于龋齿痛、智齿冠周炎、眼睑痉挛、颈淋巴结结核、面神经麻痹、三叉神经痛等病症。

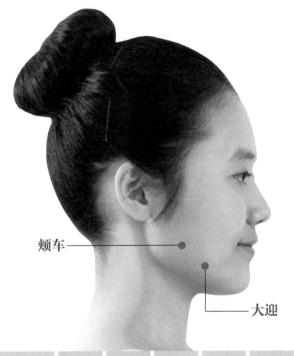

颊车———

———大迎

颊车

针刺✓ 按摩✓ 艾灸✓ 拔罐✓ 刮痧✓

　　本穴物质为大迎穴传来的五谷精微气血，至本穴后由于受内部心火的外散之热，气血物质循胃经输送于头，若有车载一般，故名颊车。

定位： 位于面颊部，下颌角前上方约一横指（中指），当咀嚼时咬肌隆起，按之凹陷处。

快速取穴： 咬牙时，在其面颊部有一绷紧隆起的肌肉最高点，按之放松即是颊车穴。

功效： 祛风，开关通络。

主治： 适用于牙髓炎、冠周炎、腮腺炎、下颌关节炎、面神经麻痹、脑血管病后遗症等病症。

> **主治歌诀**
>
> 颊车开关落颊风，
> 面瘫口噤面颊肿。

下关

针刺✅ 按摩✅ 艾灸✅ 拔罐✅ 刮痧✅

下，指本穴调节的气血物质为属阴、属下的浊重水湿；关，关卡。本穴如有对上输头部的气血精微严格把关的作用，故名下关穴。

定位： 位于面部耳前方，在颧弓与下颌切迹所形成的凹陷中。

快速取穴： 先找到颧骨（面部中央隆起的骨头），由颧骨向耳朵方向移行，就会找到颧弓。闭上嘴巴，颧弓下方出现一个空软处，能发现有个骨头移过来，该处即为下关穴。

功效： 消肿止痛，聪耳通络。

主治： 适用于牙痛、颞颌关节功能紊乱、下颌关节脱位、下颌关节炎、咬肌痉挛、耳聋、耳鸣、面神经麻痹、三叉神经痛、眩晕等病症。

主治歌诀

下关通经祛风痛，
开合不利难活动。
足跟骨刺大腿痛，
面瘫牙痛耳鸣聋。

头维

针刺✅ 按摩✅ 艾灸❌ 拔罐✅ 刮痧✅

头，穴所在部位，亦指穴内物质所调节的人体部位为头；维，维持、维系之意。胃经气血传之于头便是靠本穴传输，故名头维穴。

定位： 位于头侧部，在额角发际上 0.5 寸，头正中线旁 4.5 寸。

快速取穴： 取额角发际上 0.5 寸做水平线为 X 轴；头正中线旁开 4.5 寸做垂直线为 Y 轴，两轴相交点即为头维穴。

功效： 清头明目，止痛镇痉。

主治： 适用于偏头痛、面神经麻痹、高血压病、结膜炎、视力减退等病症。

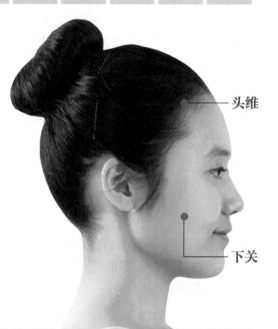

—— 头维

—— 下关

主治歌诀

头维主刺诸头痛，
迎风流泪目不明。
禁灸随皮三分刺，
系头维目散风热。

人迎

针刺✅ 按摩✅ 艾灸❌ 拔罐✅ 刮痧✅

人迎名意指胃经气血由本穴向胸腹以下的身体部位传输。与大迎穴传送上头的气血相比，头部为君，其所受气血为大、为尊，胸腹手足部则为民，气血物质的配送方式不同，故本穴名为人迎。

定位： 位于颈部喉结旁，在胸锁乳突肌的前缘，颈总动脉搏动处。

快速取穴： 在颈部喉结旁，找到颈总动脉搏动处，旁边的胸锁乳突肌前缘即是人迎穴。

功效： 利咽散结，理气降逆。

主治： 适用于头痛、咽喉炎、扁桃腺炎、声带疾患、哮喘、肺结核、咯血、甲状腺机能亢进、甲状腺肿大等病症。

主治歌诀

人迎脉法司上部，
寸口人迎两相符。
头痛眩晕无脉症，
瘰疬瘿气咽喉主。

水突

针刺✅ 按摩✅ 艾灸✅ 拔罐✅ 刮痧✅

本穴物质为人迎穴传来的地部经水，位处颈部，受心火上炎之热，经水大量气化，如同釜中之水受热时的翻滚上突之状，故名水突。

定位： 位于颈部，胸锁乳突肌的前缘，在人迎与气舍连线的中点。

快速取穴： 找到人迎穴和气舍穴，两穴间连线的中点处即为水突穴。

功效： 清热利咽，降逆平喘。

主治： 适用于支气管炎、哮喘、百日咳、喉炎、声带疾病、咽炎、扁桃腺炎、甲状腺肿大等病症。

气舍

针刺✅ 按摩✅ 艾灸✅ 拔罐✅ 刮痧✅

气，指穴内物质为天部之气；舍，来源之意。气舍名意指本穴为胃经经气的重要来源。

定位： 位于颈部，在锁骨内侧端的上缘，胸锁乳突肌的胸骨头与锁骨头之间。

快速取穴： 人迎穴直下，锁骨上缘处即是气舍穴。

功效： 清热利肺，理气散结。

主治： 适用于咽炎、扁桃体炎、喉炎、支气管炎、哮喘、百日咳、食管炎、呃逆、消化不良、颈淋巴结结核、甲状腺肿大、落枕、颈椎病等病症。

缺盆

针刺✅ 按摩✅ 艾灸✅ 拔罐✅ 刮痧✅

本穴物质为气舍穴外溢而来的地部经水及外散的天部之气，至本穴后，地部经水满溢外散输布四方，如水注缺破之盆的溢流之状，故名缺盆。

定位： 位于锁骨上窝中央，距前正中线4寸。

快速取穴： 在锁骨上面的凹陷处中央，由前正中线向旁取4寸即是缺盆穴。

功效： 宽胸利膈，止咳平喘。

主治： 适用于扁桃体炎、气管炎、支气管哮喘、胸膜炎、呃逆、颈淋巴结结核、甲状腺肿大、肩部软组织病变等病症。

主治歌诀

缺盆清泄胸中热，
瘰疬瘿瘤诸经过。

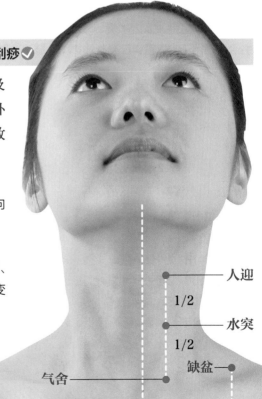

人迎
1/2
水突
1/2
缺盆
气舍
4寸

气户

针刺 ✅　按摩 ✅　艾灸 ✅　拔罐 ✅　刮痧 ✅

　　气，指本穴调节的气血物质为天部之气；户，古指单扇门，引伸为出入的通道。流至本穴的地部经水会更多更快地气化，并由胃经传至身体其余各部，是胃经与外界气血交换的门户，故名气户。

定位： 位于胸部，在锁骨中点下缘，距前正中线4寸。

快速取穴： 在胸部锁骨下缘处，前正中线旁开4寸处即是气户穴。

功效： 理气宽胸，止咳平喘。

主治： 适用于慢性支气管炎、哮喘、胸膜炎、肋软骨炎、肋间神经痛等病症。

库房

针刺 ✅　按摩 ✅　艾灸 ✅　拔罐 ✅　刮痧 ✅

　　本气户穴传来的地部经水，因胃经经水有缺盆穴的溃散、气户穴的水液气化，流至本穴的地部经水较为干枯，经水中所含的脾土微粒则因无水的承载运化而沉积于胃经所过之处，如在库房存积一般，故名库房。

定位： 位于胸部，在第一肋间隙，距前正中线4寸。

快速取穴： 在胸部由锁骨往下数，找到第一肋与第二肋之间，由前正中线向旁取4寸处，便是库房穴。

功效： 理气宽胸，清热化痰。

主治： 适用于支气管炎、支气管扩张、肺炎、肺气肿等病症。

屋翳

针刺 ✅　按摩 ✅　艾灸 ✅　拔罐 ✅　刮痧 ✅

　　屋乃深室，翳即隐蔽，穴当肺之中段，呼吸之气至此如达深室隐蔽，故名屋翳。

定位： 位于胸部，在第二肋间隙，距前正中线4寸。

快速取穴： 由锁骨往下数，找到第二肋和第三肋之间，正中线向旁取4寸处，即是屋翳穴。

功效： 止咳化痰，消肿止痒。

主治： 适用于支气管炎、胸膜炎、乳腺炎等病症。

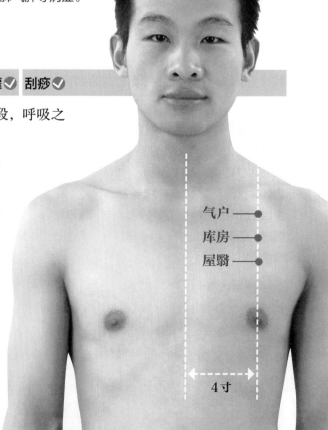

气户 —
库房 —
屋翳 —

← 4寸 →

膺窗

针刺✓ 按摩✓ 艾灸✓ 拔罐✓ 刮痧✓

膺，胸也；窗，空孔也。本穴位处乳之上、胸之旁，地部有孔隙通道与胸腔内部相通，如胸腔与体表间气血物质交流的一个窗口，故名膺窗。

定位： 位于胸部，在第三肋间隙，距前正中线4寸。

快速取穴： 在第三肋和第四肋之间，由前正中线向旁取4寸处便是膺窗穴。

功效： 止咳宁嗽，消肿清热。

主治： 适用于支气管炎、哮喘、胸膜炎、肠炎、乳腺炎、肋间神经痛等病症。

主治歌诀

膺窗乳痈灸乳根，
小儿龟胸灸亦同。

乳中

针刺✗ 按摩✗ 艾灸✗ 拔罐✗ 刮痧✗

乳，乳房也；中，正也。该穴名意皆指本穴为乳头标志，无它意。

定位： 位于胸部，在第四肋间隙，乳头中央，距前正中线4寸。

快速取穴： 乳头中央，即为乳中穴。

功效： 调气醒神。

乳根

针刺✓ 按摩✓ 艾灸✓ 拔罐✓ 刮痧✓

乳，乳房；根，根部。穴在乳房根部，故名乳根。

定位 位于胸部，在乳头直下，乳房根部，第五肋间隙，距前正中线4寸。

快速取穴： 在第五肋与第六肋之间，由前正中线向旁取4寸处，或当乳头直下，乳房根部处，即为乳根穴。

功效： 通乳化瘀，宣肺利气。

主治： 适用于乳汁不足、乳腺炎、哮喘、慢性支气管炎、胸膜炎、肋间神经痛等病症。

主治歌诀

乳根行乳主乳少，
膺肿噎膈龟胸妙。

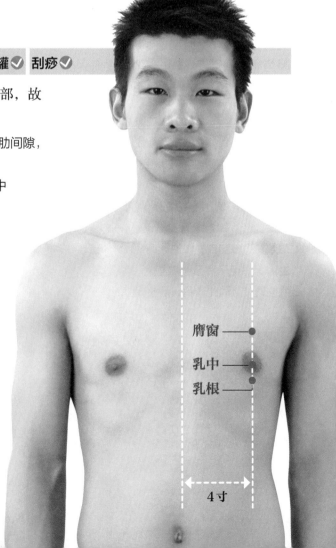

膺窗
乳中
乳根

4寸

不容

针刺✓ 按摩✓ 艾灸✓ 拔罐✓ 刮痧✓

本穴位处乳之下部，所受气血乃胃经上部区域脾土中的外渗水液，至本穴后无外界之热使之气化转变，其运行只是单纯的循经下传，故名不容。

定位： 位于上腹，在脐中上6寸，距前正中线2寸。

快速取穴： 在上腹部，取肚脐中点上6寸处，再旁开2寸，即为不容穴。

功效： 调中和胃，理气止痛。

主治： 适用于胃炎、胃扩张、神经性呕吐、消化不良、腹痛、哮喘等病症。

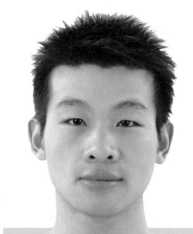

承满

针刺✓ 按摩✓ 艾灸✓ 拔罐✓ 刮痧✓

承，受也。满，满盛也。本穴物质为不容传来的地部经水，因为本穴处为腹部肉之陷，故而地部经水为囤积之状，又因本穴肉陷也浅，经水一注即满，故名承满。

定位： 位于上腹部，在脐上5寸，距前正中线2寸。

快速取穴： 取肚脐中点上5寸处，再旁开2寸，即为承满穴。

功效： 理气和胃，降逆止呕。

主治： 适用于胃及十二指肠溃疡、急慢性胃炎、消化不良、肝炎等病症。

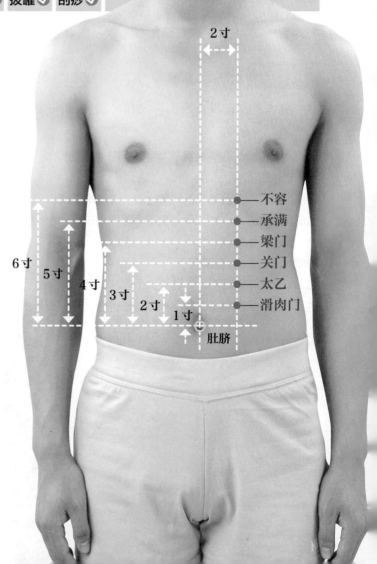

梁门

针刺✅ 按摩✅ 艾灸✅ 拔罐✅ 刮痧✅

梁，屋顶之横木也；门，出入之通道也。本穴物质为承满穴传来的地部经水，本穴为腹部肉之隆起（脾土堆积）处，有约束经水向下流行的作用，经水的下行是满溢之状，如跨梁而过，故名梁门。

定位： 位于上腹部，在脐中上4寸，距前正中线2寸。

快速取穴： 取肚脐中点上4寸处，再旁开2寸，即为梁门穴。

功效： 和胃理气，健脾调中。

主治： 适用于胃痉挛、胃炎、胃神经官能症、肠炎、痢疾、消化不良等病症。

> **主治歌诀**
> 梁门和胃降逆气，
> 纳呆呕吐升中气。

关门

针刺✅ 按摩✅ 艾灸✅ 拔罐✅ 刮痧✅

关，关卡也；门，出入的门户也。本穴物质为梁门穴传来的地部经水，经水传至本穴后，由于受腹内部的外散之热及胃经区域自身之热，经水气化为枯竭之状，脾土物质随之屯驻，如被关卡一般，故名关门。

定位： 位于上腹部，在脐中上3寸，距前正中线2寸。

快速取穴： 取肚脐中点上3寸处，再旁开2寸，便是关门穴。

功效： 调理肠胃，利水消肿。

主治： 适用于胃炎、胃痉挛、肠炎、腹水、便秘、遗尿、水肿等病症。

太乙

针刺✅ 按摩✅ 艾灸✅ 拔罐✅ 刮痧✅

太，大也；乙，卯木也，风也。水湿云气至本穴后，因受腹部外传之热的作用，水湿之气膨胀扩散形成横向运行的强盛风气，故而本穴名为太乙。

定位： 位于上腹部，在脐中上2寸，距前正中线2寸。

快速取穴： 取肚脐中点上2寸处，再旁开2寸即是太乙穴。

功效： 涤痰开窍，镇惊安神。

主治： 适用于急性胃炎、消化不良、肠鸣、腹胀、癔病、癫痫、精神病、遗尿等病症。

> **主治歌诀**
> 太乙复连滑肉门，
> 癫狂吐舌胃诸疾。

滑肉门

针刺✅ 按摩✅ 艾灸✅ 拔罐✅ 刮痧✅

滑，滑行也；肉，脾之属也，土也；门，出入的门户也。本穴所处的位置为脾所主的腹部，土性燥热，在风气的作用下脾土微粒吹刮四方，脾土微粒的运行如滑行之状，故名滑肉门。

定位： 位于上腹部，在脐中上1寸，距前正中线2寸。

快速取穴： 取肚脐中点上1寸处，再旁开2寸，即是滑肉门穴。

功效： 镇惊安神，清心开窍。

主治： 适用于癫痫、精神病、子宫内膜炎、月经不调、舌炎、舌下腺炎、慢性胃肠炎等病症。

天枢

针刺 ✅　按摩 ✅　艾灸 ✅　拔罐 ✅　刮痧 ✅

天，天空；枢即枢纽。脐上为天属阳，脐下为地属阴，平脐高度则相当天地间枢纽部位，穴在脐旁，故名天枢。

定位： 位于腹中部，距脐中 2 寸。

快速取穴： 取肚脐中点，再旁开 2 寸处即是天枢穴。

功效： 调中和胃，理气健脾。

主治歌诀
天枢主灸脾胃伤， 脾泻痢疾甚相当。 兼灸鼓胀癥瘕病， 艾火多加病必康。

主治： 适用于急性胃肠炎、腹泻、痢疾、便秘、胆囊炎、肝炎、痛经、月经不调等病症。

外陵

针刺 ✅　按摩 ✅　艾灸 ✅　拔罐 ✅　刮痧 ✅

本穴物质为胃经上部太乙、滑肉门、天枢诸穴，胃经下部气冲等穴传来的天部风气及风气中夹带的脾土尘埃，上下风气交会后在本穴形成了一个风气场的驻点，随风气扬散的脾土微粒则随着在本穴的风停气止由天部沉降于地，在穴周外部形成了脾土堆积的土丘，故本穴名为外陵。

定位： 位于下腹部，在脐中下 1 寸，距前正中线 2 寸。

快速取穴： 先找到天枢穴，再向下 1 寸处即是外陵穴。

功效： 和胃化湿，理气止痛。

主治： 适用于胃炎、肠炎、肠痉挛、阑尾炎、痛经等病症。

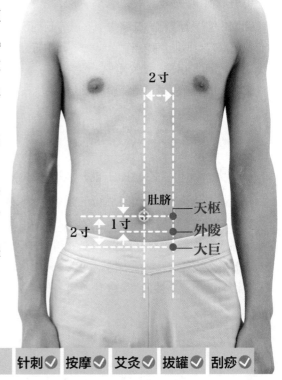

大巨

针刺 ✅　按摩 ✅　艾灸 ✅　拔罐 ✅　刮痧 ✅

本穴物质为外陵穴传来的地部水液，其下传之水为脾土中的外渗之水，来源及流经区域巨大，如同巨大的浅溪，故名大巨。

定位： 位于下腹部，在脐中下 2 寸，距前正中线 2 寸。

快速取穴： 平卧，在下腹部，取肚脐中点下 2 寸处，再旁开 2 寸，便是大巨穴。

功效： 调肠胃，固肾气。

主治： 适用于阑尾炎、肠炎、肠梗阻、便秘、腹痛、尿潴留、膀胱炎、尿道炎、遗精、早泄、失眠等病症。

水道

针刺✅ 按摩✅ 艾灸✅ 拔罐✅ 刮痧✅

水道，即水液通行的道路。本穴物质为大巨穴传来的地部经水，经水由本穴循胃经向下部经脉传输，本穴为胃经水液通行的道路，故名水道。

定位： 位于下腹部，在脐中下 3 寸，距前正中线 2 寸。

快速取穴： 取肚脐中点下 3 寸处，再旁开 2 寸，即为水道穴。

功效： 利水消肿，调经止痛。

主治： 适用于肾炎、膀胱炎、尿道炎、尿潴留、盆腔炎、子宫或卵巢疾病、腹水、疝气、脱肛、便秘等病症。

主治歌诀

水道一穴最好用，
小便不利及水肿。
右为子户治便秘，
胞门在左妇人宗。

归来

针刺✅ 按摩✅ 艾灸✅ 拔罐✅ 刮痧✅

本穴物质为水道穴传来的地部经水，至本穴后因受冲脉外散之热，经水复又气化逆胃经上行，如流去之水复又归来，故名归来。

定位： 位于下腹部，在脐中下 4 寸，距前正中线 2 寸。

快速取穴： 取肚脐中点下 4 寸处，再旁开 2 寸，便是归来穴。

功效： 活血化瘀，调经止痛。

主治： 适用于月经不调、痛经、盆腔炎、闭经、卵巢炎、子宫内膜炎、睾丸炎、小儿腹股沟疝、阴茎痛、男女生殖器疾病等病症。

主治歌诀

归来阴挺经闭通，
疝气小腹阴茎痛。

2寸
肚脐
3寸
4寸
5寸
● 水道
● 归来
● 气冲

气冲

针刺✅ 按摩✅ 艾灸✅ 拔罐✅ 刮痧✅

气，指穴内气血物质为气也；冲，突也。本穴物质来源有二，一为归来穴下行的细小经水，二为体内冲脉外传体表之气。由于冲脉外传体表之气强劲有力，运行如冲突之状，故名气冲。

定位： 位于腹股沟稍上方，在脐中下 5 寸，距前正中线 2 寸。

快速取穴： 取肚脐中点下 5 寸处，再旁开 2 寸，即为气冲穴。

功效： 调经血，舒宗筋，理气止痛。

主治： 适用于泌尿系感染、前列腺炎、睾丸炎、疝气、痛经、月经不调、功能性子宫出血、不孕等病症。

主治歌诀

气冲气街在此中，
益肾调经把子种。
疝气不孕下肢痛，
阳痿经乱外阴肿。

髀关

针刺✅　按摩✅　艾灸✅　拔罐✅　刮痧✅

　　髀，股部、大腿骨，指穴所在的部位也；关，关卡也。强劲水湿之气至本穴后气势减弱，随风气冲刮扬散的脾土微粒沉降堆积于穴周，如被关卡一般，故名髀关。

定位： 位于大腿前面，髂前上棘与髌底外侧端的连线上，屈股时，平会阴，居缝匠肌外侧凹陷处。

快速取穴： 先做髂骨最前点与髌骨底外侧端的连线，为Y轴；再做一平行于会阴部的水平线，为X轴，两轴相交处即为髀关穴。

功效： 强腰膝，通经络。

主治： 适用于下肢瘫痪、股内外肌痉挛、下肢麻痹疼痛、膝关节痛、重症肌无力、腹股沟淋巴结炎等病症。

主治歌诀
髀关主治腰膝冷， 下肢无力腿无能。

伏兔

针刺✅　按摩✅　艾灸✅　拔罐✅　刮痧✅

　　伏，停伏、降伏也；兔，卯木也，风也。气冲穴、髀关穴传来的地部经水及水湿风气，至本穴后风停气息，随风气飘扬和随经水冲涮的脾土微粒沉降堆积，如停伏之状，故名伏兔。

定位： 位于大腿前面，在髂前上棘与髌底外侧端连线上，髌底上6寸。

快速取穴： 做髂骨最前点与髌骨底外侧端的连线，从髌骨底向上取6寸即是伏兔穴。

功效： 散寒化湿，疏通经络。

主治： 适用于风湿性关节炎、股外侧皮神经炎、下肢瘫痪、下肢痉挛、荨麻疹、脚气、腹股沟淋巴结炎等病症。

主治歌诀
伏兔亦治腰胯痛， 兼刺脚气痛痹风。

阴市

针刺✅　按摩✅　艾灸✅　拔罐✅　刮痧✅

　　阴，水也。市，聚散之地。本穴物质为髀关穴传来的地部经水，为脾土中的外渗之水，因本穴位处肉之陷，经水在此为汇合之状，故名阴市。

定位： 位于大腿前面，在髂前上棘与髌底外侧端的连线上，髌底上3寸。

快速取穴： 做髂骨最前点与髌骨底外侧端的连线，从髌骨底向上取3寸即是阴市穴。

功效： 温经散寒，理气止痛。

主治： 适用于风湿性关节炎、髌上滑囊炎、髌骨软化症、脑血管病后遗症、糖尿病、水肿等病症。

主治歌诀
阴市温经膝如冰， 腰膝寒如水来并。 兼刺两足拘挛痹， 寒疝腹痛难为情。

梁丘

针刺✔ 按摩✔ 艾灸✔ 拔罐✔ 刮痧✔

梁，屋之横梁也；丘，土堆也。本穴物质为阴市穴下传的地部经水，至本穴后，因本穴处肌肉隆起处，对流来的地部经水有围堵作用，经水的传行只能是满溢越梁而过，故名梁丘。

定位： 屈膝，位于大腿前面，在髂前上棘与髌底外侧端的连线上，髌底上 2 寸。

快速取穴： 做髂骨最前点与髌骨底外侧端的连线，从髌骨底向上取 2 寸即是梁丘穴。

功效： 理气和胃，通经止痛。

主治： 适用于胃痉挛、胃炎、腹泻、乳腺炎、痛经、风湿性关节炎、膝关节病变等病症。

主治歌诀
梁丘深聚胃急痛，
腿膝不遂及乳痈。

髀关

6寸
3寸
2寸
伏兔
阴市
梁丘
髌骨底
髌骨底外侧端
犊鼻

犊鼻

针刺✔ 按摩✔ 艾灸✔ 拔罐✔ 刮痧✔

本穴物质为梁丘穴传来的地部经水，为从梁丘穴的高位流落本穴的低位，经水的运行如瀑布跌落，本穴的地部脾土微粒被经水承运而行，如被牵之牛顺从而行，故名犊鼻。

定位： 屈膝，位于膝部，髌骨与髌韧带外侧凹陷中。

快速取穴： 屈膝，在膝部找到髌骨下缘外侧，该凹陷中央处即是犊鼻穴。

功效： 通经活络，消肿止痛。

主治： 适用于膝关节炎、膝部神经痛或麻木、脚气、下肢瘫痪、足跟痛等病症。

主治歌诀
犊鼻治膝最专一，
鹤膝风肿及脚气。

足三里

针刺✅　按摩✅　艾灸✅　拔罐✅　刮痧✅

足，指穴所在部位为足部，别于手三里穴之名也；三里，指穴内物质作用的范围也。地部经水散于本穴的开阔之地，形成一个较大的气血场，如三里方圆之地，故名足三里。

定位： 位于小腿前外侧，在犊鼻下3寸，距胫骨前缘一横指。

快速取穴： 做取犊鼻穴直下3寸处，为X轴；再找到胫骨前缘，向外量取1寸，为Y轴，两轴相交处，即为足三里穴。

功效： 健脾和胃，化湿止痛。

主治： 适用于急慢性胃肠炎、胃及十二指肠溃疡、胃下垂、痢疾、阑尾炎、肝炎、高血压、冠心病、心绞痛、贫血、支气管炎、支气管哮喘、肾炎、膀胱炎、遗尿、阳痿、遗精、月经不调、盆腔炎、头痛、失眠、神经衰弱、面神经麻痹、脑血管病、眼疾、口腔疾患、耳聋、耳鸣、糖尿病、水肿等病症。

主治歌诀

足三里治风湿中，
诸虚耳聋上牙疼。
噎膈鼓胀水肿喘，
寒湿脚气及痹风。

上巨虚

针刺✅　按摩✅　艾灸✅　拔罐✅　刮痧✅

上，上部也；巨，范围巨大也；虚，虚少也。气化之气因水湿较多而滞重，在本穴处于较低的天部层次，天之上部的气血相对处于空虚之状，故名上巨虚。

定位 位于小腿前外侧，在犊鼻下6寸，距胫骨前缘一横指（中指）。

快速取穴： 先取足三里穴，向下量取3寸处，即为上巨虚穴。

功效： 疏调大肠，化湿止痛。

主治： 适用于阑尾炎、胃肠炎、泄泻、痢疾、疝气、便秘、消化不良、脑血管病后遗症、下肢麻痹或痉挛、膝关节肿痛等病症。

主治歌诀

巨虚上廉通肠腑，
脚气瘫痪腰膝主。

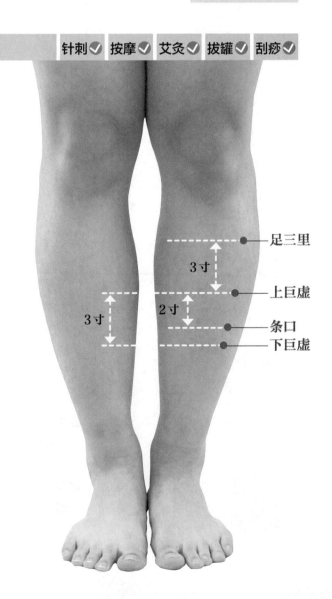

足三里
3寸
上巨虚
2寸
3寸
条口
下巨虚

条口

针刺✅ 按摩✅ 艾灸✅ 拔罐✅ 刮痧✅

条，木之条也，风也；口，气血出入的门户也。水湿云气经本穴的狭小通道下行时是快速的通行之状，如风之运行，故名条口。

定位：位于小腿前外侧，在犊鼻下8寸，距胫骨前缘一横指（中指）。

快速取穴：取上巨虚穴，再向下量取2寸处，即为条口穴。

功效：舒筋活络，理气和中。

主治：适用于肩周炎、膝关节炎、下肢瘫痪、胃痉挛、肠炎、扁桃体炎等病症。

> **主治歌诀**
> 条口活络温筋经，
> 小腿痛肿及肩凝。

下巨虚

针刺✅ 按摩✅ 艾灸✅ 拔罐✅ 刮痧✅

下，下部也。巨，范围巨大也。虚，虚少。由于气血物质位于天之上部，天之下部的气血物质相对虚少，故名下巨虚。

定位：位于小腿前外侧，在犊鼻下9寸，距胫骨前缘一横指（中指）。

快速取穴：取上巨虚穴，再向下量取3寸处，即为下巨虚穴。

功效：调肠胃，通经络。

主治：适用于急慢性肠炎、下肢瘫痪、下肢麻痹痉挛等病症。

> **主治歌诀**
> 下巨虚主小肠疝，
> 胫肿肠鸣痛血便。

丰隆

针刺✅ 按摩✅ 艾灸✅ 拔罐✅ 刮痧✅

丰隆，象声词，为轰隆之假借词。水湿云气至本穴后化雨而降，且降雨量大，如雷雨之轰隆有声，故名丰隆。

定位：位于小腿前外侧，在外踝尖上8寸，条口外，距胫骨前缘二横指（中指）。

快速取穴：在小腿前外侧，找到外踝尖直上8寸的水平线，设为X轴；从胫骨前缘向外量取2寸处的垂直线，设为Y轴，两轴相交处便是丰隆穴。

功效：健脾化痰，和胃降逆。

主治：适用于痰多、胸闷、咳嗽、失眠、头痛、高血压、脑溢血、急慢性支气管炎、哮喘、便秘、精神疾病、肥胖症、腿膝酸痛、肩周炎等病症。

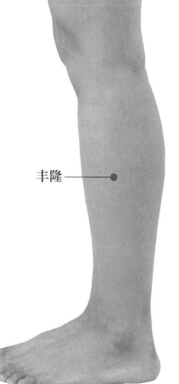

丰隆 ——

> **主治歌诀**
> 丰隆祛痰有神功，
> 有形无形痰不同。
> 癫狂痰咳梅核动，
> 头痛眩晕下肢痛。

解溪

针刺✓　按摩✓　艾灸✓　拔罐✓　刮痧✓

解，散也；溪，地面流行的经水也。本穴的通行渠道狭小，所过之地部经水满溢而流散经外，故名解溪。

定位： 位于足背与小腿交界处的横纹中央凹陷之中，在足踇长伸肌腱与趾长伸肌腱之间。

快速取穴： 在踝关节上，足背与小腿交界处的横纹中央凹陷处，位于足背两条肌腱之间，即为解溪穴。

功效： 舒筋活络，清泄胃火，镇惊安神。

主治： 适用于癫痫、精神疾病、头痛、腓神经麻痹、踝关节周围组织扭伤、足下垂、胃炎、肠炎、高血压等病症。

主治歌诀

解溪主治风水气，
面腹足肿喘嗽频，
气逆发噫头风眩，
悲泣癫狂悸与惊。

冲阳

针刺✓　按摩✓　艾灸✓　拔罐✓　刮痧✓

冲，穴内物质运动之状；阳，阳气。因有解溪穴的分流，传至本穴的地部经水较为稀少，经水受脾土之热而大量气化冲行于天，故名冲阳。

定位： 位于足背最高处，在足踇长伸肌腱与趾长伸肌腱之间，足背动脉搏动处。

快速取穴： 在足背最高处，两条肌腱之间，可以触摸到足背动脉搏动处，即为冲阳穴。

功效： 理气和胃，通经活络。

主治： 适用于面神经麻痹、眩晕、胃痉挛、胃炎、风湿性关节炎、足扭伤、牙痛等病症。

主治歌诀

冲阳镇惊健脾胃，
胃痛腹胀无滋味。
善惊面肿嘴难随，
齿痛脚肿及足痿。

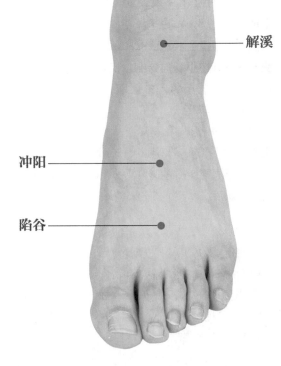

解溪

冲阳

陷谷

陷谷

针刺✓ 按摩✓ 艾灸✓ 拔罐✓ 刮痧✓

陷，凹陷之处也；谷，山谷也。因本穴位处肉之陷处，来自冲阳穴的地部经水在此聚集，故名陷谷。

定位： 位于足背，在第二、第三跖骨结合部前方凹陷处。

快速取穴： 在足背，第二、第三跖骨（连接脚趾的骨头）结合部前方凹陷处，即为陷谷穴。

功效： 行水化湿，消肿止痛。

主治： 适用于下肢瘫痪、足扭伤、肾炎、结膜炎、胸膜炎等病症。

主治歌诀

陷谷主治水气肿，
善噫痛疝腹肠鸣。
无汗振寒痰疟病，
胃脉得弦泻此平。

内庭

针刺✓ 按摩✓ 艾灸✓ 拔罐✓ 刮痧✓

内，里面也；庭，庭院也。胃经的天部之气在此散热冷降，皆局限在本穴之内，气血生于胃经亦回于胃经，如在庭院之内运动，故名内庭。

定位： 位于足背，在第二、第三趾间，趾蹼缘后方赤白肉际处。

快速取穴： 在足背，第二、第三趾间，皮肤颜色深浅交界处，即为内庭穴。

功效： 清胃泻火，理气止痛。

主治： 适用于牙痛、牙龈炎、扁桃体炎、胃痉挛、急慢性肠炎、三叉神经痛等病症。

主治歌诀

内庭泄热健脾胃，
实火泻之效为最。
经热腑热皆用之，
瘾疹腹胀攻心隧。

厉兑

针刺✓ 按摩✓ 艾灸✓ 拔罐✓ 刮痧✓

厉，危岸也；兑，口也，八卦之中以兑为口。胃经的地部经水由本穴回流胃经的体内经脉，经水的运行如从高处落入危险的深井一般，故名厉兑。

定位： 位于足第二趾末节外侧，距趾甲角 0.1 寸。

快速取穴： 先确定第二趾末节外侧，然后再由趾甲角旁开 0.1 寸，即为厉兑穴。

功效： 清热和胃，苏厥醒神，通经活络。

主治： 适用于休克、面神经麻痹、鼻炎、牙痛、扁桃体炎、胃炎、下肢麻痹等病症。

主治歌诀

厉兑主治尸厥病，
癫狂面肿喉痹疔，
腹胀足寒膝髌肿，
相偕隐白梦魇灵。

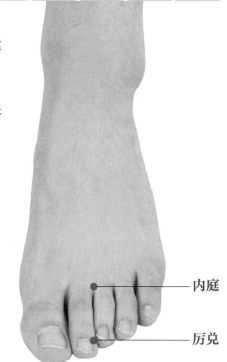

内庭

厉兑

足太阴经络与穴位

足太阴经络包括足太阴经脉、足太阴络脉、足太阴经别和足太阴经筋。所属穴位包括隐白、大都、太白、公孙、商丘、三阴交、漏谷、地机、阴陵泉、血海、箕门、冲门、府舍、腹结、大横、腹哀、食窦、天溪、胸乡、周荣、大包，左右各 21 穴。

足太阴经脉（足太阴脾经）

经脉循行及速记歌诀

足太阴经脉起于足大趾内侧端（隐白），经第一跖趾关节后，向上经内踝前，再上小腿内侧，沿胫骨后，交出足厥阴肝经之前，向上经膝股部内侧前缘，进入腹部，属于脾，络于胃，从两侧经过食管旁，到达舌根，散布于舌下。

分支从胃部上行过横膈注入心中，接手少阴心经；躯干部分布于胸腹部第 3 侧线，经过锁骨下，止于腋下（大包）。

太阴脾起足大趾，上循内侧白肉际，
核骨之后内踝前，上腨循胻经膝里，
股内前廉入腹中，属脾络胃与膈通，
夹喉连舌散舌下，支络从胃注心中。

穴位速记歌

足太阴脾由足踇，隐白先从内侧起，
大都太白继公孙，商丘直上三阴交，
漏谷地机阴陵泉，血海箕门冲门前，
府舍腹结大横上，腹哀食窦天溪连，
胸乡周荣大包尽，二十一穴太阴全。

穴位分寸歌

大趾端内侧隐白，节后陷中求大都，
太白内侧核骨下，节后一寸公孙呼。
商丘内踝微前陷，踝上三寸三阴交，
再上三寸漏谷是，阴陵下三地机朝。
膝下内侧阴陵泉，血海膝膑上内廉，
箕门穴在鱼腹上，动脉应手越筋间。
冲门横骨旁三五，府舍上行七分看，
腹结上行三寸入，大横上行一寸三。
腹哀上行三寸整，中庭旁下食窦穴，
天溪上行一寸六，胸乡周荣亦同然。
外斜腋下六寸许，大包九肋季胁端。

主治病症及速记歌诀

主治胃肠病、妇科病、男性病及经脉循行部位的其他病症。

此经气盛而血衰，是动其病气所为，
食入即吐胃脘痛，更兼身体痛难移，
腹胀善噫舌本强，得后与气快然衰，
所生病者舌亦痛，体重不食亦如之，
烦心心下仍急痛，泄水溏瘕寒疟随，
不卧强立股膝肿，疸发身黄大趾痿。

足太阴络脉

足太阴络脉从足大趾本节后 1 寸的公孙处分出，走向足阳明胃经。它的支络，向上进入腹腔，联络肠胃。

足太阴络脉发生病变，实则腹中绞痛；虚则鼓胀；脉气厥逆则霍乱吐泻。

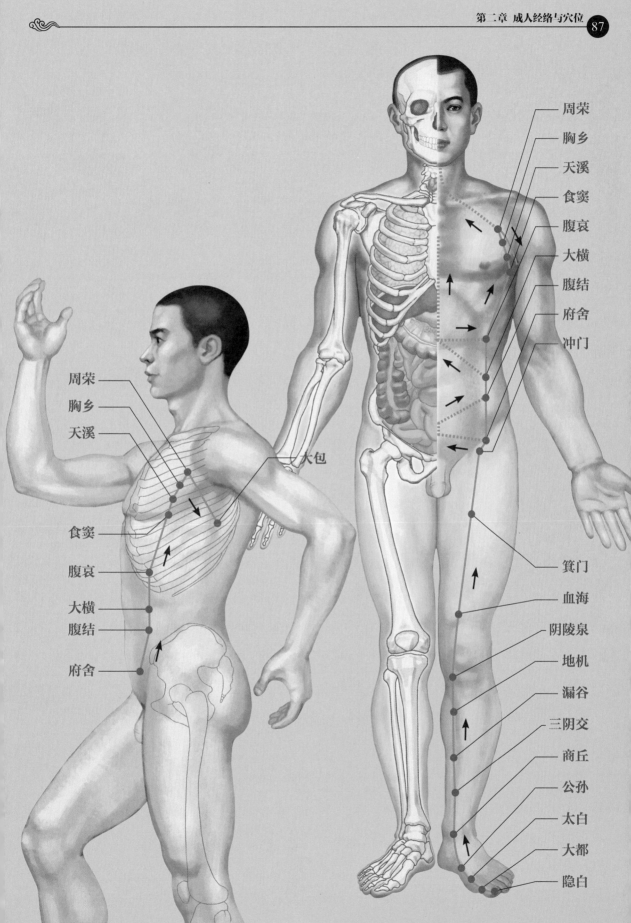

周荣
胸乡
天溪
食窦
腹哀
大横
腹结
府舍
冲门

周荣
胸乡
天溪

大包

食窦

腹哀

大横

腹结

府舍

箕门

血海

阴陵泉

地机

漏谷

三阴交

商丘

公孙

太白

大都

隐白

足太阴经别

从足太阴经脉分出，至髀部与足阳明胃经的经别合而并行，向上结于咽部，贯通到舌根。

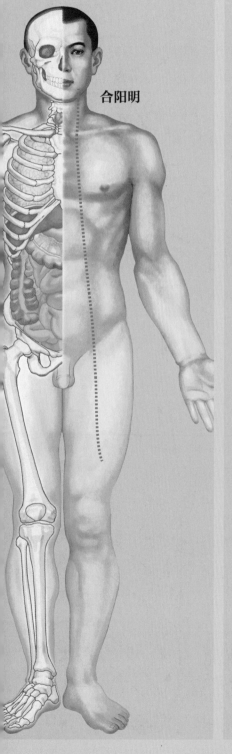

合阳明

足太阴经筋

足太阴经筋从足大趾内侧端起始，上行结于内踝，它直行的结于股骨内上髁与胫骨内侧髁，上沿大腿内侧，结于股前，合聚于生殖器。向上经下腹，结于脐，沿着腹部里边，结于肋，散布于胸中；在里面的经筋，则附着于脊柱。

其病证，可出现足大趾强直不适，内踝部痛、转筋，膝内辅骨痛，大腿内侧牵引髀部作痛，阴器扭转样疼痛，并向上牵引脐、两肋及胸膺、脊内作痛。

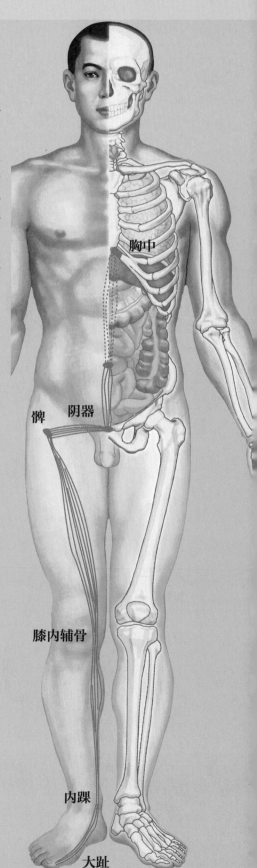

胸中

髀　阴器

膝内辅骨

内踝

大趾

隐白

针刺✓ 按摩✓ 艾灸✓ 拔罐✓ 刮痧✓

隐，隐秘、隐藏也；白，肺之色也，气也。脾经体内经脉的阳热之气由本穴外出脾经体表经脉，因气为蒸发外出，有不被人所觉察之态，如隐秘之象，故名隐白。

定位： 位于足大趾末节内侧，距趾甲角 0.1 寸。

快速取穴： 先确定足大趾末节内侧，后再趾甲角旁开 0.1 寸即是隐白穴。

功效： 调经统血，健脾开窍，宁神。

主治： 适用于功能性子宫出血、子宫痉挛、牙龈出血、尿血、便血、小儿惊风、昏厥、急性胃肠炎等病症。

主治歌诀
隐白摄血健脾气， 诸血暴崩经衍期， 心脾疼痛腹胀泄， 中风梦魇狂疝气。

大都

针刺✓ 按摩✓ 艾灸✓ 拔罐✓ 刮痧✓

大，穴内气血场的范围大也；都，都市也，物质的集散之所也。大都名意指脾经的气血物质在此聚集，如都市之物质聚散也，故名大都。

定位： 位于足内侧缘，在足大趾本节（第一跖趾关节）前下方赤白肉际凹陷处。

快速取穴： 先找到足内侧缘皮肤颜色深浅交界处，作为 X 轴；再通过到足大趾跖趾关节（大趾与足部相连接的关节）前下方做垂直线，作为 Y 轴，两轴相交的凹陷处即为大都穴。

功效： 泄热止痛，健脾和胃。

主治： 适用于胃炎、胃痉挛、腹胀腹痛、急慢性肠炎、脑血管病后遗症、小儿抽搐、足趾痛等病症。

主治歌诀
大都主治温热病， 伤寒厥逆呕闷烦。 胎产百日内禁灸， 千金主灸大便难。

太白

针刺✓ 按摩✓ 艾灸✓ 拔罐✓ 刮痧✓

太，大也；白，肺之色也，气也。太白名意指脾经的水湿云气在此吸热蒸升，在更高的天部层次化为金性之气，故名太白。

定位： 位于足内侧缘，在足大趾本节（第一跖趾关节）后下方赤白肉际凹陷处。

快速取穴： 先找到足内侧缘皮肤颜色深浅交界处，作为 X 轴；再通过到足大趾跖趾关节后下方做垂直线，作为 Y 轴，两轴相交的凹陷处即为太白穴。

功效： 理气化湿，健脾和胃。

主治： 适用于胃炎、胃痉挛、腹胀、消化不良、便秘、肠炎、痔疮、腰痛、下肢麻痹或疼痛等病症。

主治歌诀
太白主治痔漏疾， 一切腹痛大便难。 体重节痛心脉缓， 咳喘痰多泄痢痊。

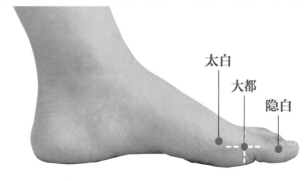

太白
大都
隐白

公孙

针刺✓ 按摩✓ 艾灸✓ 拔罐✓ 刮痧✓

公孙，公之辈与孙之辈也，言穴内气血物质与脾土之间的关系也。脾经物质五行属土，其父为火，其公为木，其子为金，其孙为水。本穴物质为脾经与冲脉的气血相会后化成了天部的水湿风气，故名公孙。

定位： 位于足内侧缘，在第一跖骨基底的前下方。

快速取穴： 先足大趾向上跷，足内侧缘脚弓最凹处，即为公孙穴。

功效： 健脾胃，调冲脉。

主治： 适用于急慢性胃肠炎、胃溃疡、消化不良、痢疾、肝炎、肠痉挛、子宫内膜炎、月经不调、心肌炎、胸膜炎、癫痫、足跟痛等病症。

主治歌诀
公孙主治痰壅膈， 肠风下血积块疴。 兼治妇人气蛊病， 先补后泻自然瘥。

商丘

针刺✓ 按摩✓ 艾灸✓ 拔罐✓ 刮痧✓

商，古指漏刻，计时之气也；丘，废墟也。脾经的热散之气由此快速通过，强劲的风气吹走了本穴中的脾土微粒，地部脾土如废墟一般，故名商丘。

定位： 位于足内踝前下方凹陷中，在舟骨结节与内踝尖连线的中点处。

快速取穴： 足内踝前下方凹陷中央，即为商丘穴。

功效： 健脾化湿，通调肠胃。

主治： 适用于胃炎、肠炎、消化不良、便秘、痔疮、黄疸、踝关节及周围软组织疾病、脚气、小儿惊厥、百日咳、水肿等病症。

主治歌诀
商丘化湿痔瘤败， 癫狂嗜睡痛足踝。

三阴交

针刺✓ 按摩✓ 艾灸✓ 拔罐✓ 刮痧✓

三阴，足三阴经也；交，交会也。足部的三条阴经中气血物质在本穴交会，故名三阴交。

定位： 位于小腿内侧，在足内踝尖上3寸，胫骨内侧缘后方。

快速取穴： 在小腿内侧，先找到足内踝尖，向上量取3寸处，作为X轴；再找到胫骨的内侧后缘，作为Y轴，两轴相交处即是三阴交穴。

功效： 健脾胃，益肝肾，调经带。

主治： 适用于急慢性肠炎、痢疾、肝炎、胆囊炎、肾炎、泌尿系感染、月经失调、痛经、带下、失眠、头晕、更年期综合征、阴道炎、神经衰弱、高血压、血栓闭塞性脉管炎、荨麻疹、神经性皮炎、膝踝关节及其周围软组织病变、糖尿病等病症。

主治歌诀
三阴交治痞满坚， 痃冷疝气脚气缠。 兼治不孕及难产， 遗精带下淋沥痊。

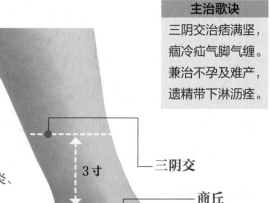

3寸　内踝尖　三阴交　商丘　公孙

漏谷

针刺✅　按摩✅　艾灸✅　拔罐✅　刮痧✅

漏，漏落也；谷，五谷也，细小之物也。脾经中的浊重物质在此由天部沉降到地部，如细小的谷粒漏落之状，故名漏谷。

定位： 位于小腿内侧，在内踝尖与阴陵泉的连线上，距内踝尖 6 寸，胫骨内侧缘后方。

快速取穴： 在小腿内侧，先找到足内踝尖，再找到阴陵泉穴，做两者之间的连线，在该连线上，由足内踝尖向上量取 6 寸处即是漏谷穴。

功效： 健脾和胃，升清降浊。

主治： 适用于急慢性肠胃炎、肠鸣音亢进、消化不良、肩胛部疼痛、下肢麻痹、泌尿系感染、精神疾病等病症。

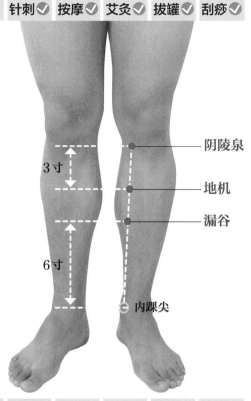

阴陵泉
地机
漏谷
3寸
6寸
内踝尖

地机

针刺✅　按摩✅　艾灸✅　拔罐✅　刮痧✅

地，脾土也；机，机巧、巧妙也。雨降地部后地部的脾土微粒亦随雨水的流行而运至人体各部，脾土物质的运行十分巧妙，故名地机。

定位： 位于小腿内侧，在内踝尖与阴陵泉的连线上，阴陵泉下 3 寸。

快速取穴： 在小腿内侧，先找到足内踝尖，再找到阴陵泉穴，做两者之间的连线，在该连线上，由阴陵泉向下量取 3 寸处即是地机穴。

功效： 健脾渗湿，调经止带。

主治： 适用于月经不调、痛经、功能性子宫出血、阴道炎、腰痛、遗精、胃痉挛、下肢痿痹等病症。

主治歌诀
地机健脾调月经， 女子经带男遗精。 小便不利及水肿， 腹痛呕吐泄痢停。

阴陵泉

针刺✅　按摩✅　艾灸✅　拔罐✅　刮痧✅

阴，水也；陵，土丘也；泉，水泉也。本穴位处肉之陷处，泥水混合物在本穴沉积，水液溢出，脾土物质沉积为地之下部翻扣的土丘之状，故名阴陵泉。

定位： 位于小腿内侧，在胫骨内侧髁后下方凹陷处。

快速取穴： 在小腿内侧，从膝关节内侧向下摸，至胫骨内侧髁下方，该凹陷处即为阴陵泉穴。

功效： 清利湿热，健脾理气，益肾调经，通经活络。

主治： 适用于遗尿、泌尿系统感染、肾炎、遗精、阳痿、消化不良、痢疾、阴道炎、月经不调、失眠、膝关节炎、下肢麻痹等病症。

主治歌诀
阴陵泉主利小便， 癃闭遗尿腹胀满， 健脾利水除逆喘， 带下遗精力独专。

血海

　　血，受热变成的红色液体；海，大也。本穴为脾经所生之血的聚集之处，其范围巨大如海，故名血海。

定位：屈膝，在大腿内侧，髌底内侧端上 2 寸，在股四头肌内侧头的隆起处。

快速取穴：另找一个身高、体重与被取穴者相仿的人，以其右手掌心按于被取穴者左膝盖髌骨中点，五指自然分开，自然落下，拇指尖下就是血海穴。右侧血海穴则需要左手来取，方法相同。

功效：调经活血，健脾化湿。

主治：适用于月经不调、功能性子宫出血、闭经、子宫内膜炎、湿疹、荨麻疹、皮肤瘙痒、睾丸炎、贫血、下肢丹毒、膝关节炎等病症。

主治歌诀
血海主治诸血疾， 痛经崩漏月经闭， 腹胀淋证小便痛， 调和营血主诸皮。

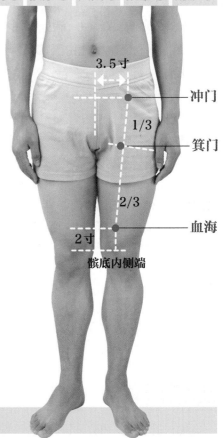

箕门

　　箕，土箕也，担物之器也；门，出入的门户也。风气至本穴后变为强劲之势并吹带脾土物质随其而行，穴内的脾土物质如被土箕担运而出，故名箕门。

定位：髌底内侧端与冲门的连线上 1/3 与下 2/3 交点，长收肌和缝匠肌交角的动脉搏动处。

快速取穴：在大腿内侧，先取血海穴，再取冲门穴，在两者之间的连线上，由血海穴向上量取 10 寸处，即为箕门穴。

功效：通利下焦，健脾渗湿。

主治：适用于尿潴留、遗尿、遗精、阳痿、睾丸炎、腹股沟淋巴结炎、阴囊湿疹等病症。

冲门

　　冲，冲射、冲突也；门，出入的门户也。脾经腿膝下部经气汇聚，在本穴的运行为受热后的上冲之状，故名冲门。

定位：位于腹股沟外侧，距耻骨联合上缘中点 3.5 寸，当髂外动脉搏动处的外侧。

快速取穴：经过前正中线从小腹部往下摸到的骨头上缘的水平线，作为 X 轴；正中线旁开 3.5 寸处，作为 Y 轴，两轴相交处便是冲门穴。

功效：理气解痉，健脾化湿。

主治：适用于尿潴留、子宫内膜炎、乳腺炎、腹痛、白带异常、疝气等病症。

主治歌诀
冲门降逆兼理气， 腹痛疝气消积聚。 妊娠浮肿胎气冲， 小便不利止泄痢。

府舍

针刺✅ 按摩✅ 艾灸✅ 拔罐✅ 刮痧✅

府，脏腑也；舍，来源之意。本穴气血来源于体内脏腑，故名府舍。

定位： 位于下腹部，在脐中下 4.3 寸，冲门上方 0.7 寸，前正中线旁开 4 寸。

快速取穴： 在肚脐中央下 4 寸，旁开 4 寸，冲门穴上方 0.7 寸处便是府舍穴。

功效： 散结止痛，健脾理气。

主治： 适用于肠炎、阑尾炎、脾肿大、便秘、腹股沟淋巴结炎、附件炎等病症。

腹结

针刺✅ 按摩✅ 艾灸✅ 拔罐✅ 刮痧✅

腹，腹部也，脾也；结，集结也。本穴位处肉之陷，泥水混合物流至本穴为聚集之状，故名腹结。

定位： 位于下腹部，在脐中下 1.3 寸，前正中线旁开 4 寸。

快速取穴： 脐下 1.5 寸（气海），中线旁开 4 寸，再稍向上（0.2 寸）处。

功效： 理气调肠，健脾和胃。

主治： 适用于绕脐痛、痢疾、胃溃疡、胃痉挛、消化不良等病症。

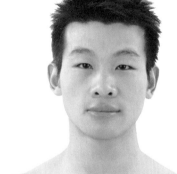

大横

针刺✅ 按摩✅ 艾灸✅ 拔罐✅ 刮痧✅

大，穴内气血作用的区域范围大也；横，穴内气血运动的方式为横向传输也，风也。水湿云气在本穴因受脾部外散之热，胀散而形成风气，其运行方式为天部的横向传输，故名大横。

定位： 位于腹中部，脐中旁开 4 寸。

快速取穴： 在肚脐中央旁开 4 寸处便是大横穴。

功效： 温中散寒，调理肠胃。

主治： 适用于肠炎、习惯性便秘、久痢、肠麻痹、四肢屈伸不利等病症。

主治歌诀

大横调肠通腑气，
腹痛便秘止痢疾。

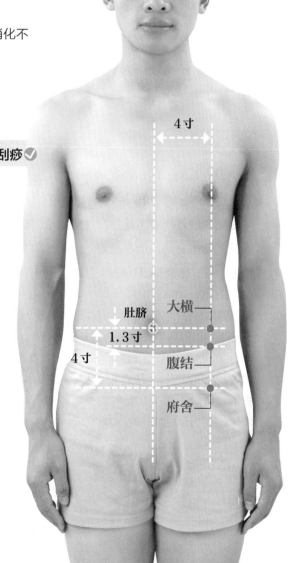

腹哀

针刺✓ 按摩✓ 艾灸✓ 拔罐✓ 刮痧✓

腹，腹部也，脾土也；哀，悲哀也。水湿云气来到本穴后，化雨降之于地部，脾土受湿而无生气之力，因而悲哀，哀其子金气不生也，故名腹哀。

定位： 位于上腹部，在脐中上3寸，前正中线旁开4寸。

快速取穴： 在肚脐中央上3寸，再旁开4寸处便是腹哀穴。

功效： 健脾和胃，理气调肠。

主治： 适用于绕脐痛、痢疾、胃溃疡、胃痉挛、消化不良等病症。

食窦

针刺✓ 按摩✓ 艾灸✓ 拔罐✓ 刮痧✓

食，胃之所受五谷也，脾土也；窦，孔穴、地宫也。脾经的地部经水由此漏落三焦内部的脾脏，故名食窦。

定位： 位于胸外侧部，在第五肋间隙，距前正中线6寸。

快速取穴： 从锁骨往下数到第五肋与第六肋之间，再从前正中线旁开6寸即是食窦穴。

功效： 健脾和中，宣肺平喘，利水消肿。

主治： 适用于气管炎、肺炎、胸膜炎、肋间神经痛等病症。

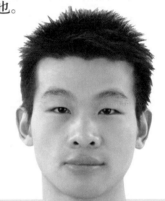

天溪

针刺✓ 按摩✓ 艾灸✓ 拔罐✓ 刮痧✓

天，天部。溪，路径也。水湿之气在行至本穴的过程中不断吸热，吸热后循脾经进一步上走胸之上部，故名天溪。

定位： 位于胸外侧部，在第四肋间隙，距前正中线6寸。

快速取穴： 从锁骨往下数到第四肋与第五肋之间，再从前正中线旁开6寸即是天溪穴。

功效： 宽胸理气，止咳通乳。

主治： 适用于肺炎、支气管炎、哮喘、乳汁分泌不足、肋间神经痛等病症。

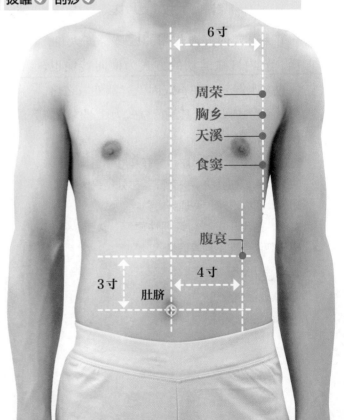

6寸

周荣

胸乡

天溪

食窦

腹哀

4寸

3寸

肚脐

胸乡

针刺✅ 按摩✅ 艾灸✅ 拔罐✅ 刮痧✅

胸，胸部；乡，乡村也，边远之处。因受心室外传之热，水湿之气在本穴进一步胀散并流散于脾经之外，如去到远离脾经的乡村之地，故名胸乡。

定位：位于胸外侧部，在第三肋间隙，距前正中线6寸。

快速取穴：从锁骨往下数到第三肋与第四肋之间，再从前正中线旁开6寸即是胸乡穴。

功效：宣肺止咳，理气止痛。

主治：适用于咳嗽气喘、胸肋疼痛等病症。

周荣

针刺✅ 按摩✅ 艾灸✅ 拔罐✅ 刮痧✅

周，遍布、环绕之意；荣，草类开花或谷类结穗的茂盛状态。地部水液至本穴后，因受心室外传之热的作用，大量气化上行天部，气化之气如遍地开花之状，脾土也还其原本的燥热之性，故名周荣。

定位：位于胸外侧部，在第二肋间隙，距前正中线6寸。

快速取穴：从锁骨往下数到第二肋与第三肋之间，再从前正中线旁开6寸即是周荣穴。

功效：宣肺平喘，理气止痛。

主治：适用于咳嗽气喘、胸肋疼痛等病症。

大包

针刺✅ 按摩✅ 艾灸✅ 拔罐✅ 刮痧✅

大，穴内气血涉及的范围为大、为广；包，裹也、受也。因本穴位处肉之陷的低地势点，地部的泥水混合物在本穴汇聚并由本穴的地部孔隙内传脾脏，气血物质在此有如收裹之状，故名大包。

定位：位于侧胸部，腋中线上，在第六肋间隙处。

快速取穴：从锁骨往下数到第六肋与第七肋之间，定义为X轴；再找到侧胸部腋中线，定义为Y轴，两轴相交处即是大包穴。

功效：行气止痛，止咳平喘。

主治：适用于哮喘、胸膜炎、心绞痛、肋间神经痛、全身疼痛等病症。

主治歌诀

大包宽胸养诸经，
脾之大络气血行。
周身疼痛百节纵，
肋痛气喘刺之轻。

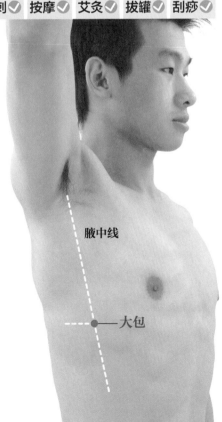

腋中线
大包

手少阴经络与穴位

手少阴经络包括手少阴经脉、手少阴络脉、手少阴经别及手少阴经筋。所属的穴位包括极泉、青灵、少海、灵道、通里、阴郄、神门、少府、少冲，左右各9穴。

手少阴经脉（手少阴心经）

经脉循行及速记歌诀

手少阴经脉自心中起始，出来属于心系，向下贯穿膈肌，联络小肠。

分支从心系向上，挟着食管上端两旁，联结目系。其外行的主干从心系上肺，斜走出于腋下，沿上肢行于手太阴经和手厥阴心包经的内侧，下行肘节，沿前臂内侧后缘，到手掌后豌豆骨突起处，进入掌中，沿小指桡侧出其末端。脉气由此与手太阳小肠经相连。

手少阴脉起心中，下膈直与小肠通。

支者还从心系走，直上喉咙系目瞳。

直者上肺出腋下，臑后肘内少海从。

臂内后廉抵掌中，锐骨之端注少冲。

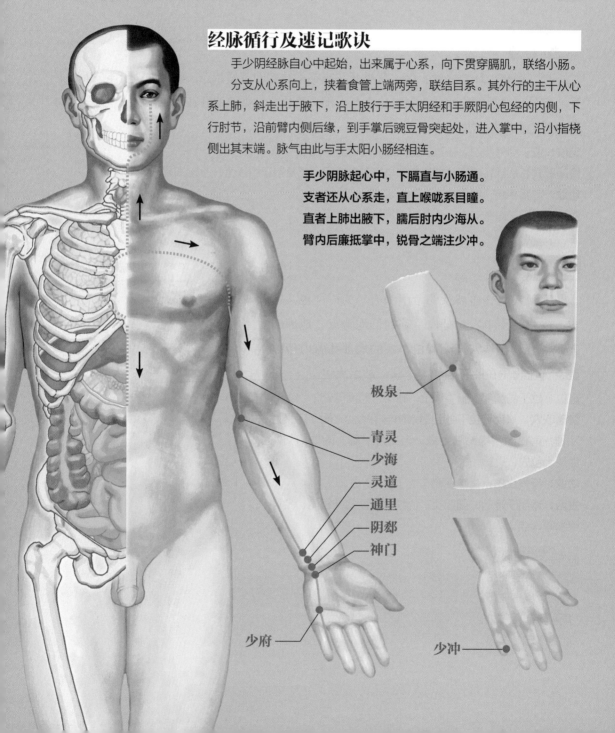

极泉

青灵

少海

灵道

通里

阴郄

神门

少府

少冲

穴位分寸歌

少阴心起极泉中，腋下筋间动引胸。
青灵肘上三寸取，少海肘后端五分。
灵道掌后一寸半，通里腕后一寸同。
阴郄腕后内半寸，神门掌后锐骨隆。
少府小指本节末，小指内侧取少冲。

穴位速记歌

手少阴心起极泉，青灵少海灵道全，
通里阴郄神门下，少府少冲小指边。

主治病症及速记歌诀

主治心、胸、神志及经脉循行部位的其他病症。

多气少血属此经，是动心脾痛难任。
渴欲饮水咽干燥，所生胁痛目如金。
臑臂之内后廉痛，掌中有热向经寻。

手少阴络脉

手少阴络脉，名通里，在腕关节后一寸处，分出走手太阳经；一支上行，沿着本经进入心中，向上联系舌根部，归属于眼与脑相连的系带。

手少阴络脉生病，实证是胸膈胀满；虚证则是不能说话。当取通里穴治疗。

手少阴经别

手少阴经别，分出后进入腋下两筋之间，归属于心脏，向上走到喉咙，浅出面部，与手太阳经在目内眦会合。

手少阴经筋

手少阴经筋起于手小指内侧，结于腕关节部豌豆骨处。上沿臂内侧，结于肘部内侧，上行进入腋内，与手太阴经筋相交，伏行乳内，结于胸中，沿膈向下，联系于脐部。

手少阴经筋生病，可见胸内拘急，心下积块如承受横木；上肢筋有病，则肘部出现牵拉不适；本经经筋循行部位支撑不适、转筋和疼痛。

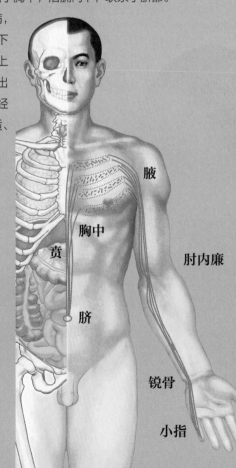

合太阳
喉咙
心　腋

腋
胸中
贲
脐
肘内廉
锐骨
小指

极泉

针刺✅ **按摩**✅ **艾灸**✅ **拔罐**✅ **刮痧**✅

　　极，顶也，房屋中的梁或最高位置；泉，水液也。心经经水由本开始向心经传运，经水循心经下行时如从顶部落下，故名极泉。

定位： 位于腋窝顶点，腋动脉搏动处。

快速取穴： 手上举，在腋窝中央最凹处，可以摸到腋动脉搏动，此处即为极泉穴。

功效： 宽胸宁心，行气止痛。

主治： 适用于冠心病、心绞痛、心包炎、脑血管病后遗症、腋臭、颈淋巴结结核、乳汁分泌不足等病症。

主治歌诀
极泉宽胸兼理气， 胸闷气短并心悸。 手臂胀麻弱无力， 落枕喜哭善悲泣。

极泉 ——

青灵

针刺✅ **按摩**✅ **艾灸**✅ **拔罐**✅ **刮痧**✅

　　青，肝之色也，指穴内气血的运行为风的横行；灵，灵巧也。本穴的气血运行为风木的横向运行方式，运行过程中表现出风木的灵巧特征，故名青灵。

定位： 位于臂内侧，在极泉与少海的连线上，肘横纹上 3 寸，肱二头肌的内侧沟中。

快速取穴： 屈肘举臂，在极泉与少海连线的上 2/3 与下 1/3 交点处，肱二头肌的内侧沟中，即为青灵穴。

功效： 理气止痛，宽胸宁心。

主治： 适用于心绞痛、神经性头痛、肩胛及前臂肌肉痉挛等病症。

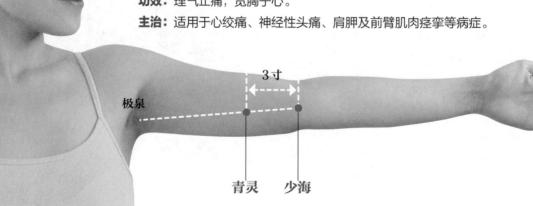

极泉　　3寸　　青灵　少海

少海

 针刺✓ 按摩✓ 艾灸✓ 拔罐✓ 刮痧✓

少，阴也，水也；海，大也，百川所归之处也。心经的地部经水汇合于本穴，汇合的地部水液宽深如海，故名少海。

定位： 屈肘，位于肘横纹内侧端与肱骨内上髁连线的中点处。

快速取穴： 在肘部内侧找到肘横纹内侧末端，再沿着横纹向外摸到一个突起的骨头，即是肱骨内上髁，两者连线的中点处，便是少海穴。

功效： 理气通络，益心安神。

主治： 适用于神经衰弱、精神分裂症、头痛、眩晕、三叉神经痛、胸膜炎、落枕、前臂麻木及肘关节周围软组织疾患、下肢痿痹、心绞痛、淋巴结炎等病症。

主治歌诀
少海主刺腋下瘰，漏臂痹痛羊痫风。

灵道

针刺✓ 按摩✓ 艾灸✓ 拔罐✓ 刮痧✓

灵，与鬼怪相对，神灵也，指穴内气血物质为天部之气；道，道路。地部经水在本穴处为气化散热，气化之气循心经气血通道而上行，故名灵道。

定位： 位于前臂掌侧，在尺侧腕屈肌腱的桡侧缘，腕横纹上 1.5 寸。

快速取穴： 找到神门穴，向上量取 1.5 寸处，即为灵道穴。

功效： 宁心，安神，通络。

主治： 适用于心内膜炎、心绞痛、癔病、失眠、精神分裂症、失语、肘关节神经麻痹或疼痛、急性舌骨肌麻痹或萎缩等病症。

主治歌诀
灵道主治心疼痛，瘈疭暴喑不出声。

通里

针刺✓ 按摩✓ 艾灸✓ 拔罐✓ 刮痧✓

通，通道也。里，内部也。本穴有地部孔隙通于地之地部，经水即从本穴的地之天部流入地之地部，故名通里。

定位： 位于前臂掌侧，在尺侧腕屈肌腱的桡侧缘，腕横纹上 1 寸。

快速取穴： 找到神门穴，向上量取 1 寸处，即为通里穴。

功效： 清热安神，通经活络。

主治： 适用于头痛、眩晕、神经衰弱、癔病性失语、精神分裂症、心绞痛、心动过缓、扁桃腺炎、咳嗽、哮喘、胃出血等病症。

主治歌诀
通里主治温热病，无汗懊恼心悸惊。喉痹苦呕暴喑哑，妇人经漏过多崩。

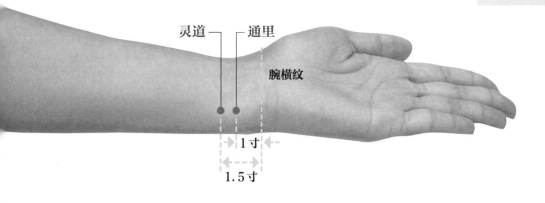

阴郄

针刺 ✓ 按摩 ✓ 艾灸 ✓ 拔罐 ✓ 刮痧 ✓

阴，水也；郄，空隙也。本穴有地部孔隙与心经体内经脉相通，经水即由本穴的地部孔隙回流心经的体内经脉，故名阴郄。

定位： 位于前臂掌侧，在尺侧腕屈肌腱的桡侧缘，腕横纹上 0.5 寸。

快速取穴： 找到神门穴，向上量取 0.5 寸处，即为阴郄穴。

功效： 养心安神，止血。

主治： 适用于神经衰弱、癫痫、鼻出血、胃出血、心绞痛、肺结核咯血、子宫内膜炎等病症。

主治歌诀

阴郄清热又凉血，
心痛失语盗汗绝。

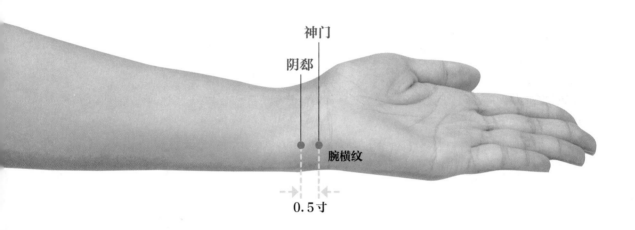

神门

阴郄

腕横纹

0.5寸

神门

针刺 ✓ 按摩 ✓ 艾灸 ✓ 拔罐 ✓ 刮痧 ✓

神，与鬼相对，气也；门，出入的门户也。本穴因有地部孔隙与心经体内经脉相通，气血物质为心经体内经脉的外传之气，其气性同心经气血之本性，为人之神气，故名神门。

定位： 位于腕部，腕掌侧横纹尺侧端，尺侧腕屈肌腱的桡侧凹陷处。

快速取穴： 掌心向上，手掌微屈，在前臂掌面，靠近小指侧，可摸到一条突起的腱，即为尺侧腕屈肌腱，该腱的外侧，定义为 X 轴；再找到腕掌侧横纹，定义为 Y 轴，两轴相交处即为神门穴。

功效： 益心安神，通经活络。

主治： 适用于心悸、失眠、心绞痛、神经衰弱、癫痫、精神病、痴呆、产后失血、淋巴腺炎、扁桃体炎等病症。

主治歌诀

神门主治悸怔忡，
呆痴中恶恍惚惊。
兼治小儿惊痫证，
金针补泻疾安宁。

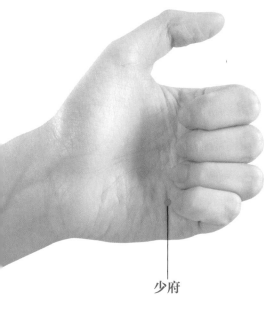

少府

少府

针刺✓ 按摩✓ 艾灸✓ 拔罐✓ 刮痧✓

少，阴也；府，府宅也。本心经气血在此聚集，如云集府宅，故名少府。

定位： 位于手掌面，第四、第五掌骨之间，握拳时，在小指尖处。

快速取穴： 在手掌面，自然握拳时当小指尖处，位于第四、第五掌骨之间，便是少府穴。

功效： 清心泄热，理气活络。

主治： 适用于风湿性心脏病、冠心病、心绞痛、心律不齐、肋间神经痛、臂神经痛、遗尿、尿潴留、阴部瘙痒、月经过多等病症。

> **主治歌诀**
>
> 少府主治久咳疟，
> 肘腋拘急痛引胸。
> 兼治妇人挺痛痒，
> 男子遗尿偏坠疼。

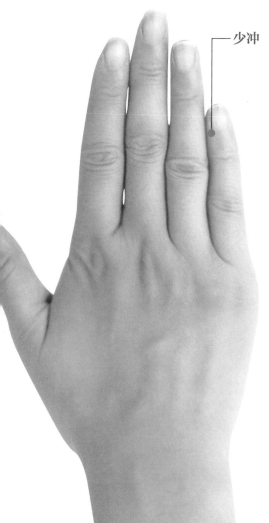

少冲

少冲

针刺✓ 按摩✓ 艾灸✓ 拔罐✓ 刮痧✓

少，阴也；冲，突也。本穴为心经体表经脉与体内经脉的交接之处，体内经脉的高温水气以冲射之状外出体表，故名少冲。

定位： 位于手指末节桡侧，距指甲根 0.1 寸。

快速取穴： 小指伸直，先确定靠近环指侧的指甲角，再旁开 0.1 寸处，即是少冲穴。

功效： 清热息风，醒神开窍。

主治： 适用于休克、小儿惊厥、癫痫、癔病、脑溢血、心肌炎、心绞痛、高热、喉炎等病症。

> **主治歌诀**
>
> 少冲主治心胆虚，
> 怔忡癫狂不可遗。
> 心痛心悸及热病，
> 中风昏迷可救急。

手太阳经络与穴位

手太阳经络包括手太阳经脉、手太阳络脉、手太阳经别和手太阳经筋。所属穴位包括少泽、前谷、后溪、腕骨、阳谷、养老、支正、小海、肩贞、臑俞、天宗、秉风、曲垣、肩外俞、肩中俞、天窗、天容、颧髎、听宫，左右各 19 穴。

手太阳经脉（手太阳小肠经）

经脉循行及速记歌诀

手太阳经脉自小指外侧末端起始，沿手掌尺侧缘上行，出尺骨茎突，沿前臂后边尺侧直上，出尺骨鹰嘴和肱骨内上髁之间，向上沿上臂后边内侧，出行到肩关节后面，绕行肩胛，在大椎穴与督脉相会，向前进入缺盆，深入体腔，联络心脏，沿着食管下行，贯穿膈肌，到达胃部，入属小肠。

其分支，从缺盆上行沿颈上颊，到外眼角，折回来进入耳中。另一条支脉，从面颊部分出，行至眶下，到达鼻根部的内眼角，然后斜行到颧部。脉气由此与足太阳膀胱经相接。

手太阳经小肠脉，小指之端起少泽，
循手外侧沿尺骨，循臂骨出肘内侧，
上循臑外出后廉，直过肩解绕肩胛，
交肩下入缺盆内，向腋络心循咽嗌，
下膈抵胃属小肠，一支缺盆贯颈颊，
至目锐眦却入耳，复从耳前仍上颊，
抵鼻升至目内眦，斜络于颧别络接。

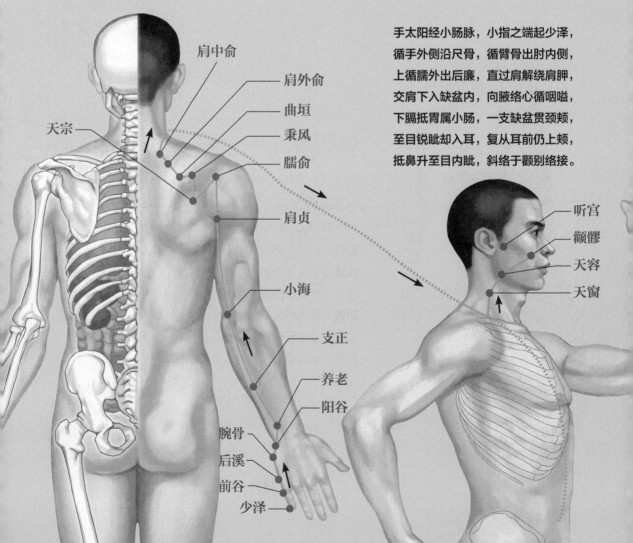

穴位分寸歌

小指端外为少泽，前谷本节前外侧，
节后横纹取后溪，腕骨腕前骨陷侧。
阳谷锐骨下陷讨，腕上一寸名养老，
支正腕上五寸量，小海肘端五分好，
肩贞臂端后陷中，臑俞肩臑骨陷考。
天宗肩骨下陷中，秉风肩上小髃空，
曲垣肩臑中曲陷，外俞臑上一寸从。
中俞大椎二寸旁，天窗曲颊动陷详，
天容耳下曲颊后，颧髎面鸠锐骨量，
听宫耳中珠子上，此为小肠手太阳。

穴位速记歌

手太阳经小肠穴，少泽先于小指设，
前谷后溪腕骨间，阳谷须同养老列，
支正小海上肩贞，臑俞天宗秉风合，
曲垣肩外复肩中，天窗循次上天容，
此经穴数一十九，还有颧髎入听宫。

主治病症及速记歌诀

主治头面五官病、热病、神志病及经脉循行部位的其他病症。

此经少气还多血，是动则病痛咽嗌，
颔下肿兮不可顾，肩如拔兮臑似折，
所生病主肩臑痛，耳聋目黄肿腮颊，
肘臂之外后廉痛，部分犹当细分别。

手太阳络脉

手太阳络脉，名支正，在腕关节后五寸处，向里注入手少阴心经；其支络从支正穴向上经过肘、臂网络于肩髃部。

手太阳络脉发生病变时，实证是关节弛缓不收，肘部痿废不用；虚证则是皮肤生疣。可取手太阳络穴治疗。

手太阳经别

手太阳经别在肩关节部从手太阳经分出，进入腋窝部，走向心脏，联系小肠。

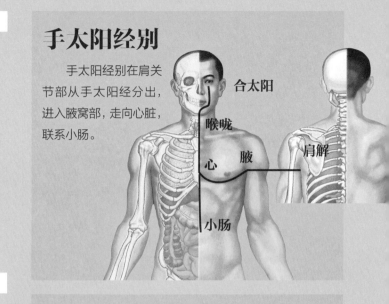

手太阳经筋

手太阳经筋起于小指上边，结于腕部，上沿臂内侧，结于肱骨内上髁后，进入腋下。其分支走向腋后侧，上绕肩胛，沿颈旁，走足太阳经筋的前边，结于耳后完骨；分支进入耳中；直行者出耳上方，向下结于颔部，上边属目外眦。

手太阳经筋出现病症，可见手小指支撑不适，肘内锐骨后缘疼痛，沿臂的内侧，上至腋下，及腋下后侧等处均痛，绕肩胛牵引颈部作痛，并感到耳中鸣响且痛，疼痛牵引颔部，眼睛闭合一会才能看清物景，颈筋拘急，可发生筋痿、颈肿等症。

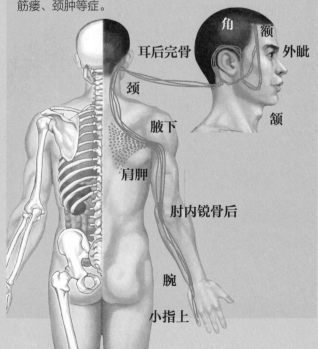

少泽

针刺✅　按摩✅　艾灸✅　拔罐✅　刮痧✅

少，阴也，浊也；泽，沼泽也。本穴内物质为小肠经体内经脉外输的经水，经水出体表后气化为天部的水湿之气，如热带沼泽气化之气一般，故名少泽。

定位： 位于手小指末节尺侧，距指甲根角 0.1 寸。

快速取穴： 小指伸直，先确定远离无名指侧的指甲角，再旁开 0.1 寸处，即是少泽穴。

功效： 清热利咽，通乳开窍。

主治： 适用于头痛、精神分裂症、脑血管病、昏迷、扁桃体炎、咽炎、结膜炎、白内障、乳腺炎、乳汁分泌不足等病症。

主治歌诀
少泽产后乳不通， 热病昏迷耳鸣聋， 醒脑开窍增乳液， 咽痛攀睛及乳痈。

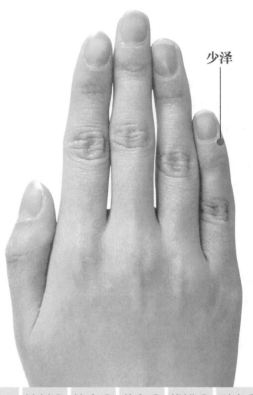

少泽

前谷

针刺✅　按摩✅　艾灸✅　拔罐✅　刮痧✅

前，与后相对，指本穴气血作用于人体的前面也；谷，两山的中空部位也。天部湿热水气至本穴后，其变化为散热化雨冷降，所作用的人体部位为胸腹前部，故名前谷。

定位： 位于手尺侧，微握拳，在小指本节（第五掌指关节）前的掌指横纹头赤白肉际。

快速取穴： 先自然微握拳，在手掌小指侧，小指的掌指横纹外侧末端，即为前谷穴。

功效： 清利头目，安神定志，升清降浊。

主治： 适用于头痛、目赤、耳鸣、咽喉肿痛、手指麻木、扁桃体炎、腮腺炎、产后无乳、乳腺炎等病症。

主治歌诀
前谷热病及癫痫， 咽痛颈肿目泪泣， 头痛耳鸣产无乳， 醒神通液使热去。

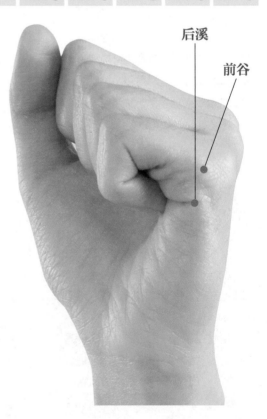

后溪

前谷

后溪

针刺✅ 按摩✅ 艾灸✅ 拔罐✅ 刮痧✅

后，与前相对，指穴内气血运行的人体部位为后背督脉之部；溪，穴内气血流行的道路。天部湿热之气至本穴后其外散的清阳之气上行督脉，运行的部位为督脉所属之部，故名后溪。

定位：位于手掌尺侧，微握拳，在小指本节（第五掌指关节）后的远侧横纹头赤白肉际。

快速取穴：自然微握拳，在手掌小指侧，手掌横纹末端处，即为后溪穴。

功效：清热泻火，通经活络。

主治：适用于头痛、癫痫、精神分裂症、癔病、面肌痉挛、耳鸣、耳聋、角膜炎、麦粒肿、鼻出血、扁桃体炎、腰痛、落枕、肩臂痛、疥疮等病症。

主治歌诀
后溪止痛通督脉， 落枕偏瘫手不开， 盗汗疟疾目赤烂， 癫疹耳咽病不再。

腕骨

针刺✅ 按摩✅ 艾灸✅ 拔罐✅ 刮痧✅

腕，穴所在部位为手腕部也；骨，水也。小肠经经气行至本穴后散热冷降为地部的水液，故名腕骨。

定位：位于手掌尺侧，在第五掌骨基底与三角骨之间的凹陷处赤白肉际。

快速取穴：在手掌小指侧，沿着第五掌骨向上摸，直至第五掌骨末端，与另一小骨头交界处，便是腕骨穴。

功效：祛湿退黄，增液止渴。

主治：适用于角膜炎、耳鸣、呕吐、黄疸、胆囊炎、胸膜炎、头痛、糖尿病、腕肘及指关节炎等病症。

主治歌诀
腕骨主治臂腕疼， 五指诸疾治可平。

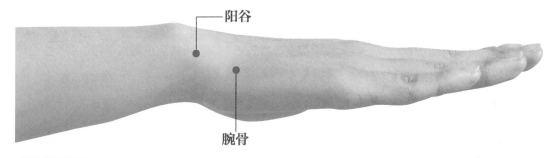

阳谷

腕骨

阳谷

针刺✅ 按摩✅ 艾灸✅ 拔罐✅ 刮痧✅

阳，阳气也；谷，两山所夹空虚之处也。湿热水气至本穴后水气进一步吸热气化上行至更高的天部层次，本穴如同阳气的生发之谷，故名阳谷。

定位：位于手腕尺侧，在尺骨茎突与三角骨之间的凹陷中。

快速取穴：在手掌小指侧腕背横纹上，活动手掌，会感觉到连接前臂不动的骨头和连接手掌活动的骨头，即是尺骨茎突远端尺侧和三角骨，在这两个骨头之间的凹陷处，即是阳谷穴。

功效：明目安神，通经活络。

主治：适用于精神病、癫痫、肋间神经痛、尺神经痛、神经性耳聋、耳鸣、口腔炎、牙龈炎、腮腺炎、头痛、眩晕等病症。

主治歌诀
阳谷主治头面病， 手腕诸疾有多般。 兼治痔漏阴痿疾， 先针后灸自然瘥。

养老

针刺✅　按摩✅　艾灸✅　拔罐✅　刮痧✅

养，生养、养护也；老，与少、小相对，为长为尊也。炎热之气出本穴后胀散并化为水湿成份更少的纯阳之气，与天部头之阳气性同，故名养老。

定位： 位于前臂背面尺侧，在尺骨小头近端桡侧凹陷中。

快速取穴： 前臂背面，靠近手背，在小指侧，摸到一个明显突起的骨性标志，此为尺骨小头，尺骨小头近心端拇指侧的凹陷中即是养老穴。

功效： 清热明目，舒筋活络。

主治： 适用脑血管病后遗症、肩臂部神经痛、急性腰扭伤、头痛、老花眼、落枕、近视眼等病症。

主治歌诀
养老明目舒经络， 目昏腰痛刺之活。

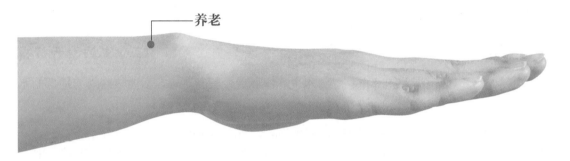

养老

支正

针刺✅　按摩✅　艾灸✅　拔罐✅　刮痧✅

支，树之分枝也；正，气血运行的道路正也。因养老穴的阳气大部分上走天部，本穴处的气血物质处于空虚之状，因此经穴外部的气血汇入本穴并循小肠经而行，气血运行的通道为小肠正经，故名支正。

定位： 在前臂背面小指侧，找到阳谷穴，再找到小海穴，在这两个穴位的连线上，取腕背横纹上5寸处，即是支正穴。

快速取穴： 位于前臂背面尺侧，在阳谷与小海的连线上，腕背横纹上5寸即是支正穴。

功效： 安神定志，清热解毒，通经活络。

主治： 适用于神经衰弱、眩晕、神经性头痛、麦粒肿、十二指肠溃疡等病症。

主治歌诀
支正穴治七情郁， 肘臂十指尽皆挛。 兼治消渴饮不止， 补泻分明自可安。

小海　　支正

腕横纹

5寸

小海

针刺 ✅ 按摩 ✅ 艾灸 ✅ 拔罐 ✅ 刮痧 ✅

小，与大相对，为小为阴也；海，穴内气血场覆盖的范围广阔如海也。小肠经气血在本穴汇合，气血场范围巨大如海，亦含有一定水湿，故名为小海。

定位： 位于肘内侧，在尺骨鹰嘴与肱骨内上髁之间的凹陷处。

快速取穴： 在肘内侧摸到两个突起的骨性标志，即为尺骨鹰嘴与肱骨内上髁，两者连线的中点凹陷处，即为小海穴。

功效： 安神定志，清热通络。

主治： 适用于头痛、癫痫、精神分裂症、牙龈炎、颈淋巴结核、网球肘等病症。

主治歌诀
小海癫痫头眩痛，瘰疬瘫痪及疡肿。

肩贞

针刺 ✅ 按摩 ✅ 艾灸 ✅ 拔罐 ✅ 刮痧 ✅

肩，穴所在部位肩部也；贞，古指贞卜问卦之意。天部之气上行到本穴后冷缩而量少势弱，气血物质的火热之性对天部层次气血的影响作用不确定，如需问卜一般，故名肩贞。

定位： 位于肩关节后下方，臂内收时，腋后纹头上1寸。

快速取穴： 正坐垂肩位，上臂内收，当腋后纹头直上1寸处，便是肩贞穴。

功效： 散热聪耳，通经活络。

主治： 适用于耳鸣、耳聋、肩关节周围炎、脑血管病后遗症、颈淋巴结核、头痛等病症。

主治歌诀
肩贞通经治瘰疬，耳病上肢肩痛疾。

臑俞

针刺 ✅ 按摩 ✅ 艾灸 ✅ 拔罐 ✅ 刮痧 ✅

臑，动物的前肢；俞，输也。因肩贞穴无气血传至本穴，穴内气血是来自手臂下部各穴上行的阳气聚集而成，故名臑俞。

定位： 位于肩部，在腋后纹头直上，肩胛冈下缘凹陷中。

快速取穴： 手臂内收，将肩关节后下方的腋后纹末端直上定义为Y轴；在肩部摸到一个大约水平的骨性标志，为肩胛冈，将肩胛冈的下缘定义为X轴，两轴相交的凹陷处即是臑俞穴。

功效： 舒筋活络，化痰消肿。

主治： 适用于肩周炎、脑血管病后遗症、颈淋巴结核等病症。

主治歌诀
臑俞颈椎臂无力，后头发紧消瘰疬。

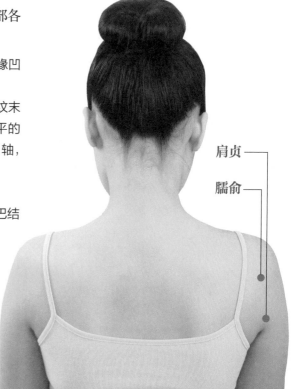

肩贞
臑俞

天宗

针刺✓ 按摩✓ 艾灸✓ 拔罐✓ 刮痧✓

天，穴内气血运行的部位为天部也；宗，祖庙，宗仰、朝见之意。地部经水至本穴后，复又气化上行天部，如向天部朝见之状，故名天宗。

定位： 位于肩胛部，在肩胛冈下窝中央凹陷处，与第四胸椎相平。

快速取穴： 找到肩胛骨（位于背部一个呈倒三角形状的骨性标志），在肩胛冈下窝正中处即是天宗穴。

功效： 舒筋活络，理气消肿。

主治： 适用于肩周炎、肩软组织损伤、乳腺炎等病症。

主治歌诀
天宗消肿降肺气，气喘乳痈颈肩利。

秉风

针刺✓ 按摩✓ 艾灸✓ 拔罐✓ 刮痧✓

秉，执掌之意；风，穴内气血物质为运动着的风气。小肠经的气化之气在本穴形成风气，风气循小肠经而运行，如被执掌指使一般，故名秉风。

定位： 位于肩胛部，在肩胛冈上窝中央，天宗穴直上，举臂有凹陷处。

快速取穴： 先找到天宗穴，再向上，可以在肩胛部找到一个凹陷，该凹陷处便是秉风穴。

功效： 散风活络，止咳化痰。

主治： 适用于冈上肌腱炎、肩周炎、肩胛神经痛、支气管炎等病症。

曲垣

针刺✓ 按摩✓ 艾灸✓ 拔罐✓ 刮痧✓

曲，隐秘也；垣，矮墙也。小肠经经气中的脾土尘埃在本穴沉降，脾土物质堆积如丘，如矮墙之状，故名曲垣。

定位： 位于肩胛部，肩胛冈上窝内侧端，在臑俞穴与第二胸椎棘突连线的中点处。

快速取穴： 在肩胛部，先找到第二胸椎棘突，再找到臑俞，二者连线的中点即是曲垣穴。

功效： 舒筋活络，疏风止痛。

主治： 适用于冈上肌腱炎、肩关节周围软组织疾病等病症。

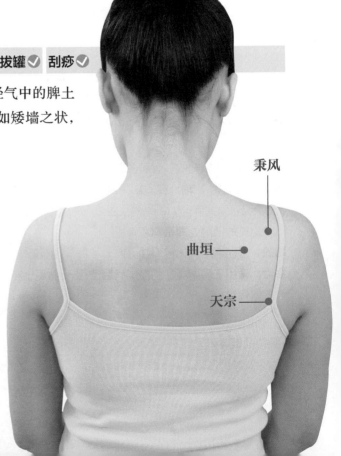

秉风

曲垣

天宗

肩外俞

针刺✓ 按摩✓ 艾灸✓ 拔罐✓ 刮痧✓

肩，穴所在部位为肩胛部也；外，肩脊外部也；俞，输也。因本穴有地部孔隙与胸腔相通，胸腔内的高温水湿之气由本穴外输小肠经，故名肩外俞。

定位： 位于背部，在第一胸椎棘突下，旁开3寸。

快速取穴： 在背部，先找到第一胸椎棘突（即低头时，后颈部最突起的椎体再往下数1个），在其下方旁开3寸处即是肩外俞穴。

功效： 舒筋活络，祛风止痛。

主治： 适用于颈椎病、肩胛区神经痛、痉挛、麻痹、肺炎、胸膜炎、神经衰弱、低血压等病症。

肩中俞

针刺✓ 按摩✓ 艾灸✓ 拔罐✓ 刮痧✓

本穴位处肩脊中部，内部为胸腔，因本穴有地部孔隙与胸腔相通，胸腔内的高温水湿之气由本穴外输小肠经，故名肩中俞。

定位： 位于背部，在第七颈椎棘突下，旁开2寸。

快速取穴： 在背部，先找到第七颈椎棘突（即低头时，后颈部最突起的椎体），在其下方旁开2寸处即是肩中俞穴。

功效： 解表宣肺。

主治： 适用于支气管炎、哮喘、支气管扩张、吐血、视力减退、肩背疼痛等病症。

2寸

肩中俞

肩外俞

第七颈椎棘突 ◯

第一胸椎棘突 ◯

3寸

天窗

针刺✓ 按摩✓ 艾灸✓ 拔罐✓ 刮痧✓

　　天，天部也；窗，房屋通风透气之通孔也。颈部上炎之热由此外传体表，其散热作用如同打开了天窗一般，故名天窗。

定位： 位于颈外侧部，胸锁乳突肌的后缘，扶突后，与喉结相平。

快速取穴： 在颈外侧部，先找到喉结，再找到胸锁乳突肌（即转头时，从耳下向喉咙中央走行绷紧的肌肉），其后缘与喉结相平处即是天窗穴。

功效： 疏散内热，利咽聪耳。

主治： 适用于耳聋、耳鸣、咽喉炎、肋间神经痛、面神经麻痹、甲状腺肿大、肩周炎等病症。

天容

针刺✓ 按摩✓ 艾灸✓ 拔罐✓ 刮痧✓

　　天，天部也；容，容纳、包容也。小肠经气血在本穴云集汇合，如被本穴包容一般，故名天容。

定位： 位于颈外侧部，在下颌角的后方，胸锁乳突肌的前缘凹陷中。

快速取穴： 在正坐或侧伏位，平下颌角，在胸锁乳突肌止部前缘凹陷中。

功效： 清热利咽，消肿降逆。

主治： 适用于咽喉炎、扁桃体炎、耳聋、耳鸣、甲状腺肿大、哮喘、胸膜炎、牙龈炎、瘿病、颈项部扭伤等病症。

主治歌诀
天容聪耳消肿逆， 瘿气咽梗耳鸣起。

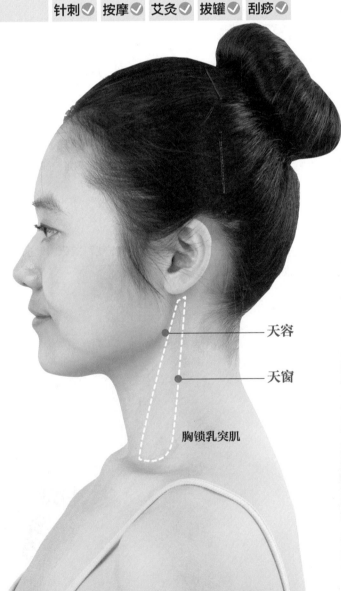

天容

天窗

胸锁乳突肌

颧髎

针刺✅ 按摩✅ 艾灸✅ 拔罐✅ 刮痧✅

颧，颧骨也，指穴所在的部位；髎，孔隙也。小肠经气血在此冷降归地，并由本穴的地部孔隙内走小肠经体内经脉，故名颧髎。

定位： 位于面部，在目外眦直下，颧骨下缘凹陷处。

快速取穴： 在眼外角直下的颧骨下缘凹陷处即是颧髎穴。

功效： 祛风止痉，消肿止痛。

主治： 适用于面神经麻痹、面肌痉挛、三叉神经痛、鼻炎、牙痛等病症。

主治歌诀
颧髎清热并镇痉， 面瘫面痉又美容。

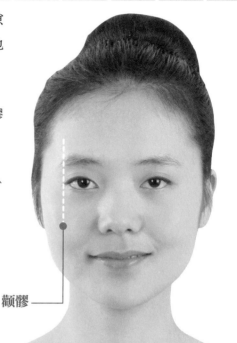

颧髎——

听宫

针刺✅ 按摩✅ 艾灸✅ 拔罐✅ 刮痧✅

听，闻声也；宫，宫殿也。水湿云气至本穴后化雨降地，雨降强度比颧髎大，如可闻声，而注入地之地部经水又如流入水液所处的地部宫殿，故名听宫。

定位： 位于面部，耳屏前，下颌骨髁状突的后方，张口时呈凹陷处。

快速取穴： 耳朵靠近鼻子侧，有一小珠样突起，即为耳屏。张口，在耳屏前方会出现凹陷，该凹陷处即是听宫穴。

功效： 聪耳开窍。

主治： 适用于耳鸣、耳聋、中耳炎、外耳道炎、失音症、聋哑等病症。

主治歌诀
听宫主治耳聋鸣， 癫痫牙痛通阳经。

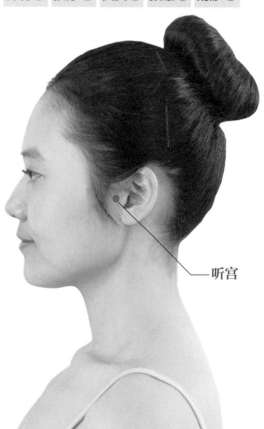

——听宫

足太阳经络与穴位

足太阳经络包括足太阳经脉、足太阳络脉、足太阳经别和足太阳经筋。所属穴位首穴是睛明，末穴是至阴，左右各 67 穴。

足太阳经脉（足太阳膀胱经）

经脉循行及速记歌诀

从内眼角开始，上行额部，左右交会并与督脉相会于头顶。

第一条支脉从头顶分出到耳上角。其直行主干从头顶向后行至枕骨处，入内络于脑，复出至后项部。分开下行一支沿肩胛内侧，夹脊旁，到达腰中，进入脊旁筋肉，络于肾，属于膀胱；一支从腰中分出，夹脊旁，通过臀部，进入腘窝中。第二条支脉则从肩胛内侧分别下行，通过肩胛，经过髋关节部，沿大腿外侧后边下行，会合于腘窝中，由此向下通过腓肠肌部，出外踝后方，沿第五跖骨粗隆，到小趾的外侧，下接足少阴肾经。

> 足太阳经膀胱脉，目内眦上起额尖，
> 支者颠上至耳角，直者从颠脑后悬，
> 络脑还出别下项，仍循肩膊夹脊边，
> 抵腰膂肾膀胱内，一支下与后阴连，
> 贯臀斜入委中穴，一支膊内左右别，
> 贯胛夹脊过髀枢，臀内后廉腘中合，
> 下贯腨内外踝后，京骨之下趾外侧。

穴位速记歌

> 足太阳经六十七，睛明攒竹曲差参，
> 五处承光接通天，络却玉枕天柱边，
> 大杼风门引肺俞，厥阴心督膈肝胆，
> 脾胃三焦肾气海，大肠关元小肠俞，
> 膀胱中膂白环皆，去脊中间一寸半，
> 上髎次髎中后下，会阳须下尻旁取，
> 还有附分在三行，二椎三寸半相当，
> 魄户膏肓与神堂，膈关魂门谚谚旁，
> 阳纲意舍及胃仓，肓门志室连胞肓，
> 秩边承扶殷门穴，浮郄相邻是委阳，
> 委中再下合阳去，承筋承山相次长，
> 飞扬跗阳达昆仑，仆参申脉过金门，
> 京骨束骨近通谷，小趾外侧寻至阴。

穴位分寸歌

> 足太阳兮膀胱经，目内眦角始睛明，
> 眉头陷中攒竹取，眉冲直上旁神庭，
> 曲差神庭傍寸五，五处直行后五分，
> 承光通天络却穴，后循俱是寸五行。
> 玉枕夹脑一寸三，入发三寸枕骨取，
> 天柱项后发际内，大筋外廉之陷中，
> 自此脊中开寸半，第一大杼二风门，
> 三椎肺俞厥阴四，心五督六膈七论，
> 肝九胆十脾十一，胃俞十二椎下寻，
> 十三三焦十四肾，气海俞在十五椎，
> 大肠十六椎之下，十七关元俞穴椎，
> 小肠十八膀十九，中膂内俞二十下，
> 白环俞穴廿一椎，腰空上次中下髎，
> 会阳阴尾尻骨旁，背开二寸二行了；
> 别从脊中开三寸，第二椎下为附分，
> 三椎魄户四膏肓，第五椎下神堂尊，
> 第六谚谚膈关七，第九魂门十阳纲，
> 十一意舍之穴存，十二胃仓仓已分，
> 十三肓门端正在，十四志室不须论，
> 十九胞肓廿一秩，背部三行下行循；
> 承扶臀下股上约，下行六寸是殷门，
> 浮郄委阳上一寸，委阳腘外两筋乡，
> 委中腘膝约纹里，委中下二寻合阳，
> 承筋合阳之下取，穴在腨肠之中央，
> 承山腿肚分肉间，外踝七寸上飞扬，
> 跗阳外踝上三寸，昆仑外跟陷中央，
> 仆参亦在踝骨下，申脉踝下五分张，
> 金门申前墟后取，京骨外侧大骨当，
> 束骨本节后陷中，通谷节前限中量，
> 至阴小趾外侧端，去爪甲之韭叶方。

主治病症及速记歌诀

　　主治泌尿生殖系统、神经系统、呼吸系统、循环系统、消化系统的病症及本经所过部位的病症，如癫痫、头痛、目疾、鼻病、遗尿、小便不利及下肢后侧部位的疼痛等症。

　　此经血多气犹少，是动头疼不可当，
　　项如拔兮腰似折，髀枢痛彻脊中央，
　　腘如结兮踹如裂，是为踝厥筋乃伤；
　　所生疟痔小趾废，头囟项痛目色黄，
　　腰尻腘脚疼连背，泪流鼻衄及癫狂。

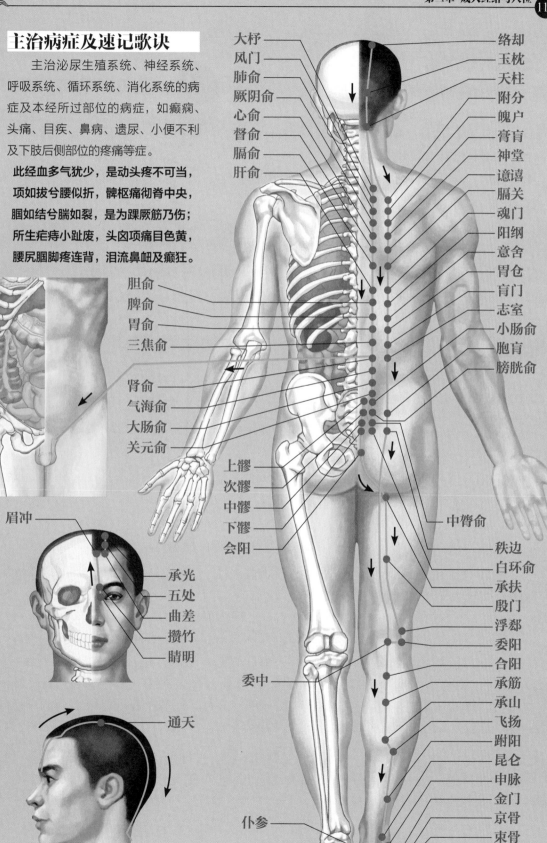

大杼
风门
肺俞
厥阴俞
心俞
督俞
膈俞
肝俞

络却
玉枕
天柱
附分
魄户
膏肓
神堂
譩譆
膈关
魂门
阳纲
意舍
胃仓
肓门
志室
小肠俞
胞肓
膀胱俞

胆俞
脾俞
胃俞
三焦俞

肾俞
气海俞
大肠俞
关元俞

上髎
次髎
中髎
下髎
会阳

中膂俞
秩边
白环俞
承扶
殷门
浮郄
委阳
合阳
承筋
承山
飞扬
跗阳
昆仑
申脉
金门
京骨
束骨
至阴
足通谷

委中

仆参

眉冲

承光
五处
曲差
攒竹
睛明

通天

足太阳络脉

　　足太阳络脉，名飞扬。在外踝上七寸处分出，走向足少阴经脉。

　　该络脉发病，实证是鼻塞、头痛、背痛；虚证则是流鼻涕、鼻出血，可取飞扬穴治疗。

足太阳经别

　　足太阳经别在腘窝部从足太阳经脉分出，其中一条在骶骨下五寸处别行进入肛门，向里属于膀胱，散布联络肾脏，沿着脊柱两旁的肌肉，到心脏部进入散布在心脏内；直行的一支，循脊部两旁的肌肉处继续上行，浅出项部，仍归入于足太阳本经。

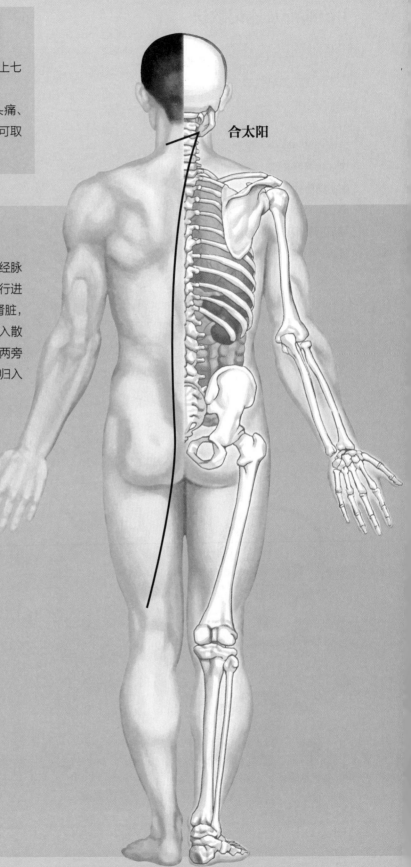

合太阳

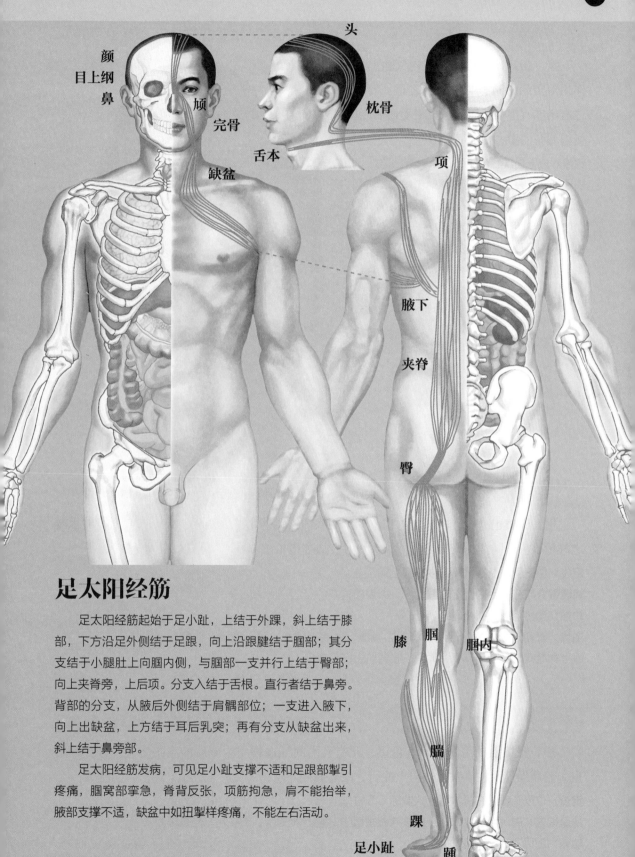

颜
目上纲
鼻
颃
完骨
缺盆
头
枕骨
舌本
项
腋下
夹脊
臀
膝
腘
腘内
腨
踝
足小趾
踵
跟

足太阳经筋

　　足太阳经筋起始于足小趾，上结于外踝，斜上结于膝部，下方沿足外侧结于足跟，向上沿跟腱结于腘部；其分支结于小腿肚上向腘内侧，与腘部一支并行上结于臀部；向上夹脊旁，上后项。分支入结于舌根。直行者结于鼻旁。背部的分支，从腋后外侧结于肩髃部位；一支进入腋下，向上出缺盆，上方结于耳后乳突；再有分支从缺盆出来，斜上结于鼻旁部。

　　足太阳经筋发病，可见足小趾支撑不适和足跟部掣引疼痛，腘窝部挛急，脊背反张，项筋拘急，肩不能抬举，腋部支撑不适，缺盆中如扭掣样疼痛，不能左右活动。

睛明

针刺 ✓ 按摩 ✓ 艾灸 ✗ 拔罐 ✓ 刮痧 ✓

睛，指穴所在部位及穴内气血的主要作用对象为眼睛；明，光明之意。膀胱经之血由本穴提供于眼睛，眼睛受血而能视，变得明亮清澈，故名睛明。

定位： 位于面部，目内眦角稍上方凹陷处。

快速取穴： 在脸上找到眼睛的内角，即为目内眦，在眼睛内角稍上方紧贴眼球处即是睛明穴。

功效： 泄热明目，祛风通络。

主治： 适用于近视眼、视神经炎、视神经萎缩、青光眼、夜盲、腰痛等病症。

主治歌诀

睛明治眼目昏蒙，
腿痛深刺治尿崩。

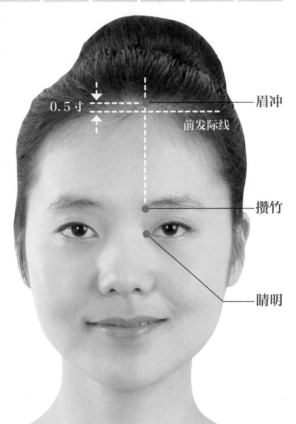

0.5寸
眉冲
前发际线
攒竹
睛明

攒竹

针刺 ✓ 按摩 ✓ 艾灸 ✗ 拔罐 ✓ 刮痧 ✓

攒，聚集也；竹，山林之竹也。与睛明穴内提供的水湿之气相比，由本穴上行的水湿之气量小，如同捆扎聚集的竹杆小头一般，故名攒竹。

定位： 位于面部，在眉头陷中，眶上切迹处。

快速取穴： 在眉毛内侧端的凹陷中，即为攒竹穴。

功效： 清热明目，祛风通络。

主治： 适用于近视眼、泪囊炎、视力减退、急性结膜炎、眼肌痉挛、头痛、眶上神经痛、面神经麻痹、呃逆、腰背肌扭伤等病症。

主治歌诀

攒竹治眼有神功，
雀目攀睛白翳生。
睑废面瘫止泪流，
呃逆眉骨及头疼。

眉冲

针刺 ✓ 按摩 ✓ 艾灸 ✗ 拔罐 ✓ 刮痧 ✓

眉，眼框上的毛发也，其色黑，此指穴内的气血物质为寒冷的水湿之气；冲，冲射也。膀胱经气血在本穴吸热向上冲行，故名眉冲。

定位： 位于头部，在攒竹直上入发际 0.5 寸处。

快速取穴： 先找到攒竹穴，经过该穴做垂直线，直上入发际 0.5 寸处，便是眉冲穴。

功效： 散风清热，镇痉宁神。

主治： 适用于头痛、眩晕、癫痫、鼻塞等病症。

曲差

 针刺✓ 按摩✓ 艾灸✓ 拔罐✓ 刮痧✓

　　曲，隐秘也；差，派遣也。膀胱经气血由本穴输送头之各部，但因其气血水湿成份少，如若有若无之状，故名曲差。

定位： 位于头部，在前发际正中直上 0.5 寸，神庭穴与头维穴的连线之间。

快速取穴： 取坐位，抬头，前发际正中直上 0.5 寸，旁开 1.5 寸，即是曲差穴。

功效： 清热明目，安神利窍。

主治： 适用于头痛、眩晕、癫痫、三叉神经痛、鼻炎、鼻窦炎、眼睑痉挛、结膜炎等病症。

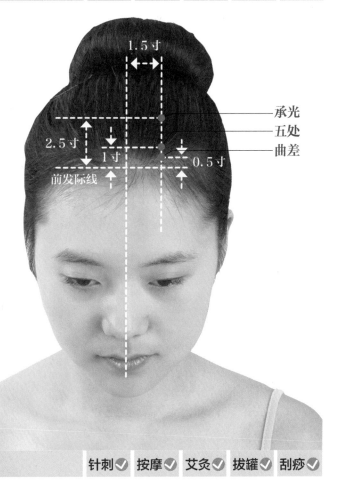

五处

针刺✓ 按摩✓ 艾灸✓ 拔罐✓ 刮痧✓

　　五，东南西北中五方也；处，处所也。因曲差穴的气血受热后散于膀胱经之外，基本无物传入本穴，穴外头之各部的气血因而汇入穴内，故名五处。

定位： 位于头部，在前发际正中直上 1 寸，旁开 1.5 寸。

快速取穴： 取坐位，抬头，前发际正中直上 1 寸，旁开 1.5 寸，即是五处穴。

功效： 清热散风，明目止痉。

主治： 适用于头痛、面神经麻痹、三叉神经痛、视力减退、衄血、鼻炎、鼻息肉、感冒等病症。

承光

针刺✓ 按摩✓ 艾灸✓ 拔罐✓ 刮痧✓

　　承，受也；光，亮也，阳也，热也。凉湿水气至本穴后进一步受热胀散，如受之以热一般，故名承光。

定位： 位于头部，在前发际正中直上 2.5 寸，旁开 1.5 寸。

快速取穴： 取五处穴，其直上 1.5 寸即是承光穴。

功效： 清热明目，祛风通窍。

主治： 适用于头痛、面神经麻痹、眩晕、角膜白斑、视物昏花、鼻炎、内耳眩晕症等病症。

通天

针刺✓　按摩✓　艾灸✓　拔罐✓　刮痧✓

通，通达也；天，天部也。水湿之气所处为天之下部，与头部的阳气不在同一层次，经由本穴吸热后才上行至与头部阳气相通的天部层次，故名通天。

定位：位于头部，在前发际正中直上4寸，旁开1.5寸。

快速取穴：取承光穴，其直上1.5寸即是通天穴。

功效：清热祛风，通利鼻窍。

主治：适用于脑血管病后遗症、三叉神经痛、面肌痉挛、面神经麻痹、嗅觉障碍、鼻炎、副鼻窦炎、支气管炎、支气管哮喘等病症。

主治歌诀

通天通窍治鼻渊，
息肉痔塞灸能痊。
颈项强痛口眼㖞，
头痛头重目晕眩。

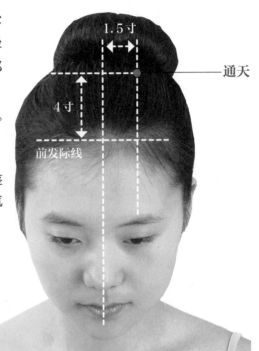

1.5寸

通天

4寸

前发际线

络却

针刺✓　按摩✓　艾灸✓　拔罐✓　刮痧✓

络，联络也；却，退却、拒绝也。本穴既有聚集头部气血的作用但同时又拒绝接受外部的阳热之气，故名络却。

定位：位于头部，在前发际正中直上5.5寸，旁开1.5寸。

快速取穴：取通天穴，其直上1.5寸即是络却穴。

功效：清热安神，平肝息风。

主治：适用于头痛、眩晕、面神经麻痹、精神病、抑郁症、近视眼、鼻炎、甲状腺肿大、枕肌和斜方肌痉挛等病症。

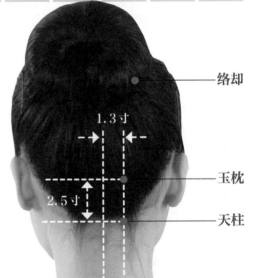

络却

1.3寸

玉枕

2.5寸

天柱

大杼

第一胸椎棘突

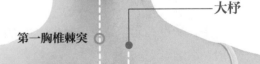

1.5寸

玉枕

针刺✅ 按摩✅ 艾灸✅ 拔罐✅ 刮痧✅

玉，金性器物，肺金之气也；枕，头与枕接触之部位，言穴所在的位置也。膀胱经气血在本穴化为凉湿水气，其性表现出肺金的秋凉特征，故名玉枕。

定位： 位于后头部，在后发际正中直上2.5寸，旁开1.3寸，平枕外隆凸上缘的凹陷处。

快速取穴： 取坐位，低头，后发际正中直上2.5寸，旁开1.3寸，枕骨隆起部上缘的凹陷处，即为玉枕穴。

功效： 清热明目，通经活络。

主治： 适用于枕神经痛、视神经炎、嗅觉减退、青光眼、近视眼、鼻炎、口疮、足癣等病症。

主治歌诀

玉枕明目眼似脱，
脚癣鼻塞头痛作。

天柱

针刺✅ 按摩✅ 艾灸✅ 拔罐✅ 刮痧✅

天，一指穴内物质为天部阳气，二指穴内气血作用于人的头颈天部；柱，支柱也，支承重物的坚实之物。本穴气血乃汇聚膀胱经背部各腧穴上行的阳气所成，其气强劲，充盈头颈交接之处，颈项受其气乃可承受头部重量，如头之支柱一般，故名天柱。

定位： 位于项部，大筋（斜方肌）外缘之后发际凹陷中，约在后发际正中旁开1.3寸处。

快速取穴： 取坐位，后发际正中旁开1.3寸处，即为天柱穴。

功效： 清热明目，强筋骨。

主治： 适用于后头痛、头晕、癔病、神经衰弱、失眠、慢性鼻炎、咽喉炎、颈椎病、腰扭伤、感冒等病症。

主治歌诀

天柱擎天撑头顶，
健脑强身主项强。
头重脚轻目咽肿，
足不任身鼻塞恙。

大杼

针刺✅ 按摩✅ 艾灸✅ 拔罐✅ 刮痧✅

大，大也，多也；杼，古指织布的梭子。吸热上行的水湿之气至本穴后进一步的吸热胀散并化为上行的强劲风气，上行之气中水湿如同织布的梭子般向上穿梭，故名大杼。

定位： 位于背部，当第一胸椎棘突下，旁开1.5寸。

快速取穴： 取俯卧位，暴露背部，先确定第七颈椎（即低头时，后颈部最突起的椎体），第七颈椎往下数便为胸椎，紧接第七颈椎往下数过1个突起的骨性标志，为第一胸椎棘突，取下方旁开1.5寸处，即为大杼穴。

功效： 清邪热，强筋骨。

主治： 适用于支气管炎、支气管哮喘、发热、肺炎、头痛、癫痫、颈椎病、腰背肌痉挛、膝关节骨质增生、咽炎、感冒、骨结核等病症。

主治歌诀

大杼舒筋又壮骨，
项肩腰膝酸痛苦。
发热头痛咳鼻塞，
小肠气痛刺之无。

风门

针刺✅ 按摩✅ 艾灸✅ 拔罐✅ 刮痧✅

风，言穴内的气血物质主要为风气也；门，出入的门户也。膀胱经气血至本穴后吸热胀散化风上行，故名风门。

定位： 位于背部，当第二胸椎棘突下，旁开 1.5 寸。

快速取穴： 取俯卧位，暴露背部，先确定第七颈椎，再往下数 2 个突起的骨性标志，即为第二胸椎棘突。在其棘突下，旁开 1.5 寸处，即为风门穴。

功效： 宣肺解表，拔除脓毒。

主治： 适用于支气管炎、肺炎、哮喘、百日咳、破伤风、背部痈疽、胸膜炎、感冒、荨麻疹、肩背软组织疾患、遗尿等病症。

> **主治歌诀**
>
> 风门主治易感风，
> 风寒痰嗽吐血红。
> 兼治一切鼻中病，
> 艾火多加嗅自通。

肺俞

针刺✅ 按摩✅ 艾灸✅ 拔罐✅ 刮痧✅

肺，指肺脏；俞，输也。肺脏的湿热水气由本穴外输膀胱经，故名肺俞。

定位： 位于背部，当第三胸椎棘突下，旁开 1.5 寸。

快速取穴： 先确定第七颈椎，再往下数 3 个突起的骨性标志，即为第三胸椎棘突。在其棘突下，旁开 1.5 寸处，即为肺俞穴。

功效： 解表清热，宣肺理气。

主治： 适用于支气管炎、支气管哮喘、肺炎、百日咳、肺气肿、肺结核、颈淋巴结结核、胸膜炎、感冒、心内膜炎、肾炎、风湿性关节炎、腰背痛等病症。

> **主治歌诀**
>
> 肺俞内伤嗽吐红，
> 兼灸肺痿与肺痈。
> 小儿龟背亦堪灸，
> 肺气舒通背自平。

厥阴俞

针刺✅ 按摩✅ 艾灸✅ 拔罐✅ 刮痧✅

厥，通阙，阙乃古代官殿、陵墓等的卫外建筑，用于厥阴经之名，指厥阴经气血为心血的气化之气。心室外卫心包中的干热之气由本穴外输膀胱经，故名厥阴俞。

定位： 位于背部，当第四胸椎棘突下，旁开 1.5 寸。

快速取穴： 先确定第七颈椎，再往下数 4 个突起的骨性标志，即为第四胸椎棘突。在其棘突下，旁开 1.5 寸处，即为厥阴俞穴。

功效： 养心止痛，宽胸理气。

主治： 适用于心绞痛、心肌炎、风湿性心脏病、心外膜炎、神经衰弱、肋间神经痛、胃炎、尺神经痛等病症。

> **主治歌诀**
>
> 厥阴俞乃心包俞，
> 活血止痛心气舒。
> 心痛心悸胸烦闷，
> 牙痛咳嗽吐血出。

心俞

针刺✅　按摩✅　艾灸✅　拔罐✅　刮痧✅

心，心脏也；俞，输也。心脏中的高温湿热之气由本穴外输膀胱经，故名心俞。

定位：位于背部，当第五胸椎棘突下，旁开1.5寸。

快速取穴：先确定第七颈椎，再往下数5个突起的骨性标志，即为第五胸椎棘突。在其棘突下，旁开1.5寸处，即为心俞穴。

功效：养心安神，通络化痰止痛。

主治：适用于冠心病、心绞痛、风湿性心脏病、心房纤颤、心动过速、失眠、神经衰弱、肋间神经痛、精神分裂症、癫痫、癔病、胃出血、食管狭窄、背部软组织损伤等病症。

> **主治歌诀**
> 心俞养心可安神，
> 心痛心悸胸烦闷。
> 癫狂吐血咳盗汗，
> 梦遗健忘睡不深。

督俞

针刺✅　按摩✅　艾灸✅　拔罐✅　刮痧✅

督，督脉也，阳气也；俞，输也。本穴为膀胱经接受督脉阳气之处，故名督俞。

定位：位于背部，当第六胸椎棘突下，旁开1.5寸。

快速取穴：先确定第七颈椎，再往下数6个突起的骨性标志，即为第六胸椎棘突。在其棘突下，旁开1.5寸处，即为督俞穴。

功效：理气止痛，强心通络。

主治：适用于冠心病、心绞痛、心动过速、心内外膜炎、胃炎、呃逆、乳腺炎、皮肤瘙痒、银屑病等病症。

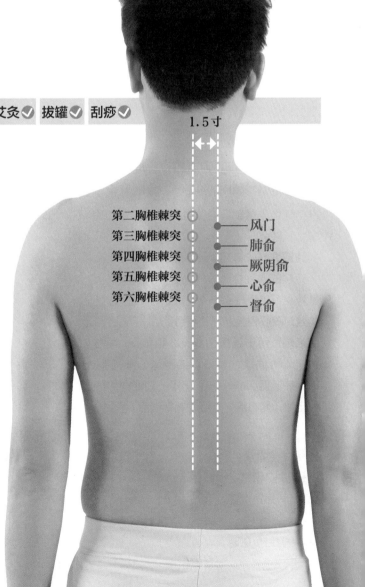

1.5寸

第二胸椎棘突 — 风门
第三胸椎棘突 — 肺俞
第四胸椎棘突 — 厥阴俞
第五胸椎棘突 — 心俞
第六胸椎棘突 — 督俞

膈俞

膈，心之下、脾之上也，膈膜也；俞，输也。本穴物质来自心之下、脾之上的膈膜之中，故名膈俞。

定位： 位于背部，当第七胸椎棘突下，旁开1.5寸。

快速取穴 暴露背部，双手下垂，找到第七胸椎（两侧肩胛骨下缘的连线，与脊柱相交处）。在其棘突下，旁开1.5寸处，即为膈俞穴。

功效： 理气宽胸，活血通脉。

主治： 适用于神经性呕吐、胃炎、胃溃疡、肝炎、肠炎、心动过速、心脏肥大、心内膜炎、食管狭窄、胸膜炎、哮喘、支气管炎、皮肤湿疹、贫血、小儿营养不良等病症。

主治歌诀

膈俞主治胸胁痛，
兼灸痰疟痃瘕攻。
更治一切失血证，
多加艾灼总收功。

肝俞

肝，肝脏也；俞，输也。肝脏的水湿风气由本穴外输膀胱经，故名肝俞。

定位： 位于背部，当第九胸椎棘突下，旁开1.5寸。

快速取穴： 先确定第七胸椎，再往下数2个突起的骨性标志，此处为第九胸椎。在其棘突下，旁开1.5寸处，即为肝俞穴。

功效： 疏肝利胆，理气明目。

主治： 适用于急慢性肝炎、胆囊炎、慢性胃炎、胃溃疡、黄疸、结膜炎、青光眼、夜盲症、偏头痛、神经衰弱、肋间神经痛、胃出血、胆石症、月经不调等病症。

主治歌诀

肝俞主灸积聚痛，
兼灸气短语声轻。
更同命门一并灸，
能使瞽目复重明。

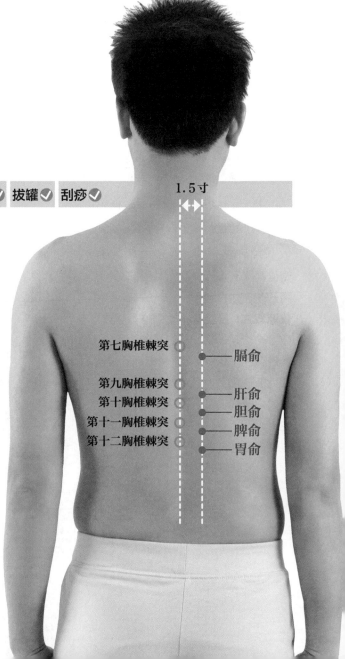

1.5寸

第七胸椎棘突 —— 膈俞
第九胸椎棘突 —— 肝俞
第十胸椎棘突 —— 胆俞
第十一胸椎棘突 —— 脾俞
第十二胸椎棘突 —— 胃俞

胆俞

针刺✅ 按摩✅ 艾灸✅ 拔罐✅ 刮痧✅

胆，胆腑也；俞，输也。胆腑的阳热风气由本穴外输膀胱经，故名胆俞。

定位： 位于背部，当第十胸椎棘突下，旁开 1.5 寸。

快速取穴： 先确定第七胸椎，再往下数 3 个突起的骨性标志，此处为第十胸椎。在其棘突下，旁开 1.5 寸处，即为胆俞穴。

功效： 疏肝利胆，清热化湿。

主治： 适用于胆囊炎、肝炎、胃炎、溃疡病、呕吐、食管狭窄、肋间神经痛、失眠、癔病、胆石症、胆道蛔虫症、胸膜炎、高血压等病症。

主治歌诀

胆俞主灸胁满呕，
惊悸卧睡不能安。
兼灸酒疸目黄色，
面发赤斑灸自瘥。

脾俞

针刺✅ 按摩✅ 艾灸✅ 拔罐✅ 刮痧✅

脾，脾脏也；俞，输也。脾脏的湿热之气由本穴外输膀胱经，故名脾俞。

定位： 位于背部，当第十一胸椎棘突下，旁开 1.5 寸。

快速取穴： 先确定第七胸椎，再往下数 4 个突起的骨性标志，此处为第十一胸椎。在其棘突下，旁开 1.5 寸处，即为脾俞穴。

功效： 健脾化湿，升清降浊。

主治： 适用于胃溃疡、胃炎、胃下垂、胃痉挛、胃扩张、胃出血、神经性呕吐、消化不良、肠炎、痢疾、肝炎、贫血、进行性肌营养不良、肝脾肿大、慢性出血性疾病、肾下垂、月经不调、糖尿病、肾炎、小儿夜盲、荨麻疹等病症。

主治歌诀

脾俞主灸伤脾胃，
吐泻疟痢疸痕癥。
喘急吐血诸般证，
更治婴儿慢脾风。

胃俞

针刺✅ 按摩✅ 艾灸✅ 拔罐✅ 刮痧✅

胃，胃腑也；俞，输也。胃腑的湿热水气由此外输膀胱经，故名胃俞。

定位： 位于背部，当第十二胸椎棘突下，旁开 1.5 寸。

快速取穴： 先确定第七胸椎，再往下数 5 个突起的骨性标志，此处为第十二胸椎。在其棘突下，旁开 1.5 寸处，即为胃俞穴。

功效： 和胃降逆，理气止痛。

主治： 适用于胃炎、胃溃疡、胃扩张、胃下垂、胃痉挛、肝炎、腮腺炎、肠炎、痢疾、糖尿病、失眠等病症。

主治歌诀

胃俞主治黄疸病，
食毕头目即晕眩。
疟疾善饥不能食，
艾火多加自可瘥。

三焦俞

针刺✅ 按摩✅ 艾灸✅ 拔罐✅ 刮痧✅

三焦，三焦腑也；俞，输也。三焦腑的水湿之气由本穴外输膀胱经，故名三焦俞。

定位： 位于腰部，当第一腰椎棘突下，旁开 1.5 寸。

快速取穴： 先确定第七胸椎，再往下找到第十二胸椎。第十二胸椎再往下数 1 个突起的骨性标志，便为第一腰椎。在其棘突下，旁开 1.5 寸处，即为三焦俞穴。

功效： 疏调三焦，利水强腰。

主治： 适用于胃炎、胃痉挛、消化不良、肠炎、肾炎、尿潴留、遗精、腹水、神经衰弱、腰肌劳损等病症。

主治歌诀
三焦俞治胀满疼， 积块坚硬痛不宁。 更治赤白休息痢， 刺灸此穴自然轻。

肾俞

针刺✅ 按摩✅ 艾灸✅ 拔罐✅ 刮痧✅

肾，肾脏也；俞，输也。肾脏的寒湿水气由本穴外输膀胱经，故名肾俞。

定位： 位于腰部，当第二腰椎棘突下，旁开 1.5 寸。

快速取穴： 先确定第十二胸椎，再往下数 2 个突起的骨性标志，便为第二腰椎。在其棘突下，旁开 1.5 寸处，即为肾俞穴。

功效： 益肾助阳，利尿强腰。

主治： 适用于肾炎、遗尿、泌尿系统感染、阳痿、早泄、遗精、精液缺乏、肾下垂、月经不调、腰痛、哮喘、耳聋、贫血、脑血管病后遗症等病症。

主治歌诀
肾俞主灸下元虚， 令人有子效多奇。 兼灸吐血聋腰痛， 女疸妇带不能遗。

气海俞

针刺✅ 按摩✅ 艾灸✅ 拔罐✅ 刮痧✅

气海，脐下的气海穴也；俞，输也。本穴物质为来自于腰腹内部的湿热水气，所对应的部位为脐下的气海穴，故名气海俞。

定位： 位于腰部，当第三腰椎棘突下，旁开 1.5 寸。

快速取穴： 先确定第十二胸椎，再往下数 3 个突起的骨性标志，便为第三腰椎。在其棘突下，旁开 1.5 寸处，即为气海俞穴。

功效： 益肾补元气，调经止腰痛。

主治： 适用于腰骶神经根炎、坐骨神经痛、痛经、下肢瘫痪、末梢神经炎、月经不调、功能性子宫出血、遗精、阳痿、腰肌劳损、痔疮等病症。

大肠俞 针刺✅ 按摩✅ 艾灸✅ 拔罐✅ 刮痧✅

大肠，大肠腑也；俞，输也。大肠腑中的水湿之气由此外输膀胱经，故名大肠俞。

定位： 位于腰部，当第四腰椎棘突下，旁开 1.5 寸。

快速取穴： 暴露腰部，先找到两边的髂前上棘，即从腹部两边向大腿方向触摸，所触及的突起的弧形标志。两边髂前上棘连线与脊柱相交处，即为第四腰椎。在其棘突下，旁开 1.5 寸处，即为大肠俞穴。

功效： 理气降逆，调和大肠。

主治： 适用于腰痛、骶髂关节炎、骶棘肌痉挛、肠炎、痢疾、便秘、小儿消化不良、肠出血、坐骨神经痛、遗尿、肾炎等病症。

主治歌诀

大肠俞治腰脊疼，
大小便难此可通。
兼治泄泻痢疾病，
先补后泻要分明。

关元俞 针刺✅ 按摩✅ 艾灸✅ 拔罐✅ 刮痧✅

大肠，大肠腑也；俞，输也。大肠腑中的水湿之气由此外输膀胱经，故名大肠俞。

定位： 位于腰部，当第五腰椎棘突下，旁开 1.5 寸。

快速取穴： 先确定第四腰椎，再向下数 1 个突起的骨性标志，此处即为第五腰椎。在其棘突下，旁开 1.5 寸处，即为关元俞穴。

功效： 培补元气，调理下焦。

主治： 适用于慢性肠炎、痢疾、膀胱炎、阳痿、尿潴留、慢性盆腔炎、痛经、腰部软组织损伤等病症。

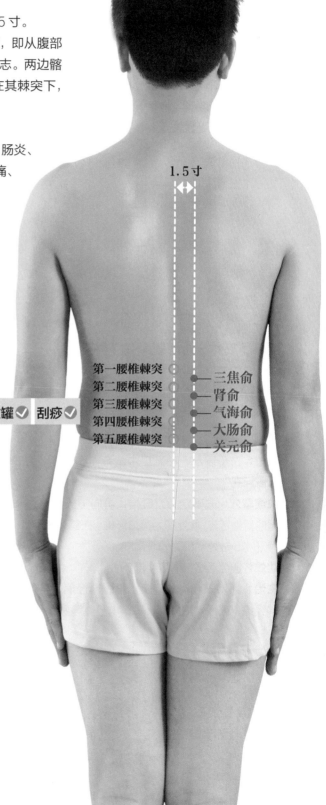

1.5寸

第一腰椎棘突
第二腰椎棘突 —— 三焦俞
第三腰椎棘突 —— 肾俞
第四腰椎棘突 —— 气海俞
第五腰椎棘突 —— 大肠俞
—— 关元俞

小肠俞 针刺✓ 按摩✓ 艾灸✓ 拔罐✓ 刮痧✓

小肠，小肠腑也；俞，输也。小肠腑的湿热之气由本穴外输膀胱经，故名小肠俞。

定位：位于骶部，在骶正中嵴旁 1.5 寸，平第一骶后孔。

快速取穴：先确定第五腰椎，再向下数 1 个突起的骨性标志，此处即为第一骶椎。在其棘突下，旁开 1.5 寸处，即为小肠俞穴。

功效：通调二便，清热利湿。

主治：适用于肠炎、痢疾、便秘、遗尿、遗精、盆腔炎、子宫内膜炎、骶髂关节炎等病症。

主治歌诀

小肠俞主便脓血，
遗精淋浊膝痛绝。

膀胱俞 针刺✓ 按摩✓ 艾灸✓ 拔罐✓ 刮痧✓

膀胱，膀胱腑也；俞，输也。膀胱腑中的寒湿水气由本穴外输膀胱经，故名膀胱俞。

定位：位于骶部，在骶正中嵴旁 1.5 寸，平第二骶后孔。

快速取穴：先确定第五腰椎，再向下数 2 个突起的骨性标志，此处即为第二骶椎。在其棘突下，旁开 1.5 寸处，即为膀胱俞穴。

功效：通经活络，清热利湿。

主治：适用于肠炎、痢疾、腰骶神经痛、坐骨神经痛、遗尿、糖尿病、子宫内膜炎等病症。

主治歌诀

膀胱俞治小便难，
少腹胀痛不能安。
更治腰脊强直痛，
艾火多添疾自痊。

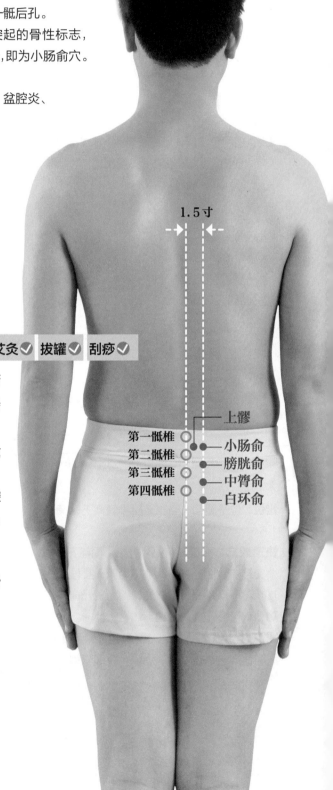

1.5寸

上髎
第一骶椎 —— 小肠俞
第二骶椎 —— 膀胱俞
第三骶椎 —— 中膂俞
第四骶椎 —— 白环俞

中膂俞

针刺✅ **按摩**✅ **艾灸**✅ **拔罐**✅ **刮痧**✅

中，与外、与旁相对，指体内；膂，脊骨也；俞，输也。本穴位在脊背下部，脊骨为肾之所主，内藏水液，水液气化后由此外输膀胱经，故名中膂俞。

定位：位于骶部，在骶正中嵴旁 1.5 寸，平第三骶后孔。

快速取穴：先确定第五腰椎，再向下数 3 个突起的骨性标志，此处即为第三骶椎。在其棘突下，旁开 1.5 寸处，即为膀胱俞穴。

功效：益肾温阳，调理下焦。

主治：适用于腰骶痛、坐骨神经痛、腹膜炎、肠炎、脚气、糖尿病、肠疝气等病症。

白环俞

针刺✅ **按摩**✅ **艾灸**✅ **拔罐**✅ **刮痧**✅

白，肺之色也，气也；环，古指环状且中间有孔的玉器，此指穴内气血为肺金之性的凉湿之气；俞，输也。臀部肌肉层中的气化之气由本穴外输膀胱经，故名白环俞。

定位：位于骶部，在骶正中嵴旁 1.5 寸，平第四骶后孔。

快速取穴：先确定第五腰椎，再向下数 4 个突起的骨性标志，此处即为第四骶椎。在其棘突下，旁开 1.5 寸处，即为白环俞穴。

功效：益肾固精，调理经带。

主治：适用于坐骨神经痛、子宫内膜炎、肛门诸肌痉挛、小儿麻痹后遗症、下肢瘫痪、尿潴留等病症。

上髎

针刺✅ **按摩**✅ **艾灸**✅ **拔罐**✅ **刮痧**✅

上，指本穴相对于次髎、中髎、下髎三穴而言为上也；髎，孔隙也。膀胱经的地部经水至本穴后，由本穴的地部孔隙从地之天部流入地之地部，故名上髎。

定位：位于骶部，在髂后上棘与后正中线之间，适对第一骶后孔处。

快速取穴：先确定第五腰椎，再向下数 1 个突起的骨性标志，找到第一骶椎，在其棘突下做水平线，设为 X 轴；再找到髂后上棘（顺着髂前上棘向后，触摸到后腰处即是），在后正中线和髂后上棘之间连线的中点处做垂直线，设为 Y 轴，两轴相交处即为上髎穴。

功效：调理下焦，通经活络。

主治：适用于月经不调、子宫脱垂、子宫内膜炎、盆腔炎、卵巢炎、腰痛、腰骶关节炎、膝关节炎、坐骨神经痛、下肢瘫痪、小儿麻痹后遗症、外阴湿疹、痔疮、睾丸炎、便秘、尿潴留等病症。

次髎

针刺✅ 按摩✅ 艾灸✅ 拔罐✅ 刮痧✅

次，与上髎穴相对为次也；髎，孔隙也。膀胱经的地部经水至本穴后，由本穴的地部孔隙从地之天部流入地之地部，故名次髎。

定位： 位于骶部，在髂后上棘内下方，适对第二骶后孔处。

快速取穴： 先确定第五腰椎，再向下数 2 个突起的骨性标志，找到第二骶椎，在其棘突下做水平线，设为 X 轴；再找到髂后上棘做垂直线，设为 Y 轴，两轴相交处即为次髎穴。

功效： 补益下焦，强腰利湿。

主治： 适用于月经不调、子宫脱垂、子宫内膜炎、盆腔炎、卵巢炎、腰痛、腰骶关节炎、坐骨神经痛、下肢瘫痪、小儿麻痹后遗症、外阴湿疹、痔疮、睾丸炎、便秘等病症。

主治歌诀
次髎调经固肾经， 遗精阳痿女痛经。 尿闭尿涩痛淋沥， 疼痛痿痹腰足胫。

中髎

针刺✅ 按摩✅ 艾灸✅ 拔罐✅ 刮痧✅

中，与其余三髎穴相对位处中部也；髎，孔隙也。膀胱经的地部经水至本穴后，由本穴的地部孔隙从地之天部流入地之地部，故名中髎。

定位： 位于骶部，在次髎穴下内方，适对第三骶后孔处。

快速取穴： 先确定第五腰椎，再向下数 3 个突起的骨性标志，找到第三骶椎，在其棘突下做水平线，设为 X 轴；再找到髂后上棘做垂直线，设为 Y 轴，两轴相交处即为中髎穴。

功效： 补益下焦，强腰利湿。

主治： 适用于月经不调、子宫内膜炎、盆腔炎、卵巢炎、腰痛、腰骶关节炎、膝关节炎、坐骨神经痛、下肢瘫痪、小儿麻痹后遗症、外阴湿疹、痔疮、睾丸炎、便秘等病症。

下髎

针刺✅ 按摩✅ 艾灸✅ 拔罐✅ 刮痧✅

下，与上三髎穴相对所处为下也；髎，孔隙也。膀胱经的地部经水由本穴从体表流入体内，故名下髎。

定位： 位于骶部，在中髎穴下内方，适对第四骶后孔处。

快速取穴： 先确定第五腰椎，再向下数 4 个突起的骨性标志，找到第四骶椎，在其棘突下做水平线，设为 X 轴；再找到髂后上棘做垂直线，设为 Y 轴，两轴相交处即为下髎穴。

功效： 补益下焦，强腰利湿。

主治： 适用于月经不调、子宫内膜炎、盆腔炎、卵巢炎、腰痛、腰骶关节炎、膝关节炎、坐骨神经痛、下肢瘫痪、小儿麻痹后遗症、外阴湿疹、痔疮、睾丸炎、便秘等病症。

会阳

针刺☑ 按摩☑ 艾灸☑ 拔罐☑ 刮痧☑

会，会合、交会也；阳，阳气也。地部剩余经水至本穴后吸热气化为天部之气，此气与督脉外传的阳气会合后循膀胱经散热下行，穴内气血的变化特点是天部的阳气相会，故名会阳。

定位： 位于骶部，尾骨端旁开 0.5 寸。

快速取穴： 取俯卧位，充分暴露臀部，顺着脊柱向下摸到尽头，旁开 0.5 寸，即为会阳穴。

功效： 清热利湿，益肾固摄。

主治： 适用于前列腺炎、阳痿、外阴湿疹、阴部瘙痒、经期腰痛、肠炎、肠出血、痔疮等病症。

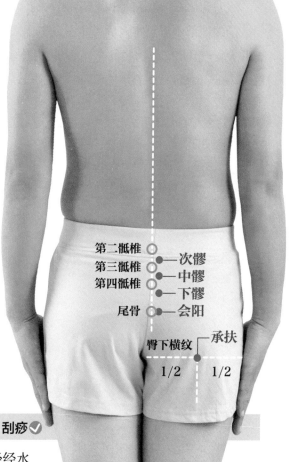

第二骶椎 ○
第三骶椎 ○ —— 次髎
第四骶椎 ○ —— 中髎
—— 下髎
尾骨 ○ —— 会阳
臀下横纹 ┌ 承扶
1/2   1/2

承扶

针刺☑ 按摩☑ 艾灸☑ 拔罐☑ 刮痧☑

承，承担、承托也；扶，扶助也。膀胱经经水至本穴后气血物质实已变为经水与脾土微粒的混合物。气血物质在本穴吸热气化，水湿气化上行于天部，脾土微粒则固化于穴周，能很好地承托并阻止随膀胱经经水流失的脾土，故名承扶。

定位： 位于大腿后面，臀下横纹的中点。

快速取穴： 取俯卧位，暴露臀部与大腿，臀部与大腿交界处有一横纹，在横纹的中点处，即为承扶穴。

功效： 通便消痔，舒筋活络。

主治： 适用于坐骨神经痛、腰骶神经根炎、下肢瘫痪、小儿麻痹后遗症、便秘、痔疮、臀部炎症等病症。

主治歌诀

承扶主通下肢疼，
热结痔疮便难行。

殷门

针刺✅ 按摩✅ 艾灸✅ 拔罐✅ 刮痧✅

殷，盛大、众多、富足也；门，出入的门户也。膀胱经的地部水湿至本穴后，水湿分散于穴周各部并大量气化，气血物质如充盛之状，故名殷门。

定位： 位于大腿后面，在承扶和委中的连线上，承扶下6寸。

快速取穴： 俯卧位，承扶与委中连线上，承扶直下6寸，便是殷门穴。

功效： 强腰膝，舒筋通络。

主治： 适用于坐骨神经痛、下肢麻痹、小儿麻痹后遗症、腰背痛、股部炎症等病症。

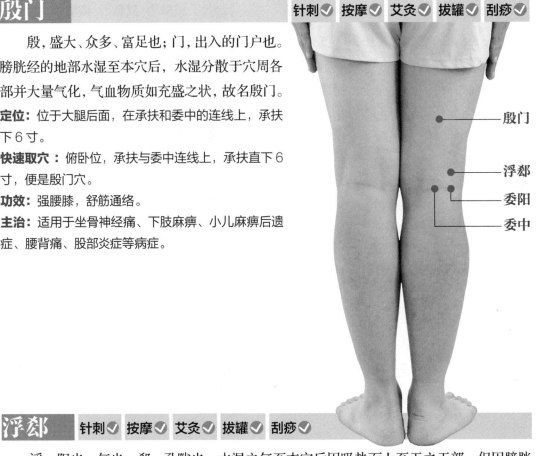

殷门
浮郄
委阳
委中

浮郄

针刺✅ 按摩✅ 艾灸✅ 拔罐✅ 刮痧✅

浮，阳也、气也；郄，孔隙也。水湿之气至本穴后因吸热而上至天之天部，但因膀胱经气血性本寒湿，即使吸热其所上行天之天部的气态物也少，如从孔隙中上行一般，故名浮郄。

定位： 位于腘横纹外侧端，委阳上1寸，股二头肌腱的内侧。

快速取穴： 俯卧位，取腘横纹正中旁开1寸的委阳，再直上1寸股二头肌腱内侧处，即是浮郄穴。

功效： 宽筋活络，通络止痛。

主治： 适用于急性胃肠炎、便秘、膀胱炎、尿潴留、髌骨软化症、腓肠肌痉挛等病症。

委阳

针刺✅ 按摩✅ 艾灸✅ 拔罐✅ 刮痧✅

委，堆积也；阳，阳气也。水湿之气至本穴后因吸热而化为天部阳气，阳气在本穴为聚集之状，故名委阳。

定位： 位于腘横纹外侧端，在股二头肌腱的内侧。

快速取穴： 在膝盖后面凹陷中央找到腘横纹，在腘横纹外侧端，股二头肌腱内侧，即为委阳穴。

功效： 舒筋活络，通利水湿。

主治： 适用于腰背肌痉挛、腰背痛、膝肿痛、腓肠肌痉挛、肾炎、膀胱炎、下腹部痉挛、癫痫、热病等病症。

主治歌诀

委阳理气利水道，
小便不化痛在脚。

委中

 针刺✅ 按摩✅ 艾灸✅ 拔罐✅ 刮痧✅

委，堆积也；中，指穴内气血所在为天人地三部的中部也。本穴物质为膀胱经膝下部各穴上行的水湿之气，为吸热后的上行之气，在本穴为聚集之状，故名委中。

定位： 位于腘横纹中点。

快速取穴： 在膝盖后面凹陷中央找到腘横纹，其中点处即为委中穴。

功效： 舒筋活络，清热泻火。

主治： 适用于急性胃肠炎、腹痛、泌尿生殖系统疾病、遗尿、尿潴留、坐骨神经痛、脑血管病后遗症、湿疹、风疹、荨麻疹、牛皮癣、腰背痛、风湿性膝关节炎、腓肠肌痉挛、中暑、疟疾、鼻出血等病症。

> **主治歌诀**
> 环跳主治中风湿，
> 股膝筋挛腰痛疼，
> 委中刺血医前证，
> 开通经络最相应。

附分

针刺✅ 按摩✅ 艾灸✅ 拔罐✅ 刮痧✅

附，随带、附带也；分，分开、分出也。膀胱经的气血物质在本穴形成一条经脉的附属分支，故名附分。

定位： 位于背部，在第二胸椎棘突下，旁开3寸。

快速取穴： 取侧卧位，暴露背部，先确定第七颈椎。从第七颈椎向下数2个突起的骨性标志，即为第二胸椎，在其棘突下，旁开3寸处，便是附分穴。

功效： 舒筋活络，疏风散邪。

主治： 适用于颈椎病、颈部肌肉痉挛、肋间神经痛、副神经麻痹、肺炎、感冒等病症。

魄户

针刺✅ 按摩✅ 艾灸✅ 拔罐✅ 刮痧✅

魄，肺之精也，气也；户，出入的门户也。本穴出入的气血为来自肺脏的阳热之气，属于肺之精气，故名魄户。

定位： 位于背部，在第三胸椎棘突下，旁开3寸。

快速取穴： 先确定第七颈椎。从第七颈椎向下数3个突起的骨性标志，即为第三胸椎，在其棘突下，旁开3寸处，便是魄户穴。

功效： 舒筋活络，理气降逆。

主治： 适用于感冒、支气管炎、哮喘、肺结核、胸膜炎、肋间神经痛、肩背上臂部疼痛或麻木等病症。

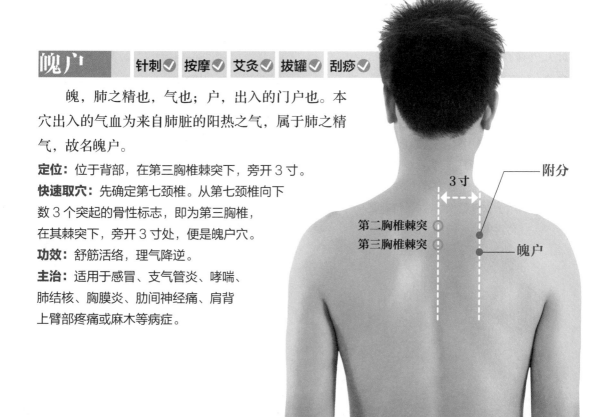

膏肓

针刺✔ 按摩✔ 艾灸✔ 拔罐✔ 刮痧✔

膏，膏脂、油脂也；肓，心脏与膈膜之间也。穴外输膀胱经的气血物质为心脏与膈膜之间的膏脂（此膏肓由五谷精微所化），故名膏肓。

定位： 位于背部，在第四胸椎棘突下，旁开3寸。

快速取穴： 先确定第七颈椎。从第七颈椎向下数4个突起的骨性标志，即为第四胸椎，在其棘突下，旁开3寸处，便是膏肓穴。

功效： 补虚益损，调理肺气。

主治： 适用于肺结核、支气管炎、哮喘、阳痿、遗精、慢性胃炎、胃出血、神经衰弱、胸膜炎、乳腺炎等病症。

主治歌诀

膏肓一穴灸劳伤，
百损诸虚无不良。
古时禁针惟宜艾，
千金百壮效非常。

神堂

针刺✔ 按摩✔ 艾灸✔ 拔罐✔ 刮痧✔

神，心神也，心气也；堂，古指官室的前面部分，前为堂、后为室，堂为阳、室为阴。心室的阳热之气由此穴外输膀胱经，故名神堂。

定位： 位于背部，在第五胸椎棘突下，旁开3寸。

快速取穴： 先确定第七颈椎。从第七颈椎向下数5个突起的骨性标志，即为第五胸椎，在其棘突下，旁开3寸处，便是神堂穴。

功效： 宽胸理气，宁心安神。

主治： 适用于支气管炎、哮喘、背肌痉挛、肩臂疼痛、心绞痛、肋间神经痛等病症。

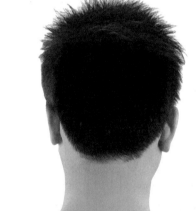

3寸

第四胸椎棘突 —— 膏肓
第五胸椎棘突 —— 神堂
第六胸椎棘突 —— 谚语
第七胸椎棘突 —— 膈关
第九胸椎棘突 —— 魂门
第十胸椎棘突 —— 阳纲

谚谚

针刺✓ 按摩✓ 艾灸✓ 拔罐✓ 刮痧✓

谚谚者，压按本穴时患者呼出之声也，故名谚谚，并无它意。

定位： 位于背部，在第六胸椎棘突下，旁开3寸。

快速取穴： 先确定第七颈椎。从第七颈椎向下数6个突起的骨性标志，即为第六胸椎，在其棘突下，旁开3寸处，便是谚谚穴。

功效： 宣肺理气，通络止痛。

主治： 适用于肋间神经痛、腋神经痛、感冒、心包炎、哮喘、疟疾、腰背肌痉挛、呃逆等病症。

主治歌诀
谚谚主治久疟病，
五脏疟灸脏俞平。

膈关

针刺✓ 按摩✓ 艾灸✓ 拔罐✓ 刮痧✓

膈，心之下、脾之上也；关，关卡也。膈膜中的阳气由此穴上输膀胱经，故名膈关。

定位： 位于背部，在第七胸椎棘突下，旁开3寸。

快速取穴： 先确定第七胸椎，在其棘突下，旁开3寸处，便是膈关穴。

功效： 宽胸理气，和胃降逆。

主治： 适用于肋间神经痛、呃逆、胃出血、肠炎等病症。

魂门

针刺✓ 按摩✓ 艾灸✓ 拔罐✓ 刮痧✓

魂，肝之神也，阳热风气也；门，出入的门户也。肝脏的阳热风气由本穴外输膀胱经，故名魂门。

定位： 位于背部，在第九胸椎棘突下，旁开3寸。

快速取穴： 先确定第七胸椎，再依次向下数到第九胸椎，在其棘突下，旁开3寸处，便是魂门穴。

功效： 疏肝理气，和胃降逆。

主治： 适用于肝炎、胆囊炎、胃炎、胃痉挛、食管狭窄、消化不良、肋间神经痛、神经症、癔病、心内膜炎、胸膜炎、风湿性多肌痛等病症。

阳纲

针刺✓ 按摩✓ 艾灸✓ 拔罐✓ 刮痧✓

阳，阳气也；纲，网上之总绳也。本穴气血物质皆来自胆腑，胆腑气血处于半表半里，而本穴又在背外之侧，穴内物质为胆腑外输的阳热风气，此阳热风气即是脏腑外输的阳气汇聚而成，有对体内外输的阳气起到抓总提纲作用，故名阳纲。

定位： 位于背部，在第十胸椎棘突下，旁开3寸。

快速取穴： 先确定第七胸椎，再依次向下数到第十胸椎，在其棘突下，旁开3寸处，便是阳纲穴。

功效： 疏肝利胆，健脾和中。

主治： 适用于胃炎、糖尿病、消化不良、胃痉挛、肝炎、胆囊炎等病症。

134

意舍

针刺✓ 按摩✓ 艾灸✓ 拔罐✓ 刮痧✓

意，脾之神也，脾气也；舍，来源也。脾脏的燥热阳气由此外输膀胱经，故名意舍。

定位： 位于背部，在第十一胸椎棘突下，旁开3寸。

快速取穴： 先确定第七胸椎，再依次向下数到第十一胸椎，在其棘突下，旁开3寸处，便是意舍穴。

功效： 升清化湿，健脾和胃。

主治： 适用于消化不良、肠炎、胃扩张、胸膜炎、糖尿病等病症。

主治歌诀
意舍主治胁满痛， 兼疗呕吐立时宁。

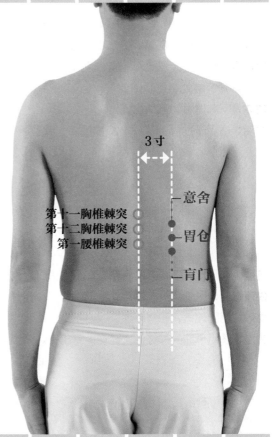

3寸

第十一胸椎棘突
第十二胸椎棘突
第一腰椎棘突

意舍
胃仓
肓门

胃仓

针刺✓ 按摩✓ 艾灸✓ 拔罐✓ 刮痧✓

胃，胃腑也；仓，存贮聚散之所也。湿热阳气至本穴后，因受人体重力场的作用，湿重而热的阳气既不能上行又不能下行，湿热阳气屯留于本穴之中，故名胃仓。

定位： 位于背部，在第十二胸椎棘突下，旁开3寸。

快速取穴： 先确定第七胸椎，再依次向下数到第十二胸椎，在其棘突下，旁开3寸处，便是胃仓穴。

功效： 消食导滞，健脾和胃。

主治： 适用于胃炎、胃痉挛、胃溃疡、肠炎、习惯性便秘、腰背部软组织疾患等病症。

肓门

针刺✓ 按摩✓ 艾灸✓ 拔罐✓ 刮痧✓

肓，心下膈膜也，指穴内调节的物质对象为膏肓穴外传的膏脂之物也；门，出入的门户也。本穴与膏肓穴相对应，膏肓穴为膏脂之物的输出之处，而本穴则为膏脂之物的回落之处，故名肓门。

定位： 位于腰部，在第一腰椎棘突下，旁开3寸。

快速取穴： 先确定第十二胸椎，再往下便是腰椎。在第一腰椎棘突下，旁开3寸处，便是肓门穴。

功效： 清热消肿，理气和胃。

主治： 适用于胃痉挛、胃炎、便秘、乳腺炎、腰肌劳损等病症。

志室

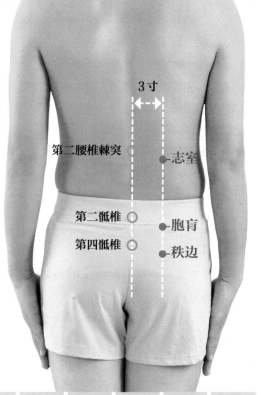

针刺✔ 按摩✔ 艾灸✔ 拔罐✔ 刮痧✔

志，肾之精也，肾气也；室，房屋之内间也，与堂相对，堂在前、室在后，亦指穴内气血为肾脏外输寒湿水气。肾脏的寒湿水气由此外输膀胱经，故名志室。

定位：位于腰部，在第二腰椎棘突下，旁开3寸。

快速取穴：先确定第十二胸椎，依次往下数到第二腰椎，在其棘突下旁开3寸处，便是志室穴。

功效：益肾固精，清热利湿，强壮腰膝。

主治：适用于遗精、阳痿、前列腺炎、肾炎、膀胱炎、尿道炎、下肢瘫痪、腰肌劳损、阴囊湿疹、消化不良等病症。

3寸

第二腰椎棘突　　志室

第二骶椎　　胞肓

第四骶椎　　秩边

胞肓

针刺✔ 按摩✔ 艾灸✔ 拔罐✔ 刮痧✔

胞，包裹胎儿的膜质囊也；肓，心下膈膜也。本穴物质为来自胞宫中的膏脂之物，它与心下膈膜中外输的膏脂之物同性，故名胞肓。

定位：位于臀部，平第二骶后孔，骶正中嵴旁开3寸。

快速取穴：先确定第五腰椎，依次往下数到第二骶椎，在其棘突下旁开3寸处，便是胞肓穴。

功效：补肾强腰，通利二便。

主治：适用于膀胱炎、尿道炎、尿潴留、睾丸炎、肠炎、便秘、坐骨神经痛、腰背部软组织疾患等病症。

秩边

针刺✔ 按摩✔ 艾灸✔ 拔罐✔ 刮痧✔

秩，古指官吏的俸禄也，此指穴内物质为肺金之气，本穴所在为膀胱经，五行之水当值为官，其俸禄者金气也；边，旁也，侧也。水湿之气至本穴后散热冷缩并循膀胱经而行，冷降之气补充了膀胱经的地部经水，故名秩边。

定位：位于臀部，平第四骶后孔，骶正中嵴旁开3寸。

快速取穴：先确定第五腰椎，依次往下数到第四骶椎，在其棘突下旁开3寸处，便是秩边穴。

功效：舒筋活络，强壮腰膝，调理下焦。

主治：适用于急性腰扭伤、下肢瘫痪、坐骨神经痛、脑血管后遗症、生殖期疾病、痔疮等病症。

主治歌诀

秩边利水治阴肿，
下肢瘫痪腰骶痛。
大小不利及痔疮，
长针刺之经络通。

合阳

针刺✅ 按摩✅ 艾灸✅ 拔罐✅ 刮痧✅

合，会合、会集也；阳，阳热之气也。本穴物质为膀胱经膝下部各穴上行的阳气聚集而成，故名合阳。

定位： 位于小腿后面，在委中与承山的连线上，委中下2寸。

快速取穴： 俯卧或正坐垂足，委中直下2寸，便是合阳穴。

功效： 舒筋通络，调经止带，强健腰膝。

主治 适用于功能性子宫出血、月经不调、子宫内膜炎、睾丸炎、前列腺炎、脑血管病后遗症、肠出血、疝气、腓肠肌痉挛等病症。

承筋

针刺✅ 按摩✅ 艾灸✅ 拔罐✅ 刮痧✅

承，承受也；筋，肝所主的风也。本穴物质为膀胱经足下部各穴上行的阳热之气，至本穴后为风行之状，故名承筋。

定位： 位于小腿后面，在委中与承山的连线上，腓肠肌肌腹中央，委中下5寸。

快速取穴： 俯卧位，于腓肠肌之中央，当合阳与承山之间。

功效： 舒筋活络，强健腰膝，清肠热。

主治： 适用于急性腰扭伤、腓肠肌痉挛或麻痹、脱肛、痔疮、便秘等病症。

主治歌诀
承筋痔疮与霍乱，
小腿麻木朋肌挛。

承山

针刺✅ 按摩✅ 艾灸✅ 拔罐✅ 刮痧✅

承，承受、承托也；山，土石之大堆也，此指穴内物质为脾土。本穴物质为随膀胱经经水上行而来的脾土与水液的混合物，行至本穴后，水液气化而干燥的脾土微粒则沉降穴周，沉降的脾土堆积如大山之状，故名承山。

定位： 位于小腿后面正中，委中与昆仑之间，当伸直小腿或足跟上提时，腓肠肌肌腹下出现尖角凹陷处。

快速取穴： 直立，两手上举按墙，足尖着地，腓肠肌下部出现人字纹，"人"字尖端即是承山穴。

功效： 理气止痛，舒筋活络。

主治 适用于腰肌劳损、腓肠肌痉挛、下肢瘫痪、痔疮、脱肛、坐骨神经痛、小儿惊风、痛经等病症。

主治歌诀
承山主针诸痔漏，
亦治寒冷转筋灵。

飞扬

针刺✅ 按摩✅ 艾灸✅ 拔罐✅ 刮痧✅

飞，指穴内物质为天部之气也；扬，指穴内物质扬而上行也。本穴物质为膀胱经跗阳至至阴各穴吸热上行的水湿之气，在本穴的变化为进一步的吸热蒸升，故名飞扬。

定位： 位于小腿后面，在外踝后，昆仑穴直上 7 寸，承山穴外下方 1 寸处。

快速取穴： 先确定昆仑穴，其直上 7 寸处，即为飞扬穴。

功效： 清热安神，舒筋活络。

主治： 适用于风湿性关节炎、痔疮、膀胱炎、眩晕等病症。

主治歌诀

飞扬主治步艰难，
眩晕癫狂痔难还。

跗阳

针刺✅ 按摩✅ 艾灸✅ 拔罐✅ 刮痧✅

跗，脚背也；阳，阳气也。膀胱经足部上行的阳气至本穴后散热而化为湿冷的水气，由于有足少阳、足阳明二经上行的阳气为其补充热量，足太阳膀胱经的水湿之气才得以继续上行。本穴水湿之气的上行是依靠足背上行的阳气才得以上行的，故名跗阳。

定位： 位于小腿后面，在外踝后，昆仑穴直上 3 寸。

快速取穴： 俯卧位，昆仑直上 3 寸，小腿后外侧处，即是跗阳穴。

功效： 疏风散热，舒筋活络。

主治： 适用于急性腰扭伤、下肢瘫痪、腓肠肌痉挛、面神经麻痹、三叉神经痛、头痛等病症。

主治歌诀

跗阳头重癫痫疢，
外踝红肿腰腿痉。

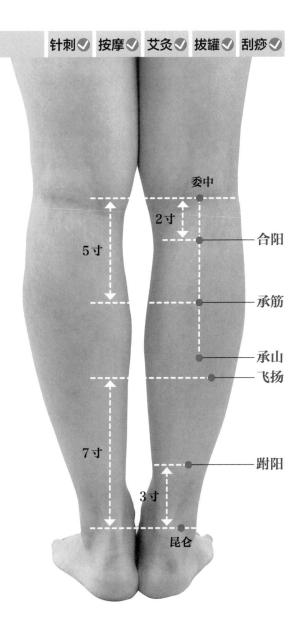

昆仑

针刺✓ 按摩✓ 艾灸✓ 拔罐✓ 刮痧✓

昆仑，广漠无垠也。本穴物质为膀胱经经水的气化之气，性寒湿，由于足少阳、足阳明二经的外散之热作用，寒湿水气吸热后亦上行并充斥于天之天部，穴内的各个层次都有气血物存在，如广漠无垠之状，故名昆仑。

定位： 位于足部外踝后方，在外踝尖与跟腱之间的凹陷处。

快速取穴： 正坐垂足或俯卧，外踝尖与跟腱水平连线的中点处即是昆仑穴。

功效： 疏散风热，舒筋活络。

主治： 适用于坐骨神经痛、神经性头痛、眩晕、下肢瘫痪、膝关节炎、膝关节周围软组织疾病、甲状腺肿大、脚气、鼻出血、胎盘滞留、痔疮等病症。

主治歌诀

昆仑泄热通太阳，
急性腰痛头项强，
肩背腰腿足跟痛，
难产目鼻齿儿详。

仆参

针刺✓ 按摩✓ 艾灸✓ 拔罐✓ 刮痧✓

仆参者，奴仆参拜也。仆参名意指膀胱经的水湿之气在此有少部分吸热上行，火热之气相对于本穴的寒湿水气来说就如奴仆一般，故名仆参。

定位： 位于足外侧部，外踝后下方，昆仑穴直下，跟骨外侧，赤白肉际处。

快速取穴： 垂足着地或俯卧位，于昆仑直下，当跟部之赤白肉际凹陷处，便是仆参穴。

功效： 强壮腰膝，舒筋活络。

主治： 适用于足跟痛、膝关节炎、下肢瘫痪、尿道炎、癫痫、鼻出血等病症。

主治歌诀

仆参主治胫痿弱，
癫痫脚气筋痉错。

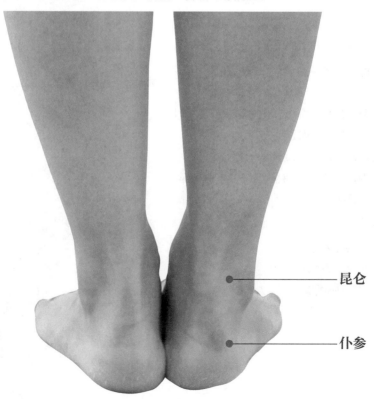

昆仑

仆参

申脉

针刺✅ 按摩✅ 艾灸✅ 拔罐✅ 刮痧✅

申，八卦中属金也，此指穴内物质为肺金特性的凉湿之气；脉，脉气也。本穴物质为来自膀胱经金门以下各穴上行的天部之气，其性偏热，与肺经气血同性，故名申脉。

定位：位于足外侧部，外踝直下的凹陷中即是。

快速取穴：先找到外踝，外踝直下的凹陷中即是申脉穴。

功效：安神通络，利腰膝。

主治：适用于头痛、眩晕、失眠、癫痫、神经分裂症、脑血管病后遗症、腰肌劳损、下肢瘫痪、关节炎、踝关节扭伤等病症。

主治歌诀
昼发痉证治若何，
金针申脉起沉疴。
上牙疼兮下足肿，
亦针此穴自平和。

金门

针刺✅ 按摩✅ 艾灸✅ 拔罐✅ 刮痧✅

金，肺性之气也。门，出入的门户也。本穴物质为膀胱经下部经脉上行的阳气，性温热，与肺金之气同性，故名金门。

定位：位于足外侧，在外踝前缘直下，骰骨下缘处。

快速取穴：先确定外踝，再找到外踝关节的前缘，从前缘直下，直到足部外侧皮肤深浅交界处即是金门穴。

功效：安神开窍，通经活络。

主治：适用于癫痫、小儿惊风、头痛、膝关节炎、踝扭伤、足跟痛、疝气等病症。

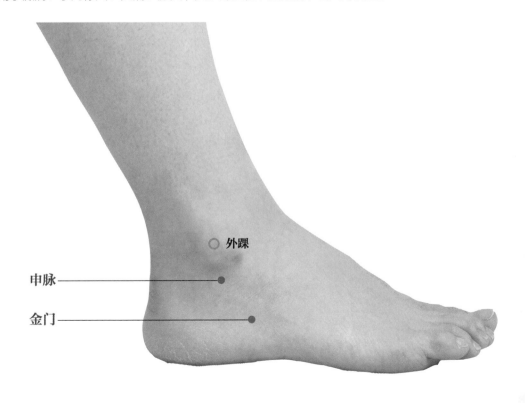

○ 外踝

申脉

金门

京骨

针刺✓　按摩✓　艾灸✓　拔罐✓　刮痧✓

　　京，古指人工筑起的高丘或圆形的大谷仓也；骨，水也。本穴物质为膀胱经吸热蒸升的水湿之气，性寒凉，在本穴为聚集之状，如同储存谷物的大仓，故名京骨。

定位： 位于足外侧，第五跖骨粗隆下方，赤白肉际处。

快速取穴： 垂足着地或仰卧位，第五跖骨粗隆之前下缘赤白肉际处。

功效： 清热止痉，明目舒筋。

主治： 适用于癫痫、腰痛、肩背痛、结膜炎、小儿惊风、头痛等病症。

主治歌诀
京骨镇痉止疼痛， 太阳膀胱经不通。 心痛目眩又鼻衄， 癫痫发热及足肿。

束骨

针刺✓　按摩✓　艾灸✓　拔罐✓　刮痧✓

　　束，捆也、束缚也；骨，水也。本穴物质为膀胱经上部经脉下行的寒湿水气和下部经脉上行的阳气，二气交会后聚集于穴内既不能升亦不能降，如被束缚一般，故名束骨。

定位： 位于足外侧，第五跖趾关节的后方，赤白肉际处。

快速取穴： 垂足地或仰卧位，第五跖趾关节后缘赤白肉际处，便是束骨穴。

功效： 舒经活络，清热明目。

主治： 适用于神经性头痛、头晕、癫痫、精神病、耳聋、眼结膜炎、泪管狭窄、高血压、腓肠肌痉挛、肛门手术后疼痛等病症。

主治歌诀
束骨止痛效最著， 头痛项强不能顾。 癫狂肛门术后痛， 内眦赤烂及痔疮。

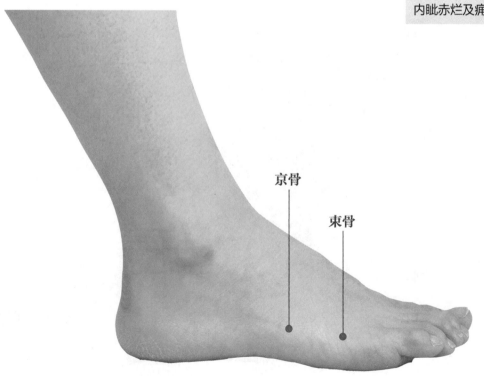

京骨

束骨

足通谷

针刺✅ 按摩✅ 艾灸✅ 拔罐✅ 刮痧✅

通，通道、通行也；谷，肉之大会也，两山中间的空旷之处也。本穴物质一为膀胱经上部经脉下行的寒湿水气，二为至阴穴上传于此的天部湿热水气，二气交会后的运行变化主要是散热缩合冷降，冷降之水循膀胱经回流至阴穴，故名足通谷。

定位：位于足外侧，第五跖趾关节的前方，赤白肉际处。

快速取穴：找到第五跖趾关节。该关节的前方，皮肤颜色深浅交界处，即为足通谷穴。

功效：清热安神，清头明目。

主治：适用于头痛、哮喘、精神病、癫痫、颈椎病、慢性胃炎、功能性子宫出血等病症。

> **主治歌诀**
> 足通谷清头面热，
> 头痛目眩鼻衄衄。

至阴

针刺✅ 按摩✅ 艾灸✅ 拔罐✅ 刮痧✅

至，极也；阴，寒也，水也。本穴物质为来自体内膀胱经的寒湿水气，它位于人体的最下部，是人体寒湿水气到达的极寒之地，故名至阴。

定位：位于足小趾末节外侧，距趾甲角 0.1 寸。

快速取穴：足小趾伸直，先确定外侧趾甲角，旁开 0.1 寸处即是至阴穴。

功效：理气活血，清头明目。

主治：适用于胎位不正、难产、胎盘滞留、神经性头痛、脑血管病后遗症、尿潴留、遗精、眼结膜充血、鼻塞等病症。

> **主治歌诀**
> 至阴能矫胎不正，
> 艾火重灸儿易生。
> 头痛目脱鼻堵塞，
> 难产足热刺之应。

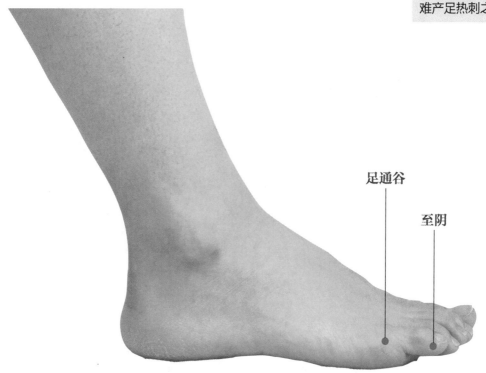

足通谷

至阴

足少阴经络与穴位

足少阴经络包括足少阴经脉、足少阴络脉、足少阴经别和足少阴经筋。所属穴位包括涌泉、然谷、太溪、大钟、水泉、照海、复溜、交信、筑宾、阴谷、横骨、大赫、气穴、四满、中注、肓俞、商曲、石关、阴都、腹通谷、幽门、步廊、神封、灵墟、神藏、彧中、俞府，左右各 27 穴。

足少阴经脉（足少阴肾经）

经脉循行及速记歌诀

从足小趾下边开始，斜向足心，出于舟骨粗隆下，沿内踝之后，分支进入足跟中。上向小腿内，出腘窝内侧，上大腿内后侧，通过脊柱，属于肾，络于膀胱。

直行的主干从肾向上，通过肝、横膈，进入肺中，沿着喉咙，夹舌根旁。其支脉从肺出来，络于心，流注于胸中，接手厥阴心包经。

足肾经脉属少阴，小趾斜趋涌泉心，
然骨之下内踝后，别入跟中腨内侵，
出腘内廉上股内，贯脊属肾膀胱临，
直者属肾贯肝膈，入肺循喉舌本寻，
支者从肺络心内，仍至胸中部分深。

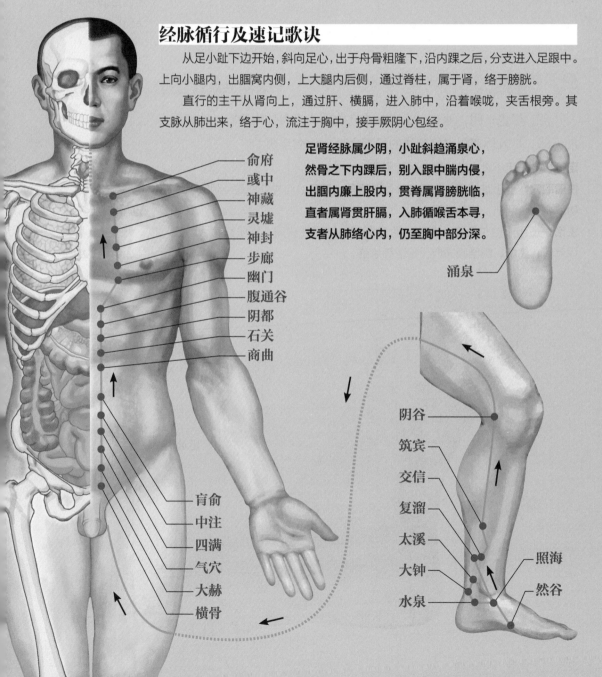

俞府
彧中
神藏
灵墟
神封
步廊
幽门
腹通谷
阴都
石关
商曲

肓俞
中注
四满
气穴
大赫
横骨

涌泉

阴谷
筑宾
交信
复溜
太溪
大钟
水泉

照海
然谷

穴位分寸歌

足掌心中是涌泉，然谷内踝一寸前，
太溪踝后跟骨上，大钟跟后踵中边，
水泉溪下一寸觅，照海踝下一寸真，
复溜踝后上二寸，交信后上二寸联，
二穴只隔筋前后，太阴之后少阴前，
筑宾内踝上腨分，阴谷膝内两筋间。
横骨大赫并气穴，四满中注亦相连，
五穴上行皆一寸，中行旁开五分边，
肓俞上行亦一寸，俱在脐旁半寸间，
商曲石关阴都穴，通谷幽门五穴联，
五穴上下一寸取，各开中行五分前，
步廊神封灵墟穴，神藏或中俞府安，
上行寸六旁二寸，穴穴均在肋隙间。

穴位速记歌

足少阴肾二十七，涌泉然谷出太溪，
大钟水泉连照海，复溜交信筑宾立，
阴谷横骨趋大赫，气穴四满中注得，
肓俞商曲石关蹲，阴都通谷幽门值，
步廊神封出灵墟，神藏或中俞府毕。

主治病症及速记歌诀

　　主治月经不调、痛经、不孕、遗精、阳痿、二便不利等泌尿生殖系统疾病；咳喘、胸肋胀满、腹痛、吐泻、便秘等肠胃道疾病；目眩、耳鸣耳聋、咽喉肿痛、头痛等五官疾病；经脉循行所过处其他不适。

　　此经多气而少血，是动病饥不欲食，
喘嗽唾血喉中鸣，坐而欲起面如垢，
目视𥆨𥆨气不足，心悬如饥常惕惕；
所生病者为舌干，口热咽痛气贲逼，
股内后廉并脊疼，心肠烦痛疸而澼，
痿厥嗜卧体怠惰，足下热痛皆肾厥。

足少阴络脉

　　足少阴络脉从大钟穴由足少阴经脉分出。在踝关节后面绕过足跟后走向足太阳经脉。其支脉则与足少阴经相并行于浅层，上行走于心包之下，向外则贯穿腰脊部。

　　足少阴络脉病候分为气逆及虚实证：气逆证则心烦胸闷不舒；实证则小便不通或淋沥不尽；虚证为腰痛。当取大钟穴治之。

足少阴经别

　　足少阴经别从足少阴经脉的腘窝部分出，别走与足太阳经别汇合并行，上至肾，在第二腰椎处出，属带脉；直行的一条继续上行，系舌根，再浅出项部，脉气注入足太阳的经别。

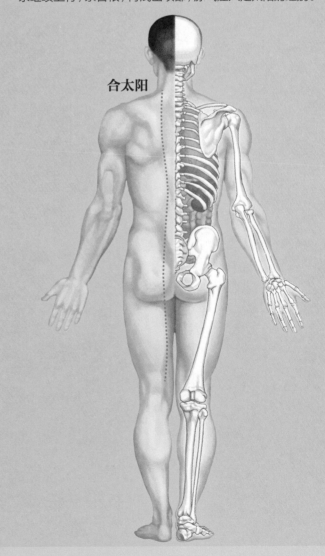

合太阳

足少阴经筋

　　足少阴经筋起于足小趾下边，与足太阴经筋并行，斜走至内踝的下方，结于足跟，与足太阳经筋会合，向上结于胫骨内踝下，又与足太阴经筋一起上行，沿大腿内侧，结于阴部，沿膂（脊旁肌肉）里夹脊，上至后项，结于枕骨，与足太阳经筋会合。

　　足少阴经筋发病，可能会出现足下转筋，经筋所经过和所结聚的部位，都有疼痛和转筋的症状。病在足少阴经筋，主要有痫证、抽搐和项背反张等表现，病在背侧的不能前俯，在胸腹侧的不能后仰。背为阳，腹为阴，阳筋病，项背部筋急，而腰向后反折，身体不能前俯，阴筋病，腹部筋急，而身不能后仰。

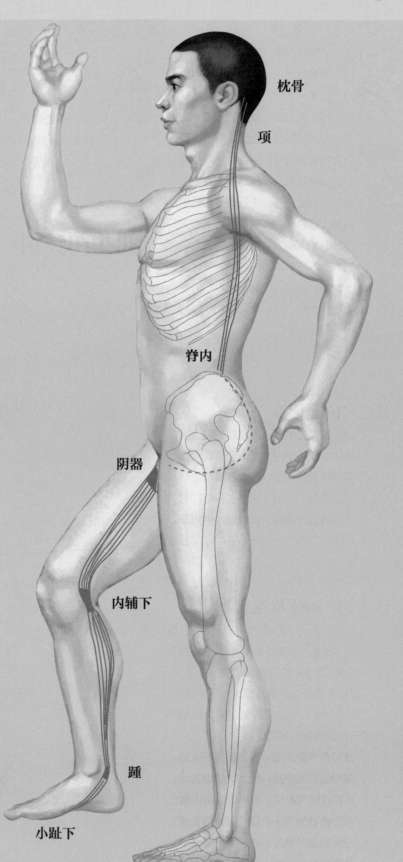

枕骨

项

脊内

阴器

内辅下

踵

小趾下

涌泉

针刺✅ 按摩✅ 艾灸✅ 拔罐✅ 刮痧✅

涌，外涌而出也；泉，泉水也。本穴为肾经经脉的第一穴，它联通肾经的体内体表经脉，肾经体内经脉中的高温高压的水液由此外涌而出体表，故名涌泉。

定位：位于足底部，卷足时足前部凹陷处，约在足底第二、第三跖趾缝纹头端与足跟连线的前 1/3 与后 2/3 交点上。

快速取穴：在仰卧位，足趾弯曲，足掌心前部正中凹陷处，约当足底前、中 1/3 交界，第二、第三跖趾关节稍后方即是涌泉穴。

功效：苏厥开窍，益肾滋阴，平肝息风。

主治歌诀
涌泉主刺足心热， 兼刺奔豚疝气疼。 血淋气痛疼难忍， 金针泻动自安宁。

主治：适用于休克、晕车、脑溢血、失眠、癔病、癫痫、精神病、小儿惊风、神经性头痛、舌骨肌麻痹、咽喉炎、急性扁桃体炎、胃痉挛、黄疸、遗尿、尿潴留、足底痛、下肢肌痉挛、子宫下垂、支气管炎、心肌炎、风疹等病症。

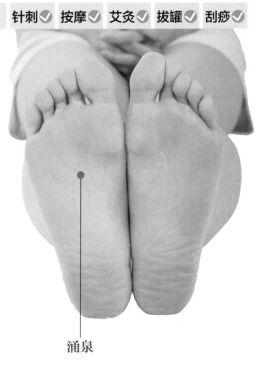

涌泉

然谷

针刺✅ 按摩✅ 艾灸✅ 拔罐✅ 刮痧✅

然，燃也；谷，两山所夹空隙也。地部经水至本穴后水液大量气化水湿，经水如同被燃烧蒸发一般，故名然谷。

定位：位于足内侧缘，足舟骨粗隆下方，赤白肉际。

快速取穴：在脚的内侧缘，足舟骨隆起下方，皮肤颜色深浅交界处，即为然谷穴。

功效：益肾补阳，清热利湿。

主治：适用于膀胱炎、尿道炎、睾丸炎、精液缺乏、遗尿、咽喉炎、扁桃体炎、月经不调、不孕症、心肌炎、阴部瘙痒、糖尿病等病症。

主治歌诀
然谷主治喉痹风， 咯血足心热遗精。 疝气温疟多渴热， 兼治初生儿脐风。

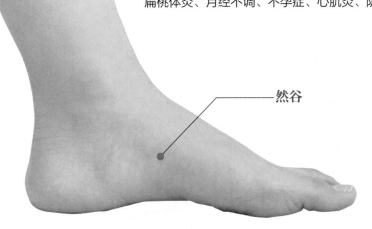

然谷

太溪

针刺✓ 按摩✓ 艾灸✓ 拔罐✓ 刮痧✓

太，大也；溪，溪流也。肾经水液至本穴后，冷降水液形成了较为宽大的浅溪，故名太溪。

定位： 位于足内侧，内踝后方，在内踝尖与跟腱之间的凹陷处。

快速取穴： 内踝隆起的最高点即为内踝尖。从脚后跟向上，在足踝后部摸到粗大的肌腱，即为跟腱。内踝尖与跟腱之间，其凹陷处即是。

功效： 滋阴益肾，壮阳强腰。

主治： 适用于肾炎、膀胱炎、遗精、遗尿、肺气肿、支气管炎、哮喘、慢性喉炎、口腔炎、耳鸣、下肢瘫痪、足跟痛、腰肌劳损、心内膜炎、神经衰弱、呃逆等病症。

主治歌诀

太溪主治消渴病，
兼治房劳不称情。
妇人水蛊胸胁满，
金针刺后自安宁。

大钟

针刺✓ 按摩✓ 艾灸✓ 拔罐✓ 刮痧✓

大，巨大也；钟，古指编钟，为一种乐器，其声混厚洪亮。地部经水在本穴的运行为从高处流落低处，如瀑布落下一般，声如洪钟，故名大钟。

定位： 位于足内侧，内踝后下方，跟腱附着部的内侧前方凹陷处。

快速取穴： 先找到太溪穴，在太溪穴的后下方，从太溪向下摸到足后跟的骨头，其内侧前方凹陷处，即为大钟穴。

功效： 益肾平喘，调理二便。

主治： 适用于神经衰弱、精神病、痴呆、癔病、尿潴留、哮喘、咽痛、足跟痛、便秘等病症。

主治歌诀

大钟益肾通二便，
二便不利经延迟。
痴呆嗜卧心烦闷，
气喘腰痛是真言。

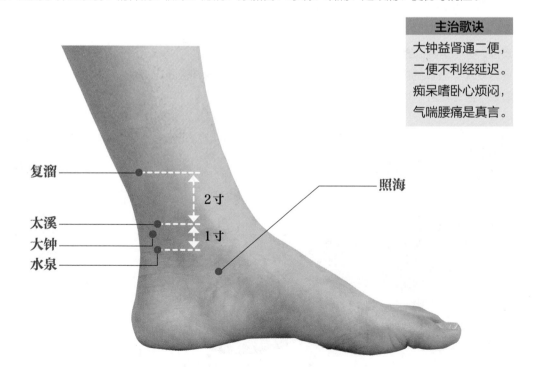

复溜
太溪
大钟
水泉
照海
2寸
1寸

水泉

 针刺✓　按摩✓　艾灸✓　拔罐✓　刮痧✓

水，水液也；泉，水潭也。本穴物质为大钟穴传来的地部经水，在本穴聚集后如同水潭，故名水泉。

定位： 位于足内侧，内踝后下方，在太溪穴直下 1 寸（指寸），跟骨结节的内侧凹陷处。

快速取穴： 找到太溪穴，在太溪穴直下 1 寸即是水泉穴。

功效： 清热益肾，通经活络。

主治： 适用于月经不调、闭经、月经过少、子宫脱垂、足跟痛、不孕症、近视等病症。

主治歌诀
水泉清热善通经， 目昏经闭尿不行。

照海

针刺✓　按摩✓　艾灸✓　拔罐✓　刮痧✓

照，照射也；海，大水也。地部经水至本穴后形成为一个较大水域，水域平静如镜，较多地接收受天部照射的热能而大量蒸发水液，故名照海。

定位： 位于足内侧，内踝尖下方凹陷处。

快速取穴： 在足内侧，在内踝尖下方凹陷处便是照海穴。

功效： 滋阴清热，调经止痛。

主治： 适用于急性扁桃体炎、慢性咽喉炎、神经衰弱、癔病、癫痫、失眠、子宫脱垂、月经不调等病症。

主治歌诀
照海养阴利喉咽， 失眠惊恐又懒言， 痛经阴痒闭二便， 咽痛喑哑夜发病。

复溜

针刺✓　按摩✓　艾灸✓　拔罐✓　刮痧✓

复，再也；溜，悄悄地散失也。肾经的水湿之气上行至本穴后因其此再次吸收天部之热而蒸升，气血的散失如溜走一般，故名复溜。

定位： 位于小腿内侧，太溪穴直上 2 寸，跟腱的前方。

快速取穴： 找到太溪穴，其直上 2 寸，跟腱的前方即为复溜穴。

功效： 补肾益气，温阳利水。

主治： 适用于肾炎、睾丸炎、泌尿系感染、小儿麻痹后遗症、脊髓炎、功能性子宫出血、腹膜炎、痔疮、腰肌劳损等病症。

主治歌诀
复溜利水调汗液， 汗出不止阳虚越。 足痿脚气腰脊痛， 水肿口干腹鸣泄。

交信

针刺✓ 按摩✓ 艾灸✓ 拔罐✓ 刮痧✓

交，交流、交换也；信，信息也。本穴物质为复溜穴传来的水湿之气，因其吸热扬散而质轻，因此从本穴外走脾经气血所在的天部层次，故名交信。

定位： 位于小腿内侧，在太溪穴直上 2 寸，复溜穴前 0.5 寸，胫骨内侧缘的后方。

快速取穴： 找到复溜穴，在复溜穴前 0.5 寸处，胫骨内侧缘的后方，即为交信穴。

功效： 益肾调经，升清降浊。

主治： 适用于月经不调、功能性子宫出血、子宫收缩不全、尿潴留、泌尿系统感染、睾丸炎、便秘、痢疾、肠炎、脊髓炎、下肢内侧痛等病症。

筑宾

针刺✓ 按摩✓ 艾灸✓ 拔罐✓ 刮痧✓

筑，通祝，为庆祝之意；宾，宾客也。本穴物质为三阴交穴传来的凉湿水气，性同肺金之气，由此传入肾经后为肾经所喜庆，本穴受此气血如待宾客，故名筑宾。

定位： 位于小腿内侧，在太溪穴与阴谷穴的连线上，太溪穴上 5 寸，腓肠肌肌腹的内下方。

快速取穴： 找到太溪穴和阴谷穴，在太溪穴与阴谷穴的连线上，太溪穴上 5 寸处便是筑宾穴。

功效： 调理下焦，泄热解毒。

主治： 适用于精神病、癫痫、泌尿系统感染、肾炎、膀胱炎、睾丸炎、神经性呕吐、小儿胎毒、腓肠肌痉挛等病症。

主治歌诀
筑宾能医气疝疼， 癫痫吐沫腿无能。

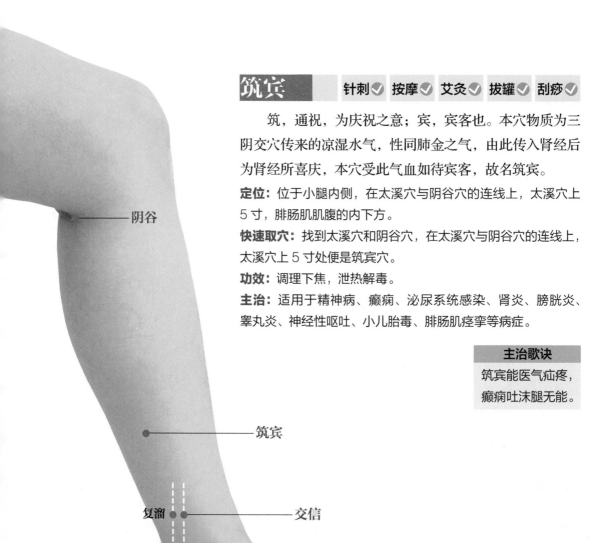

阴谷

筑宾

复溜　　　交信

0.5寸

阴谷

针刺✅ 按摩✅ 艾灸✅ 拔罐✅ 刮痧✅

阴，阴性水湿也；谷，肉之大会也，两山所夹空隙也。本穴物质为筑宾穴传来的水湿之气，行至本穴后聚集为水湿云气，水湿云气性寒冷，故名阴谷。

定位：位于腘窝内侧，屈膝时，在半腱肌肌腱与半膜肌肌腱之间。

快速取穴：屈膝，膝盖后面的横纹为腘横纹。在腘横纹内侧端，屈膝时可以摸到腘窝处的一条明显的肌腱，在肌腱内侧部，即为阴谷穴。

功效：益肾调经，理气止痛。

主治：适用于泌尿系感染、阳痿、遗精、阴茎痛、阴道炎、外阴炎、功能性子宫出血、胃炎、肠炎、癫痫等病症。

主治歌诀

阴谷舌纵口流涎，
腹胀烦满小便难。
疝痛阴痿及痹病，
妇人漏下亦能痊。

横骨

针刺✅ 按摩✅ 艾灸✅ 拔罐✅ 刮痧✅

横骨为耻骨之古称，此穴在横骨上缘，故名横骨。

定位：位于下腹部，在脐中下5寸，前正中线旁开0.5寸。

快速取穴：取平卧位，充分暴露下腹部，肚脐中央为脐中。脐中下5寸，旁开0.5寸，即为横骨穴。

功效：益肾，调理下焦。

主治：适用于尿道炎、尿潴留、遗尿、遗精、阳痿、睾丸炎、盆腔炎、附件炎、闭经、月经不调、角膜炎等病症。

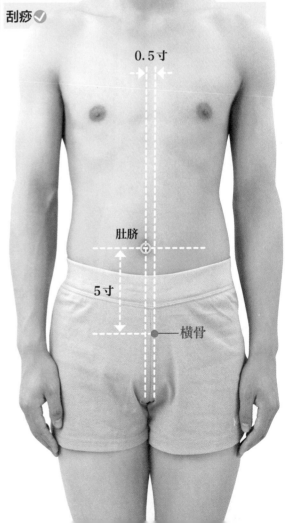

0.5寸

肚脐

5寸

横骨

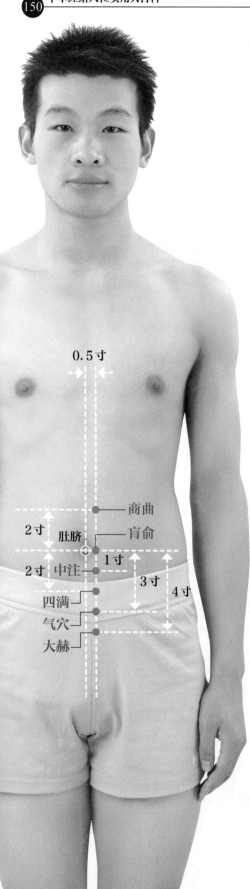

0.5寸

商曲

2寸　肚脐
盲俞

2寸　中注　1寸

四满　3寸

气穴　4寸

大赫

大赫　针刺✓ 按摩✓ 艾灸✓ 拔罐✓ 刮痧✓

大，大也、盛也；赫，红如火烧十分显耀也。本穴物质为体内冲脉外出的高温高压水湿之气，因其高温而如火烧一般显耀，因其高压而气强劲盛大，故名大赫。

定位： 位于下腹部，在脐中下4寸，前正中线旁开0.5寸。

快速取穴： 取横骨穴，往上1寸即为大赫穴。

功效： 益肾，调经止带。

主治： 适用于遗精、早泄、阳痿、睾丸炎、月经不调、盆腔炎等病症。

主治歌诀
大赫专治病遗精， 茎痛腹急带痛经。

气穴　针刺✓ 按摩✓ 艾灸✓ 拔罐✓ 刮痧✓

本穴物质为大赫穴传来的高温高压水气，至本穴后，快速强劲的高温高压水气势弱缓行并扩散为温热之性的气态物，故名气穴。

定位： 位于下腹部，在脐中下3寸，前正中线旁开0.5寸。

快速取穴： 取横骨穴，往上2寸即为气穴。

功效： 补益冲任，益肾暖胞。

主治： 适用于泌尿系感染、遗精、阳痿、肾炎、月经不调、不孕症、腹泻、角膜炎等病症。

四满

针刺✅ 按摩✅ 艾灸✅ 拔罐✅ 刮痧✅

四,四面八方也;满,充斥、充满也。本穴物质为气穴穴传来的热性水气,水气上行至此后热散冷凝化为雾状水滴并充满穴周,故名四满。

定位: 位于下腹部,在脐中下2寸,前正中线旁开0.5寸。

快速取穴: 取横骨穴,往上3寸即为四满穴。

功效: 理气调经,利水消肿。

主治: 适用于妇产科疾病如痛经、月经不调及遗精、疝气、肠炎、痢疾等病症。

中注

针刺✅ 按摩✅ 艾灸✅ 拔罐✅ 刮痧✅

中,与外相对,指里部;注,注入也。本穴物质为四满穴传来水津湿气,至本穴后则散热冷降为地部经水并由本穴的地部孔隙注入体内,故名中注。

定位: 位于下腹部,在脐中下1寸,前正中线旁开0.5寸。

快速取穴: 从肚脐直下量1寸,再从前正中线向旁边量0.5寸,即为中注穴。

功效: 调经止带,健脾利湿。

主治: 适用于月经不调、卵巢炎、输卵管炎、睾丸炎、肠炎、腹痛、便秘、腰痛、结膜炎等病症。

肓俞

针刺✅ 按摩✅ 艾灸✅ 拔罐✅ 刮痧✅

肓,心下膈膜也,此指穴内物质为膏脂之类;俞,输也。本穴物质为来自胞宫中的膏脂之物,膏脂之物由本穴的地部孔隙外输体表,故名肓俞。

定位: 位于腹中部,在脐中旁开0.5寸。

快速取穴: 找到脐中,脐中旁开0.5寸即为肓俞穴。

功效: 理气止痛,润肠通便。

主治: 适用于胃痉挛、肠炎、痢疾、习惯性便秘、肠麻痹、尿道炎、膀胱炎、角膜炎等病症。

商曲

针刺✅ 按摩✅ 艾灸✅ 拔罐✅ 刮痧✅

商,漏刻也;曲,隐秘也。本穴物质为肓俞以下各穴上行的水湿之气,至本穴后散热冷缩,少部分水气吸热后特经上行,如从漏刻中传出不易被人觉察,故名商曲。

定位: 位于上腹部,在脐中上2寸,前正中线旁开0.5寸。

快速取穴: 充分暴露腹部,在脐中上2寸,前正中线旁开0.5寸处,便是商曲穴。

功效: 健脾和胃,消积止痛。

主治: 适用于胃炎、胃痉挛、胃下垂、肠炎、痢疾、便秘等病症。

石关

针刺✔ 按摩✔ 艾灸✔ 拔罐✔ 刮痧✔

石，肾所主的水也；关，关卡也。本穴物质为商曲穴传来的水湿之气，至本穴后散热冷降为地部水液，地部水液不能循肾经上行，故名石关。

定位： 位于上腹部，在脐中上3寸，前正中线旁开0.5寸。

快速取穴： 取商曲穴，其直上1寸处便是石关穴。

功效： 攻坚消满，升清降浊。

主治： 适用于胃痉挛、便秘、肠炎、食管痉挛、盆腔炎、不孕症、痛经、结膜充血、泌尿系感染等病症。

阴都

针刺✔ 按摩✔ 艾灸✔ 拔罐✔ 刮痧✔

阴，阴凉水湿也；都，都市也。本穴物质为石关穴吸热上行的水湿之气，至本穴后为云集之状，穴外气血不断地聚集本穴同时又不断地向外疏散，本穴如有都市的聚散作用，故名阴都。

定位： 位于上腹部，在脐中上4寸，前正中线旁开0.5寸。

快速取穴： 取石关穴，其直上1寸处便是阴都穴。

功效： 调理肠胃，宽胸降逆。

主治： 适用于急慢性胃炎、肠炎、便秘、不孕症等病症。

腹通谷

针刺✔ 按摩✔ 艾灸✔ 拔罐✔ 刮痧✔

腹，指本穴位于腹部；通，通道、通孔也；谷，两山间的凹陷处也。本穴物质为阴都穴传来的水湿之气，至本穴后散热冷降而成为地部经水，经水由本穴的地部孔隙注入地之地部，故名腹通谷。

定位： 位于上腹部，在脐中上5寸，前正中线旁开0.5寸。

快速取穴： 取阴都穴，其直上1寸处便是腹通谷穴。

功效： 健脾和胃，宽胸养心。

主治： 适用于急慢性胃炎、消化不良、胃扩张、神经性呕吐、肋间神经痛、肺气肿、哮喘、心悸、心绞痛、眼结膜充血等病症。

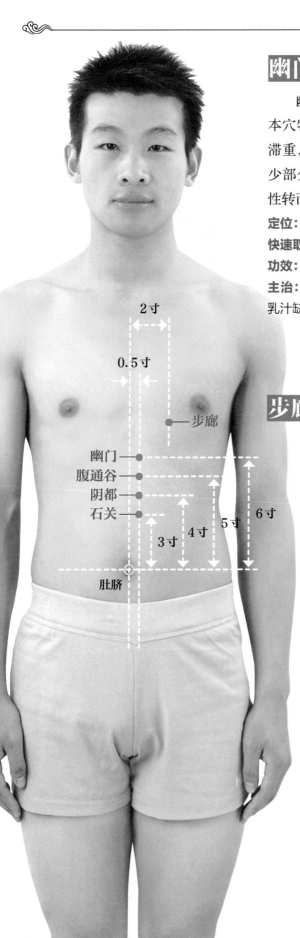

2寸

0.5寸

步廊

幽门
腹通谷
阴都
石关

6寸
5寸
4寸
3寸

肚脐

幽门　针刺✅ 按摩✅ 艾灸✅ 拔罐✅ 刮痧✅

幽，深长、隐秘或阴暗的通道；门，出入的门户。本穴物质为腹通谷穴传来的寒湿水气，因其性寒湿滞重，至本穴后，在外部传入之热的作用下只有极少部分水湿循经上行，肾经冲脉气血从此由寒湿之性转而变温热之性，故名幽门。

定位：位于上腹部，在脐中上 6 寸，前正中线旁开 0.5 寸。

快速取穴：取腹通谷穴，其直上 1 寸处便是幽门穴。

功效：健脾和胃，降逆止呕。

主治：适用于慢性胃炎、胃溃疡、神经性呕吐、乳腺炎、乳汁缺乏、妊娠呕吐等病症。

步廊　针刺✅ 按摩✅ 艾灸✅ 拔罐✅ 刮痧✅

步，步行也；廊，走廊也。本穴物质为幽门穴传来的寒湿水气，至本穴后，水气吸热胀散化风而行，风气吹刮地部的脾土微粒滚动向上，如人在走廊中行走一般，故名步廊。

定位：位于胸部，在第五肋间隙，前正中线旁开 2 寸。

快速取穴：先找到第五肋间隙，将第五肋间隙设为 X 轴；再于前正中线旁开 2 寸处做垂直线，设为 Y 轴，两轴相交处便是步廊穴。

功效：宽胸理气，止咳平喘。

主治：适用于支气管炎、哮喘、肋间神经痛、嗅觉减退、鼻炎、胃炎等病症。

神封

针刺✓ 按摩✓ 艾灸✓ 拔罐✓ 刮痧✓

　　神，与鬼相对，指穴内的物质为天部之气；封，封堵也。本穴物质为步廊穴传来的水湿风气，至本穴后，水湿风气势弱缓行并散热冷缩，大部分冷缩之气不能循经上行，如被封堵一般，故名神封。

定位：位于胸部，在第四肋间隙，前正中线旁开 2 寸。

快速取穴：先找到第四肋间隙，当前正中线旁开 2 寸处即是神封穴。

功效：宽胸理肺，降逆止呕。

主治：适用于肺炎、支气管炎、哮喘、胸膜炎、心动过速、乳腺炎等病症。

灵墟

针刺✓ 按摩✓ 艾灸✓ 拔罐✓ 刮痧✓

　　灵，神灵也，与鬼相对，所指为天部之气；墟，土丘或故城遗址，指穴内物质空虚荒无。水气至本穴后因受热而蒸升于上，穴内气血如同废墟一般，故名灵墟。

定位：位于胸部，在第三肋间隙，前正中线旁开 2 寸。

快速取穴：先找到第三肋间隙，当前正中线旁开 2 寸处即是灵墟穴。

功效：疏肝宽胸，肃降肺气。

主治：适用于支气管炎、哮喘、肋间神经痛、嗅觉减退、鼻炎、食欲不振、胸膜炎、乳腺炎等病症。

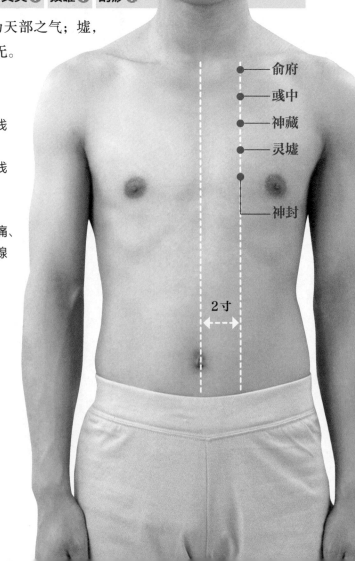

俞府

彧中

神藏

灵墟

神封

2寸

神藏

针刺✅ 按摩✅ 艾灸✅ 拔罐✅ 刮痧✅

神，与鬼相对，所指为天部之气；藏，收藏也，指气血物质由穴外汇入穴内。由于肾经部经脉无物传至本穴，经穴之外天部的冷缩水气因之汇入穴内，本穴如同神气的收藏之地，故名神藏。

定位： 位于胸部，在第二肋间隙，前正中线旁开2寸。

快速取穴： 先找到第二肋间隙，当前正中线旁开2寸处即是神藏穴。

功效： 宽胸理气，降逆平喘。

主治： 适用于感冒、支气管炎、支气管哮喘、肋间神经痛、呃逆、胸膜炎、消化不良等病症。

彧中

针刺✅ 按摩✅ 艾灸✅ 拔罐✅ 刮痧✅

彧，茂盛的样子；中，与外相对，指穴之内部。本穴物质为神藏穴上传的水气，至本穴后，水气吸热而化为充盛于穴内的阳气，肾经气血在此重又恢复其茂盛之状，故名彧中。

定位： 位于胸部，在第一肋间隙，前正中线旁开2寸。

快速取穴： 先找到第一肋间隙，当前正中线旁开2寸处即是彧中穴。

功效： 宽胸理气，止咳化痰。

主治： 适用于支气管炎、肋间神经痛、呃逆、胸膜炎、食欲不振等病症。

俞府

针刺✅ 按摩✅ 艾灸✅ 拔罐✅ 刮痧✅

俞，输也；府，体内脏腑也。本穴是肾经体内经脉与体表经脉在人体上部的交会点，彧中穴传来的湿热水气在本穴散热冷凝归降地部后由本穴的地部孔隙注入肾经的体内经脉，气血的流注方向是体内脏腑，故名俞府。

定位： 位于胸部，在锁骨下缘，前正中线旁开2寸。

快速取穴： 取平卧位，充分暴露胸部，当锁骨下缘，前正中线旁开2寸处，即为俞府穴。

功效： 和胃降逆，止咳平喘。

主治： 适用于支气管炎、哮喘、呼吸困难、神经性呕吐、食欲不振、胸膜炎等病症。

手厥阴经络与穴位

手厥阴经络包括手厥阴经脉、手厥阴络脉、手厥阴经别和手厥阴经筋。所属穴位包括天池、天泉、曲泽、郄门、间使、内关、大陵、劳宫、中冲，左右各9穴。

手厥阴经脉（手厥阴心包经）

经脉循行及速记歌诀

手厥阴经脉从胸中开始，浅出属心包，通过膈肌，经过胸部、上腹和下腹，依次联络三焦。

其支脉沿胸内出胁部，当腋下3寸处，向上到腋下，沿上臂内侧中线，行于手太阴与手少阴之间，进入肘中，下向前臂，走两筋，进入掌中，沿中指出于末端。掌中支脉从掌中分出后，沿无名指尺侧到指端，与少阳三焦经相接。

手厥阴心主起胸，属包下膈三焦宫，
支者循胸出胁下，胁下连腋三寸同，
仍上抵腋循臑内，太阴少阴两经中，
指透中冲支者别，小指次指络相通。

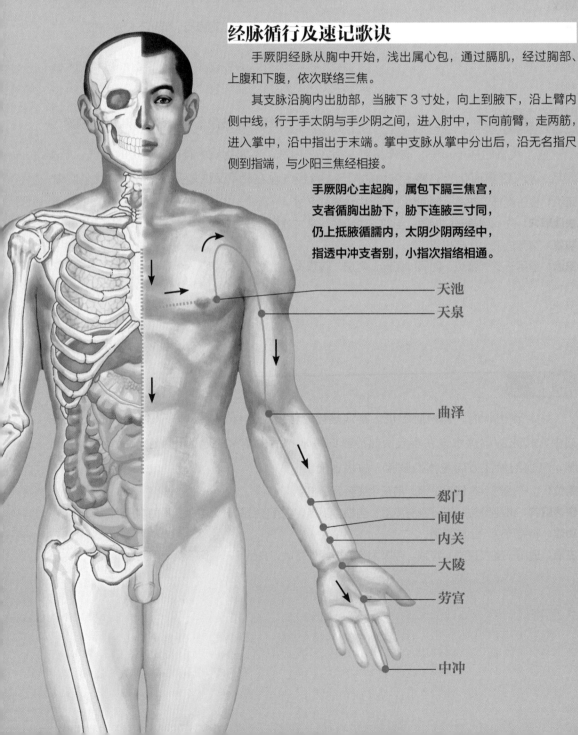

天池
天泉
曲泽
郄门
间使
内关
大陵
劳宫
中冲

穴位分寸歌

心络起自天池间，乳后旁一腋下三，
天泉绕腋下二寸，曲泽屈肘陷中参，
郄门去腕后五寸，间使腕后三寸然，
内关去腕后二寸，大陵掌后横纹间，
劳宫屈拳中指取，中指之末中冲端。

穴位速记歌

心包九穴天池近，天泉曲泽郄门认，
间使内关逾大陵，劳宫中冲中指尽。

手厥阴经别

手厥阴经别从手厥阴心包经的渊液穴下三寸处分出，进入胸中，分别连属上、中、下三焦，上循喉咙，出耳后，在耳后完骨下与手少阳三焦经汇合。

主治病症及速记歌诀

主治心胸烦闷、心痛、掌心发热等脏腑病及经脉病。

此经少气原多血，是动则病手心热，
肘臂挛急腋下肿，甚则胸胁支满结，
心中澹澹或大动，喜笑目黄面赤色，
所生病者为烦心，心痛掌热病之则。

手厥阴络脉

手厥阴络脉从内关穴处由手厥阴经分出。在腕横纹后两寸（内关）处，于掌长肌腱与桡侧腕屈肌腱之间分出，然后沿着手厥阴经循行部之浅层上行，联系心包络。

手厥阴络脉病候分为虚实两证：实证为心痛；虚证为头项强直、心烦，当取内关穴治之。

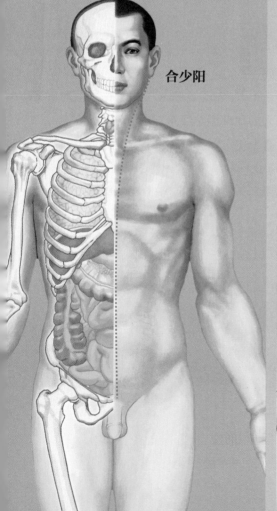

合少阳

手厥阴经筋

手厥阴经筋起于手中指，与手太阴经筋并行向上，结于肘部内侧，又经上臂内侧，结于腋下，向下分散在胁部前后。分支进入腋内后，散布胸中，结于贲。

手厥阴经筋发病，可现本经筋所循行、结聚的部位支撑不适，掣引、转筋，以及胸痛或成息贲病。

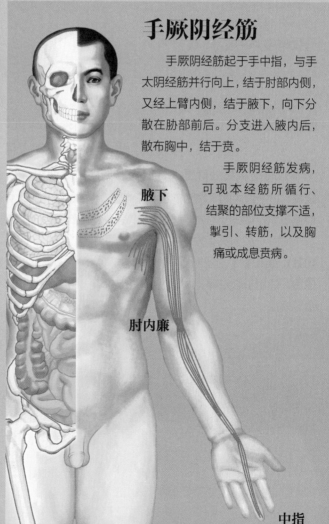

腋下

肘内廉

中指

天池

针刺✅ 按摩✅ 艾灸✅ 拔罐✅ 刮痧✅

天，天部也；池，储液之池也。本穴位于乳头外侧，而乳头为人体体表的高地势处，亦指本穴也位于高地势处，即天部，穴内物质又为心包募穴膻中穴传来的高温水气，至本穴后散热冷降为地部经水，本穴气血既处高位又为经水，故名天池。

定位： 位于胸部，在第四肋间隙，乳头外1寸，前正中线旁开5寸。

快速取穴： 取端坐位或直立位，充分暴露胸部。男性乳头水平，正对第四肋间隙，女性则为锁骨向下，数至第四肋间隙，再于前正中线旁开5寸处即是。

功效： 活血化瘀，宽胸理气。

主治： 适用于心绞痛、心外膜炎、乳腺炎、乳汁分泌不足、淋巴结结核、腋窝淋巴腺炎、肋间神经痛等病症。

主治歌诀

天池宽胸增乳液，
胸闷心烦痛胸胁。
乳汁不通及乳痈，
咳喘瘰疬肿在腋。

天池

5寸

天泉

针刺✅ 按摩✅ 艾灸✅ 拔罐✅ 刮痧✅

天，天部也；泉，泉水也。本穴物质为天池穴传来的地部温热经水，由天池穴上部传至本穴时是从高处落下，气血物质如同由天而降，故名天泉。

定位： 位于臂内侧，在腋前纹头下2寸，肱二头肌的长、短头之间。

快速取穴： 取端坐位或直立位，充分暴露上臂，在臂内侧肱二头肌的长、短头之间，在腋前纹头下2寸处，即为天泉穴。

功效： 宽胸理气，活血通脉。

主治： 适用于心绞痛、心动过速、心内膜炎、肋间神经痛、呃逆、支气管炎、上臂内侧痛、视力减退等病症。

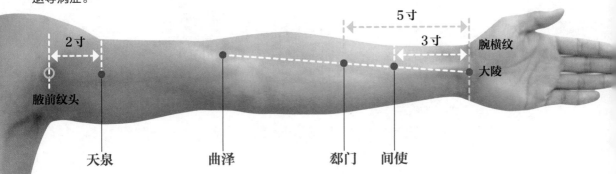

2寸   5寸   3寸   腕横纹   大陵
腋前纹头
天泉   曲泽   郗门   间使

曲泽

针刺✅ 按摩✅ 艾灸✅ 拔罐✅ 刮痧✅

曲，隐秘也；泽，沼泽也。本穴为心包经之穴，所处为南方之地，虽然心包经上、下二部经脉的经气在此汇合并散热冷降，表现出水的润下特征，但天泉穴下传本穴的经水仍为大量气化水湿，本穴如同热带沼泽一般生发气血，故名曲泽。

定位： 位于肘横纹中，在肱二头肌腱的尺侧缘。

快速取穴： 取平卧位，暴露上臂，在肘横纹中央，有一明显肌腱，为肱二头肌腱。以肘横纹为 x 轴，肱二头肌腱的内侧缘为 y 轴，两轴相交处即是曲泽穴。

功效： 清暑泄热，和胃降逆，清热解毒。

主治： 适用于心绞痛、风湿性心脏病、心肌炎、急性胃肠炎、支气管炎、中暑等病症。

主治歌诀

曲泽主治心痛惊，
身热烦渴肘挛疼。
兼治伤寒呕吐逆，
针灸同施立刻宁。

郄门

针刺✅ 按摩✅ 艾灸✅ 拔罐✅ 刮痧✅

郄，孔隙也；门，出入的门户也。本穴物质为曲泽穴传来的温热经水，行至本穴后由本穴的地部孔隙回流心包经的体内经脉，故名郄门。

定位： 位于前臂掌侧，在曲泽与大陵的连线上，腕横纹上 5 寸。

快速取穴： 先找到曲泽穴和大陵穴，在曲泽穴与大陵穴的连线上，腕横纹上 5 寸处即是郄门穴。

功效： 宁心安神，镇痛止血。

主治： 适用于心绞痛、心肌炎、风湿性心脏病、心悸、呃逆、癔病、精神病、乳腺炎、胸膜炎、胃出血等病症。

主治歌诀

郄门清心止出血，
心痛癫疾疔疮绝。

间使

针刺✅ 按摩✅ 艾灸✅ 拔罐✅ 刮痧✅

间，间接也；使，指使、派遣也。本穴物质为郄门穴传来的地部经水，行至本穴后，经水逐步降温，生发出心火所克的肺金特性的凉性水气，如被它物间接的指使一般，故名间使。

定位： 位于前臂掌侧，在曲泽与大陵的连线上，腕横纹上 3 寸，掌长肌腱与桡侧腕屈肌腱之间。

快速取穴： 在曲泽穴和大陵穴的连线上，腕横纹上 3 寸处做一水平线，设为 x 轴；握拳稍向手掌侧屈曲，手臂掌侧会出现两条明显的肌腱，两肌腱之间做一垂直线，设为 y 轴，两轴相交处即是间使穴。

功效： 宽胸和胃，清心安神。

主治： 适用于风湿性心脏病、心绞痛、心肌炎、癫痫、精神分裂症、手麻木、感冒、咽喉炎、胃炎、荨麻疹、子宫内膜炎等病症。

主治歌诀

间使主治脾寒证，
九种心疼疟渴生。
兼治瘰疬生项下，
左右针灸自然平。

内关

针刺✅　按摩✅　艾灸✅　拔罐✅　刮痧✅

内，内部也；关，关卡也。本穴物质为间使穴传来的地部经水，流至本穴后由本穴的地部孔隙从地之表部注入心包经的体内经脉，心包经体内经脉经水的气化之气无法从本穴的地部孔隙外出体表，如被关卡阻挡一般，故名内关。

定位： 位于前臂掌侧，在曲泽与大陵的连线上，腕横纹上 2 寸，掌长肌腱与桡侧腕屈肌腱之间。

快速取穴： 在曲泽穴和大陵穴的连线上，腕横纹上 2 寸处做一水平线，设为 x 轴；再如上法，在掌长肌腱与桡侧腕屈肌腱之间做一垂直线，设为 y 轴，两轴相交处即为内关穴。

功效： 宁心安神，和胃和逆，理气镇痛。

主治： 适用于风湿性心脏病、心绞痛、心肌炎、心动过速、心动过缓、心律不齐、高血压、失眠、头痛、咳嗽、哮喘等病症。

主治歌诀
内关主刺气块攻， 兼灸心胸胁疼痛。 劳热疟疾审补泻， 金针抽动立时宁。

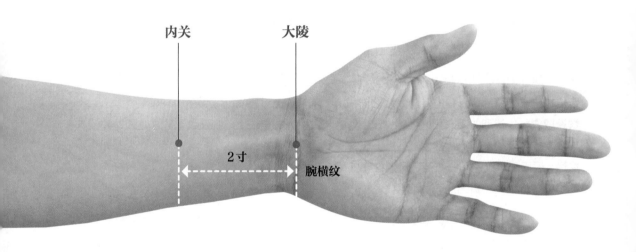

内关　　　大陵　　　2寸　　　腕横纹

大陵

针刺✅　按摩✅　艾灸✅　拔罐✅　刮痧✅

大，与小相对，大也；陵，丘陵也、土堆也。本穴物质为内关穴下传的经水与脾土的混合物，至本穴后，脾土物质堆积如山，如丘陵一般，故名大陵。

定位： 位于腕掌横纹的中点处，在掌长肌腱与桡侧腕屈肌腱之间。

快速取穴： 伸出手臂，在手掌与手臂连接处，最靠近手掌的横纹，即为腕横纹。在腕横纹的中点处，掌长肌腱与桡侧腕屈肌腱之间即是大陵穴。

功效： 宁心安神，和营通络，宽胸和胃。

主治： 适用于心肌炎、心动过速、神经衰弱、失眠、癫痫、精神分裂症、胃炎、胃出血、腕关节及周围软组织疾患、足跟痛、咽炎、腋淋巴结炎、疮疡等病症。

主治歌诀
大陵宽胸和胃腑， 心痛癫狂笑不休， 疮疡口臭足跟痛， 肘臂挛痛及呕吐。

劳宫

针刺✓ 按摩✓ 艾灸✓ 拔罐✓ 刮痧✓

劳，劳作也；宫，宫殿也。本穴物质为中冲穴传来的高温干燥之气，行至本穴后，此高温之气传热于脾土使脾土中的水湿亦随之气化，穴内的地部脾土未受其气血之生，反而付出其湿，如人之劳作付出一般，故名劳宫。

定位：位于手掌心，在第二、第三掌骨之间偏于第三掌骨，握拳屈指时中指尖处。

快速取穴：自然握拳，中指尖与掌心接触的地方即是劳宫穴。

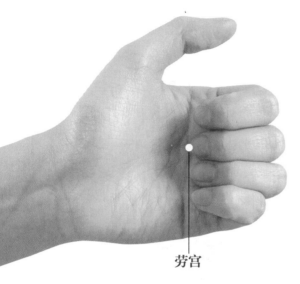

劳宫

功效：清心泄热，开窍醒神。

主治：适用于脑血管意外昏迷、中暑、癔病、精神病、小儿惊厥、吞咽困难、黄疸、食欲不振、口腔炎、牙龈炎、手癣、手指麻木、高血压等病症。

主治歌诀

痰火胸疼刺劳宫，
小儿口疮针自轻。
兼刺鹅掌风证候，
先补后泻效分明。

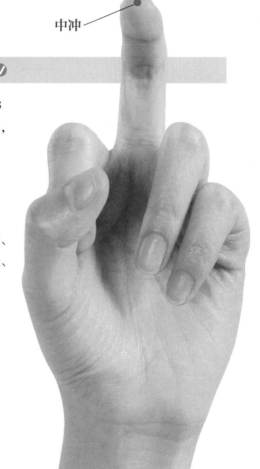

中冲

中冲

针刺✓ 按摩✓ 艾灸✓ 拔罐✓ 刮痧✓

中，与外相对，指穴内物质来自体内心包经；冲，冲射之状也。本穴物质为体内心包经的高热之气，在由体内外出体表时是冲射之状，故名中冲。

定位：位于手中指末节尖端中央。

快速取穴：在手中指靠近指甲处，中指尖端中央。

功效：苏厥开窍，清心泄热。

主治：适用于昏迷、休克、脑溢血、中暑、癔病、癫痫、小儿惊风、高血压、心绞痛、心肌炎、小儿消化不良、舌炎、结膜炎等病症。

主治歌诀

中冲苏厥泄热惊，
中风晕厥惊风宁。
舌强不语心烦痛，
溺水中暑夜啼轻。

手少阳经络与穴位

手少阳经络包括手少阳经脉、手少阳络脉、手少阳经别和手少阳经筋。所属穴位包括关冲、液门、中渚、阳池、外关、支沟、会宗、三阳络、四渎、天井、清泠渊、消泺、臑会、肩髎、天髎、天牖、翳风、瘛脉、颅息、角孙、耳门、耳和髎、丝竹空，左右各23穴。

手少阳经脉（手少阳三焦经）

经脉循行及速记歌诀

循行部位起于无名指尺侧端，向上沿环指尺侧至手背，出于前臂伸侧两骨之间，向上通过肘尖，沿上臂外侧，向上通过肩部，交出足少阳经的后面，进入缺盆，分布于膻中，散络于心包，通过膈肌，属于上中下三焦。

第一条支脉从膻中上行，出锁骨上窝，上向后项，连耳后，直上出耳上方，弯下向面颊，至眼下。第二条支脉从耳后进入耳中，出走耳前，经过上关前，交面颊，到外眼角接足少阳胆经。

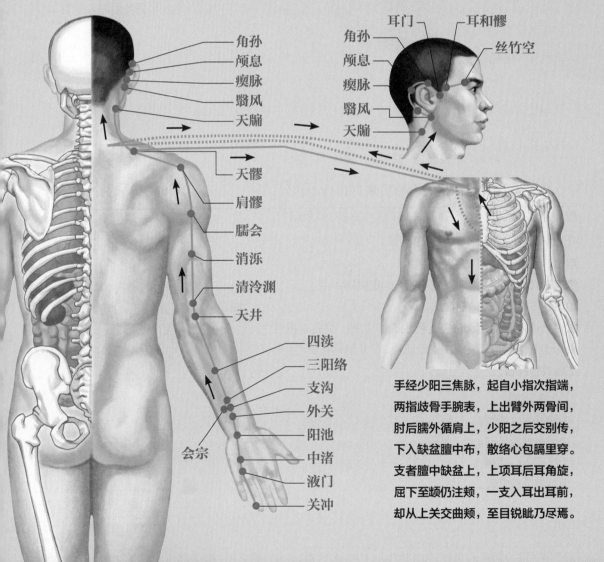

手经少阳三焦脉，起自小指次指端，
两指歧骨手腕表，上出臂外两骨间，
肘后臑外循肩上，少阳之后交别传，
下入缺盆膻中布，散络心包膈里穿。
支者膻中缺盆上，上项耳后耳角旋，
屈下至颐仍注颊，一支入耳出耳前，
却从上关交曲颊，至目锐眦乃尽焉。

穴位分寸歌

无名外侧端关冲，液门小次指陷中，
中渚液门上一寸，阳池腕前表陷中，
外关腕后二寸陷，关上一寸支沟名，
支沟横外取会宗，空中一寸用心攻，
斜上一寸三阳络，肘前五寸四渎称，
天井肘外大骨后，肘上一寸骨罅中，
井上一寸清泠渊，消泺臂肘分肉端，
臑会肩端前三寸，肩髎臑上陷中看，
天髎肩井后一寸，天牖耳下一寸间，
翳风耳后尖角陷，瘈脉耳后青脉看，
颅息青络脉之上，角孙耳上发下间，
耳门耳前缺处陷，和髎横动脉耳前，
欲觅丝竹空何在，眉后陷中仔细观。

穴位速记歌

手少三焦所从经，二十三穴起关冲，
液门中渚阳池历，外关支沟会宗逢，
三阳络入四渎内，注于天井清泠中，
消泺臑会肩髎穴，天髎天牖经翳风，
瘈脉颅息角耳门，和髎上行丝竹空。

主治病症及速记歌诀

　　主治头痛、目赤痛、牙痛、口眼
喝斜、耳鸣耳聋、咽喉肿痛等五官病
症及失眠、昏厥等神志病，还有颈肩
背痛、糖尿病等病症。

　　此经少血还多气，是动耳鸣喉肿痹，
所生病者汗自出，耳后痛兼目锐眦，
肩臑肘臂外皆疼，小指次指亦如废。

手少阳络脉

　　手少阳络脉从腕上二寸的外关
穴处分出，绕行臂膊外侧，向上进
入胸中与手厥阴心包经相合。

　　手少阳络脉若发生病变，实则
肘关节挛缩不伸；虚则纵缓不收。

手少阳经别

　　手少阳经别从头部
手少阳三焦经的头颠部
分出，向下进入缺盆（锁
骨上窝），历经上、中、
下三焦，散布于胸中。

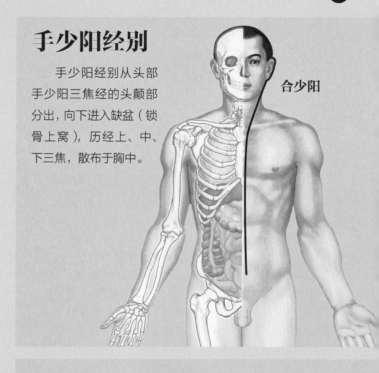

合少阳

手少阳经筋

　　手少阳经筋起于无名指端，结于腕背，沿臂上行后结
于肘尖部位，又经上臂外侧上肩、颈，与手太阳的经筋相
合；其分支从下颌角部进入，沿耳前，属目外眦，上过额，
结于头角。

　　手少阳经筋
发病，可见本经
筋循行部位支撑
不适，转筋掣引，
以及舌卷。

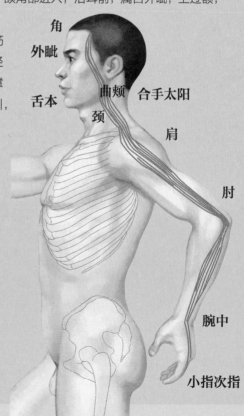

角
外眦
舌本
曲颊
合手太阳
颈
肩
肘
腕中
小指次指

关冲

针刺✅　按摩✅　艾灸✅　拔罐✅　刮痧✅

关，关卡也；冲，冲射之状也。本穴物质为来自三焦经体内经脉外冲而出的温热水气，而液态物由于压力不足不能外出体表，如被关卡一般，故名关冲。

定位： 位于手无名指末节尺侧，距指甲根角 0.1 寸处。

快速取穴： 无名指伸直，先确定靠近小指侧的指甲角，旁开 0.1 寸处，即为关冲穴。

功效： 泄热开窍，清利头目。

主治： 适用于头痛、喉炎、结膜炎、角膜白斑、脑血管病、热病、小儿消化不良等病症。

主治歌诀
关冲开窍利喉舌， 中风热病头痛恶。 咽痛目赤耳聋鸣， 心烦口苦目翳射。

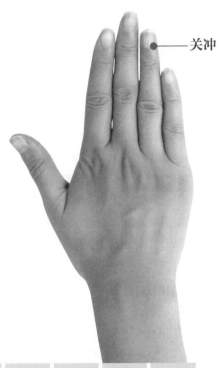

关冲

液门

针刺✅　按摩✅　艾灸✅　拔罐✅　刮痧✅

液，液体也，经水也；门，出入的门户。本穴物质为关冲穴传来的凉湿水气，凉湿水气至此之后则快速散热冷却，冷却后的水湿归降地部，故名液门。

定位： 位于手背部，第四、第五指间赤白肉际处。

快速取穴： 自然握拳，找到手背第四、第五掌指关节，在两个关节中点前，皮肤颜色深浅交界处即是液门穴。

功效： 清头目，利三焦，通络止痛。

主治： 适用于头痛、咽喉炎、耳疾、齿龈炎、角膜白斑、疟疾、前臂肌痉挛或疼痛、手背痛、颈椎病、肩关节周围炎、精神疾患等病症。

主治歌诀
液门主治喉龈肿， 手臂红肿出血灵。 又治耳聋难得睡， 刺入三分补自宁。

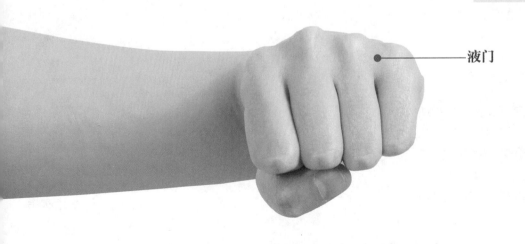

液门

中渚

针刺✅ 按摩✅ 艾灸✅ 拔罐✅ 刮痧✅

中，与外相对，指本穴内部；渚，水中的小块陆地或水边之意。本穴物质为液门穴传来的水湿之气，至本穴后，随水湿风气扬散的脾土尘埃在此冷降归地，并形成了经脉水道旁边的小块陆地，故名中渚。

定位：位于手背第四、第五掌指关节后方凹陷中，液门穴直上1寸处。

快速取穴：自然握拳，找到手背第四、第五掌指关节，在两个关节中点后的凹陷处，即是中渚穴。

功效：清热通络，开窍益聪。

主治：适用于神经性耳聋、聋哑症、头痛头晕、喉头炎、角膜白斑、喉痹、肩背部筋膜炎等劳损性疾病、肋间神经痛、肘腕关节炎等病症。

主治歌诀

中渚主治肢木麻，
战振蜷挛力不加。
肘臂连肩红肿痛，
手背痈毒治不发。

中渚

阳池

针刺✅ 按摩✅ 艾灸✅ 拔罐✅ 刮痧✅

阳，天部阳气也；池，屯物之器也。本穴物质为中渚穴传来的弱小水湿之气，至本穴后，受外部传入之热，此水气吸热胀散而化为阳热之气，如阳气生发之池，故名阳池。

定位：位于腕背部横纹中，指伸肌腱的尺侧凹陷处。

快速取穴：手掌伸直，向手背方向用力微微弯曲，可以在腕背横纹中看到明显的指伸肌腱，在该肌腱的小指侧凹陷处，即为阳池穴。

功效：清热泻火，疏通经络。

主治：适用于耳聋、目红肿痛、喉痹、手腕部损伤、前臂及肘部疼痛、颈肩部疼痛、流行性感冒、风湿病、糖尿病等病症。

主治歌诀

阳池主治消渴病，
口干烦闷疟热寒。
兼治折伤手腕痛，
持物不得举臂难。

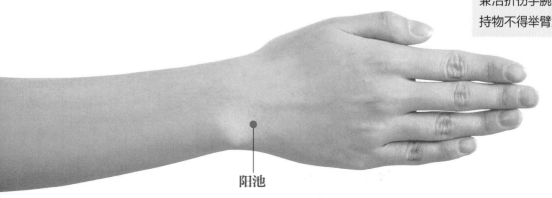

阳池

外关

针刺✓　按摩✓　艾灸✓　拔罐✓　刮痧✓

　　外，外部也；关，关卡也。本穴物质为阳池穴传来的阳热之气，行至本穴后因吸热而进一步胀散，胀散之气由穴内出于穴外，穴外的气血物质无法入于穴内，外来之物如被关卡一般，故名外关。

定位： 位于手背腕横纹上 2 寸，尺桡骨之间，阳池与肘尖的连线上。

快速取穴： 在前臂背侧，腕背横纹上 2 寸处做一水平线，设为 X 轴；在手臂背侧可以摸到两条明显的骨头，在两骨之间做一垂直线，设为 Y 轴，两轴相交处即为外关穴。

功效： 清热解表，通经活络。

主治： 适用于目赤肿痛、耳鸣、耳聋、鼻出血、牙痛、上肢关节炎、急性腰扭伤、腹痛便秘、感冒、高血压、偏头痛等病症。

主治歌诀
外关主治脏腑热， 肘臂胁肋五指疼。 瘰疬结核连胸颈， 吐衄不止血妄行。

支沟

针刺✓　按摩✓　艾灸✓　拔罐✓　刮痧✓

　　支，树枝的分叉也；沟，沟渠也。本穴物质为外关穴传来的阳热之气，水湿较少，至本穴后又因进一步的吸热而胀散为高压之气，此气按其自身的阳热特性循三焦经经脉渠道向上、向外而行，扩散之气亦如树之分叉，故名支沟。

定位： 位于手背腕横纹上 3 寸，尺骨与桡骨之间，阳池与肘尖的连线上。

快速取穴： 暴露前臂，在前臂背侧，腕背横纹上 3 寸，尺骨与桡骨之间，即为支沟穴。

功效： 疏调三焦，通腑降逆。

主治： 适用于习惯性便秘、耳聋、耳鸣、呕吐、泄泻、经闭、产后乳汁分泌不足、上肢麻痹瘫痪、肩背部软组织损伤、急性腰扭伤等病症。

主治歌诀
支沟中恶卒心痛， 大便不通胁肋疼。 能泻三焦相火盛， 兼治血脱晕迷生。

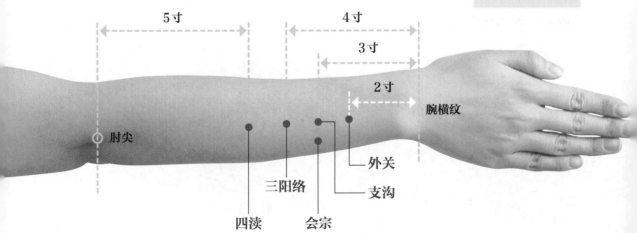

会宗

针刺✅　按摩✅　艾灸✅　拔罐✅　刮痧✅

会，会合也；宗，祖宗也，为老、为尊、为长也，此指穴内物质为天之天部的阳气。本穴物质为三焦经的天部阳气会合而成，所处为天之天部，如宗气之所汇，故名会宗。

定位： 位于前臂背侧，当腕背横纹上3寸，支沟穴的尺侧，尺骨的桡侧缘取穴。

快速取穴： 在腕背横纹上3寸，支沟穴尺侧，尺骨的桡侧缘，即为会宗穴。

功效： 清利三焦，安神定志，疏通经络。

主治： 适用于耳聋、耳鸣、癫痫、上肢肌肤痛等病症。

三阳络

针刺✅　按摩✅　艾灸✅　拔罐✅　刮痧✅

三阳，指手三阳经的气血物质；络，联络之意。本穴由于会宗穴传来的气血为由阳变阴的寒湿之气，穴内温压呈下降之状，手阳明、太阳的天部阳气因而汇入穴内，本穴有联络手三阳经气血的作用，故名三阳络。

定位： 位于前臂背侧，手背腕横纹上4寸，尺骨与桡骨之间。

快速取穴： 暴露前臂，在前臂背侧，腕背横纹上4寸，尺骨与桡骨之间即是三阳络穴。

功效： 舒筋通络，解表清热。

主治： 适用于龋齿牙痛、手臂痛不能上举、恶寒发热、耳鸣、咽喉炎、无汗、内伤、脑血管病后遗症、眼病、失语等病症。

四渎

针刺✅　按摩✅　艾灸✅　拔罐✅　刮痧✅

四，数量词；渎，小沟渠也。本穴物质为三阳络穴传来的水湿云气，在本穴的变化为部分水湿冷降归地，降地之水形成向穴外流溢的数条小沟渠之状，故名四渎。

定位： 位于前臂背侧，肘尖下方5寸，在阳池穴与肘尖的连线上，尺骨与桡骨之间。

快速取穴： 找到阳池穴，屈肘，找到肘尖。在阳池穴与肘尖的连线上，肘尖下5寸处，尺骨与桡骨之间，便是四渎穴。

功效： 开窍聪耳，清利咽喉。

主治： 适用于耳聋、牙痛、咽喉痛、偏头痛、上肢麻痹瘫痪、眩晕、肾炎等病症。

主治歌诀
四渎可止偏头痛， 小便不利及水肿。 利水通窍兼理气， 咽梗耳病及暴聋。

天井

针刺✅ 按摩✅ 艾灸✅ 拔罐✅ 刮痧✅

天，天部也；井，孔隙通道也。本穴物质为四渎穴传来的水湿之气，至本穴后为聚集之状，其变化为散热冷缩并从天之上部降至天之下部，气血的运行变化如从天井的上部落下一般，故名天井。

定位： 位于上臂外侧，屈肘时，肘尖直上1寸凹陷处。

快速取穴： 以手叉腰，肘尖（尺骨鹰嘴）后上方直上1寸的凹陷中，即是天井穴。

功效： 行气散结，安神通络。

主治： 适用于眼睑炎、扁桃腺炎、外眼角红肿、咽喉疼痛、中风、抑郁症、支气管炎、颈淋巴结结核、心痛、胸痛、偏头痛、颈项痛、肘关节及上肢软组织损伤、落枕等病症。

主治歌诀
天井主泻瘰疬疹，偏头癫痫可安神。

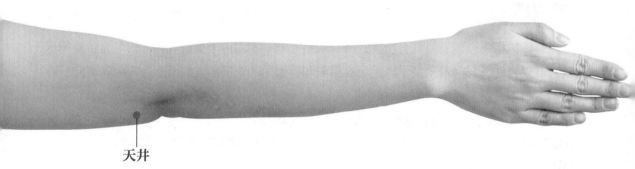

天井

清冷渊

针刺✅ 按摩✅ 艾灸✅ 拔罐✅ 刮痧✅

清，清静也；泠，寒冷也；渊，深渊也。本穴物质为天井穴传来的水湿云气，至本穴后进一步散热冷降，冷降后的水湿云气位于天之下部，如固定不变的寒冷深渊一般，故名清冷渊。

定位： 位于上臂外侧，屈肘，在肘尖直上2寸，即天井穴上1寸。

快速取穴： 在天井穴直上1寸处即是清冷渊穴。

功效： 疏散风寒，通经止痛。

主治： 适用于头晕头痛、目痛目赤、肩臂痛不能举、肘痛不能屈伸等病症。

消泺

针刺✅ 按摩✅ 艾灸✅ 拔罐✅ 刮痧✅

消，溶解、消耗也；泺，水名，湖泊之意。本穴物质为清冷渊穴传来的滞重水湿云气，至本穴后，水湿云气消解并化雨降地，降地之雨在地之表部形成湖泊，故名消泺。

定位： 位于外侧，在清冷渊穴与臑会穴连线的中点处。

快速取穴： 屈肘，清冷渊与臑会的连线中点处即是消泺穴。

功效： 清热安神，活络止痛。

主治： 适用于头晕头痛、颈项强痛、臂痛、背肿、牙痛等病症。

臑会

针刺✓ 按摩✓ 艾灸✓ 拔罐✓ 刮痧✓

臑，动物的前肢也，此指穴内物质为天部的阳气；会，会合也。天部阳气在本穴的变化为散热冷缩。由于穴内气血的变化是冷降收引，多气多血的手阳明经天部阳气因而汇入穴内，而本穴又位于手臂，故名臑会。

定位： 位于臂外侧，在肘尖与肩髎穴的连线上，肩髎穴下3寸，三角肌的后缘。

快速取穴： 屈肘，当臂外展时，肩峰后下方凹陷处下3寸，三角肌后下缘，当肱骨尺侧缘处便是臑会穴。

功效： 化痰散结，通络止痛。

主治： 适用于甲状腺肿大、淋巴结结核、目疾、肩胛疼痛、腋下痛等病症。

肩髎

针刺✓ 按摩✓ 艾灸✓ 拔罐✓ 刮痧✓

肩，指穴在肩部也；髎，孔隙也。本穴物质为臑会穴传来的天部阳气，至本穴后因散热吸湿而化为寒湿的水湿云气，水湿云气冷降后归于地部，冷降的雨滴如从孔隙中漏落一般，故名肩髎。

定位： 位于肩部，肩髃后方，在肩关节外展时于肩峰后下方呈现凹陷处。

快速取穴： 上臂外展平举，肩关节部出现两个凹陷窝，后面一个凹陷窝便是肩髎穴。

功效： 祛风湿，通经络。

主治： 适用于荨麻疹、肩关节周围炎、脑血管病后遗症、胸膜炎、肋间神经痛等病症。

主治歌诀
肩髎止痛利关节， 肩痛臂酸经凝结。

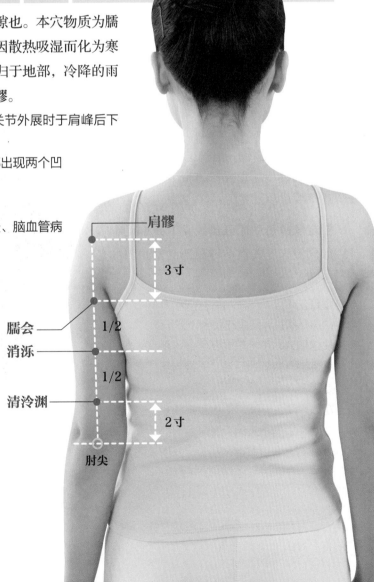

肩髎

3寸

臑会

1/2

消泺

1/2

清泠渊

2寸

肘尖

天髎　针刺✓　按摩✓　艾灸✓　拔罐✓　刮痧✓

天，指穴内物质所在为天部；髎，孔隙也。肩髎穴传来的水湿之气在本穴散热而化雨冷降为地部经水，冷降的雨滴如从孔隙中漏落一般，故名天髎。

定位： 位于肩胛部，肩井穴与曲垣穴的中间。

快速取穴： 上在肩胛部，摸到肩胛骨上角，在其上方的凹陷处，即为天髎穴。

功效： 祛风除湿，通经止痛。

主治： 适用于颈项强痛、缺盆肿痛、肩臂痛、胸中烦满、热病无汗、发热恶寒、颈椎病、落枕、肩背部疼痛等病症。

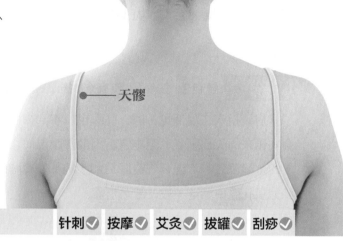

天髎

天牖　针刺✓　按摩✓　艾灸✓　拔罐✓　刮痧✓

天，天部也，阳气也；牖，窗户也。本穴物质一为肩髎穴吸热上行的少许水气，二为穴外天部汇入的少许水气，水湿之气吸热后循三焦经直上天部，本穴如同三焦经气血上行天部的窗户，故名天牖。

定位： 位于颈侧部，乳突的后方直下，平下颌角，胸锁乳突肌的后缘。

快速取穴： 正坐位或侧卧位，平下颌角，项后胸锁乳突肌的后缘，天容与天柱之间，即是天牖穴。

功效： 清头明目，通经活络。

主治： 适用于头痛头晕、目痛面肿、暴聋耳鸣、鼻出血、咽炎、颈肩背部痉挛强直、多梦等病症。

天牖

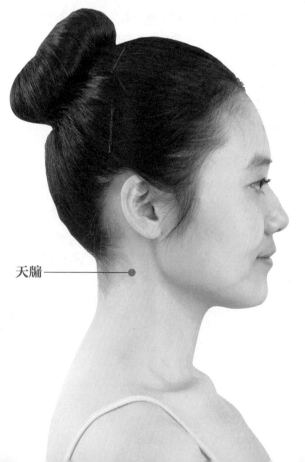

翳风

针刺☑ 按摩☑ 艾灸☑ 拔罐☑ 刮痧☑

翳，用羽毛做的华盖也，为遮蔽之物，此指穴内物质为天部的卫外阳气；风，穴内之气为风行之状也。本穴物质为天牖穴传来的热胀风气，至本穴后，热胀风气势弱缓行而化为天部的卫外阳气，卫外阳气由本穴以风气的形式输向头之各部，故名翳风。

定位： 位于耳垂后，在乳突与下颌骨之间的凹陷处。

快速取穴： 头部偏向一侧，将耳垂下压，其所覆盖范围中的凹陷处即是翳风穴。

功效： 聪耳通窍，散风泄热。

主治： 适用于耳聋、耳鸣、头痛、牙痛、腮腺炎、口眼㖞斜、甲状腺肿、面神经麻痹、呃逆等病症。

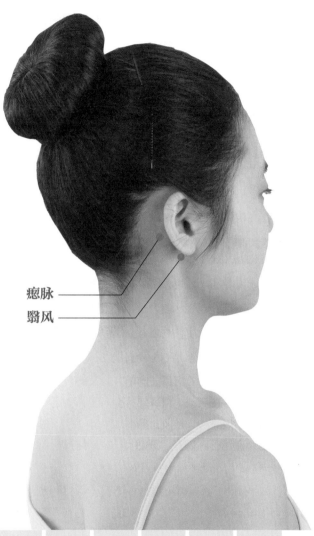

瘈脉 ——
翳风 ——

主治歌诀

翳风消肿止风疼，
面瘫面痉耳聋鸣，
齿痛痄腮及口噤，
兼刺瘰疬项下生。

瘈脉

针刺☑ 按摩☑ 艾灸☑ 拔罐☑ 刮痧☑

瘈，指犬的发狂之状，此指穴内气血为急速运行之状；脉，脉气也，经脉中的气血也。本穴物质为颅息穴下传而来的水湿之气和翳风穴上传的阳热风气，二者相会后，水湿之气吸热并急速胀散冲出穴外，气之外冲如犬发狂时的狂奔之状，故名瘈脉。

定位： 位于头部，耳后乳突中央，在角孙穴至翳风穴之间，沿耳轮连线的中、下 1/3 交点处。

快速取穴： 在耳后，先找到角孙穴，再找到翳风穴，角孙穴至翳风穴之间，沿耳轮做连线，该连线的中、下 1/3 处即是瘈脉穴。

功效： 息风解痉，活络通窍。

主治： 适用于耳聋、耳鸣、头痛、小儿惊风、视物不清、呕吐、泄泻、惊恐等病症。

主治歌诀

瘈脉放血治儿惊，
头痛泄痢目不明。

颅息

针刺✅　按摩✅　艾灸✅　拔罐✅　刮痧✅

颅，头盖骨也、肾主之水也，此指天部的冷降水气；息，停息也。颅息名意指三焦经的天部之气在此收引冷降。本穴物质为角孙穴传来的天部水湿之气，至本穴后其变化为进一步的散热冷降，如风停气止之状，故名颅息。

定位： 位于头部，在角孙穴至翳风穴之间，沿耳轮连线的上、中 1/3 交点处。

快速取穴： 沿耳轮做角孙穴至翳风穴之间连线，该连线的上、中 1/3 处即是颅息穴。

功效： 通窍聪耳，退热镇惊。

主治： 适用于耳聋、耳鸣、中耳炎、头痛、视网膜出血、小儿惊风、瘛疭、呕吐、哮喘等病症。

角孙

针刺✅　按摩✅　艾灸✅　拔罐✅　刮痧✅

角，耳也，肾也，此指穴内物质为天部的收引之气。孙，火也，角为之水，则孙为之火也，此指穴内物质为天之天部的气态物。本穴为三焦经经脉中的最高点，三焦经无气血传至本穴，本穴气血为空虚之状，足太阳膀胱经外散的寒湿水气夹带着足少阳胆经的外散水湿风气因而汇入穴内，穴内气血既处火所在的天之天部，又表现出肾水的润下特征，故名角孙。

定位： 位于头部，折耳郭向前，在耳尖直上，入发际处。

快速取穴： 在头部，将耳郭折叠向前，找到耳尖。当耳尖直上入发际处，即为角孙穴。

功效： 清热消肿，散风止痛。

主治： 适用于腮腺炎、牙龈炎、视神经炎、视网膜出血、眼疾、目痛、头痛等病症。

主治歌诀

角孙专主痄腮生，
目翳齿肿耳肿鸣。

耳门

针刺✅　按摩✅　艾灸✅　拔罐✅　刮痧✅

耳，穴内气血作用的部位为耳也；门，出入的门户也。本穴物质为角孙穴传来的水湿之气，至本穴后，水湿之气化雨冷降为地部经水并循耳孔流入体内，本穴如同三焦经气血出入耳的门户，故名耳门。

定位： 位于面部，在耳屏上切迹的前方、下颌骨髁状突后缘，张口有凹陷处。

快速取穴： 在面部，先找到耳屏。当耳屏上缘的前方，张口有凹陷处，即为耳门穴。

功效： 开窍聪耳，泄热活络。

主治： 适用于耳聋耳鸣、中耳炎、牙痛、下颌关节炎、口周肌肉痉挛等病症。

主治歌诀

耳门耳聋聤耳病，
颈颌疖疮牙痛宁。

耳和髎

针刺 ✓ **按摩** ✓ **艾灸** ✓ **拔罐** ✓ **刮痧** ✓

本穴物质中一方面是耳门穴传来的水湿之气，其量少，其性收引，另一方面是足少阳胆经和手太阳小肠经传入本穴的湿冷水气，两气交会后在本穴的变化为化雨冷降，所降之雨如从孔隙中漏落一般，故名耳和髎。

定位： 位于头侧部，在鬓发后缘，平耳郭根之前方，颞浅动脉后缘。

快速取穴： 头侧部找到鬓发后缘，做垂直线，设为Ｙ轴；耳郭根部做水平线，设为Ｘ轴，两轴相交处即为耳和髎穴。

功效： 祛风通络，解痉止痛。

主治： 适用于耳鸣、流涕、头痛、颊肿、面瘫、面肌痉挛、耳炎、鼻炎等病症。

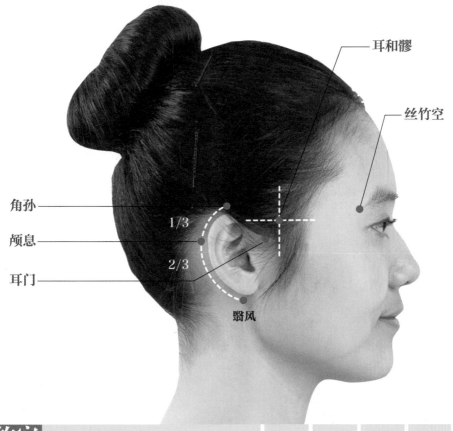

耳和髎
丝竹空
角孙
颅息
1/3
2/3
耳门
翳风

丝竹空

针刺 ✓ **按摩** ✓ **艾灸** ✗ **拔罐** ✓ **刮痧** ✓

丝竹，古指弦乐器，八音之一，此指气血的运行有如声音飘然而至；空，空虚也。本穴为三焦经终点之穴，由于耳和髎穴传至本穴的气血极为虚少，穴内气血为空虚之状，穴外天部的寒湿水气因而汇入穴内，穴外的寒湿水气如同天空中的声音飘然而至，故名丝竹空。

定位： 位于面部，在眉梢凹陷处。

快速取穴： 在面部，眉毛外侧缘眉梢凹陷处，便是丝竹空穴。

功效： 清热明目，镇惊安神。

主治： 适用于头痛眩晕、眼结膜炎、电光性眼炎、视神经萎缩、角膜白斑、面神经麻痹等病症。

主治歌诀
丝竹空穴治头风， 面瘫癫痫目赤痛。

足少阳经络与穴位

足少阳经络包括足少阳经脉、足少阳络脉、足少阳经别和足少阳经筋。其所属穴位包括从瞳子髎到足窍阴，左右各 44 个穴位。

足少阳经脉（足少阳胆经）

经脉循行及速记歌诀

足少阳经脉从外眼角开始，上行到额角，再折向上行，经额部至眉上，又向后折至枕部，沿颈下行至肩上，左右交会并与督脉相会于大椎穴，前行进入缺盆。

第一条支脉从耳后进入耳中，走耳前，至外眼角后。第二条支脉从外眼角分出，下走大迎，会合手少阳三焦经，至眼下。下边经过颊车，下行颈部，会合于缺盆。由此下向胸中，通过膈肌，络于肝，属于胆。沿胁里，出于气街，绕阴部毛际，横向进入髋关节部。

直行主干从缺盆下行到腋下，沿胸侧，过季胁，向下会合于髋关节部。由此向下，沿大腿外侧，出膝外侧，下向腓骨之前，直下到腓骨下端，下出外踝之前，沿足背进入第四趾外侧。直行脉的分支从足背分出，沿第一、第二跖骨间，出大趾端，回转来通过爪甲，出于趾背毫毛部，接足厥阴肝经。

足脉少阳胆之经，始从两目锐眦生，
抵头循角下耳后，脑空风池次第行，
手少阳前至肩上，交少阳后上缺盆，
支者耳后贯耳内，出走耳前锐眦循，
一支锐眦大迎下，合手少阳抵项根，
下加颊车缺盆合，入胸贯膈络肝经，
属胆仍从胁里过，下入气街毛际萦，
横入髀厌环跳内，直者缺盆下腋膺，
过季胁下髀厌内，出膝外廉是阳陵，
外辅绝骨踝前过，足跗小指次趾分，
上支别从大趾去，三毛之际接肝经。

穴位分寸歌

足少阳兮四十四，头上廿穴分三折，
起自瞳子至风池，积数陈之依交第。
外眦五分瞳子髎，耳前陷中寻听会，
上关颧弓上缘取，内斜曲角上颔厌，
悬厘悬颅等分取，曲鬓耳前上发际，
率谷入发寸半安，天冲耳后斜二寸，
浮白下行一寸间，乳突后上窍阴取，
完骨乳突后下取，本神神庭旁三寸，
入发五分耳上系，阳白眉上一寸许，
入发五分是临泣，目窗正营及承灵，
一寸一寸寸半取，脑空池上平脑户，
风池耳后发陷中。肩井肩上陷中取，
大骨之前寸半明，渊液腋下行三寸，
辄筋复前一寸行，日月乳下二肋缝，
京门十二肋骨端。带脉平脐肋下连，
五枢髂前上棘前，前下五分维道还，
居髎髂前转子取，环跳髀枢宛中陷，
风市垂手中指终。膝上五寸中渎穴，
膝上两寸阳关寻，阳陵腓头前下住，
阳交外丘骨后前，均在踝上七寸寻，
此系斜属三阳分，踝上五寸定光明，
踝上四寸阳辅穴，踝上三寸是悬钟，
丘墟踝前陷中取，节后筋外临泣存，
临下五分地五会，会下一寸侠溪轮，
欲觅窍阴穴何在？小趾次趾外侧寻。

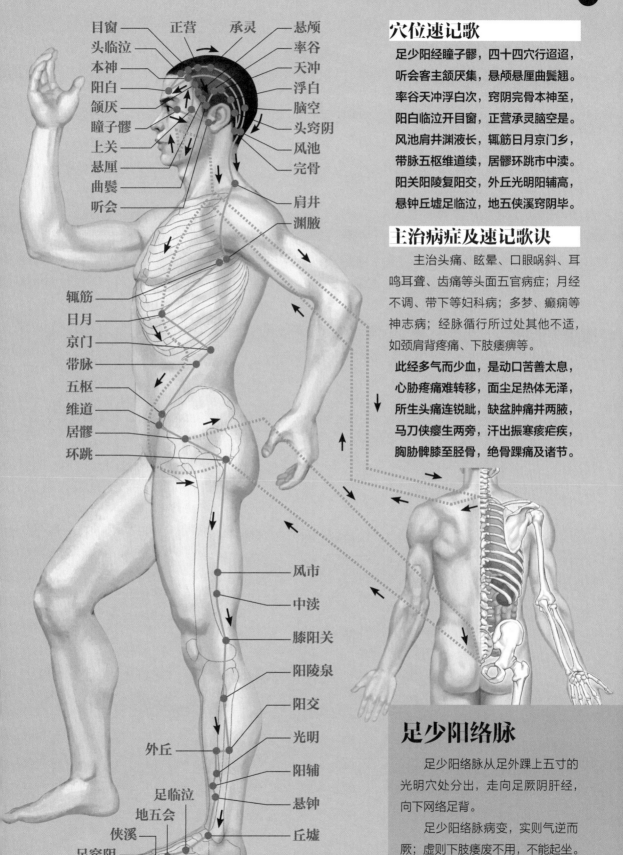

目窗　正营　承灵　悬颅
头临泣　　　　　　率谷
本神　　　　　　　天冲
阳白　　　　　　　浮白
颔厌　　　　　　　脑空
瞳子髎　　　　　　头窍阴
上关　　　　　　　风池
悬厘　　　　　　　完骨
曲鬓
听会

肩井
渊腋

辄筋
日月
京门
带脉
五枢
维道
居髎
环跳

风市
中渎
膝阳关
阳陵泉
阳交
光明
外丘
阳辅
足临泣　　悬钟
地五会
侠溪　　　丘墟
足窍阴

穴位速记歌

足少阳经瞳子髎，四十四穴行迢迢，
听会客主颔厌集，悬颅悬厘曲鬓翘。
率谷天冲浮白次，窍阴完骨本神至，
阳白临泣开目窗，正营承灵脑空是。
风池肩井渊液长，辄筋日月京门乡，
带脉五枢维道续，居髎环跳市中渎。
阳关阳陵复阳交，外丘光明阳辅高，
悬钟丘墟足临泣，地五侠溪窍阴毕。

主治病症及速记歌诀

　　主治头痛、眩晕、口眼㖞斜、耳
鸣耳聋、齿痛等头面五官病症；月经
不调、带下等妇科病；多梦、癫痫等
神志病；经脉循行所过处其他不适，
如颈肩背疼痛、下肢痿痹等。

此经多气而少血，是动口苦善太息，
心胁疼痛难转移，面尘足热体无泽，
所生头痛连锐眦，缺盆肿痛并两腋，
马刀侠瘿生两旁，汗出振寒痎疟疾，
胸胁髀膝至胫骨，绝骨踝痛及诸节。

足少阳络脉

　　足少阳络脉从足外踝上五寸的
光明穴处分出，走向足厥阴肝经，
向下网络足背。

　　足少阳络脉病变，实则气逆而
厥；虚则下肢痿废不用，不能起坐。

足少阳经别

足少阳经别从足少阳胆经的髀部分出。绕过髀枢部而进入阴部毛际，与足厥阴肝经相合；它的分支，上行进入十一、十二肋骨之间，进入胸腹，属于胆，散行上至肝脏，通过心脏部位，挟咽，浅出下颌、口旁，散布面部，联系目系，在目外眦部，归属入足少阳胆经。

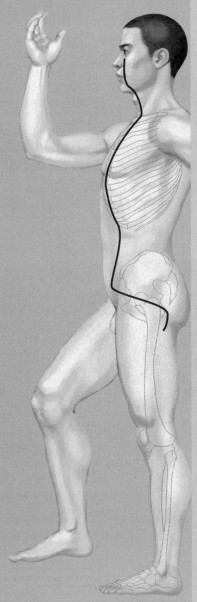

足少阳经筋

足少阳经筋从足第四趾起始，向上结于外踝，上沿胫骨外缘，结于膝外侧；它的分支，自腓骨处别行，上至髀，前面结于伏兔部，后面结于骶部；它直行的一支，上至胁下，经季胁，走腋前，联系乳部，结于缺盆。直行的复从腋部，通过缺盆，出行在足太阳经筋之前，沿耳后，上额角，在头顶交叉，下行至颌，上结于鼻旁；其分支结于目外眦，形成"外维"。

足少阳经之筋发病，可见足第四趾支撑不适，掣引转筋，并牵连膝外侧转筋，膝部不能随意屈伸，腘部的经筋拘急，前面牵连髀部，后面牵引尻部，向上牵及胁下空软处及胁部作痛，向上牵引缺盆、胸侧、颈部所维系的筋发生拘急。如果从左侧向右侧维络的筋拘急时，则右眼不能张开。因为筋上过右额角与跷脉并行，阴阳跷脉在此互相交叉，左右之筋也是交叉的，左侧的维络右侧，所以左侧的额角筋伤，会引起右足不能活动，这叫维筋相交。

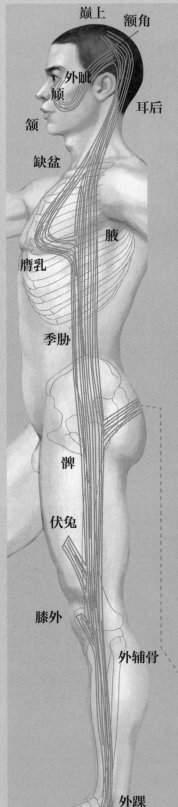

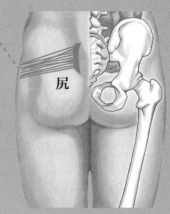

瞳子髎

针刺✅　按摩✅　艾灸❌　拔罐✅　刮痧✅

瞳子，指眼珠中的黑色部分，为肾水所主之处，此指穴内物质为肾水特征的寒湿水气；髎，孔隙也。本穴的气血物质即是汇集头面部的寒湿水气后从天部冷降至地部，冷降的水滴细小如从孔隙中散落一般，故名瞳子髎。

定位： 位于面部，目外眦旁，在眶外侧缘处。

快速取穴： 在面部，先找到目外眦（即靠近耳朵侧的眼角），从目外眦向外，摸过眼眶，其外侧缘处，即为瞳子髎穴。

功效： 平肝止痛，明目退翳。

主治： 适用于角膜炎、视网膜炎、视网膜出血、睑缘炎、屈光不正、青少年近视眼、白内障、青光眼、夜盲症、视觉神经萎缩、头痛、面神经麻痹、三叉神经痛等病症。

> **主治歌诀**
> 瞳子髎穴消痛肿，
> 口㖞头痛目重重。

听会

针刺✅　按摩✅　艾灸✅　拔罐✅　刮痧✅

听会者即耳能听闻声音也，此指穴内的天部气血为空虚之状，无物阻隔声音的传递也。天部寒湿水气至本穴后，化雨冷降于地，天部气血因而变得虚静，如远处声音听亦能明，故名听会。

定位： 位于面部，在耳屏间切迹的前方，下颌骨髁状突的后缘，张口有凹陷处。

快速取穴： 正坐仰靠或侧卧，耳屏间切迹前方，下颌骨髁状突的后缘，张口时呈凹陷处，即为听会穴。

功效： 开窍聪耳，通经活络。

主治： 适用于突发性耳聋、中耳炎、外耳道疖肿、颞颌关节紊乱、腮腺炎、牙痛、咀嚼肌痉挛、面神经麻痹、脑血管病后遗症等病症。

> **主治歌诀**
> 听会主治耳聋鸣，
> 兼刺迎香功最灵。
> 中风瘛疭㖞斜病，
> 牙车脱臼齿根疼。

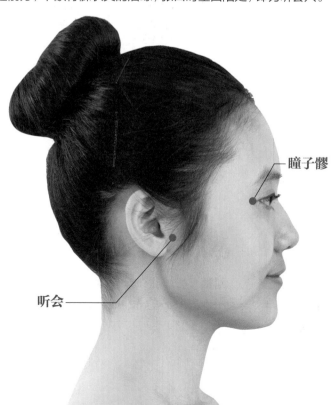

瞳子髎

听会

上关

上，上行也；关，关卡也。本穴的清阳之气吸热上行，滞重水湿则冷缩降地，本穴如同气血上行天部的关卡一般，故名上关。

定位：位于耳前，下关直上，在颧弓的上缘凹陷处。

快速取穴：面部，耳朵和鼻子之间，靠近耳朵，可以摸到一个横着的骨头，即是颧弓，当颧弓的上缘凹陷处，即为上关穴。

功效：聪耳止痉，散风活络。

主治：适用于耳鸣、耳聋、中耳炎、牙痛、下颌关节炎、颞颌关节功能紊乱、面神经麻痹、面肌痉挛、偏头痛、眩晕等病症。

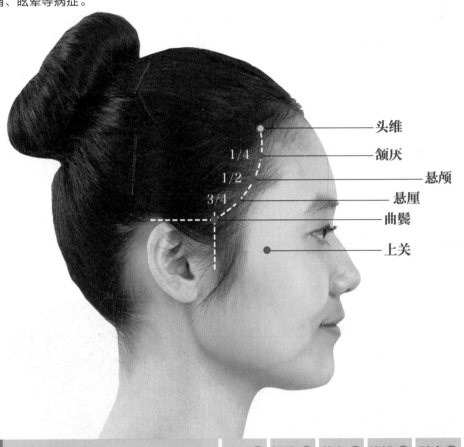

头维
颔厌
悬颅
悬厘
曲鬓
上关

颔厌

颔，下巴也，为任脉及足阳明经所过之处，此指足阳明的气血；厌，厌倦也。胆经气血行至本穴后，水气吸热胀散化风而行并由此输向头之各部，足阳明经头维穴输供头部的精微物质因而受到损害，本穴气血为足阳明所厌恶，故名颔厌。

定位：位于头部鬓发上，在头维与曲鬓弧形连线的上 1/4 与下 3/4 交点处。

快速取穴：在头部发鬓上，先找到头维穴，再找到曲鬓穴，两穴连线，当头维穴与曲鬓穴弧形连线上的上 1/4 处，即为颔厌穴。

功效：清热散风，通络止痛。

主治：适用于偏头痛、三叉神经痛、眩晕、癫痫、面神经麻痹、耳鸣、结膜炎、牙痛等病症。

悬颅

针刺✓ 按摩✓ 艾灸✓ 拔罐✓ 刮痧✓

悬，吊挂也；颅，古指头盖骨，此指穴内气血为寒湿水气。胆经的天部之气至本穴后散热冷缩并吸附天部中的寒湿水气，穴内气血如同天部中的水湿云层一般，故名悬颅。

定位： 位于头部鬓发上，在头维与曲鬓弧形连线的中点处。

快速取穴： 做头维穴和曲鬓穴的连线，当头维穴与曲鬓穴弧形连线上的中点处，即为悬颅穴。

功效： 通络消肿，清热散风止痛。

主治： 适用于偏头痛、三叉神经痛、神经衰弱、牙痛、鼻炎、结膜炎、角膜炎等病症。

悬厘

针刺✓ 按摩✓ 艾灸✓ 拔罐✓ 刮痧✓

悬，吊挂也；厘，治理也。胆经气血至本穴后，滞重的寒湿水气进一步下行，小部分清气则由本穴外输头之各部，本穴对天部的水湿风气有治理的作用，故名悬厘。

定位： 位于头部鬓发上，在头维与曲鬓弧形连线的上 3/4 与下 1/4 交点处。

快速取穴： 做头维穴和曲鬓穴的连线，当头维穴与曲鬓穴弧形连线上的上 3/4 与下 1/4 交点处，即为悬厘穴。

功效： 通络解表，清热散风。

主治： 适用于偏头痛、三叉神经痛、神经衰弱、牙痛、鼻炎、结膜炎、耳鸣等病症。

曲鬓

针刺✓ 按摩✓ 艾灸✓ 拔罐✓ 刮痧✓

曲，隐秘也；鬓，鬓发也，既为肾气所主之物又为血之余，此指穴内气血为水湿而性温热。胆经经气在本穴化雨而降，所降之雨虽与天部气血相比而为寒湿，但仍为温热之性，故名曲鬓。

定位： 位于头部，在耳前鬓角发际后缘的垂直线与耳尖水平线交点处。

快速取穴： 在头部，先在耳前鬓角发际后缘做垂直线，设为 Y 轴；再找到耳尖，做水平线，设为 X 轴，两轴交点处即为曲鬓穴。

功效： 清热止痛，活络通窍。

主治： 适用于偏头痛、三叉神经痛、面神经麻痹、颞肌痉挛、牙痛、视网膜出血及其他眼病等病症。

主治歌诀

曲鬓齿痛偏头痛，
眼痛目痛颈项痉。

率谷

　　率，古指捕鸟的网，用网捕鸟时网是从上罩下，此指胆经的气血在此开始由阳变阴；谷，两山所夹空隙也。弱小凉湿水气吸热上行，至本穴后达到了其所能上行的最高点，水湿之气开始吸湿并发生冷降的变化，如捕鸟之网从高处落下一般，故名率谷。

定位：位于头部，在耳尖直上入发际 1.5 寸，角孙穴直上方。

快速取穴：正坐侧伏或侧卧，角孙直上入发际 1.5 寸处即为率谷穴。

功效：平肝息风，通经活络。

主治：适用于偏头痛、三叉神经痛、面神经麻痹、眩晕、胃炎、小儿高热惊厥等病症。

主治歌诀
率谷伤酒吐痰眩，
偏头烦满急慢惊。

天冲

　　天，天部气血也；冲，气血运行为冲射之状也。水湿之气至本穴后，因受穴外传入之热，水湿之气胀散并冲射于胆经之外的天部，故名天冲。

定位：位于头部，在耳根后缘直上入发际 2 寸，率谷后 0.5 寸处。

快速取穴：取率谷穴，在其后 0.5 寸处即是天冲穴。

功效：祛风定惊，清热消肿。

主治：适用于头痛、癫痫、牙龈炎、耳鸣、耳聋、甲状腺肿大等病症。

浮白

　　浮，飘浮也；白，肺之色也，此指穴内气血为肺金之性的温热水湿云系。阳热风气至本穴后势弱缓行，散热吸湿后化为肺金之性的温热水气，如同云气飘浮于天部，故名浮白。

定位：位于头部，在耳后乳突的后上方，天冲穴与完骨穴的弧形连线的中 1/3 与上 1/3 交点处。

快速取穴：在头部，先找到天冲穴与完骨穴，在天冲穴与完骨穴弧形连线的上 1/3 处，即为浮白穴。

功效：散风止痛，理气散结。

主治：适用于头痛、牙痛、耳鸣、耳聋、甲状腺肿大、支气管炎、扁桃体炎、脑血管病后遗症等病症。

头窍阴

针刺✅ 按摩✅ 艾灸✅ 拔罐✅ 刮痧✅

头,指穴所在部位为头部;窍,孔穴、空窍之意;阴,指穴内物质为阴湿水气。水湿云气在下行本穴的过程中不断散热吸湿,至本穴后则化为天之下部的滞重水湿云气,天之上部如同空窍一般,故名为头窍阴。

定位: 位于头部,在耳后乳突的后上方,当天冲穴与完骨穴的弧形连线的中 1/3 与下 1/3 交点处。

快速取穴: 在头部,先做天冲穴与完骨穴的弧形连线。在天冲穴与完骨穴弧形连线的中 1/3 与下 1/3 交点处,即为头窍阴穴。

功效: 平肝镇痛,开窍聪耳。

主治: 适用于头痛、支气管炎、三叉神经痛、脑膜炎、四肢痉挛抽搐、神经性耳鸣、耳聋、甲状腺肿大、脑血管病、胸痛等病症。

主治歌诀

头窍阴主头项痛,
胁痛口苦益耳聪。

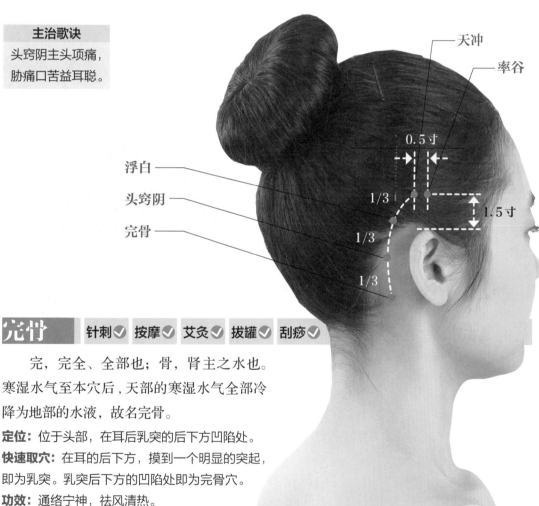

完骨

针刺✅ 按摩✅ 艾灸✅ 拔罐✅ 刮痧✅

完,完全、全部也;骨,肾主之水也。寒湿水气至本穴后,天部的寒湿水气全部冷降为地部的水液,故名完骨。

定位: 位于头部,在耳后乳突的后下方凹陷处。

快速取穴: 在耳的后下方,摸到一个明显的突起,即为乳突。乳突后下方的凹陷处即为完骨穴。

功效: 通络宁神,祛风清热。

主治: 适用于头痛、失眠、面神经麻痹、失语、腮腺炎、牙龈炎、扁桃体炎、口唇肌肉萎缩、牙痛等病症。

本神

针刺 ✓ 按摩 ✓ 艾灸 ✓ 拔罐 ✓ 刮痧 ✓

本，人之根本也，气也，此指穴内物质为天部之气；神，在天为风也，指穴内物质的运行状态。由于胆经无循经传来的气血交于本穴，穴内气血处于空虚之状，穴外天部的冷凝水湿因而汇入穴内，穴内气血纯为天部之气，且其运行为向下传阳白穴，故名本神。

定位： 位于头部，在前发际上 0.5 寸，神庭旁开 3 寸，神庭与头维连线的内 2/3 与外 1/3 的交点处。

快速取穴： 在头部，先找到神庭穴，再找到头维穴，在神庭穴与头维穴连线的内 2/3 与外 1/3 的交点处，即为本神穴。

功效： 祛风定惊，安神止痛。

主治： 适用于神经性头痛、眩晕、癫痫、胸胁痛、脑血管病后遗症等病症。

> **主治歌诀**
> 本神头痛晕面风，
> 颈项强痛癫儿惊。

阳白

针刺 ✓ 按摩 ✓ 艾灸 ✓ 拔罐 ✓ 刮痧 ✓

阳，天部也，气也；白，明亮清白也。由于在下行的过程中不断吸热，水湿之气还未进入本穴就已受热胀散化为阳热风气并传输于头之各部，穴内的天部层次变得明亮清白，故名阳白。

定位： 位于前额部，在瞳孔直上，眉上 1 寸。

快速取穴： 在前额部，双目平视正前方，当瞳孔直上，眉毛向上 1 寸处，便是阳白穴。

功效： 清头明目，祛风泄热。

主治： 适用于眼科疾病、面神经麻痹或面肌痉挛、头痛、眶上神经痛等病症。

> **主治歌诀**
> 阳白明目舒筋宁，
> 目痛近视目不明。
> 眩晕前额眉骨痛，
> 面瘫面痛睑难瞑。

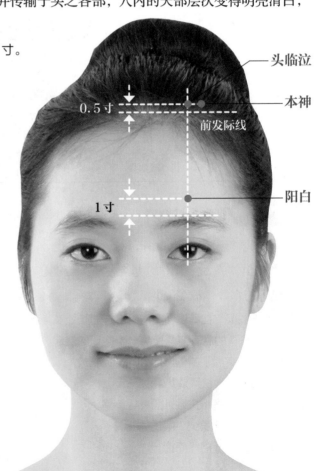

头临泣

针刺✓ 按摩✓ 艾灸✓ 拔罐✓ 刮痧✓

头，指本穴在头部，有别于足临泣之穴；临，居高位而朝向低位也，此指穴内气血的运行变化为由上而下。泣，泪水也。阳热风气至本穴后散热吸湿而化为寒湿的降水云气，雨滴由天部降于地部，如泪滴从上落下，故名头临泣。

定位：位于头部，在瞳孔直上入前发际0.5寸，神庭与头维连线的中点处。

快速取穴：在双目直视，瞳孔直，入前发际0.5寸处便是头临泣穴。

功效：聪耳明目，安神定志。

主治：适用于头痛、小儿高热惊厥、角膜白斑、急慢性结膜炎、屈光不正等病症。

主治歌诀

临泣主治鼻不通，
眵䁾冷泪云翳生。
惊痫反视卒暴厥，
日晡发疟胁下疼。

目窗

针刺✓ 按摩✓ 艾灸✓ 拔罐✓ 刮痧✓

目，肝之所主也，此指穴内物质为肝木之性的风气；窗，气体交换的通道也。弱小水湿之气至本穴后，因受穴外所传之热，弱小的水湿之气吸热胀散并化为阳热风气传于穴外，故名目窗。

定位：位于头部，在前发际上1.5寸，头正中线旁开2.25寸。

快速取穴：于前发际上1.5寸处做水平线，设为X轴；在瞳孔直上处做垂直线，设为Y轴，两轴相交处即为目窗穴。

功效：明目开窍，祛风定惊。

主治：适用于神经性头痛、眩晕、结膜炎、视力减退、牙痛、感冒等病症。

主治歌诀

目窗开窍明目功，
目疾惊痫头面肿。

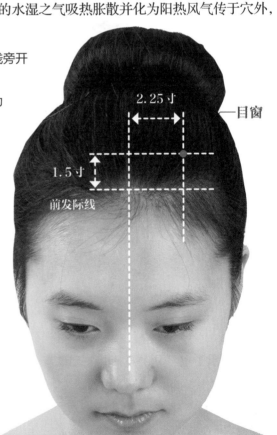

正营

针刺 ✅　按摩 ✅　艾灸 ✅　拔罐 ✅　刮痧 ✅

正，正当也；营，军队驻扎的营地，有建设、营救之意。阳热风气至本穴后散热缩合并化为阳气，并未因冷缩而变为寒湿之气，本穴起到了正当维持天部气血运行变化的作用，故名正营。

定位： 位于头部，在前发际上 2.5 寸，头正中线旁开 2.25 寸。

快速取穴： 在前发际上 2.5 寸处做水平线，设为 X 轴；在瞳孔直上处做垂线，设为 Y 轴，两轴相交处即为正营穴。

功效： 平肝明目，疏风止痛。

主治： 适用于头痛、眩晕、牙痛、视神经萎缩、呕吐等病症。

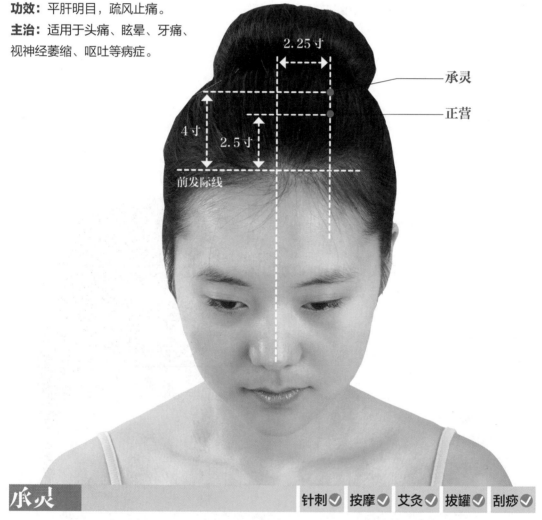

承灵

针刺 ✅　按摩 ✅　艾灸 ✅　拔罐 ✅　刮痧 ✅

承，承受也。灵，神灵也，天部之气也。天部阳气至本穴后散热并吸湿冷降，头之天部的寒湿之气亦随之汇入穴内，本穴如有承受天部寒湿水气的作用，故名承灵。

定位： 位于头部，在前发际上 4 寸，头正中线旁开 2.25 寸。

快速取穴： 在前发际上 4 寸处做水平线，设为 X 轴；在瞳孔直上处做垂直线，设为 Y 轴，两轴相交处即为承灵穴。

功效： 通利官窍，散风清热。

主治： 适用于头痛、感冒、鼻炎、鼻出血、发热等病症。

脑空

针刺☑ 按摩☑ 艾灸☑ 拔罐☑ 刮痧☑

脑，首也，首为阳、尾为阴，此指穴内的天之上部；空，空虚也。水湿之气至本穴后化雨冷降归于地部，穴内的天部层次气血为空虚之状，故名脑空。

定位： 位于头部，在枕外隆起的上缘外侧，头正中线旁开2.25寸。

快速取穴： 在后脑勺摸到最隆起的骨头，其上缘水平与风池直上的交点处，即为脑空穴。

功效： 醒脑宁神，散风清热。

主治： 适用于感冒、哮喘、癫痫、精神病、头痛、耳鸣、鼻炎、鼻出血、心悸等病症。

主治歌诀
脑空后头颈项疼，
癫痫热病目赤肿。

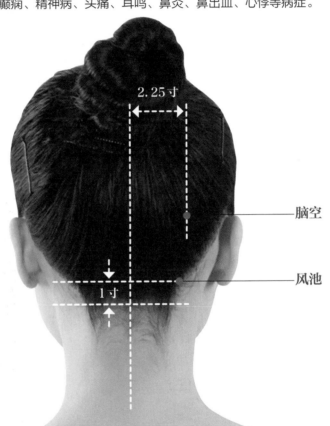

2.25寸

脑空

风池

1寸

风池

针刺☑ 按摩☑ 艾灸☑ 拔罐☑ 刮痧☑

风，指穴内物质为天部的风气；池，屯居水液之器也，指穴内物质富含水湿。水湿之气至本穴后，因受外部之热而胀散并化为阳热风气输散于头颈各部，故名风池。

定位： 位于项部，枕骨下，与风府相平，胸锁乳突肌与斜方肌上端之间的凹陷处。

快速取穴： 在后发际上1寸水平，从耳朵后面向后正中线摸，摸过一条明显的肌肉，该肌肉与另一肌肉之间的凹陷处，即为风池穴。

功效： 平肝息风，祛风明目，通利官窍。

主治： 适用于高血压、脑动脉硬化、视网膜出血、视神经萎缩、鼻炎、耳聋、耳鸣、甲状腺肿大、感冒等病症。

主治歌诀
风池可祛内外风，
清头明目头晕蒙，
五官眼鼻口耳喉，
伤风热病及中风，
失眠健忘癫狂痫，
头摇震颤颈项痛。

肩井

针刺✓ 按摩✓ 艾灸✓ 拔罐✓ 刮痧✓

肩,指穴在肩部也;井,地部孔隙也。胆经上部经脉下行而至的地部经水,由本穴的地部孔隙流入地之地部,故名肩井。

定位: 位于肩上,前直乳中,在大椎穴与肩峰端连线的中点上。

快速取穴: 先确定第七颈椎,其棘突下为大椎穴;再找到锁骨肩峰端,大椎穴与肩峰端连线,其中点即为肩井穴。

功效: 祛风止痛,活络消肿。

主治: 适用于高血压、神经衰弱、副神经麻痹、乳腺炎、功能性子宫出血、落枕、颈项肌肉痉挛、肩背痛、脑血管病后遗症、小儿麻痹后遗症等病症。

主治歌诀

肩井行血引气降,
乳痈乳闭刺之良,
难产中风高血压,
肩背痹痛手臂僵。

肩井

1/2   1/2   ○肩峰端

渊腋

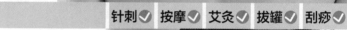
针刺✓ 按摩✓ 艾灸✓ 拔罐✓ 刮痧✓

渊,深渊也;腋,指穴位所在的部位为腋部也。地部经水至本穴后,水液在地球重力场的作用下由胸侧上部直落腰侧下部,经水如同落入无底深渊一般,故名渊腋。

定位: 位于侧胸部,举臂,在腋中线上,第四肋间隙中。

快速取穴: 将第四肋间隙设为Ｘ轴;从腋窝下中点向下所做的垂直线,即为腋中线,设为Ｙ轴,两轴相交处即是渊腋穴。

功效: 理气宽胸,消肿止痛,利水。

主治: 适用于胸肌痉挛、肋间神经痛、胸膜炎、肩臂痛等病症。

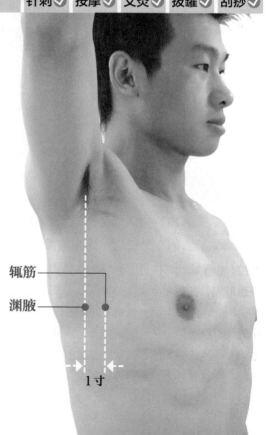

辄筋

渊腋

1寸

辄筋

针刺✔ 按摩✔ 艾灸✔ 拔罐✔ 刮痧✔

辄，古指车厢左右板上端向外翻出的平板，其作用是防止车轮之泥水的飞溅，此指胆经气血在此的变化为冷降下行；筋，肝胆所主的风气也，此指穴内气血为水湿风气。湿冷水气至本穴后，因散热吸湿而从天部降至地部，气血的变化如同飞溅的泥水被挡下一般，故名辄筋。

定位： 位于侧胸部，渊腋前1寸，平乳头，第四肋间隙中。

快速取穴： 在侧胸部，先确定渊腋穴，在渊腋穴前1寸，平乳头，第四肋间隙中即是辄筋。

功效： 降逆平喘，理气止痛。

主治： 适用于胸膜炎、支气管哮喘、神经系统疾病、肋间神经痛、神经衰弱、四肢痉挛抽搐、呕吐、反酸等病症。

日月

针刺✔ 按摩✔ 艾灸✔ 拔罐✔ 刮痧✔

日，太阳也，阳也。月，月亮也，阴也。日月名意指胆经气血在此位于天之人部。本穴物质一为辄筋穴传来的弱小寒湿水气，所处为半表半里的天之人部，即是天部之气的阴阳寒热分界之处，故名日月。

定位： 位于上腹部，在乳头直下，第七肋间隙，前正中线旁开4寸。

快速取穴： 充分暴露上腹部，乳头直下，数到第七肋间隙，前正中线旁开4寸处，即为日月穴。

功效： 利胆疏肝，降逆和胃。

主治： 适用于黄疸、呃逆、胃及十二指肠溃疡、急慢性肝炎、胆囊炎、肋间神经痛等病症。

主治歌诀

日月降逆利肝胆，
肝病胆石胆囊炎，
胁肋胀痛长太息，
呕吐吞酸消黄疸。

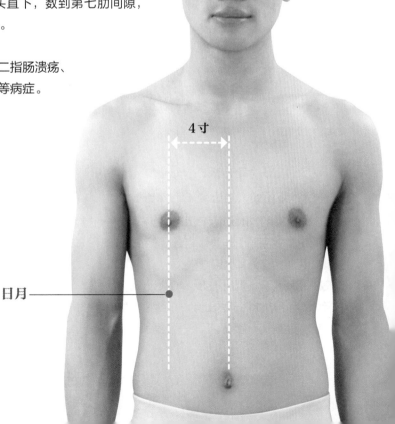

4寸

日月

京门

京，国都也，人与物的聚集、集散之所，此指穴内物质所处为地之上部；门，出入的门户。冷降水气至本穴后进一步散热冷降，成为天之下部的寒冷降水云系，本穴如同地之上部水湿云气的聚散之所，故名京门。

定位： 位于侧腰部，章门后 1.8 寸，在第十二肋骨游离端的下方。

快速取穴： 取章门穴，在其后 1.8 寸，正当第十二肋骨游离端的下方，即为京门穴。

功效： 健脾化湿，补肾利水。

主治： 适用于肾炎、疝气、尿路结石、肋间神经痛、腰肌劳损、肠炎等病症。

主治歌诀

京门利水肾之募，
胁痛肠鸣胀满腹。

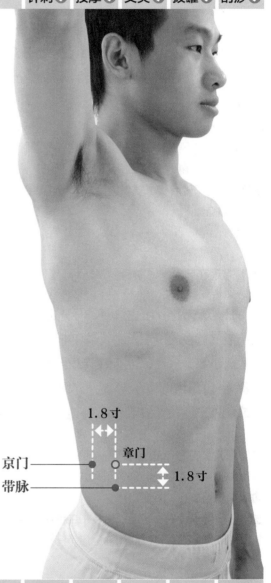

京门
带脉
章门
1.8寸
1.8寸

带脉

带，腰部的环带区域也；脉，经脉中的气血也。地部经水至本穴后由地部环腰而行，气血所过路径如人之腰带，故名带脉。

定位： 位于侧腹部，章门下 1.8 寸，在第十一肋骨游离端下方垂线与脐水平线的交点上。

快速取穴： 找到第十一肋骨游离端，将经过其下方的垂直线设为 Y 轴；再将经过肚脐的水平线设为 X 轴，两轴相交处即为带脉穴。

功效： 健脾升清，调经止带。

主治： 适用于功能性子宫出血、闭经、子宫内膜炎、附件炎、盆腔炎、子宫脱垂、阴道炎、膀胱炎、腰痛、下肢无力等病症。

主治歌诀

带脉主灸一切疝，
偏坠木肾尽成功。
兼灸妇人浊带下，
丹田温暖自然停。

五枢

针刺✓ 按摩✓ 艾灸✓ 拔罐✓ 刮痧✓

五，代指东、南、西、北、中五方也；枢，门户的转轴，有开合功能，此指气血物质在本穴有出入的变化。当人体直立时，穴内的地部经水由本穴输向人体各部，而当人体平躺时它则循带脉向脊背后侧而行，本穴如同带脉气血外出五方及五方气血进入带脉的门户，故名五枢。

定位： 位于侧腹部，在髂前上棘的前方，横平脐下3寸处。

快速取穴： 取平卧位，在侧腹部摸到最隆起的骨头，其前缘的垂直线设为Ｙ轴；横平脐下3寸的水平线设为Ｘ轴，两轴相交处即为五枢穴。

功效： 调经止带，调理下焦。

主治： 适用于子宫内膜炎、阴道炎、疝气、睾丸炎、腰痛、便秘等病症。

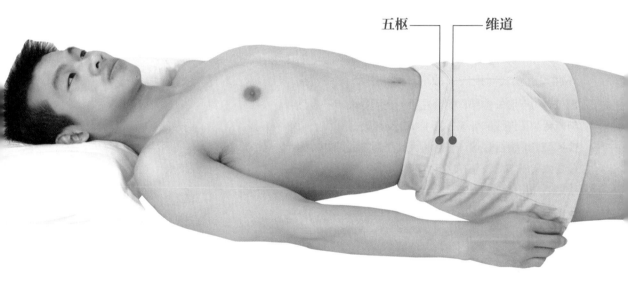

五枢 —— 维道

维道

针刺✓ 按摩✓ 艾灸✓ 拔罐✓ 刮痧✓

维，系物的大绳或维持之意；道，道路。胆经气血在京门、五枢、维道，此三穴实际上是借带脉道路而行，至本穴后才交于胆经的居髎穴，本穴如有维持胆经气血运行的连贯作用，故名维道。

定位： 位于侧腹部，在髂前上棘的前下方，五枢穴前下0.5寸处。

快速取穴： 取五枢穴，其前下0.5寸处便是维道穴。

功效： 调理冲任，利水止痛。

主治： 适用于子宫内膜炎、附件炎、肾炎、盆腔炎、子宫脱垂、肠炎、阑尾炎、习惯性便秘、髋关节疼痛等病症。

居髎

针刺✓ 按摩✓ 艾灸✓ 拔罐✓ 刮痧✓

居，住所、居室也，此为停下之意；髎，孔隙也。地部经水至本穴后屯居穴周并由本穴的地部孔隙流入地之地部，故名居髎。

定位：位于髋部，在髂前上棘与股骨大转子最凸点连线的中点处。

快速取穴：在髋部，先找到髂前上棘（即侧腹部隆起的骨性标志），再找到股骨大转子（即前后摆动大腿时，髋部侧面摸到的随着大腿活动而活动的关节），仔细摸索，即可摸到最隆起处，此为股骨大转子最凸点。在髂前上棘与股骨大转子最凸点连线的中点处，即为居髎穴。

功效：舒筋活络，益肾强健。

主治：适用于阑尾炎、胃痛、下腹痛、睾丸炎、肾炎、膀胱炎、月经不调、子宫内膜炎、白带多、腰腿痛等病症。

主治歌诀
居髎瘫痪及足痿，疝气痹痛身难回。

环跳

针刺✓ 按摩✓ 艾灸✓ 拔罐✓ 刮痧✓

环，环曲；跳，跳跃。此穴在臀部，当下肢环屈呈跳跃式时取穴，故名环跳。

定位：位于股外侧部，侧卧屈股，在股骨大转子最凸点与骶骨裂孔连线的外 1/3 和中 1/3 交点处。

快速取穴：侧卧屈股，于股骨大转子后方凹陷处，约当股骨大转子与骶管裂孔之连线的外 1/3 与内 2/3 交点处。

功效：祛风化湿，强健腰膝。

主治：适用于风湿性关节炎、坐骨神经痛、下肢麻痹、脑血管病后遗症、腰腿痛、髋关节及周围软组织疾病、脚气、感冒、神经衰弱、风疹、湿疹等病症。

主治歌诀
环跳主治中风湿，股膝筋挛腰痛疼。

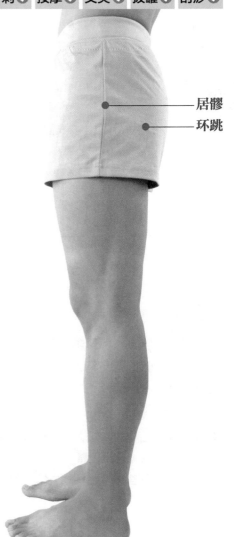

居髎
环跳

风市

风，风气也；市，集市也。天部凉湿水气至本穴后进一步散热缩合而变为天部的水湿云气，水湿云气由本穴的天部层次横向向外传输，本穴如同风气的集散之地，故名风市。

定位： 位于大腿外侧部的中线上，当腘横纹上 7 寸处。或直立垂手时，中指尖处。

快速取穴： 直立，自然垂手，手指并拢伸直，中指指尖处即为风市穴。

功效： 祛风化湿，通经活络。

主治： 适用于下肢瘫痪、腰腿痛、膝关节炎、脚气、头痛、眩晕、坐骨神经痛、股外侧皮神经炎、小儿麻痹后遗症等病症。

主治歌诀

风市主治腿中风，
两膝无力脚气冲。
兼治浑身麻瘙痒，
艾火烧针皆就功。

中渎

中，与外相对，指穴之内部；渎，水流冲涮而成的小沟渠。水湿云气至本穴后化雨冷降为地部经水，经水循胆经向下流躺时形成小沟渠之状，故名中渎。

定位： 位于大腿外侧，在风市穴下 2 寸。

快速取穴： 在侧卧位，在大腿外侧，股骨大转子至腘横纹连线的上 3/4 与下 1/4 交点稍向上（0.25 寸），当股外侧肌与股二头肌之间，即是中渎穴。

功效： 疏通经络，疏导水湿。

主治： 适用于下肢麻痹、坐骨神经痛、膝关节炎、腓肠肌痉挛等病症。

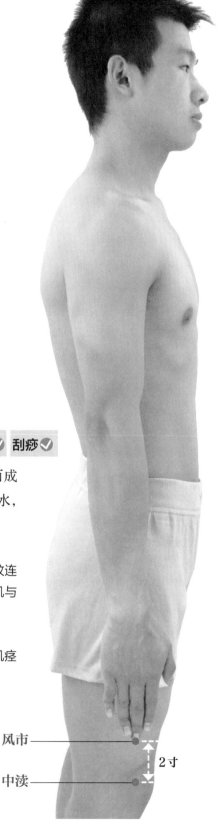

风市 ———

中渎 ———

2寸

膝阳关

针刺✅ 按摩✅ 艾灸✅ 拔罐✅ 刮痧✅

膝，指本穴所在为膝部；阳，阳气也；关，关卡也。地部经水至本穴后向膝之下部飞落而下，飞落而下的经水飞溅出大量的水湿之气并充盛于穴周内外，致使膝以下胆经各穴生发的阳气上行至此时受到格阻，胆经下部经脉的阳气至此后不得上行，故名膝阳关。

定位： 位于膝外侧，在阳陵泉上3寸，股骨外上髁后上方的凹陷处。

快速取穴： 先取阳陵泉穴，其直上3寸，经过膝关节上的骨性标志，即股骨外上髁，其后上方的凹陷处即是膝阳关穴。

功效： 疏利关节，祛风化湿。

主治： 适用于膝关节炎、下肢瘫痪、膝关节及周围软组织疾患、脚气、坐骨神经痛等病症。

主治歌诀

膝阳关主下肢疾，
膝髌肿痛朋筋急。

阳陵泉

针刺✅ 按摩✅ 艾灸✅ 拔罐✅ 刮痧✅

阳，阳气也；陵，土堆也；泉，源源不断也。膝阳关穴飞落下传的经水及胆经膝下部经脉上行而至的阳热之气交会后，随胆经上扬的脾土尘埃吸湿后沉降于地，胆经上部经脉落下的经水亦渗入脾土之中，脾土固化于穴周，脾土中的水湿则大量气化，本穴如同脾土尘埃的堆积之场和脾气的生发之地，故名阳陵泉。

定位： 位于小腿外侧，在腓骨头前下方凹陷处。

快速取穴： 正坐屈膝垂足，在腓骨小头前下方凹陷中，便是阳陵泉穴。

功效： 疏肝利胆，强健腰膝。

主治： 适用于膝关节及周围软组织疾患、下肢瘫痪、踝扭伤、肩周炎、落枕、腰扭伤、肝炎、胆结石、胆绞痛、胆道蛔虫、习惯性便秘、高血压、肋间神经痛等病症。

主治歌诀

阳陵泉穴主筋胆，
半身不遂肩周炎。
痿痹落枕及脚气，
胁痛太息苦黄疸。
惊风癫痫破伤风，
胆道蛔虫胆囊炎。

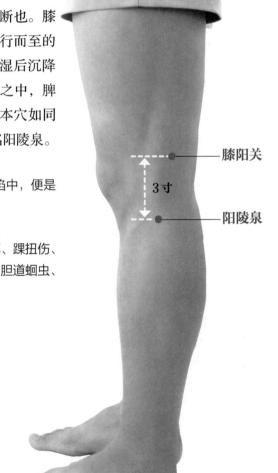

膝阳关

3寸

阳陵泉

阳交

针刺✅ 按摩✅ 艾灸✅ 拔罐✅ 刮痧✅

阳，阳气也；交，交会也。外丘穴传来的湿热风气至本穴后吸热胀散上至于天之天部而成为阳气，与膀胱经飞扬穴扬散于天之天部的阳气相交会，故名阳交。

定位：位于小腿外侧，在外踝尖上7寸，腓骨后缘。

快速取穴：在小腿外侧，先找到外踝尖，即外踝隆起的最高点。当外踝尖上7寸，腓骨后缘，即为阳交穴。

功效：疏肝理气，安神定志。

主治：适用于腓浅神经疼痛或麻痹、狗猫咬伤、坐骨神经痛、癫痫等病症。

外丘

针刺✅ 按摩✅ 艾灸✅ 拔罐✅ 刮痧✅

外，胆经之外也；丘，土丘也。阳热风气至本穴后势弱缓行并吸热冷降，随阳热风气上扬的脾土尘埃则飘散于胆经之外，故名外丘。

定位：位于小腿外侧，在外踝尖上7寸，腓骨前缘，平阳交穴。

快速取穴：侧卧或仰卧，腘横纹至外踝尖连线中点下1寸，腓骨前缘。

功效：疏肝理气，解毒通络。

主治：适用于下肢麻痹、狂犬咬伤毒不出、癫痫、踝关节周围软组织疾病等病症。

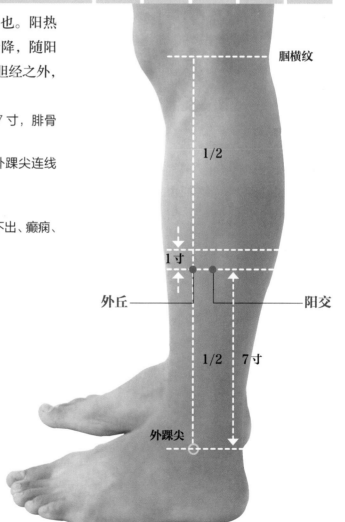

光明

针刺✔ 按摩✔ 艾灸✔ 拔罐✔ 刮痧✔

光明，光彻明亮也。湿热风气上至本穴后吸热而变为纯阳之气，天部的水湿尽散并变得光彻明亮，故名光明。

定位： 位于小腿外侧，在外踝尖上5寸，腓骨前缘。

快速取穴： 取外丘穴，再沿着腓骨前缘往下量取2寸处，即为光明穴。

功效： 疏肝明目，活络消肿。

主治： 适用于睑缘炎、屈光不正、夜盲、视神经萎缩、偏头痛、精神病、乳房胀痛、乳汁少、膝关节炎、腰扭伤等病症。

主治歌诀
光明主治目不明，
膝痛肢萎乳胀痛。

阳辅

针刺✔ 按摩✔ 艾灸✔ 拔罐✔ 刮痧✔

阳，指阳气；辅，为辅佐之意。湿冷水气至本穴后因受外界之热而升温上行，本穴如辅佐胆经气血向上蒸升的作用，故名阳辅。

定位： 位于小腿外侧，在外踝尖上4寸，腓骨前缘稍前方。

快速取穴： 取光明穴，其直下1寸处的稍前方即为阳辅穴。

功效： 清热散风，疏通经络。

主治： 适用于半身不遂、下肢麻痹、膝关节炎、腰痛、偏头痛、坐骨神经痛、颈淋巴结结核、颈淋巴结炎、扁桃体炎等病症。

主治歌诀
阳辅偏头外眦疼，
腰间溶溶坐水中。
胸胁下肢少阳痛，
瘰疬疟疾治有功。

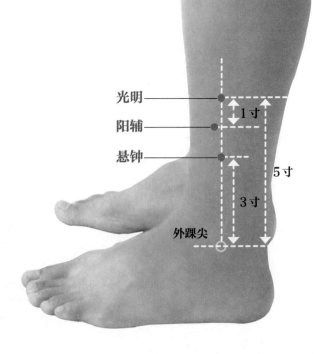

光明
阳辅
悬钟
外踝尖
1寸
3寸
5寸

悬钟

针刺✓ 按摩✓ 艾灸✓ 拔罐✓ 刮痧✓

悬，吊挂也，指空中；钟，古指编钟，为一种乐器，其声混厚响亮。地部经水至本穴后由上飞落而下，如瀑布发出巨响一般，故名悬钟。

定位： 位于小腿外侧，在外踝尖上3寸，腓骨前缘。

快速取穴： 正坐或侧卧，取法同定位。

功效： 平肝息风，补肾健脾益髓。

主治： 适用于脑血管病后遗症、下肢痿痹、踝关节及周围软组织疾病、落枕、头痛、扁桃体炎等病症。

主治歌诀
悬钟主治胃热病， 腹胀胁痛脚气疼。 兼治脚胫湿痹痒， 足指疼痛针可停。

丘墟

针刺✓ 按摩✓ 艾灸✓ 拔罐✓ 刮痧✓

丘，土堆或土坡也；墟，故城遗址或废墟。在水湿风气的吹刮下本穴内脾土为空虚之状，只有皮骨而无脾土（肌肉），故名丘墟。

定位： 位于足外踝前下方，在趾长伸肌腱外侧的凹陷处。

快速取穴： 脚背用力伸，在足背处可见明显的趾长伸肌腱，在该肌腱外侧，足外踝的前下方凹陷处，即为丘墟穴。

功效： 健脾利湿，泄热退黄，舒筋活络。

主治： 适用于踝关节及周围软组织疾病、腓肠肌痉挛、坐骨神经痛、肋间神经痛、胆囊炎、胆绞痛、腋下淋巴结炎等病症。

主治歌诀
丘墟主治胸胁痛， 牵引腰腿髀枢中。 小腹外肾脚腕痛， 转筋足胫不能行。

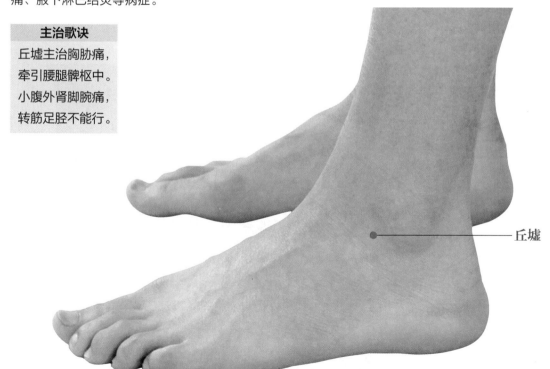

丘墟

足临泣

针刺✅ 按摩✅ 艾灸✅ 拔罐✅ 刮痧✅

足，指穴在足部；临，居高临下之意；泣，泪也。足临泣名意指胆经的水湿风气在此化雨冷降。本穴物质为丘墟穴传来的水湿风气，至本穴后水湿风气化雨冷降，气血的运行变化如泪滴从上滴落一般，故名足临泣。

定位： 位于足背外侧，在足第四、第五趾骨底结合部前方，小趾伸肌腱的外侧凹陷处。

快速取穴： 正坐垂足，于第四、第五跖骨底前方，第五趾长伸肌腱外侧凹陷处即是足临泣穴。

功效： 疏肝息风，化痰消肿。

主治： 适用于头痛、眩晕、腰痛、月经不调、胎位不正、乳腺炎、中风瘫痪、足跟痛、间歇热、呼吸困难等病症。

主治歌诀
颈漏腹下马刀疮， 连及胸胁乳痈疡。 妇人月经不利病， 下临泣穴主治良。

地五会

针刺✅ 按摩✅ 艾灸✅ 拔罐✅ 刮痧✅

地，地部也；五，五脏六腑也；会，交会也。本穴所处为足背外侧陷者中，胆经上部经脉足临泣穴传来的气血又为天部的寒湿风气及地部的寒冷水湿，穴外天部的飘散阳气至此后因本穴气血的寒冷收引而化雨冷降穴内，穴外地部的溢流水液也汇入本穴，本穴如同五脏六腑的气血汇合而成，并且气血为地部经水，故名地五会。

定位： 位于足背外侧，在足四趾本节（第四跖趾关节）的后方，第四、第五跖骨之间，小趾伸肌腱的内侧缘凹陷处。

快速取穴： 在仰卧或垂足，第四跖趾关节的后方，小趾伸肌腱的内侧缘便是地五会穴。

功效： 疏肝消肿，通经活络。

主治： 适用于结膜炎、乳腺炎、腰肌劳损、足扭伤、肺结核、吐血、腋淋巴结炎等病症。

主治歌诀
地五会治眼痛痒， 头痛乳肿诸内伤。

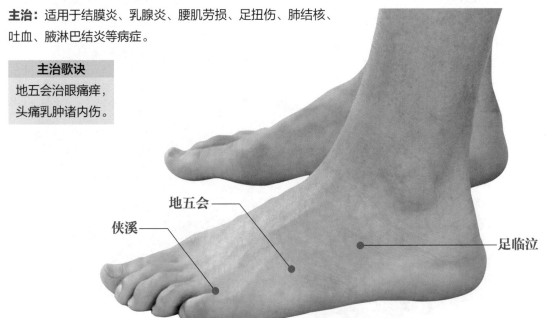

地五会

侠溪

足临泣

侠溪

针刺✅ 按摩✅ 艾灸✅ 拔罐✅ 刮痧✅

侠，通夹，被夹于中间之意；溪，地部流行的经水。本穴物质为地五会穴传来的地部经水，本穴只是对其起了一个循经传输的作用，地部的经水没有流失，如被夹于渠道之中下传足窍阴穴，故名侠溪。

定位： 位于足背外侧，在第四、第五趾缝间，趾蹼缘后方赤白肉际处。

快速取穴 仰卧或垂足，于第四、第五趾间，趾蹼缘后方赤白肉际处便是侠溪穴。

功效： 平肝息风，消肿止痛。

主治： 适用于下肢麻痹、坐骨神经痛、肋间神经痛、偏头痛、脑卒中、高血压、耳鸣、耳聋、腋淋巴结炎、咯血、乳腺炎等病症。

> **主治歌诀**
> 侠溪主治胸胁满，
> 伤寒热病汗难出。
> 兼治目赤耳聋痛，
> 颔肿口噤疾堪除。

足窍阴

针刺✅ 按摩✅ 艾灸✅ 拔罐✅ 刮痧✅

足，指穴在足部；窍，空窍之意；阴，指穴内物质为阴性水液。本穴为胆经体内与体表经脉的交会点，由于胆经体表经脉的气血物质为地部经水，所处为高位，因而循本穴的地部孔隙回流体内，故名足窍阴。

定位： 位于第四趾末节外侧，距趾甲角0.1寸（指寸）。

快速取穴： 第四趾伸直，先确定外侧指甲角，再旁开0.1寸处，即为足窍阴穴。

功效： 疏肝泄热，通经活络。

主治： 适用于神经性头痛、神经衰弱、肋间神经痛、高血压、脑血管病后遗症、足踝肿痛、结膜炎、耳聋、耳鸣、哮喘、胸膜炎等病症。

> **主治歌诀**
> 窍阴主治肋间痛，
> 咳不得息热躁烦。
> 痈疽头痛耳聋病，
> 喉痹舌强不能言。

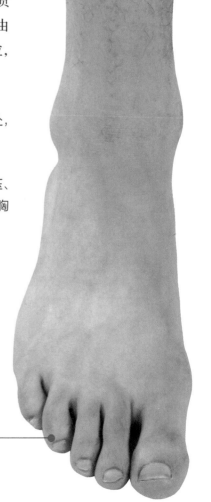

足窍阴——

足厥阴经络与穴位

足厥阴经络包括足厥阴经脉、足厥阴络脉、足厥阴经别和足厥阴经筋。所属穴位包括大敦、行间、太冲、中封、蠡沟、中都、膝关、曲泉、阴包、足五里、阴廉、急脉、章门、期门，左右各14穴。

足厥阴经脉（足厥阴肝经）

经脉循行及速记歌诀

足厥阴肝经从趾背丛毛部开始，向上沿着足背内侧，离内踝1寸，上行小腿内侧，在内踝上8寸处，交出足太阴脾经之后，上行膝内侧，沿着大腿内侧，进入阴毛中，环绕阴部，至小腹，夹胃旁边，属于肝，络于胆。向上通过横膈，分布于胁肋部，沿气管之后，向上进入喉头部，连接目系，上行出于额部，与督脉交会于头顶。

第一支脉从目系下向颊里，环绕唇内。第二支脉从肝分出，通过横膈，向上流注于肺，接手太阴肺经。

厥阴足脉肝所终，大趾之端毛际丛，
足跗上廉太冲分，踝前一寸入中封，
上踝交出太阴后，循腘内廉阴股冲，
环绕阴器抵小腹，夹胃属肝络胆逢，
上贯膈里布胁肋，夹喉颃颡目系同，
脉上颠会督脉出，支者还生目系中，
下络颊里环唇内，支者便从膈肺通。

穴位分寸歌

大敦足大端外侧，行间两趾缝中间，
太冲本节后二寸，中封内踝前一寸，
蠡沟踝上五寸是，中都上行二寸中，
膝关犊鼻下二寸，曲泉屈膝尽横纹。
阴包膝上行四寸，气冲三寸下五里，
阴廉气冲下二寸，急脉毛际旁二五，
厥阴大络系睾丸，章门脐上二旁六，
期门从章斜行乳，直乳二肋端缝已。

穴位速记歌

足厥阴经一十四，大敦行间太冲是，
中封蠡沟伴中都，膝关曲泉阴包次，
五里阴廉上急脉，章门才过期门至。

主治病症及速记歌诀

主治月经不调、带下、遗精、遗尿、小便不利等泌尿生殖系疾病；癫痫、失眠等神志病；经脉所过处其他不适。

此经血多气少焉，是动腰疼俯仰难，
男疝女人小腹肿，面尘脱色及咽干；
所生病者为胸满，呕吐洞泄小便难，
或时遗溺并狐疝，临症还须仔细看。

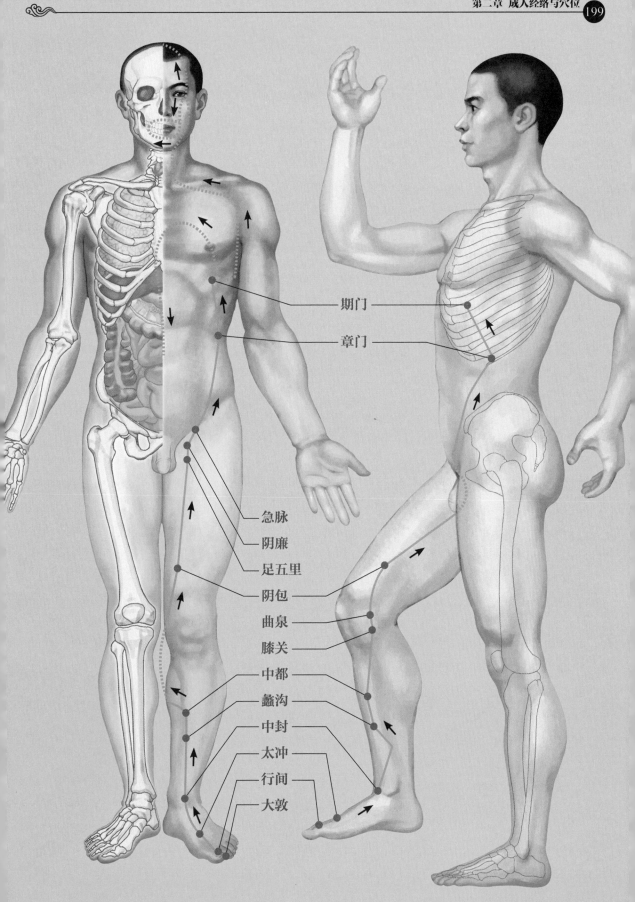

期门

章门

急脉

阴廉

足五里

阴包

曲泉

膝关

中都

蠡沟

中封

太冲

行间

大敦

足厥阴络脉

　　足厥阴络脉从内踝上 5 寸的蠡沟穴分出，走向足少阳经。其支脉经过胫骨，向上至睾丸，结聚在阴茎处。

　　足厥阴络脉生病，实则强阳不倒；虚则阴部瘙痒；脉气上逆则睾丸肿胀、疝气。

足厥阴经别

　　足厥阴经别从足厥阴肝经的足背部分出，向上至阴部毛际，与足少阳经别合而并行。

足厥阴经筋

　　足厥阴经筋从足大趾的上边起始，向上结于内踝之前，沿着胫骨内侧，结于胫骨内侧髁的下方，直沿大腿内侧，结于阴器（生殖器），于此联络各经筋。

　　足厥阴经筋发病，足大趾强滞不适，内踝前部痛，膝内侧部痛，大腿内侧痛、转筋，阴器不能运用。若房劳过度，耗伤阴精则阳痿不举，伤于寒邪则阴器缩入，伤于热邪则阴器挺长松弛。

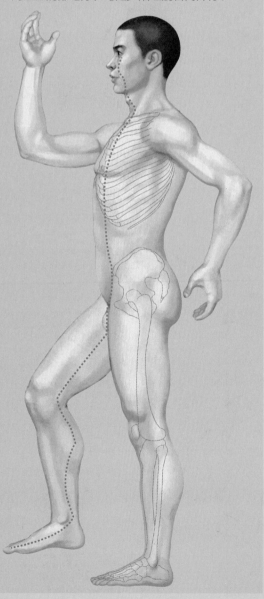

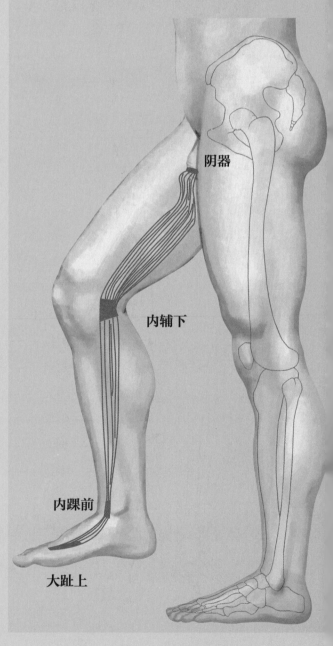

大敦

针刺✅ 按摩✅ 艾灸✅ 拔罐✅ 刮痧✅

大敦，即大树墩也，在此意指穴内气血的生发特性。温热水液由本穴的地部孔隙外出体表后蒸升扩散，表现出春天气息的生发特性，如大树墩在春天生发新枝一般，故名大敦。

定位： 位于足大趾末节外侧，距趾甲角 0.1 寸。

快速取穴： 脚趾伸直，先确定足大趾内侧趾甲角，再旁开 0.1 寸处，即为大敦穴。

功效： 回阳救逆，调经安神。

主治： 适用于疝气、少腹痛、睾丸炎、阴茎痛、功能性子宫出血、月经不调、子宫脱垂、高血压、癫痫、失眠、嗜睡等病症。

主治歌诀
大敦治疝阴囊肿，
兼治脑衄破伤风，
小儿急慢惊风病，
炷如小麦灸之灵。

行间

针刺✅ 按摩✅ 艾灸✅ 拔罐✅ 刮痧✅

行，行走、流动、离开也；间，二者当中也。湿重水气至本穴后吸热并循肝经向上传输，气血物质遵循其应有的道路而行，故名行间。

定位： 位于足背部，在第一、第二趾间，趾蹼缘的后方赤白肉际处。

快速取穴： 在足背部，第一、第二趾间，皮肤颜色深浅交界处，即为行间穴。

功效： 清肝泄热，调经止痛，安神。

主治： 适用于阴茎痛、疝气、功能性子宫出血、痛经、神经衰弱、消化不良、便秘、胃脘胀痛、呃逆、腹胀、肝炎、失眠、目赤肿痛、小便不利、口喎等病症。

主治歌诀
行间穴治儿惊风，
更刺妇人血蛊症。
浑身肿胀单腹胀，
先补后泻自然平。

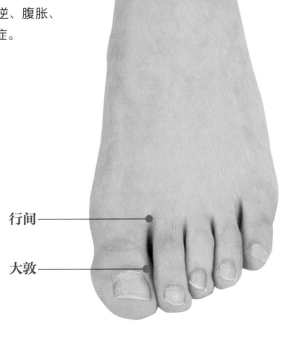

行间

大敦

太冲

针刺✅ 按摩✅ 艾灸✅ 拔罐✅ 刮痧✅

太，大也；冲，冲射之状也。水湿风气至本穴后因受热而胀散化为急风冲散穴外，故名太冲。

定位： 位于足背侧，在第一、第二跖骨底结合部前方凹陷处。

快速取穴： 在足背部，从第一、第二趾间沿第一跖骨内侧向小腿方向触摸，摸到第一凹陷处，即为太冲穴。

功效： 平肝泄热，疏肝，调经止痛，清利下焦。

主治： 适用于高血压、头痛头晕、失眠多梦、月经不调、功能性子宫出血、腹痛腹胀、咽痛喉痹、肝炎等病症。

主治歌诀
太冲理气息肝风， 疏肝解郁三部缝。 头痛眩晕目肿痛， 面瘫咽痛儿惊风。 癫痫鼻塞舌出血， 月经不调及漏崩， 胁痛黄疸呕泄泻， 疝气遗尿及闭癃， 卵缩乳闭又乳痈， 偏瘫足痿下肢肿。

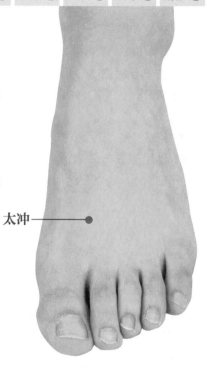

太冲

中封

针刺✅ 按摩✅ 艾灸✅ 拔罐✅ 刮痧✅

中，正中也；封，封堵也。由于本穴位处足背之转折处，急劲风气行至本穴后因经脉通道的弯曲而受挫，急行的风气变得缓行势弱，如被封堵一般，故名中封。

定位： 位于足背部，在足内踝前，商丘穴与解溪穴的连线之间，胫骨前肌腱的内侧凹陷处。

快速取穴： 脚背用力伸直，取商丘穴和解溪穴，两穴连线的中点处即为中封穴。

功效： 清泄肝胆，通利下焦，舒筋通络。

主治： 适用于遗精、小便不利、阴茎痛、泌尿系感染、疝气、腹痛、踝关节扭伤等病症。

主治歌诀
中封主治遗精病， 阴缩五淋溲便难。 鼓胀瘿气随年灸， 三里合灸步履艰。

中封

蠡沟

针刺✓　按摩✓　艾灸✓　拔罐✓　刮痧✓

蠡，瓠瓢也，此指穴内物质如瓠瓢浮于水中飘浮不定之状；沟，沟渠也，此指穴内物质运行循一定的道路。本穴的温湿水气在天部层次如飘浮不定之状，但由于其温度及所处的天部层次与胆经相近，因此，此温湿水气分别飘行于肝胆二经，故名蠡沟。

定位： 位于小腿内侧，在足内踝尖上 5 寸，胫骨内侧面中央。

快速取穴： 在小腿内侧，髌尖与内踝尖连线的上 2/3 与下 1/3 交点，胫骨内侧面的中央，即为蠡沟穴。

功效： 疏肝理气，调经止带。

主治： 适用于性功能亢进、月经不调、子宫内膜炎、功能性子宫出血、排尿困难、疝气等病症。

主治歌诀
蠡沟清热调肝经， 阴痒为长月经病。 阳强阳痿卵肿痛， 腰背拘急痛在胫。

中都

针刺✓　按摩✓　艾灸✓　拔罐✓　刮痧✓

中，与外相对，指穴之内部；都，都市之意。水湿之气至本穴后聚集而成一个水湿气场，所处为天之下部，本穴如同肝经气血的集散之地，故名中都。

定位： 位于小腿内侧，在足内踝尖上 7 寸，于胫骨内侧面的中央。

快速取穴： 先取蠡沟穴，向上 2 寸处，即为中都穴。

功效： 疏肝理气，调经止痛，收敛止血。

主治： 适用于功能性子宫出血、疝气、腹胀腹痛、痢疾、泄泻、肠炎、膝关节炎、足软无力等病症。

主治歌诀
中都腹胀治肝病， 胁痛疝气恶露清。

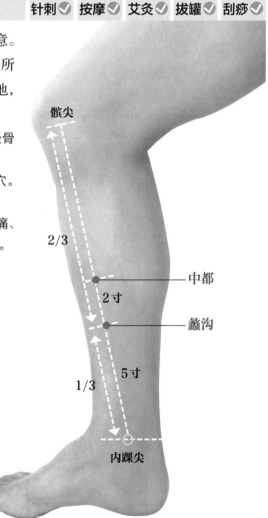

膝关

针刺✅ 按摩✅ 艾灸✅ 拔罐✅ 刮痧✅

膝，指穴在膝部也；关，关卡也。阴湿水气至本穴后无力上行而沉降于下，只有少部分水气吸热后继续上行，本穴如同关卡一般阻挡滞重水湿的上行，故名膝关。

定位： 位于小腿内侧，在胫骨内侧髁的后下方，阴陵泉穴后1寸，腓肠肌内侧头的上部。

快速取穴： 取阴陵泉穴，其后方1寸处，即为膝关穴。

功效： 散风祛湿，疏通关节。

主治： 适用于痛风、髌骨软化症、风湿性及类风湿关节炎等病症。

主治歌诀
膝关化湿又温经， 咽痛痿痹历节风。

曲泉

针刺✅ 按摩✅ 艾灸✅ 拔罐✅ 刮痧✅

曲，隐秘也；泉，泉水也。水湿之气至本穴后为聚集之状，大量的水湿如隐藏于天部之中，故名曲泉。

定位： 位于膝内侧，屈膝，在膝关节内侧面横纹内侧端，股骨内侧髁的后缘，半腱肌、半膜肌止端的前缘凹陷处。

快速取穴： 在膝内侧，屈膝时可见膝关节内侧面横纹的内侧端，当其横纹头的凹陷处，即为曲泉穴。

功效： 清利湿热，补益肝肾。

主治： 适用于外阴瘙痒、前列腺炎、遗精、阳痿、小便不利、子宫收缩不全、月经不调、痛经、尿潴留、肾炎、泄泻、痢疾等病症。

主治歌诀
曲泉瘕疝阴股痛， 足膝胫冷久失精。 痛经带下阴挺痒， 小便不利血瘕症。

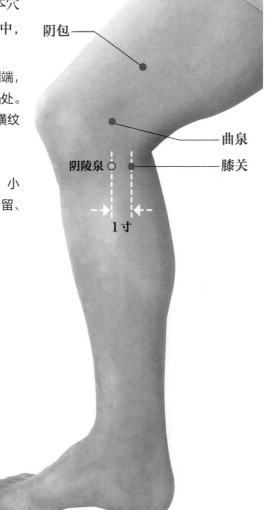

阴包

阴，水也；包，收也。本穴物质为曲泉穴传来的弱小阴湿水气及足五里穴外渗下行的地部经水，至本穴后天地二部水湿皆聚集本穴，本穴如肝经水湿的包收之地，故名阴包。

定位：位于大腿内侧，在股骨内上髁上4寸，股内侧肌与缝匠肌之间。

快速取穴：在大腿内侧，找到股骨内上髁，即膝盖内侧上端的骨性标志，其直上4寸处即是阴包穴。

功效：调经止痛，利尿通淋。

主治：适用于月经不调、盆腔炎、遗尿、小便不利、遗精、阳痿等病症。

足五里

足，指穴在足部；五里，指本穴气血的作用范围如五里之广。冷降水湿及水湿风气中的脾土尘埃至本穴后由天部归降地部，覆盖的范围如五里之广，故名足五里。

定位：位于大腿内侧，在气冲穴（足阳明经）直下3寸，大腿根部，耻骨结节的下方，长收肌的外缘。

快速取穴：取气冲穴，当气冲穴直下3寸动脉搏动处，即为足五里穴。

功效：疏肝理气，清利湿热。

主治：适用于阴囊湿疹、睾丸肿痛、尿潴留、遗尿、股内侧痛、少腹胀满疼痛、倦怠、胸闷气短等病症。

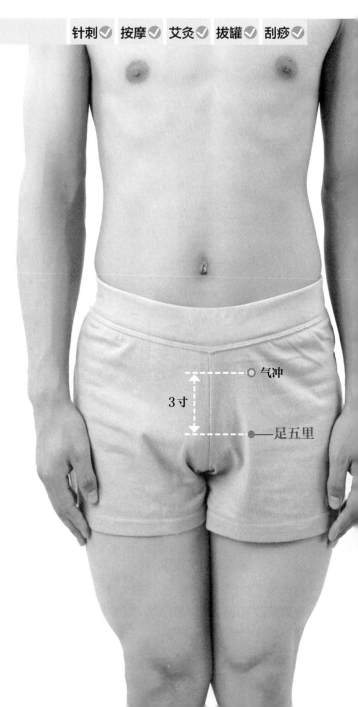

阴廉

针刺✅　按摩✅　艾灸✅　拔罐✅　刮痧✅

　　阴，指阴性水湿；廉，收敛之意。水湿风气至本穴后散热吸湿冷缩并聚集穴内，本穴如同肝经水湿的收敛之处，故名阴廉。

定位： 位于大腿内侧，在气冲穴直下2寸，大腿根部，耻骨结节的下方，长收肌的外缘。

快速取穴： 取气冲穴，当气冲穴直下2寸处，即为阴廉穴。

功效： 调经止带，通利下焦。

主治： 适用于月经不调、赤白带下、阴部瘙痒、阴肿、少腹疼痛、腰腿痛、下肢痉挛等病症。

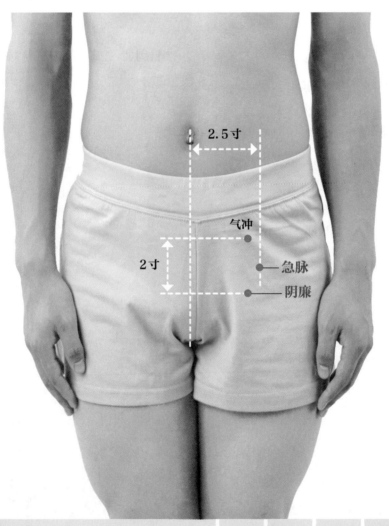

急脉

针刺✅　按摩✅　艾灸✅　拔罐✅　刮痧✅

　　急，急速也；脉，脉气也。因受冲脉的外散之热，阴湿水气至本穴后胀散并化为强劲的风气循肝经而行，故名急脉。

定位： 位于耻骨结节的外侧，在气冲穴外下方腹股沟动脉搏动处，前正中线旁开2.5寸处。

快速取穴： 腹股沟动脉搏动处，当正中线旁开2.5寸处，即为急脉穴。

功效： 疏利肝胆，通调下焦。

主治： 适用于子宫脱垂、疝气、阴部肿痛等病症。

章门

针刺✅ 按摩✅ 艾灸✅ 拔罐✅ 刮痧✅

章，大大木材也；门，出入的门户也。本穴物质为急脉穴传来的强劲风气，至本穴后，此强劲风气风停气息，风气如同由此进入门户一般，故名章门。

定位： 位于侧腹部，在第十一肋游离端的下方处。

快速取穴： 取平卧位，在侧腹部，先找到第十一肋游离端，即肋弓下的第一个游离肋骨，该肋骨的下方，即为章门穴。

功效： 疏肝健脾，理气散结，清利湿热。

主治： 适用于消化不良、肠炎、泄泻、肝炎、黄疸、肝脾肿大、小儿疳积、腹膜炎、烦热气短等病症。

主治歌诀
章门消胀健脾胃， 胁痛疳积饮食废， 腹胀黄疸泄水肿， 腰痛痞块精神萎。

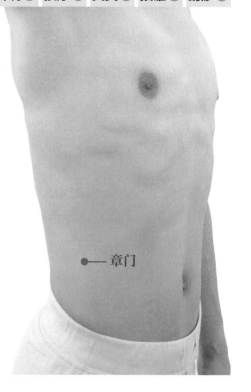
●—— 章门

期门

针刺✅ 按摩✅ 艾灸✅ 拔罐✅ 刮痧✅

期，期望、约会之意；门，出入的门户。本穴为肝经的最上一穴，由于下部的章门穴无物外传而使本穴处于气血物质的空虚状态。本穴作为肝经募穴，尽管其穴内气血空虚，但却募集不到气血物质，唯有期望等待，故名期门。

定位： 位于胸部，在乳头直下，第六肋间隙，前正中线旁开4寸。

快速取穴： 平卧，胸部由锁骨往下数，找到第六肋间隙，过第六肋间隙做一水平线，为X轴；前正中线旁开4寸处做一垂直线，为Y轴，两轴相交处即为期门穴。

功效： 健脾疏肝，理气活血。

主治： 适用于肝炎、肝肿大、胆囊炎、返流性食管炎、月经期感冒、肋间神经痛、乳腺炎、胸膜炎、高血压等病症。

主治歌诀
期门主治奔豚病， 上气咳逆胸背疼。 兼治伤寒胁硬痛， 热入血室刺有功。

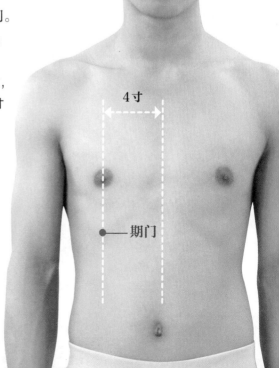
4寸
●—— 期门

督脉经络与穴位

督脉乃奇经八脉之一，顾名思义，此脉统率人体全身阳气，其主干行于身后正中线，与足厥阴肝经交于任脉。其经络包括督脉经脉及督脉络脉，所属穴位共29穴。

督脉经脉

督脉经脉循行及速记歌诀

起于小腹内，下出于会阴，向后行于脊柱的内部，上达项后风府，进入颅内，络脑，并由项部沿头的中线上行颠顶，沿前额下行鼻柱，至于上唇系带处。

督脉少腹骨中央，女子入系溺孔疆，
男子之络循阴器，绕纂之后别臀方，
至少阴者循腹里，会任直上关元行，
属肾会冲街腹气，入喉上颐环唇当，
上系两目中央下，始合内眦络太阳，
上额交颠入络脑，还出下项肩膊场，
侠脊抵腰入循膂，络肾茎纂等同乡，
此是申明督脉络，总为阳脉之督纲。

督脉穴位分寸歌

尾闾骨端是长强，二十一椎腰俞当，
十六阳关十四命，十三悬枢脊中央，
十一椎下寻脊中，十椎中枢筋缩九，
七椎之下乃至阳，六灵五神三身柱，
陶道一椎之下乡，一椎之上大椎穴，
入发五分哑门行，风府一寸宛中取，
脑户二五枕之方，再上四寸强间位，
五寸五分后顶强，七寸百会顶中取，
耳尖之上发中央，前顶前行八寸半，
前行一尺囟会量，一尺一寸上星位，
前发五分神庭当，印堂当在两眉间，
鼻端准头素髎穴，水沟鼻下人中藏，
兑端唇尖端上取，龈交唇内齿缝乡。

穴位速记歌

督脉行背之中行，二十九穴始长强，
腰俞阳关入命门，悬枢脊中中枢长。
筋缩至阳归灵台，神道身柱陶道开，
大椎哑门连风府，脑户强间后顶排。
百会前顶通囟会，上星神庭印素髎，
水沟兑端在唇上，龈交上齿缝之内。

督脉主治病症

主治头痛、目眩、目痛、鼻出血、咽喉肿痛、口眼㖞斜等头面五官病症；健忘、惊悸、昏厥、失眠等神志病；月经不调、遗精、阳痿、遗尿、小便不利等泌尿生殖系统疾病及腰脊痛等病症。

督脉络脉

督脉络脉从长强穴处由督脉分出，然后在脊柱两旁肌肉边上上行，直达项部，散络于头上。下面则在肩胛部左右有分支，走向足太阳经脉，穿入于脊柱两旁肌肉之内。

督脉络脉发生病变，实证为脊柱强直，虚证为头重、旋摇不定，此皆督脉的别络之过，可取它的络穴长强治疗。

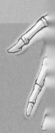

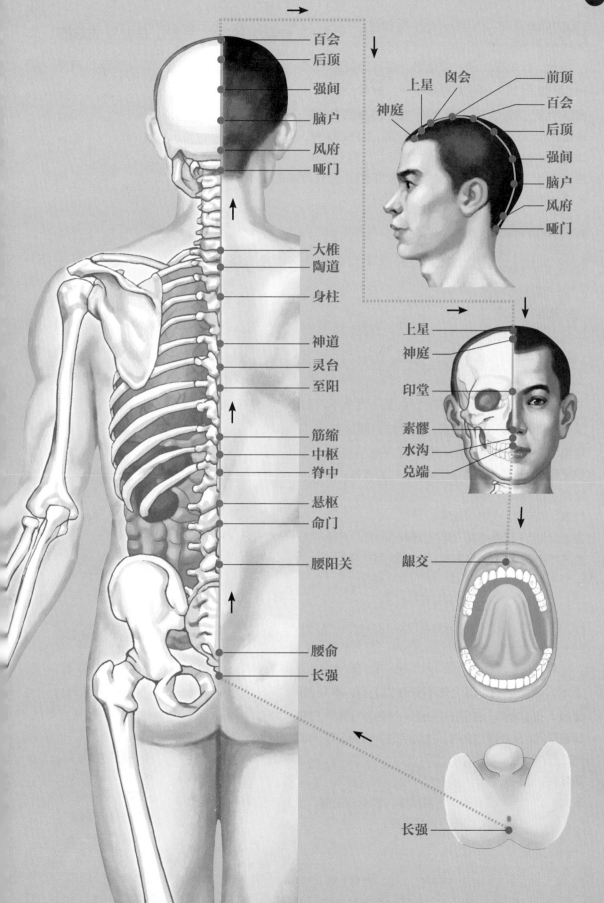

百会
后顶
强间
脑户
风府
哑门

囟会
上星
神庭
前顶
百会
后顶
强间
脑户
风府
哑门

大椎
陶道
身柱

神道
灵台
至阳

筋缩
中枢
脊中

悬枢
命门

腰阳关

腰俞
长强

上星
神庭

印堂

素髎
水沟
兑端

龈交

长强

长强

针刺✅ 按摩✅ 艾灸✅ 拔罐✅ 刮痧✅

长，长久也；强，强盛也。本穴为督脉之穴，其气血物质来自胞宫，温压较高，向外输出时既强劲又饱满且源源不断，故名长强。

定位： 位于尾骨端下，在尾骨端与肛门连接的中点处。

快速取穴： 在尾骨端下，当尾骨端与肛门连接的中点处，即为长强穴。

功效： 解痉止痛，升阳通经。

主治 适用于痔疮、便血、大小便难、阴部湿痒、尾骶骨疼痛、癫痫、癔病、腰神经痛等病症。

主治歌诀
长强解痉治脊强， 调肠又主诸痔疮， 尾骶疼痛阴湿痒， 便秘泄痢及脱肛。

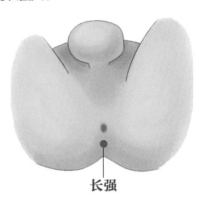

长强

腰俞

针刺✅ 按摩✅ 艾灸✅ 拔罐✅ 刮痧✅

腰，腰部也；俞，输也。水湿之气至本穴后因其散热冷缩水湿滞重，上不能传于腰阳关穴，下不得入于长强穴，因此输向腰之各部，故名腰俞。

定位： 位于骶部，在后正中线上，正对骶管裂孔。

快速取穴： 在骶部，当后正中线上，顺着脊柱向下，正对骶管裂孔处，即为腰俞穴。

功效： 调经清热，散寒除湿。

主治： 适用于腰脊疼痛、脱肛、便秘、尿血、月经不调、足冷麻木、下肢痿痹、腰骶神经痛、过敏性结肠炎、痔疮等病症。

主治歌诀
腰俞主治腰脊痛， 冷痹强急动作难。 腰下至足不仁冷， 妇人经病溺赤痉。

腰阳关

针刺✅ 按摩✅ 艾灸✅ 拔罐✅ 刮痧✅

腰，穴在腰部也；阳，阳气也；关，关卡也。水湿之气在上行至本穴的过程中散热吸湿，至本穴后滞重的水湿之气不能继续上行，本穴如同督脉水湿上行的关卡一般，故名腰阳关。

定位： 位于腰部，在后正中线上，第四腰椎棘突下凹陷中。

快速取穴： 先在两边侧腹部找到明显突起的骨性标志，即髂前上棘。在其棘突之下，即为腰阳关穴。

功效： 祛寒除湿，舒筋活络。

主治： 适用于腰骶疼痛、下肢痿痹、腰骶神经痛、坐骨神经痛、类风湿病、小儿麻痹、盆腔炎、月经不调等病症。

主治歌诀
腰阳关穴主通阳， 祛寒除湿补肾强。 腰骶疼痛下肢痹， 阳痿带下针无羔。

命门

针刺✓ 按摩✓ 艾灸✓ 拔罐✓ 刮痧✓

命，人之根本也，以便也；门，出入的门户也。脊骨内的高温高压阴性水液由本穴外输体表督脉，本穴外输的阴性水液有维系督脉气血流行不息的作用，为人体的生命之本，故名命门。

定位： 位于腰部，在后正中线上，第二腰椎棘突下凹陷中。

快速取穴： 先在两边侧腹部找到明显突起的骨性标志，即髂前上棘，其与脊柱相平之处约为第二腰椎，在其棘突之下，即为命门穴。

功效： 祛寒除湿，舒筋活络。

主治： 适用于腰骶疼痛、下肢痿痹、腰骶神经痛、坐骨神经痛、类风湿病、小儿麻痹、盆腔炎、月经不调等病症。

主治歌诀

命门补肾壮命火，
强壮保健生殖弱。
头晕耳鸣五更泄，
遗精胎坠尿频数。

悬枢 针刺✓ 按摩✓ 艾灸✓ 拔罐✓ 刮痧✓

悬，吊挂也；枢，枢纽也。水湿之气经由本穴横向外传腰脊各部，穴内气血如同天部中吊挂的水湿之气，故名悬枢。

定位： 位于腰部，在后正中线上，第一腰椎棘突下凹陷中。

快速取穴： 找到第二腰椎，再向上数1个椎体，即第一腰椎，当其棘突下的凹陷中，即为悬枢穴。

功效： 助阳健脾，通调肠气。

主治： 适用于腰脊强痛、肠鸣腹痛、泄泻、腰背神经痉挛、胃肠神经痛、胃下垂、肠炎等病症。

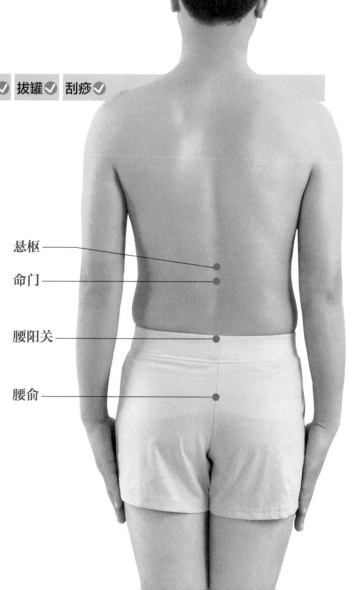

悬枢

命门

腰阳关

腰俞

脊中

脊，穴内气血来自脊骨也；中，与外相对，指穴内。本穴为人体重力场在背部体表的中心位置，穴内气血为脊骨内外输的高温高压水液，水液出体表后急速气化为天部阳气，故名脊中。

定位：在背部，当后正中线上，第十一胸椎棘突下凹陷中。

快速取穴：俯卧或俯伏，先取约与两肩胛骨下角平齐的第七胸椎棘突，再向下摸4个胸椎棘突下方凹陷中即是脊中穴。

功效：健脾利湿，通络止痛。

主治：适用于腰脊强痛、腹满、小儿疳积、黄疸、脱肛、癫痫、感冒、便血、增生性脊椎炎、胃肠功能紊乱、肝炎等病症。

主治歌诀

脊中可止痛腰脊，
黄疸癫痫痔下痢。

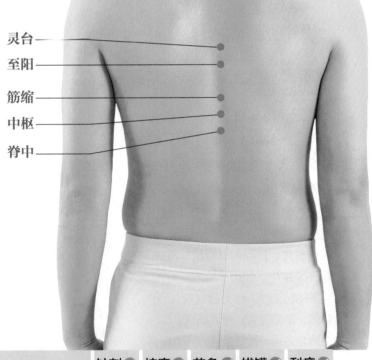

灵台——
至阳——
筋缩——
中枢——
脊中——

中枢

中，指穴内气血所处为天地人三部中的中部；枢，枢纽也。阳热之气至本穴后化为天之中部的水湿风气，水湿风气由本穴外输脊背各部，本穴如同督脉气血外输脊背的枢纽一般，故名中枢。

定位：位于背部，在后正中线上，第十胸椎棘突下凹陷中。

快速取穴：找到第七胸椎，再向下数3个椎体，即第十胸椎，当其棘突下的凹陷中，即为中枢穴。

功效：健脾利湿，清热止痛。

主治：适用于腰背疼痛、胃痛、呕吐、腹满、食欲不振、黄疸、感冒、腰背神经痛、视神经衰弱等病症。

筋缩

针刺✅ **按摩**✅ **艾灸**✅ **拔罐**✅ **刮痧**✅

筋，肝之所主的风气也；缩，收也，减也。天部阳热风气至本穴后散热缩合，风气的运行速度收而减慢，故名筋缩。

定位：位于背部，在后正中线上，第九胸椎棘突下凹陷中。

快速取穴：找到第七胸椎，再向下数 2 个椎体，即第九胸椎，当其棘突下的凹陷中，即为筋缩穴。

功效：平肝息风，宁神镇痉。

主治：适用于脊背强急、腰背疼痛、胃痛、癫痫、抽搐、腰背神经痛、胃痉挛、胃炎、癔病等病症。

> **主治歌诀**
> 筋缩宁神癫痫疾，
> 息风镇痉筋拘急。

至阳

针刺✅ **按摩**✅ **艾灸**✅ **拔罐**✅ **刮痧**✅

至，极也；阳，阳气也。至阳名意指督脉气血在此吸热后化为天部阳气。本穴物质为筋缩穴传来的水湿之气，至本穴后，因受督脉络脉所传之热而化为天部阳气，穴内气血为纯阳之性，故名至阳。

定位：位于背部，在后正中线上，第七胸椎棘突下凹陷中。

快速取穴：俯卧或俯伏，当两肩胛骨下角平齐的第七胸椎棘突下的凹陷中，即为至阳穴。

功效：利胆退黄，宽胸利膈。

主治：适用于胸胁胀痛、脊强、腰背疼痛、黄疸、胆囊炎、胆道蛔虫症、胃肠炎、肋间神经痛等病症。

> **主治歌诀**
> 至阳利胆可退黄，
> 阳中之阳善通阳，
> 黄疸胃痛不嗜食，
> 哮喘心痛连脊强。

灵台

针刺✅ **按摩**✅ **艾灸**✅ **拔罐**✅ **刮痧**✅

灵，神灵也，此指穴内物质为天之上部的阳热之气；台，停住之所也。本穴物质为至阳穴传来的阳气，至本穴后，因吸热而化为天之上部的阳热之气，阳气在穴内为停住之状，故名灵台。

定位：位于背部，在后正中线上，第六胸椎棘突下凹陷中。

快速取穴：找到第七胸椎，再向上数 1 个椎体，即第六胸椎，当其棘突下的凹陷中，即为灵台穴。

功效：清热化湿，止咳定喘。

主治：适用于气喘、咳嗽、背痛、项强、疔疮、肺炎、支气管炎、蜂窝组织炎、疟疾等病症。

> **主治歌诀**
> 灵台清热疗疔疮，
> 气喘胃痛认端详。

神道

针刺✓　按摩✓　艾灸✓　拔罐✓　刮痧✓

　　神，天之气也；道，通道也。阳气在上行至本穴的过程中，由天之上部冷降至天之下部并循督脉的固有通道而行，故名神道。

定位： 位于背部，在后正中线上，第五胸椎棘突下凹陷中。

快速取穴： 找到第七胸椎，再向上数 2 个椎体，即第五胸椎，当其棘突下的凹陷中，即为神道穴。

功效： 宁心安神，清热平喘。

主治： 适用于心悸、肩背痛、咳喘、健忘、小儿惊痫、增生性脊椎炎、心脏神经官能症、神经衰弱、疟疾、肋间神经痛等病症。

> **主治歌诀**
> 神道失眠主心恙，
> 咳喘灸疗脊背伤。

身柱

针刺✓　按摩✓　艾灸✓　拔罐✓　刮痧✓

　　身，身体也；柱，支柱也。阳气至本穴后，因受体内外传之热而进一步胀散，胀散之气充斥穴内并快速循督脉传送，使督脉的经脉通道充胀，如皮球充气而坚可受重负一般，故名身柱。

定位： 位于背部，在后正中线上，第三胸椎棘突下凹陷中。

快速取穴： 找到第七胸椎，再向上数 4 个椎体，即第三胸椎，当其棘突下的凹陷中，即为身柱穴。

功效： 宣肺清热，宁神镇咳。

主治： 适用于腰脊强痛、身热、支气管哮喘、神经衰弱、癔病等病症。

> **主治歌诀**
> 身柱癫痫鸣似羊，
> 咳喘腰背起疮疡。

陶道

针刺✓　按摩✓　艾灸✓　拔罐✓　刮痧✓

　　陶，金玉之属也，此指穴内物质为天部肺金之性的温热之气；道，通行的道路也。强劲阳气至本穴后，虽散热化为温热之性，但仍循督脉道路向上而行，故名陶道。

定位： 位于背部，在后正中线上，第一胸椎棘突下凹陷中。

快速取穴： 找到第七颈椎，再向下数 1 个椎体，当其棘突下的凹陷中，即为陶道穴。

功效： 解表清热。

主治： 适用于脊项强急、头痛、热病、颈肩部肌肉痉挛、疟疾、感冒、癔病、颈椎病等病症。

> **主治歌诀**
> 陶道疟疾清热良，
> 寒热癫痫弓反张。

大椎

针刺✔ 按摩✔ 艾灸✔ 拔罐✔ 刮痧✔

大，多也；椎，锤击之器也，此指穴内的气血物质为实而非虚也。本穴物质一为督脉陶道穴传来的充足阳气，二是手足三阳经外散于背部阳面的阳气，穴内的阳气充足满盛如椎般坚实，故名大椎。

定位：在后正中线上，第七颈椎棘突下凹陷中。

快速取穴：低头，在后颈部可以看到最高的骨性隆起，即第七颈椎。其棘突下凹陷中即是大椎穴。

功效：清热解表，疏风散寒，升发阳气。

主治：适用于颈项强直、角弓反张、肩颈疼痛、肺胀胁满、咳嗽喘急、疟疾、风疹、精神分裂症、小儿惊风、黄疸、颈肩部肌肉痉挛、落枕、感冒、小儿麻痹后遗症等病症。

主治歌诀

大椎泄热又振阳，
补虚镇静功效强。
热病胃蒸及疟疾，
癫痫惊风角弓张，
咳喘鼻病项背强，
通阳祛寒最擅长。

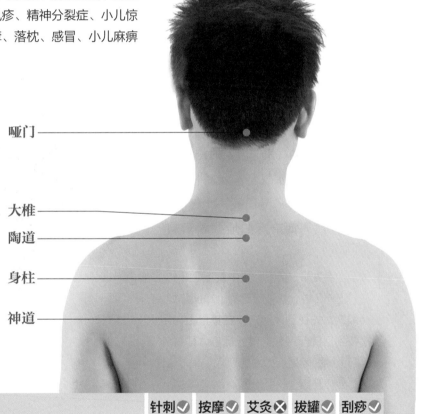

哑门
大椎
陶道
身柱
神道

哑门

针刺✔ 按摩✔ 艾灸✘ 拔罐✔ 刮痧✔

哑，发不出声也，此指阳气在此开始衰败；门，出入的门户也。哑门名意指督阳气在此散热冷缩。本穴物质为大椎穴传来的阳热之气，至本穴后因其热散而收引，阳气的散热收引太过则使人不能发声，故名哑门。

定位：位于项部，在后发际正中直上0.5寸，第一颈椎下。

快速取穴：沿着脊柱直上，入后发际上0.5寸，即为哑门穴。

功效：开音止哑，开窍醒神。

主治：适用于舌强不语、颈项强急、脊强反折、癫痫、脑性瘫痪、舌骨肌麻痹、脑膜炎、脊髓炎等病症。

主治歌诀

哑门醒脑开窍功，
舌缓舌强不语聋。
头痛项急下肢病，
癫痫瘾病及中风。

风府

针刺✓　按摩✓　艾灸✓　拔罐✓　刮痧✓

　　风，指穴内气血为风气也；府，府宅也。天部阳气至本穴后散热吸湿并化为天部横行的风气，本穴为天部风气的重要生发之源，故名风府。

定位： 位于项部，在后发际正中直上1寸，枕外隆突直下，两侧斜方肌之间凹陷中。

快速取穴： 沿着脊柱直上，入后发际上一横指处，即为风府穴。

功效： 祛风散寒，开窍止痛。

主治： 适用于咽喉肿痛、失音、头痛、眩晕、颈项强急、中风、精神分裂症、神经性头痛、颈项部肌肉疼痛、感冒、癔病等病症。

主治歌诀
风府祛风通窍关， 中风舌缓不能言。 颈项强急及瘛疭， 眩晕诸风癔癫痫。

脑户

针刺✓　按摩✓　艾灸✓　拔罐✓　刮痧✓

　　脑，大脑也；户，出入的门户也。水湿风气与寒湿水气至本穴后相合而变为天之下部的水湿云气，此气能随人体所受风寒而冷降归地并入于脑，故名脑户。

定位： 位于头部，后发际正中直上2.5寸，风府穴上1.5寸，枕外隆起的上缘凹陷处。

快速取穴： 先找到风府穴，在其直上，用手指按到后枕部突起的骨性标志，即枕外隆起的上缘凹陷处，即为脑户穴。

功效： 醒神开窍，平肝息风。

主治： 适用于头痛、头重、面赤、目黄、眩晕、甲状腺肿大、视神经炎等病症。

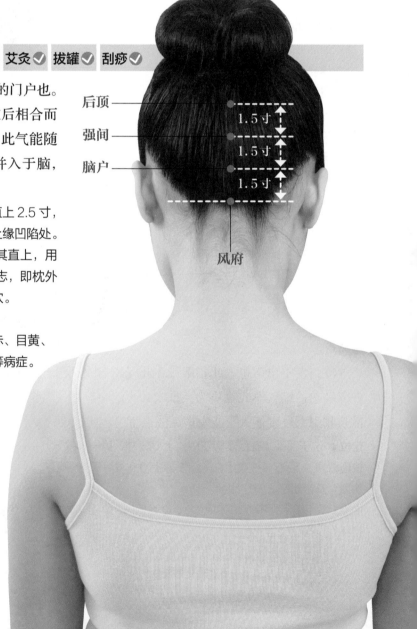

后顶

强间

脑户

1.5寸

1.5寸

1.5寸

风府

强间

针刺✔ 按摩✔ 艾灸✔ 拔罐✔ 刮痧✔

强，强盛也；间，二者之中也。因受颅脑的外散之热，水湿风气至本穴后吸热而化为天部强劲的阳气并循督脉上行，故名强间。

定位： 位于头部，在后发际正中直上4寸（脑户上1.5寸）。

快速取穴： 取脑户穴，其直上1.5寸处即是强间穴。

功效： 醒神宁心，升阳通络止痛。

主治： 适用于头痛、目眩、颈项强直、心烦、心悸、失眠、精神分裂症、脑膜炎、神经性头痛、血管性头痛、癔病等病症。

后顶

针刺✔ 按摩✔ 艾灸✔ 拔罐✔ 刮痧✔

后，指本穴所处之位为头之后部；顶，挤顶也。阳热风气在运行至本穴的过程中散热吸湿，至本穴后，滞重的水湿冷缩并循督脉下行，本穴如同有挤顶督脉气血上行的作用，故名后顶。

定位： 位于头部，在后发际正中直上5.5寸（脑户上3寸）。

快速取穴： 取强间穴，其直上1.5寸处即是后顶穴。

功效： 醒神安神，通经止痛。

主治： 适用于头痛、项强、眩晕、偏头痛、痫症、神经性头痛、失眠、颈项肌肉痉挛、精神分裂症、癫病等病症。

百会

针刺✔ 按摩✔ 艾灸✔ 拔罐✔ 刮痧✔

百，数量词，多之意；会，交会也。本穴由于其处于人之头顶，在人的最高处，因此人体各经上传的阳气都交会于此，故名百会。

定位： 位于头部，在前发际正中直上5寸，或两耳尖连线的中点处。

快速取穴： 将耳郭折叠向前，找到耳尖。经过两耳尖做一连线，于正中线的交点处便是百会穴。

功效： 益气举陷，升阳固脱。

主治： 适用于眩晕、健忘、头痛、头胀、脱肛、角弓反张、泄泻、子宫下垂、喘息、虚损、精神分裂症、痫症、癔病、高血压、眩晕、老年性痴呆、内脏下垂、脑供血不足、休克等病症。

主治歌诀
百会主治卒中风， 兼治癫痫儿病惊。 大肠下气脱肛病， 提补诸阳气上升。

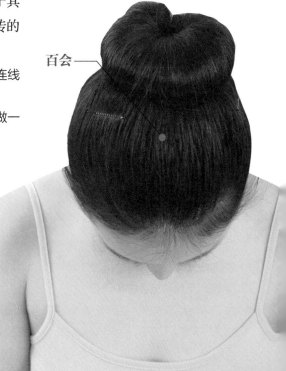
百会

前顶

针刺✅ 按摩✅ 艾灸✅ 拔罐✅ 刮痧✅

前，前部也；顶，挤顶也。本穴物质来自于百会穴传来的天部阳气和囟会穴传来的天部水湿之气，二气在本穴相会后，降行的气血顶住了上行的气血，故名前顶。

定位： 位于头部，在前发际正中直上3.5寸（百会前1.5寸）。

快速取穴： 取百会穴，其向前1.5寸处，即为前顶穴。

功效： 熄风醒脑，宁神镇静。

主治： 适用于头晕、目眩、头顶痛、鼻炎、面赤肿、水肿、小儿惊风、高血压、脑血管病后遗症等病症。

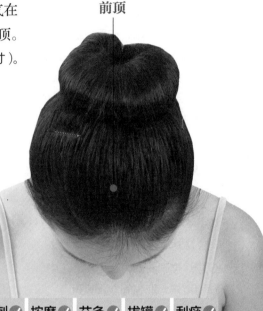

前顶

囟会

针刺✅ 按摩✅ 艾灸✅ 拔罐✅ 刮痧✅

囟，连合胎儿或新生儿颅顶各骨间的膜质部也，此指穴内气血有肾气的收引特征。会，交会也。本穴物质为上星穴传来的弱小水湿，至本穴后为聚集之状，如同肾气有收引特征，故名囟会。

定位： 位于头部，在前发际正中直上2寸（百会前3寸）。

快速取穴： 先找到前发际，正中直上2寸处，即为囟会穴。

功效： 安神醒脑，清热消肿。

主治： 适用于头晕目眩、头皮肿痛、面赤肿痛、鼻窦炎、过敏性鼻炎、鼻息肉、鼻痈、惊悸、嗜睡、高血压、神经官能症、记忆力减退等病症。

主治歌诀

囟会嗜睡小儿惊，
眩晕鼻塞头面肿。

上星

针刺✅ 按摩✅ 艾灸✅ 拔罐✅ 刮痧✅

上，上行也；星，指穴内的上行气血如星点般细小也。本穴物质为神庭穴传来的温热水气，在本穴为缓慢蒸升之状，上行气血如星点般细小，故名上星。

定位： 位于头部，在前发际正中直上1寸。

快速取穴： 先找到前发际，正中直上1寸处，即为上星穴。

功效： 息风清热，宁神通鼻。

主治： 适用于眩晕、头痛、目赤肿痛、迎风流泪、鼻窦炎、过敏性鼻炎、鼻息肉、鼻痈、热病汗不出、疟疾、额窦炎、角膜白斑、前额神经痛、神经衰弱等病症。

主治歌诀

上星通天主鼻渊，
息肉痔塞灸能痊。
兼治头风目诸疾，
炷如小麦灼相安。

神庭

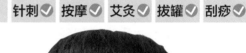

神，天部之气也；庭，庭院也，聚散之所也。本穴物质为来自胃经的热散之气及膀胱经的外散水湿，在本穴为聚集之状，本穴如同督脉天部气血的会聚之地，故名神庭。

定位： 位于头部，在前发际正中直上 0.5 寸。

快速取穴： 先找到前发际，正中直上 0.5 寸处，即为神庭穴。

功效： 宁神醒脑，降逆平喘。

主治： 适用于头晕目眩、鼻窦炎、过敏性鼻炎、流泪、目赤肿痛、目翳、吐舌、角弓反张、精神分裂症、痫症、惊悸、失眠、泪囊炎、结膜炎、神经官能症、记忆力减退等病症。

主治歌诀

神庭镇静又安神，
失眠多梦神之本，
角弓反张癫狂痫，
头痛目鼻其效真。

印堂

印，泛指图章；堂，庭堂。古代指额部两眉头之间为"阙"，星相家称印堂，因穴位于此处，故名印堂。

定位： 位于前额部，当两眉头间连线与前正中线之交点处。

快速取穴： 仰靠或仰卧，两眉头连线的中点处，即是印堂穴。

功效： 清脑明目，通鼻开窍。

主治： 适用于头痛、失眠、高血压、鼻塞、鼻炎、鼻部疾病、目眩、眼部疾病等病症。

主治歌诀

头痛晕眠忘呆痫，
血晕子痫儿惊鼻。

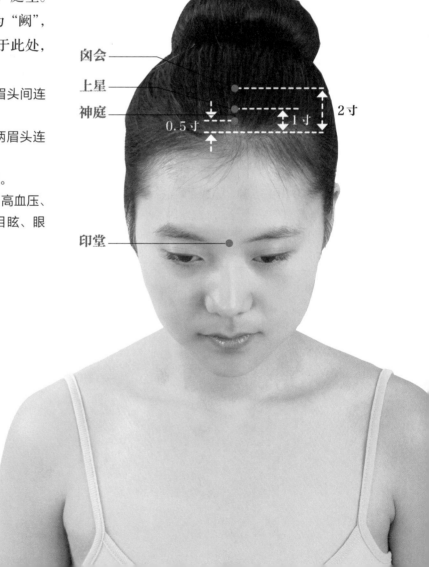

囟会
上星
神庭
0.5 寸
1 寸
2 寸
印堂

素髎

针刺✅ 按摩✅ 艾灸❌ 拔罐✅ 刮痧✅

素，古指白色的生绢，此指穴内气血为肺金之性的凉湿水气；髎，孔隙也。水湿之气至本穴后则散热缩合为水湿云气并由本穴归降于地，降地之液如同从细小的孔隙中漏落一般，故名素髎。

定位： 位于面部，在鼻尖的正中央。

快速取穴： 在面部，鼻尖的正中央，即为素髎穴。

功效： 清热消肿，通鼻开窍醒神。

主治： 适用于鼻塞、过敏性鼻炎、酒糟鼻、惊厥、昏迷、新生儿窒息、鼻息肉、虚脱等病症。

主治歌诀
素髎开窍治鼻疾， 鼻塞鼻衄止清涕。 惊阙青盲儿遗尿， 跟痛窒息血压低。

水沟

针刺✅ 按摩✅ 艾灸❌ 拔罐✅ 刮痧✅

水，指穴内物质为地部经水也；沟，水液的渠道也。地部经水在本穴的运行为循督脉下行，本穴的微观形态如同地部的小沟渠，故名水沟。

定位： 位于面部，在人中沟的上 1/3 与中 1/3 交点处。

快速取穴： 在面部，先找到人中沟（鼻子和上嘴唇之间的浅沟）。将人中沟 3 等分，其上 1/3 与中 1/3 交点处即是。

功效： 开窍醒神，镇惊安神，强腰止痛。

主治： 适用于脑血管病昏迷、水气浮肿、小儿惊风、心腹绞痛、休克、晕厥、窒息、精神分裂症、低血压、急性腰扭伤等病症。

主治歌诀
水沟中风口不开， 中恶癫痫口眼㖞。 中暑昏厥风水肿， 急性疼痛鼻衄塞。

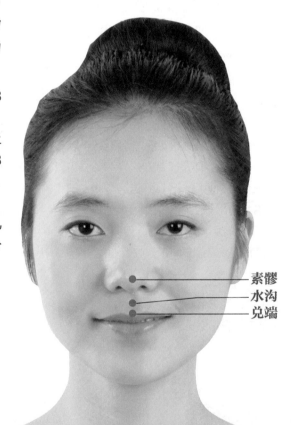

素髎
水沟
兑端

兑端

針刺 ✓ 按摩 ✓ 艾灸 ✗ 拔罐 ✓ 刮痧 ✓

"兑"字通"锐"，穴当上唇尖端，故名兑端。

定位： 位于面部，当上唇的尖端，人中沟下端的皮肤与唇的移行部位。

快速取穴： 在面部，如前法找到人中沟，人中沟下端的皮肤与上唇的交界处即是。

功效： 消肿止痛，祛风通络，开窍醒神。

主治： 适用于昏迷、晕厥、精神分裂症、消渴、口疮臭秽、牙痛、口噤、鼻塞等病症。

龈交

針刺 ✓ 按摩 ✓ 艾灸 ✗ 拔罐 ✗ 刮痧 ✗

穴位于唇内上齿龈与唇系带连接处，又为任、督二脉之会，故名龈交。

定位： 位于上唇内，唇系带与上齿龈的相接处。

快速取穴： 在上唇内的正中线上，上齿龈与口腔之间找到唇系带，唇系带与上齿龈的相接处即是。

功效： 醒神开窍，清热息风。

主治： 适用于脑血管病、牙关紧闭、口㖞、唇肿、牙痛、痔疮、过敏性鼻炎、闪挫腰痛、脊脊强痛、昏迷、晕厥、抽搐、口渴、黄疸、遍身水肿、癫痫、虚脱、休克、面神经麻痹、口眼肌肉痉挛、癔病、晕车、晕船等病症。

主治歌诀
龈交主治内外痔， 腹痛吻强衄在齿。 项痛颊肿鼻息肉， 癫狂面疮又面赤。

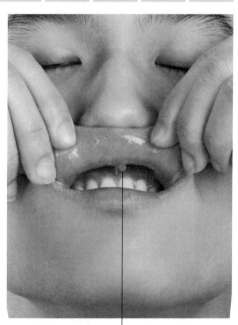

龈交

任脉经络与穴位

任脉乃奇经八脉之一，它承受人体全身阴气，其主干行于身前正中线，与手太阴肺经交于督脉。其经络包括任脉经脉及任脉络脉，所属穴位共24穴。

任脉经脉

任脉经脉循行及速记歌诀

起于胞中，下出会阴，向上行至阴毛部位，沿腹部和胸部正中线上行，经过咽喉，到达下颌，环绕口唇，上至龈交，与督脉相会，并沿面颊向上分行至两眶下。

任脉起于中极下，会阴腹里上关元，
循内上行会冲脉，浮外循腹至喉咽，
别络口唇承浆已，过足阳明上颐间，
循面入目至睛明，交督阴脉海名传。

任脉穴位分寸歌

任脉会阴两阴间，曲骨毛际陷中安，
中极脐下四寸取，关元脐下三寸连，
脐下二寸名石门，脐下寸半气海全，
脐下一寸阴交穴，脐之中央即神阙。
脐上一寸为水分，脐上二寸下脘列，
脐上三寸名建里，脐上四寸中脘许，
脐上五寸上脘在，巨阙脐上六寸取，
鸠尾蔽骨下五分，中庭膻下寸六取，
膻中即在两乳间，膻上寸六玉堂主，
膻上紫宫三寸二，膻上华盖四八举，
膻上璇玑六寸四，玑上一寸天突起，
廉泉舌骨上缘已，承浆颐前唇棱取。

任脉穴位速记歌

任脉中行二十四，会阴潜伏两阴间，
曲骨之前中极在，关元石门气海边，
阴交神阙水分处，下脘建里中脘前，
上脘巨阙连鸠尾，中庭膻中玉堂联，
紫宫华盖循璇玑，天突廉泉承浆端。

任脉主治病症

主治月经不调、阴挺遗精、阳痿、遗尿、小便不利等泌尿生殖系疾病；脘腹疼痛、肠鸣、呕吐、腹泻等胃肠道疾病，咳嗽、咽喉肿痛、乳汁少等。

任脉络脉

任脉络脉从胸骨剑突下方的鸠尾穴处分出，向下散于腹部。

该络脉发生病变：实则腹部皮肤疼痛；虚则腹部皮肤瘙痒。

承浆
廉泉
天突
璇玑
华盖
紫宫
玉堂
膻中
中庭
鸠尾
巨阙
上脘
中脘
建里
下脘
水分
神阙

阴交
气海
石门
关元
中极
曲骨

会阴

会阴

针刺✓　按摩✓　艾灸✗　拔罐✓　刮痧✓

会，交会也；阴，阴液也。本穴物质来自人体上部的降行水液，至本穴后为交会状，故名会阴。

定位： 男性在阴囊根部与肛门连线的中点，女性在大阴唇后联合与肛门连线的中点。

快速取穴： 男性在会阴部先找到阴囊根部，再找肛门，两者连接的中点；女性先找到大阴唇后联合，再找到肛门，两者连接的中点。

功效： 沟通阴阳，急救回阳，调节生殖。

主治： 适用于溺水窒息、昏迷、精神分裂症、惊痫、小便难、遗尿、阴痛、阴痒、阴部汗湿、脱肛、子宫下垂、疝气、痔疮、遗精、月经不调等病症。

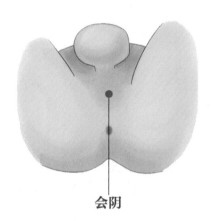

会阴

主治歌诀
会阴醒神通阴阳， 阴部湿汗又痛痒。 溺水窒息癫昏迷， 妇人小便痔脱肛。

曲骨

针刺✓　按摩✓　艾灸✓　拔罐✓　刮痧✓

曲，隐秘也；骨，肾主之水也。阴湿水气至本穴后聚集于天之下部，如隐藏于天部的肾水一般，故名曲骨。

定位： 位于人体的下腹部，在前正中线上，耻骨联合上缘的中点处。

快速取穴： 在下腹部，前正中线上，从下腹部向下摸到一横着走行的骨性标志，其上缘即是曲骨穴。

功效： 清热利尿，疏通下焦，调节生殖。

主治： 适用于少腹胀满、小便淋沥、遗尿、疝气、遗精、阳痿、阴囊湿痒、月经不调、赤白带下、痛经等病症。

中极

针刺✓　按摩✓　艾灸✓　拔罐✓　刮痧✓

中，与外相对，指穴内；极，屋之顶部横梁也。阴湿水气在上升至本穴时已达到其所能上升的最高点，故名中极。

定位： 位于下腹部，前正中线上，在脐中下4寸。

快速取穴： 在下腹部，前正中线上，从肚脐中央向下量取4寸处即是中极穴。

功效： 益肾兴阳，通经止带。

主治： 适用于带下、阳痿、痛经、产后恶露不下、疝气、积聚疼痛等病症。

主治歌诀
中极下元虚寒冷， 理气通便又调经。 癃闭阳痿疝偏坠， 恶露带下调月经。

关元

针刺✓ 按摩✓ 艾灸✓ 拔罐✓ 刮痧✓

关，关卡也；元，元首也。吸热上行的天部水湿之气至本穴后大部分冷降于地，只有小部分仍吸热上行，本穴如同天部水湿的关卡一般，故名关元。

定位：位于下腹部，前正中线上，在脐中下3寸。

快速取穴：在下腹部，前正中线上，从肚脐中央向下量取3寸处即是关元穴。

功效：益肾壮阳固本，调经缩尿，补虚。

主治：适用于泌尿生殖器疾病，如遗尿、尿频、尿潴留、尿道痛、痛经、闭经、遗精、阳痿等病症。

主治歌诀

关元补虚壮元气，
通淋遗尿治浊遗。
经带恶露下胞衣，
阳痿脱肛及泻痢。

石门

针刺✓ 按摩✓ 艾灸✓ 拔罐✓ 刮痧✓

石，肾主之水也；门，出入的门户也。水湿云气至本穴后再一次散热冷缩为天之下部的水湿云气，只有少部分水湿吸热后循任脉上行，本穴如同任脉水湿之关卡，故名石门。

定位：位于下腹部，前正中线上，在脐中下2寸。

快速取穴：位于下腹部，前正中线上，从肚脐中央向下量取2寸处即是石门穴。

功效：疏调三焦水湿，补肾固摄下焦。

主治：适用于小便不利、小腹绞痛、阴囊入小腹、气淋、血淋、产后恶露不止、阴缩入腹、水肿、食谷不化、肠炎、子宫内膜炎等病症。

主治歌诀

石门水肿与疝气，
崩漏保健止泻痢。

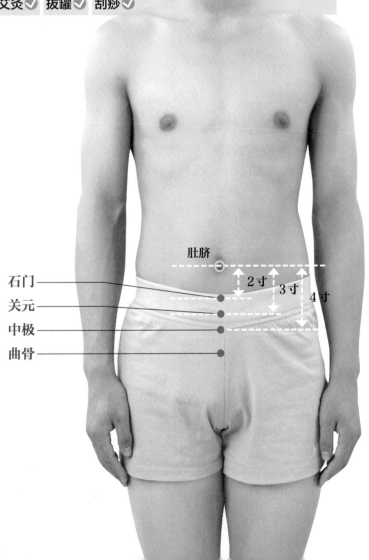

气海

针刺✅ 按摩✅ 艾灸✅ 拔罐✅ 刮痧✅

气，气态物也；海，大也。石门穴传来的弱小水气至本穴后，吸热胀散而化为充盛的天部之气，本穴如同气之海洋，故名气海。

定位： 位于下腹部，前正中线上，在脐中下1.5寸。

快速取穴： 位于下腹部，前正中线上，肚脐中央与关元连线中点处便是气海穴。

主治歌诀
气海理气又补气， 助阳调经治妇疾， 泌尿肠腑诸般疾， 阴挺脱肛升气虚。

功效： 培补元气，补肾利尿。

主治： 适用于下腹疼痛、大便不通、泻痢不止、小便不畅、遗尿、阳痿、遗精、滑精、闭经、功能性子宫出血、带下、子宫脱垂、脘腹胀满、疝气、肠炎等病症。

阴交

针刺✅ 按摩✅ 艾灸✅ 拔罐✅ 刮痧✅

阴，阴水之类也；交，交会也。热胀之气与水湿之气至本穴后，二气交会后形成了本穴的天部湿冷水气，故名阴交。

定位： 位于下腹部，前正中线上，在脐中下1寸。

快速取穴： 位于下腹部，前正中线上，从肚脐中央向下量取1寸便是阴交穴。

功效： 利水化湿，调经止带。

主治： 适用于腹痛、下引阴中、不得小便、泄泻、绕脐冷痛、疝气、阴汗湿痒、功能性子宫出血、恶露不止、鼻出血、子宫内膜炎等病症。

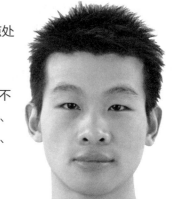

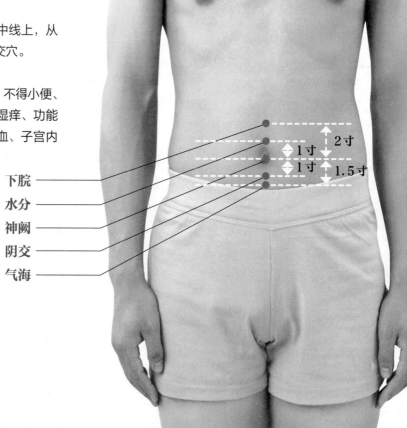

下脘

水分

神阙

阴交

气海

1寸

1寸

2寸

1.5寸

神阙

针刺❌　按摩✅　艾灸✅　拔罐✅　刮痧✅

神，尊也、上也、长也，指父母或先天；阙，牌坊也。本位于肚脐窝中，好似先天或前人留下的标记，故名神阙。

定位： 位于腹中部，脐中央。

快速取穴： 在腹中部，肚脐中央便是神阙穴。

功效： 补虚止泻，交通心肾。

主治： 适用于泻痢、绕脐腹痛、脱肛、泌尿系统感染、不孕症、肠炎、产后尿潴留等病症。

主治歌诀
神阙回阳又救逆， 中风尸厥病情急， 偏枯久泄元气虚， 风痫鼓胀治疹疾。

水分

针刺✅　按摩✅　艾灸✅　拔罐✅　刮痧✅

水，水谷；分，分别。此穴在脐上 1 寸，内应小肠腑，水谷至此分清别浊，故名水分。

定位： 位于上腹部，前正中线上，在脐中上 1 寸。

快速取穴： 位于上腹部，前正中线上，从肚脐中央向上量取 1 寸处，即为水分穴。

功效： 分利水湿，健脾止泻。

主治： 适用于腹坚肿如鼓、绕脐痛冲心、肠鸣、肠胃虚胀、反胃、泄泻、水肿、肠炎、胃炎、肠粘连、泌尿系感染等病症。

主治歌诀
水分胀满脐突硬， 水道不利灸之良。

下脘

针刺✅　按摩✅　艾灸✅　拔罐✅　刮痧✅

下，下部也；脘，即胃脘。此穴当胃脘之下部，故名下脘。

定位： 位于上腹部，前正中线上，在脐中上 2 寸。

快速取穴： 位于上腹部，前正中线上，从肚脐中央向上量取 2 寸处，即为下脘穴。

功效： 健脾和胃，升清降浊。

主治： 适用于腹坚硬胀、食谷不化、痞块连脐上、呕逆、泄泻、虚肿、日渐消瘦、胃炎、胃溃疡、胃痉挛、胃扩张、肠炎等病症。

主治歌诀
下脘和胃止呕呃， 胃痛呕吐脾胃弱。

建里

针刺✓ 按摩✓ 艾灸✓ 拔罐✓ 刮痧✓

建，建设也；里，与表相对，此指肚腹内部也。中脘穴传来的地部经水至本穴后循地部孔隙注入体内，注入体内的经水有降低体内温压的作用，故名建里。

定位：位于上腹部，前正中线上，在脐中上3寸。

快速取穴：位于上腹部，前正中线上，从肚脐中央向上量取3寸处，即为建里穴。

功效：和胃降逆，理气止痛。

主治：适用于胃痛、腹痛、腹胀、呕逆、厌食症、身肿、胃扩张、胃下垂、胃溃疡、腹肌痉挛等病症。

> **主治歌诀**
>
> 建里利水又健脾，
> 水肿纳差腹痛痞。

中脘

针刺✓ 按摩✓ 艾灸✓ 拔罐✓ 刮痧✓

中，中间；脘，胃脘。此穴当胃脘之中部，故名中脘。

定位：位于上腹部，前正中线上，在脐中上4寸。

快速取穴：位于上腹部，前正中线上，从肚脐中央向上量取4寸处，即为中脘穴。

功效：和胃降逆，理气化痰，利水化湿。

主治：适用于胃痛、腹痛、腹胀、呕逆、反胃、食不化、肠鸣、泄泻、咳喘痰多、失眠、胃炎、胃溃疡、胃扩张、食物中毒等病症。

> **主治歌诀**
>
> 中脘和胃通腑气，
> 胃痛纳呆呕呃逆。
> 肠鸣泻痢及疳积，
> 脏躁黄疸与惊悸。

上脘

针刺✓ 按摩✓ 艾灸✓ 拔罐✓ 刮痧✓

上，上方；脘，胃脘。此穴当胃脘上部，故名上脘。

定位：位于上腹部，前正中线上，在脐中上5寸。

快速取穴：位于上腹部，前正中线上，从肚脐中央向上量取5寸处，即为上脘穴。

功效：和胃降逆，理气通络。

主治：适用于腹痛、腹胀、呕吐、反胃、食不化、胃痛、纳呆、咳嗽痰多、积聚、黄疸、胃炎、胃扩张、肠炎等病症。

> **主治歌诀**
>
> 上脘胃痛不纳粮，
> 痞满奔豚与伏梁，
> 癫痫惊悸头晕眩，
> 呕吐泄泻脾胃伤。

巨阙

 针刺✅ 按摩✅ 艾灸✅ 拔罐✅ 刮痧✅

巨，大也；阙，通缺，亏缺也。因其热，来自胸腹上部的天部湿热水气既不能升又不能降，在此做聚集之状，本穴如同巨大的空缺一般将外部的水气聚集，故名巨阙。

定位： 位于上腹部，前正中线上，在脐中上6寸。

快速取穴： 位于上腹部，前正中线上，从肚脐中央向上量取6寸处，即为巨阙穴。

功效： 和胃降逆，养心止痛。

主治： 适用于胸痛、腹胀、反胃、心绞痛、胃痛、惊悸、咳嗽、黄疸、心绞痛、健忘、支气管炎、胸膜炎等病症。

主治歌诀
巨阙九种心疼痛，
痰饮吐水息贲宁。

鸠尾 针刺✅ 按摩✅ 艾灸✅ 拔罐✅ 刮痧✅

鸠者，鸟之一种，其习性特征与鹃相近；尾者，余也，指鸠鸟余下之物。任脉热散于天部的浮游之气至本穴后为聚集之状，此气如同鸠鸟之余物一般，故名鸠尾。

定位： 位于上腹部，前正中线上，在剑胸结合部下1寸。

快速取穴： 在上腹部，先找到剑胸结合部（即腹部正中直向上，摸到一个"人"字形的骨性标志）。剑胸结合部直下1寸，即为鸠尾穴。

功效： 安心宁神，宽胸定喘。

主治： 适用于胸闷咳嗽、心悸、心烦、心痛、呕逆、呕吐、惊狂、癫痫、烦躁、肋间神经痛、胃炎、支气管炎、神经衰弱、癔病等病症。

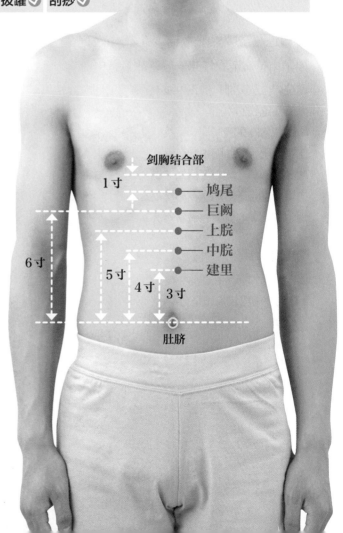

剑胸结合部
1寸
—— 鸠尾
—— 巨阙
—— 上脘
—— 中脘
—— 建里
6寸
5寸
4寸
3寸
肚脐

中庭

 针刺✅ 按摩✅ 艾灸✅ 拔罐✅ 刮痧✅

中，为天、地、人三部的中部也；庭，庭院也。湿热水气散热冷降至本穴后为聚集之状，如气血聚集于庭院之中，故名中庭。

定位： 位于胸部，前正中线上，平第五肋间，即剑胸结合部。

快速取穴： 第五肋间，平第五肋间隙，当前正中线上，即为中庭穴。

功效： 宽胸消胀，降逆止呕。

主治： 适用于胸胁支满、食管癌、呕吐、小儿吐乳、食管炎、食管狭窄、贲门痉挛等病症。

膻中

针刺✅ 按摩✅ 艾灸✅ 拔罐✅ 刮痧✅

膻，羊臊气或羊腹内的膏脂也，此指穴内气血为吸热后的热燥之气；中，与外相对，指穴内。天部水湿之气至本穴后进一步吸热胀散而变化热燥之气，如羊肉带有辛臊气味一般，故名膻中。

定位： 位于胸部，前正中线上，平第四肋间，两乳头连线的中点。

快速取穴： 第四肋间，平第四肋间隙，当前正中线上，即为膻中穴。

功效： 理气止痛，生津增液。

主治： 适用于胸闷塞、心胸痛、乳腺炎、气短、咳喘、心悸、支气管炎等病症。

主治歌诀

膻中理气增津液，
专主气虚气滞穴，
乳痈乳少心痛悸，
咳嗽咯血调之谐。

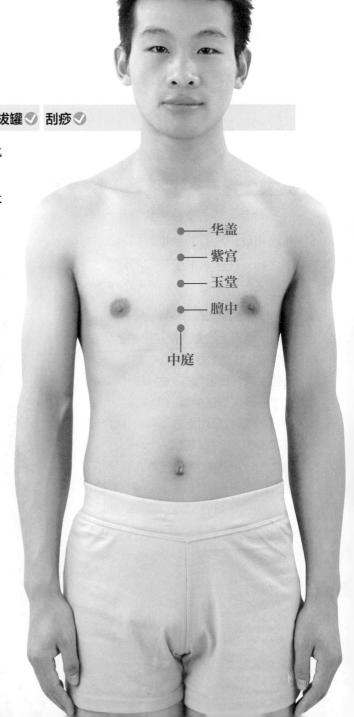

华盖
紫宫
玉堂
膻中
中庭

玉堂

针刺✅ 按摩✅ 艾灸✅ 拔罐✅ 刮痧✅

玉，金之属也，指穴内气血为肺金之性的天部之气；堂，厅堂也。膻中穴热胀上行的热燥之气至本穴后散热冷缩而为凉性水气，且聚集穴内，故名玉堂。

定位： 位于胸部，前正中线上，平第三肋间。

快速取穴： 第三肋间，平第三肋间隙，当前正中线上，即为玉堂穴。

功效： 宽胸利肺，止咳平喘。

主治： 适用于胸部疼痛、咳嗽、气短、心烦、支气管炎等病症。

紫宫

针刺✅ 按摩✅ 艾灸✅ 拔罐✅ 刮痧✅

紫，色也，由红和蓝二种颜色合成，此指穴内的天部之气既有一定的温度又有一定的水湿；宫，宫殿也，指穴内气血物质覆盖的范围较大。阳性之气至本穴后散热冷缩降而为天之中部的温湿水气，其水湿云气所覆盖的范围较大，故名紫宫。

定位： 位于前正中线上，平第二肋间。

快速取穴： 第二肋间，平第二肋间隙，当前正中线上，即为紫宫穴。

功效： 宽胸理气，止咳平喘。

主治： 适用于胸胁支满、胸部疼痛、烦心、咳嗽、吐血、呕吐、饮食不下等病症。

华盖

针刺✅ 按摩✅ 艾灸✅ 拔罐✅ 刮痧✅

华，华丽也；盖，护盖也。天部水气至本穴后进一步散热吸湿而变为水湿浓度更大的水湿之气，此气如同人体的卫外护盖一般，故名华盖。

定位： 位于胸部，平第一肋间。

快速取穴： 在胸部，由锁骨往下，找到第一肋间。平第一肋间隙，当前正中线上即是华盖穴。

功效： 宽胸利肺，止咳平喘。

主治： 适用于咳嗽、气喘、急慢性咽炎、胸痛、支气管哮喘、支气管炎、胸膜炎、喉炎、扁桃体炎等病症。

璇玑

針刺✅ 按摩✅ 艾灸✅ 拔罐✅ 刮痧✅

璇玑，魁星名，为北斗七星的北斗二。任脉的水湿在本穴吸热后仅有小部分循任脉蒸升，蒸升之气如天空星点般细小，故名璇玑。

定位： 位于胸部，在前正中线上，胸骨上窝中央下1寸。

快速取穴： 在胸部，先找到胸骨上窝，在其中央下1寸处，即是璇玑穴。

功效： 宽胸利肺，止咳平喘。

主治： 适用于喉痹咽肿、咳嗽、气喘、胸胁胀满、胃中积滞不化、扁桃体炎、喉炎、气管炎、胸膜炎、胃痉挛等病症。

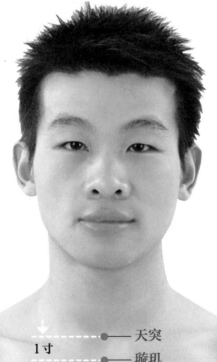

1寸 ●— 天突
●— 璇玑

天突

針刺✅ 按摩✅ 艾灸✅ 拔罐✅ 刮痧✅

天，头面天部也；突，强行冲撞也。弱小水气至本穴后，因吸收体内外传之热而向上部的头面天部突行，故名天突。

定位： 位于颈部，在前正中线上，胸骨上窝中央。

快速取穴： 顺着正中线向上，一直摸到骨性标志结束的地方。胸骨上窝的中央，即为天突穴。

功效： 宣通肺气，化痰止咳。

主治： 适用于哮喘、咳嗽、咽喉肿痛、支气管哮喘、喉炎、食管癌、扁桃体炎等病症。

主治歌诀
天突宣肺止痰咳， 胸中气逆痰咳喘。 咽痒喉痹及暴喑， 瘿气梅咳气噎膈。

廉泉

针刺✓ 按摩✓ 艾灸✓ 拔罐✓ 刮痧✓

廉，廉洁、收敛之意；泉，水也。天突穴传来的湿热水气至本穴后散热冷缩由天之上部降至天之下部，本穴如同天部水湿的收敛之处，故名廉泉。

定位： 位于颈部，在前正中线上，喉结上方，舌骨上缘凹陷处。

快速取穴： 喉结向上找到另一处骨性标志，即舌骨，其上缘凹陷处即为廉泉穴。

功效： 利喉舒舌，消肿止痛。

主治： 适用于舌下肿痛、舌根缩急、口舌生疮等病症。

主治歌诀
廉泉消肿利喉舌， 舌肿舌缓舌急缩。 喉痹重舌咽食难， 中风失音及消渴。

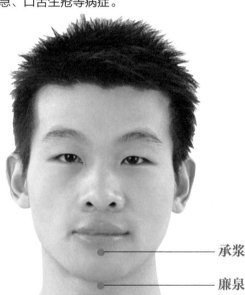

承浆

廉泉

承浆

针刺✓ 按摩✓ 艾灸✓ 拔罐✓ 刮痧✓

承，承受也；浆，水与土的混和物也。胃经地仓穴传来的地部经水及任脉廉泉穴冷降的地部水液至本穴后为聚集之状，本穴如同地部经水的承托之地，故名廉泉。

定位： 位于面部，在颏唇沟的正中凹陷处。

快速取穴： 下嘴唇下正中凹陷处，即为承浆穴。

功效： 生津敛液，舒筋活络。

主治： 适用于口㖞、唇紧、牙痛、流涎、口舌生疮、面肿、牙龈炎、癫痫、糖尿病等病症。

主治歌诀
承浆主治男七疝， 女子瘕聚儿紧唇。 偏风不遂刺之效， 消渴牙疳灸功深。

冲脉

　　冲脉与任、督两脉同起于胞中，浅出于腹股沟当气冲穴的部位，与足少阴肾经并行向上，到胸中而弥漫散布。冲者要道也，作为奇经八脉之一的冲脉有如四通八达之路，在人体内上下串联。其不仅有调节十二经气血、滋养脏腑的功效，而且还与生殖机能关系密切，故冲脉又有"十二经之海""血海"等称谓。

循行分布

　　冲脉起于胞中，下出于会阴，并在此分为二支。

　　上行一支的主干部分沿腹前壁夹脐（脐旁五分）上行，与足少阴经相并，散布于胸中，再向上行，经咽喉，环绕口唇；上行另一分支沿腹腔后壁，上行于脊柱内。

　　下行一支则出会阴下行，沿股内侧下行到大趾间。

功能与病候

　　冲脉的功能主要体现在调节十二经气血、影响生殖功能及输布精气滋养脏腑三个方面。

　　1. 调节十二经气血：冲脉联系十二经，为总领诸经气血的要冲。其调节十二经气血的方式简单来说就是"损有余，补不足"：当经络脏腑气血有余时，冲脉能加以涵蓄贮存；经络脏腑气血不足时，冲脉能给予灌注补充，以维持人体各组织器官正常生理活动的需要。

　　2. 影响生殖功能：冲脉起于"肾下胞中"，对女性而言，肾主生殖的功能是通过月经来体现的，而冲脉有调节月经的作用。《素问·上古天真论》说："太冲脉盛，月事以时下，故有子。""太冲脉衰少，天癸竭，地道不通。"太冲脉即指冲脉，天癸即是月经，这两句的意思就是冲脉气血充溢，月经规律，所以能怀孕，而冲脉气血衰弱，

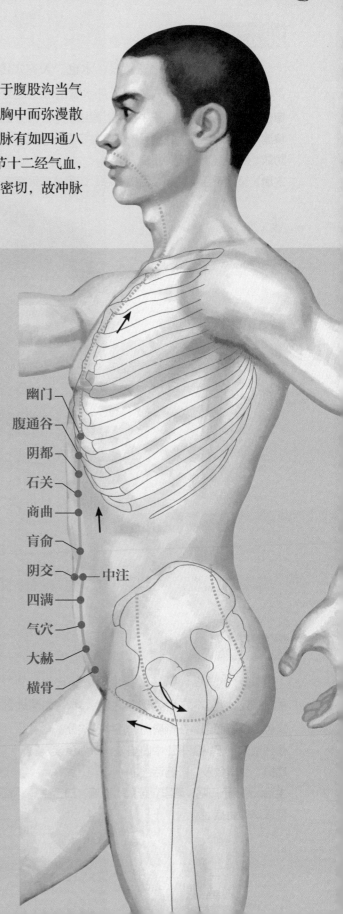

幽门
腹通谷
阴都
石关
商曲
肓俞
阴交 ———— 中注
四满
气穴
大赫
横骨

带脉

带脉的"带"字意指束带，顾名思义带脉能约束纵行之脉：足三阴、三阳及阴阳二跷脉皆受带脉之约束，以加强经脉之间的联系。

则月经枯竭不能成孕，可见冲脉与生殖功能密切相关。此外，男子或先天冲脉未充，或后天冲脉受伤，均可导致生殖功能衰退。

3. **输布精气滋养脏腑：**肾为"先天之本"，乃人体精气的故乡，而冲脉起于"肾下胞中"，先天秉承精气，精气通过冲脉，经被誉为"后天之本"的胃而散布于体内，调节肝、胃、肾等五脏六腑的气机升降，濡养脏腑。

冲脉病候主要表现在气逆上冲和泌尿生殖系统病变两个方面：气逆上冲主要有腹痛里急、心痛、胸闷、胁胀、心烦等；泌尿生殖系病变则有不孕不育、月经不调、小便不利、崩漏、遗尿等。

循行分布

带脉起于季胁，斜向下行，交会于足少阳胆经的带脉穴，绕身一周，并于带脉穴处再向前下方沿髋骨上缘斜行到少腹。

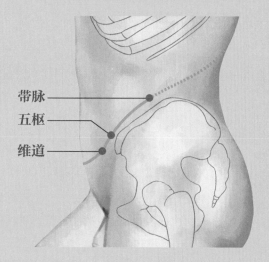

带脉
五枢
维道

功能与病候

杨玄操《难经》注说："带之为言，束也。言总束诸脉，使得调柔也。"指约束纵行诸经脉，使起到协调和柔顺的作用，说明带脉的主要功能即"总束诸脉"。《儒门事亲》说："冲任督三脉，同起而异行，一源而三歧，皆络带脉。"意指冲、任、督三脉脉气皆发于腰腹部，而围腰一周的带脉统束着人体全身直行的经脉，由此可见带脉与冲、任、督三脉的关系极为密切，对男女生殖器官的影响不可小觑。

带脉的病候主要是其约束失力时，出现各种功能弛缓、痿废病症，如腰部酸软、腹胀、腹痛引腰脊、下肢不利，以及诸如阳痿、遗精、月经不调、崩漏、疝气下坠、带下少腹拘急等男女生殖器官病症。

阴跻脉、阳跻脉

跻脉中的"跻"字意指活动敏捷，阳跻脉与阴跻脉皆起于足部，交会于眼部，与人体活动功能相关。不同的是阳跻脉乃足太阳膀胱经分支，循行于下肢外侧，而阴跻脉乃足少阴肾经分支，循行于下肢内侧。

循行分布

阴跻脉起于足舟骨后方的照海穴，上行内踝的上面，直上沿大腿内侧，经过阴部，向上沿胸部内侧，进入锁骨上窝，上经人迎的前面，过颧部，到目内眦，与足太阳经和阳跻脉会合。

阳跻脉起于足跟外侧的申脉穴，经外踝上行腓骨后缘，沿股部外侧和胁后上肩，过颈部上夹口角，进入目内眦，与阴跻脉会合，再沿足太阳经上额，与足少阳经合于风池。

功能与病候

跻脉的"跻"字有足跟和矫捷的含意，因跻脉从下肢内、外侧上行头面，具有交通一身阴阳之气，调节主肢体尤其下肢运动的功用。《灵枢·寒热病》中说："阴跻，阳跻，阴阳相交，阳入阴，阴出阳。"意即阴跻、阳跻阴阳脉气相对平衡，那么下肢伸肌与屈肌的运动也相对平衡协调，可以保证人体步履矫健，行走自如。

跻脉对肌肉运动的调节也包括了眼睑肌肉、维持眼球运动的肌肉及面部肌肉。由于阴阳跻脉交会于目内眦，入属于脑，跻脉在眼部与多经交会，所以能秉承诸经之气渗灌于上下眼睑，从而实现濡养眼睑肌肉，使眼睑开合自如的功能。同时卫气的运行主要是通过跻脉而散布全身。卫气行于阳则阳跻盛，主目张不欲睡；卫气于阴则阴跻盛，主目闭而欲睡，说明跻脉的功能还关系到人的睡眠。

跻脉的病候主要表现在失眠或嗜睡和下肢拘急两个方面。阴跻脉病候如嗜睡、癃闭等，阳跻脉病候如失眠、目痛从内眦开始等。

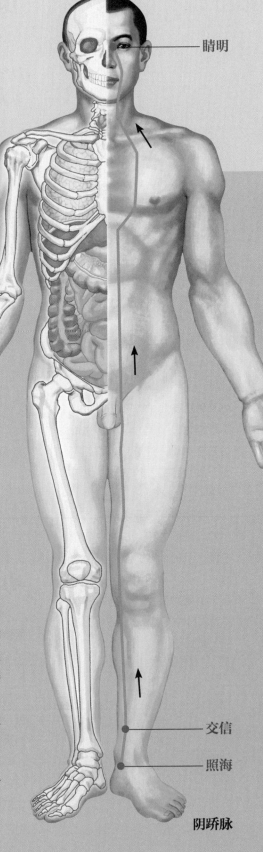

睛明

交信

照海

阴跻脉

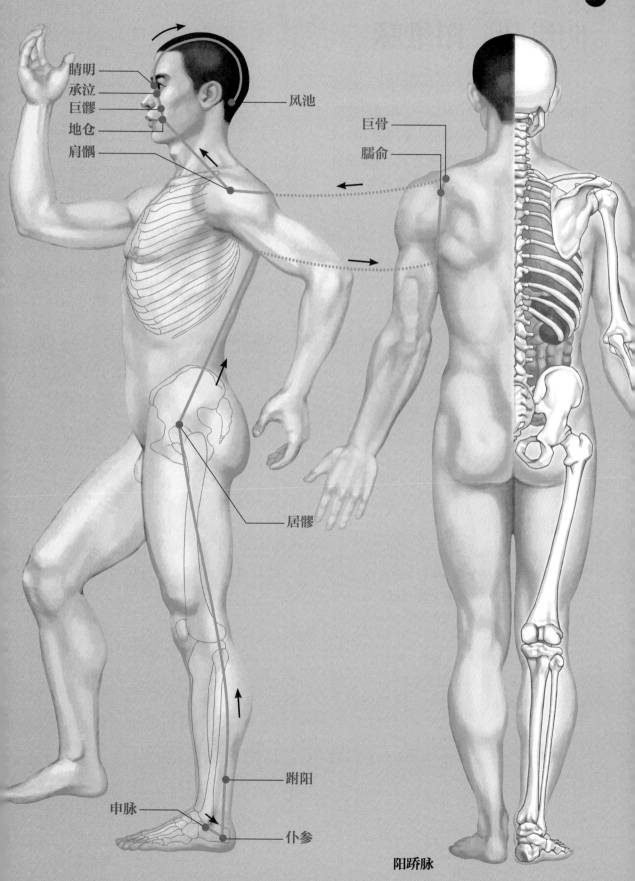

睛明
承泣
巨髎
地仓
肩髃
风池
巨骨
臑俞
居髎
跗阳
申脉
仆参

阳跷脉

阴维脉、阳维脉

　　维，原指用来捆系东西的绳子，有维系联络之意。作为奇经八脉之一，阳维脉联络诸阳经以通督脉，而阴维脉则联络诸阴经以通任脉，在两者的共同努力之下，人体全身的气血得到很好的溢蓄调节，这也是阳维、阴维脉最主要的主要功能。

循行分布

　　阴维脉起于小腿内侧，沿大腿内侧上行到腹部，与足太阴经相合，过胸部，与任脉会于颈部。

　　阳维脉起于足跟外侧，向上经过外踝，沿足少阳经上行到髋关节部，经胁肋后侧，从腋后上肩，至前额，再到项后合于督脉。

功能与病候

　　阴维脉与阳维脉的功能主要是对全身的气血盛衰起到溢蓄调节作用。阳维脉联络维系诸阳经，主一身之表，而阴维脉则联络维系诸阴经，主一身之里，两者相辅相成缺一不可。

　　阴维脉的病候主要是心腹痛、胸胁痛、忧郁等，阳维脉的病候主要是寒热、头痛目眩、腰痛等。

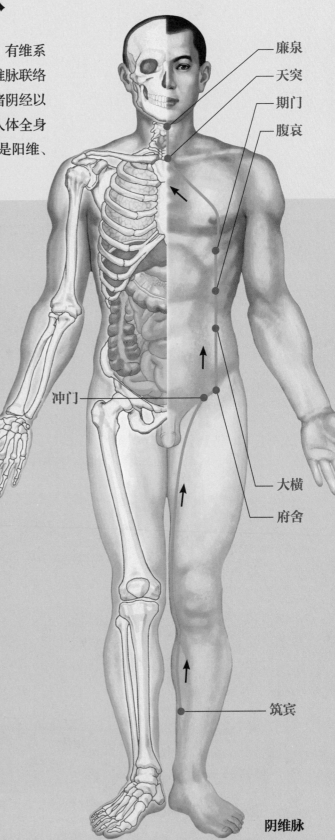

廉泉
天突
期门
腹哀
冲门
大横
府舍
筑宾

阴维脉

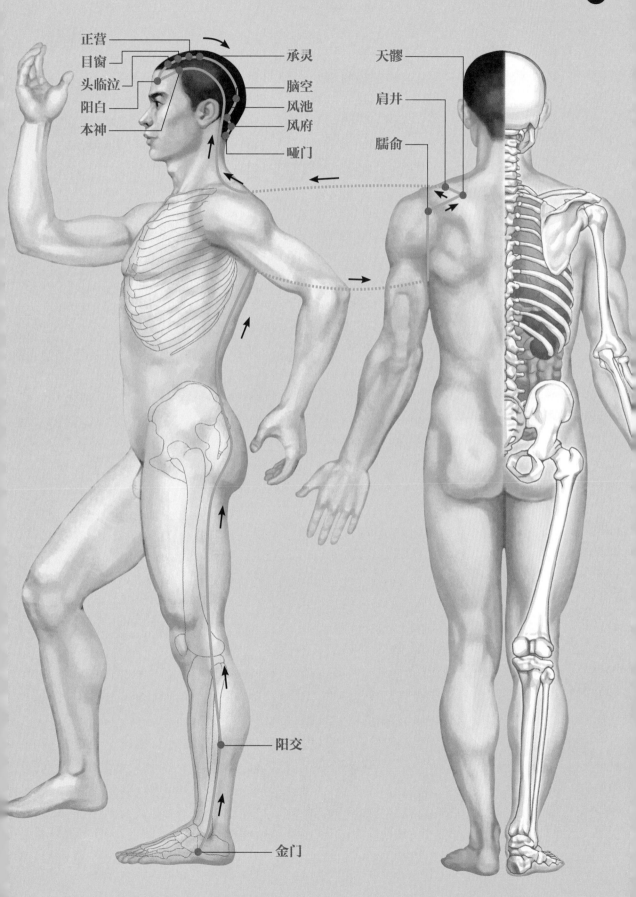

正营
目窗
头临泣
阳白
本神

承灵
脑空
风池
风府
哑门

天髎
肩井
臑俞

阳交

金门

经外奇穴

经外奇穴一般都是在阿是穴的基础上发展来的，简称为奇穴。经外奇穴的分布比较分散，大多不在十四经循行路线上，但与经络系统仍有一定关系。奇穴在临床应用上，针对性较强，如四缝治疳积、太阳治目赤等。

四神聪

针刺✓ 按摩✓ 艾灸✓ 拔罐✓ 刮痧✓

原名神聪，在百会前、后、左、右各开 1 寸处，因共有四穴，故又名四神聪。

定位： 位于百会前、后、左、右各开 1 寸处，共有 4 穴。

快速取穴： 仰靠，先取头部前后正中线与耳郭尖端连线的交点（百会），再从百会向前、后、左、右各开 1 寸即是四神聪穴。

功效： 安神定志，提神醒脑开窍。

主治： 适用于头痛、眩晕、失眠、健忘、癫痫等跟神志相关的病症。

主治歌诀

头痛晕眠忘癫痫，
目疾单列要记清。

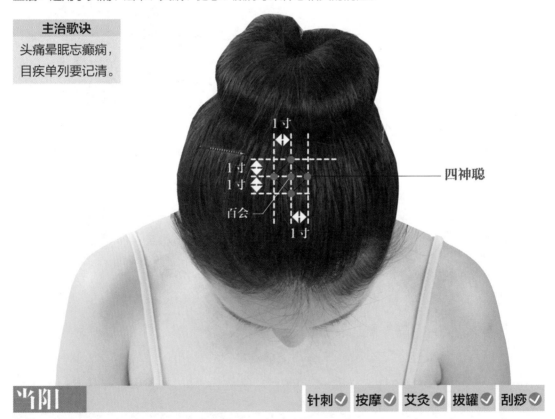

1寸　1寸　1寸　1寸　百会　四神聪

当阳

针刺✓ 按摩✓ 艾灸✓ 拔罐✓ 刮痧✓

当，向着。头前部为阳，穴在头前部，故名当阳。

定位： 在头前部，当瞳孔直上，前发际上 1 寸。

快速取穴： 正坐，两眼平视前方，瞳孔直上入发际 1 寸便是当阳穴。

功效： 疏风通络，清头明目。

主治： 适用于头痛、偏头痛、目赤肿痛、感冒、鼻塞等病症。

鱼腰

针刺✅ 按摩✅ 艾灸❌ 拔罐❌ 刮痧✅

眼眉形状如鱼，本穴位于其中点，故名鱼腰。

定位： 位于额部，瞳孔直上，眉毛中。

快速取穴： 正坐平视前方，瞳孔直上的眉中点处，即为鱼腰穴。

功效： 清肝明目，通经活络。

主治： 适用于目赤肿痛、眼睑下垂、近视、急性结膜炎、面神经麻痹、三叉神经痛等病症。

上明

针刺✅ 按摩✅ 艾灸❌ 拔罐❌ 刮痧✅

上，上下之上；明，光明。穴在眼之上部，有明目之效，故名上明。

定位： 位于额部，眉弓中点，眶上缘下。

快速取穴： 正坐或仰卧位，闭目，眉弓中点垂线，眶上缘凹陷中即为上明穴。

功效： 清肝明目。

主治： 适用于角膜白斑、屈光不正、视神经萎缩等眼部疾病。

球后

针刺✅ 按摩✅ 艾灸❌ 拔罐❌ 刮痧❌

球，眼球。本穴位置较深，在眼球之后，故名球后。

定位： 位于面部，当眶下缘外 1/4 与内 3/4 交界处。

快速取穴： 正坐仰靠，嘱患者闭目，目眶下缘的外 1/4 折点处，即是球后穴。

功效： 养肝明目。

主治： 适用于目疾，如视神经炎、视神经萎缩、视网膜色素变性、青光眼、早期白内障、近视等病症。

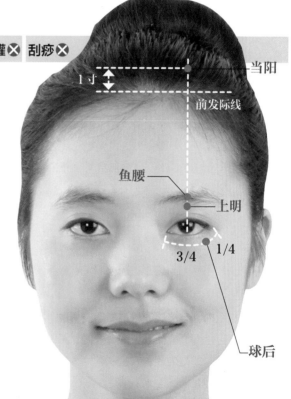

上迎香　针刺✅　按摩✅　艾灸✅　拔罐✅　刮痧✅

穴在鼻部，位于大肠经迎香穴之上方，故名上迎香。

定位： 位于面部，当鼻翼软骨与鼻甲的交界处，近鼻唇沟上端处。

快速取穴： 从鼻翼处向上，找到与鼻甲交界处即为上迎香穴。

功效： 通鼻开窍止痛。

主治： 适用于鼻炎、鼻窦炎、牙痛、感冒、口㖞、面痒、胆道蛔虫症等病症。

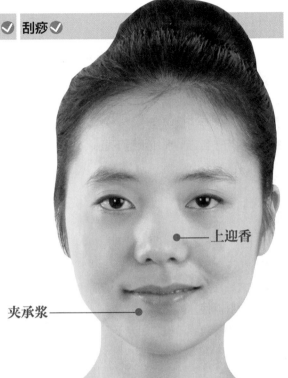

上迎香

夹承浆

夹承浆　针刺✅　按摩✅　艾灸✅　拔罐✅　刮痧✅

夹，通挟。本穴在下颌部，其位置夹于承浆穴两旁，故名夹承浆。

定位： 位于面部，承浆穴旁开 1 寸处。

快速取穴： 正坐仰靠，承浆外 1 寸，即是夹承浆穴。

功效： 消肿止痛。

主治： 适用于面肿、口㖞、牙龈肿痛等病症。

内迎香　针刺✅　按摩✅　艾灸❌　拔罐❌　刮痧❌

穴在鼻腔内，与大肠经迎香穴隔鼻翼相对，故名内迎香。

定位： 在鼻孔内，当鼻翼软骨与鼻甲交界的黏膜处。

快速取穴： 正坐仰靠或仰卧，在鼻孔内，上迎香相对处的鼻黏膜上，即是内迎香穴。

功效： 开窍醒神，清热泻火。

主治： 适用于鼻塞、目赤肿痛、喉痹、头痛、眩晕、中暑、不闻香臭等病症。

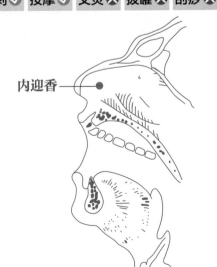

内迎香

聚泉

针刺✅ 按摩✅ 艾灸❌ 拔罐❌ 刮痧❌

泉，泉水，此处指口腔中的津液。穴在舌背正中，唾液在此会聚，故名聚泉。

定位： 位于口腔内，当舌背正中缝的中点处。

快速取穴： 在口腔内，当舌背的正中缝中点处，即为聚泉穴。

功效： 利窍通关，止咳平喘。

主治： 适用于咳嗽、哮喘、舌肌麻痹、糖尿病等病症。

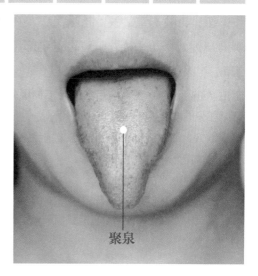

聚泉

海泉

针刺✅ 按摩✅ 艾灸❌ 拔罐❌ 刮痧❌

穴在舌下，口腔内的津液由此而出，如海如泉，不枯不绝，故名海泉。

定位： 在口腔内，当舌下系带中点处。

快速取穴： 仰靠张口，舌上卷，在舌下系带的中点，即为海泉穴。

功效： 祛邪开窍，生津止渴。

主治： 适用于舌缓不收、重舌肿胀、喉闭、呕吐、呃逆、腹泻、糖尿病、咽喉肿痛等病症。

金津

针刺✅ 按摩✅ 艾灸❌ 拔罐❌ 刮痧❌

金，比喻贵重；津，指唾液。穴在左舌下腺开口近旁，是唾液入口腔的重要部位，故名金津。

定位： 在口腔内，在舌系带左侧舌下神经伴行静脉可见部分的中点处。

快速取穴： 仰靠张口，舌上卷，暴露舌下静脉，左侧静脉中点处，即为金津穴。

功效： 清泄热邪，生津止渴。

主治： 适用于舌强、舌肿、口疮、呕吐、腹泻、失语等病症。

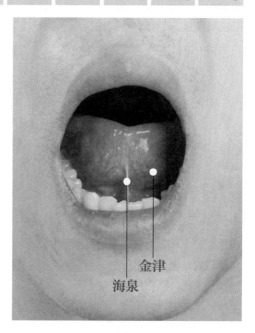

金津

海泉

玉液

针刺✓ 按摩✓ 艾灸✗ 拔罐✗ 刮痧✗

玉，比喻贵重；液，指唾液。穴在右舌下腺开口近处，乃唾液入口腔之重要部位，故名玉液。

定位： 在口腔内，在舌系带右侧舌下神经伴行静脉可见部分的中点处。

快速取穴： 仰靠张口，舌上卷，暴露舌下静脉，右侧静脉中点处，即为玉液穴。

功效： 清泄热邪，生津止渴。

主治： 适用于舌强、舌肿、口疮、呕吐、腹泻、失语等病症。

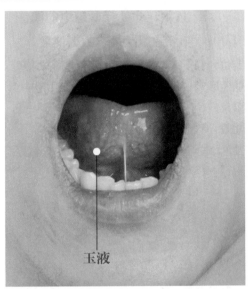

玉液

太阳

针刺✓ 按摩✓ 艾灸✗ 拔罐✓ 刮痧✓

头颞部之凹陷处，俗称太阳，穴在其上，故名太阳。

定位： 位于耳郭前面，前额两侧，外眼角延长线的上方，在两眉梢后凹陷处。

快速取穴： 坐或仰卧位，额骨的眉弓外侧端旁开可按取凹陷正中，即是太阳穴。

功效： 祛风通络止痛。

主治： 适用于头痛、偏头痛、眼睛疲劳、牙痛等病症。

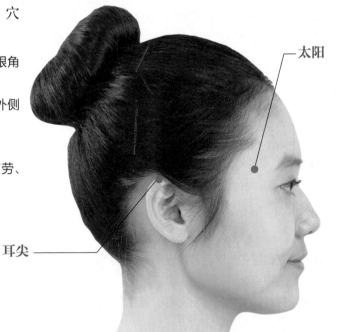

太阳

耳尖

耳尖

针刺✓ 按摩✓ 艾灸✓ 拔罐✗ 刮痧✓

其穴在耳郭之顶端，故名耳尖。

定位： 位于耳郭上方，当折耳向前，耳郭上方的尖端处。

快速取穴： 正坐或侧伏位，将耳郭向前折压，耳尖取端即是耳尖穴。

功效： 清热祛风，解痉止痛。

主治： 适用于目赤肿痛、沙眼、睑缘炎、结膜炎、角膜炎、咽喉肿痛等病症。

牵正

针刺✅ 按摩✅ 艾灸✅ 拔罐✅ 刮痧✅

牵，拉。本穴可使口㖞眼斜之症状恢复正常，故名牵正。

定位： 在颊部，当耳垂前 0.5~1 寸处。

快速取穴： 正坐或侧伏位，在耳垂前方，与耳垂中点相平处触及结节或敏感点，即是牵正穴。

功效： 祛风清热，通经活络。

主治： 适用于面瘫、口腔溃疡、口臭、牙痛、腮腺炎等病症。

安眠

针刺✅ 按摩✅ 艾灸✅ 拔罐✅ 刮痧✅

本穴可治疗失眠、烦躁不安等病，故名安眠。

定位： 在项部，当翳风与风池连线的中点。

快速取穴： 俯伏或侧伏位，当翳风穴与风池穴的连线中点处，即是安眠穴。

功效： 镇静安神。

主治： 适用于头痛、头晕、失眠、心悸、癫狂等病症。

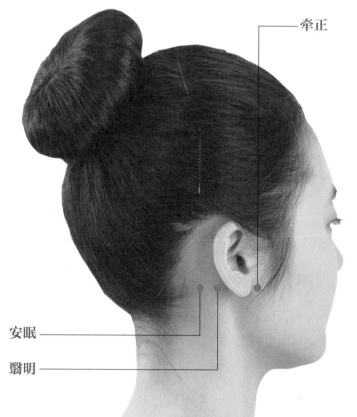

牵正

安眠

翳明

翳明

针刺✅ 按摩✅ 艾灸✅ 拔罐✅ 刮痧✅

翳，翳障；明，光明。本穴能治眼病，让人重见光明，故名翳明。

定位： 在项部，当翳风后 1 寸。

快速取穴： 正坐位，头略前倾，乳突后下方处即是翳明穴。

功效： 明目聪耳，宁心安神。

主治： 适用于近视、远视、雀盲、早期白内障、头痛、眩晕、耳鸣、健忘等病症。

颈百劳

劳，劳伤。本穴位于颈部，能治肺结核、颈淋巴结结核，故名颈百劳。

定位： 位于项部，当大椎直上2寸，后正中线旁开1寸。

快速取穴： 正坐位，头略前倾或俯卧位，当大椎直上2寸，后正中线旁开1寸，即是颈百劳穴。

功效： 滋补肺阴，舒筋活络。

主治： 适用于咳嗽、哮喘、颈椎病、肺结核、颈淋巴结结核、胸膜炎等病症。

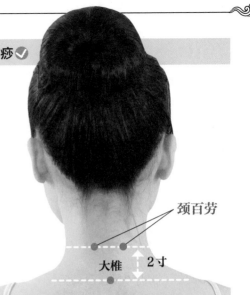

颈百劳

大椎   2寸

子宫

子宫，又称胞宫，是女子主月经和孕育胎儿的器官。本穴能治子宫疾病，故名子宫。

定位： 在下腹部，当脐下4寸，中极旁开3寸。

快速取穴： 仰卧，脐下4寸，再旁开3寸，即是子宫穴。

功效： 调经理气，升提下陷。

主治： 适用于子宫脱垂、月经不调、痛经、崩漏、不孕症等妇科病症。

> **主治歌诀**
> 子宫脱垂主治症，
> 经乱痛经不孕症。

三角灸

本穴是以患者两口角的长度为边长，做一等边三角形，以上角置于脐心，底边呈水平线，两角在脐下两旁尽处是穴，故名三角灸。

定位： 以脐心为顶点，以患者口角间长度为底边，做等边三角形，水平底边两角处。

快速取穴： 仰卧，两口角间长度作为边长，以脐为顶点，在脐正下方做等边三角形，三角形的中线与前正中线重合，此三角形的两底角即是三角灸穴。

功效： 调理气机。

主治： 适用于疝气、脐周痛、不孕症等妇科病症。

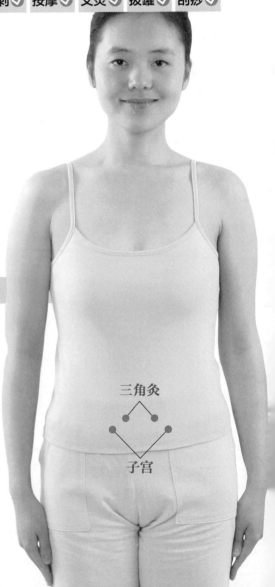

三角灸

子宫

定喘 　针刺✓　按摩✓　艾灸✓　拔罐✓　刮痧✓

　　定，平定；喘，哮喘。本穴有平定哮喘发作的作用，故名定喘。

定位： 在背部，当第七颈椎棘突下，旁开 0.5 寸。

快速取穴： 俯伏或俯卧，先在后正中线上定取第七颈椎棘突下的大椎，大椎旁开 0.5 寸即是定喘穴。

功效： 止咳平喘，舒筋活络。

主治： 适用于落枕、肩背痛、哮喘、咳嗽、慢性支气管炎、支气管哮喘、肺结核等病症。

夹脊 　针刺✓　按摩✓　艾灸✓　拔罐✓　刮痧✓

　　穴在脊柱两侧，从两旁将脊柱夹于其中，故名夹脊。

定位： 在腰背部，当第一胸椎棘突至第五腰椎棘突下两侧，后正中线旁开 0.5 寸，左右各 17 穴。

快速取穴： 俯卧，第一胸椎棘突至第五腰椎棘突下凹陷旁开 0.5 寸，左右各 17 穴。

功效： 舒筋活络，调节脏腹机能。

主治： 上胸段穴位主治心、肺、上肢疾病；下胸段穴位主治胃、肠、肝、胆疾病；腰段穴位主治腰、腹及下肢疾病。

主治歌诀

心肺上肢上胸部，
下胸胃肠腰下肢。

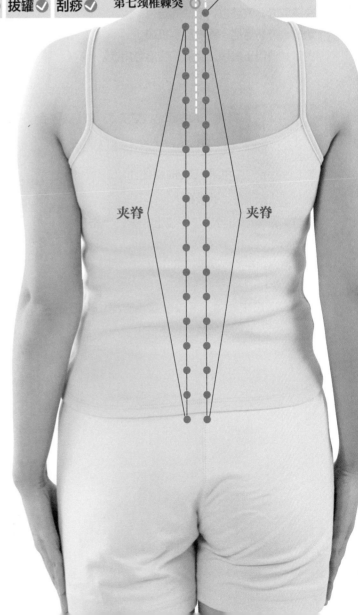

0.5寸　定喘
第七颈椎棘突
夹脊　　夹脊

胃脘下俞

针刺✔ 按摩✔ 艾灸✔ 拔罐✔ 刮痧✔

本穴能治胃脘部疼痛，故名胃脘下俞。

定位： 在背部，当第八胸椎棘突下，旁开1.5寸。

快速取穴： 俯卧位，取法同定位。

功效： 舒筋活络，调节脏腹机能。

主治： 适用于胃痛、腹痛、胸胁痛、咽干、糖尿病等病症。

痞根

针刺✔ 按摩✔ 艾灸✔ 拔罐✔ 刮痧✔

痞，痞块，腹内肿大的组织。本穴能治疗肝脾肿大，有如截断痞块根部的作用，故名痞根。

定位： 在背部，当第一腰椎棘突下，旁开3.5寸。

快速取穴： 俯卧位，取法同定位。

功效： 舒筋活络，调节脏腹机能。

主治： 适用于痞块、癥瘕、腰痛等病症。

下极俞

针刺✔ 按摩✔ 艾灸✔ 拔罐✔ 刮痧✔

极，穷极、最。背为阳，为经气输转之处，故曰俞。本穴在第三腰椎棘突下，伏卧时，最低洼处，故名下极俞。

定位： 在腰部，当后正中线上，第三腰椎棘突下凹陷处。

快速取穴： 在腰部，取法同定位。

功效： 强腰健肾。

主治： 适用于腰痛、下肢酸痛、腹痛、腹泻、小便不利、遗尿等病症。

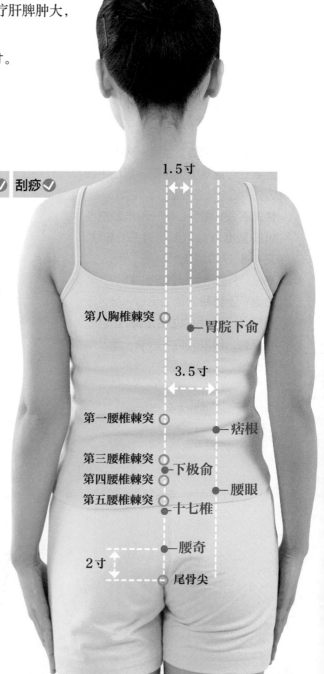

1.5寸

第八胸椎棘突 ○ ●—胃脘下俞

3.5寸

第一腰椎棘突 ○ ●—痞根

第三腰椎棘突 ○ ●—下极俞
第四腰椎棘突 ○ ●—腰眼
第五腰椎棘突 ○ ●—十七椎

●—腰奇

2寸

○ ●—尾骨尖

腰眼

针刺✓ 按摩✓ 艾灸✓ 拔罐✓ 刮痧✓

腰，腰部；眼，关键、要点。穴在腰部的薄弱点上，故名腰眼。

定位： 在腰部，当第四腰椎棘突下，旁开约3.5寸。

快速取穴： 俯卧位，与髂后上嵴相平的第四腰椎棘突下，旁开约3.5寸凹陷中。

功效： 强腰健肾。

主治： 适用于腰痛、月经不调、带下等病症。

十七椎

针刺✓ 按摩✓ 艾灸✓ 拔罐✓ 刮痧✓

中医学称第一胸椎为一椎，第五腰椎为十七椎，穴在其棘突下，故名十七椎。

定位： 在腰部，当后正中线上，第五腰椎棘突下。

快速取穴： 俯卧位，先取与髂后上嵴相平的腰阳关，再向下1个腰椎棘突下的凹陷处。

功效： 强腰补肾，主理胞宫。

主治： 适用于痛经、崩漏、月经不调、遗尿、腰腿痛、下肢瘫痪等病症。

腰奇

针刺✓ 按摩✓ 艾灸✓ 拔罐✓ 刮痧✓

腰，腰部；奇，奇特。穴在腰部最下部，对便秘、头痛和癫痫疗效奇特，故名腰奇。

定位： 在骶部，当尾骨端直上2寸，骶角之间凹陷中。

快速取穴： 俯卧位，尾骨尖直上2寸，约当第二、第三骶椎棘突之间上方。

功效： 理气通便，调经止痛，安神志。

主治： 适用于癫痫、头痛、失眠、便秘等病症。

肩前

针刺✓ 按摩✓ 艾灸✓ 拔罐✓ 刮痧✓

本穴在肩之前方，故名肩前。

定位： 在肩部，正坐垂臂，当腋前皱襞顶端与肩端连线的中点。

快速取穴： 正坐垂臂，取法同定位。

功效： 舒筋活络。

主治： 适用于肩臂痛、臂不能举等病症。

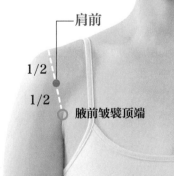

肩前

1/2

1/2

腋前皱襞顶端

二白

针刺✅ 按摩✅ 艾灸✅ 拔罐✅ 刮痧✅

本穴外侧靠近手太阴肺经，肺在色为白，一穴有二处，故名二白。

定位： 在前臂掌侧，腕横纹上4寸，桡侧腕屈肌腱的两侧，一臂2穴。

快速取穴： 伸臂仰掌，取法同定位。

主治歌诀
前臂痛连胸胁痛，痔疮脱肛有二白。

功效： 和气血，提肛消痔。

主治： 适用于痔、脱肛、前臂痛、胸胁痛等病症。

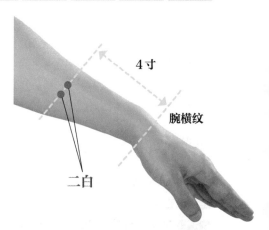

4寸
腕横纹
二白

肘尖

针刺❌ 按摩✅ 艾灸✅ 拔罐❌ 刮痧✅

穴在肘部尖端，故名肘尖。

定位： 在肘后部，屈肘，当尺骨鹰嘴的尖端。

快速取穴： 两手叉腰，屈肘约90°角，尺骨鹰嘴的尖端。

功效： 散结化瘀，清热解毒。

主治： 适用于颈淋巴结结核、痈疽、疔疮、肠痈等病症。

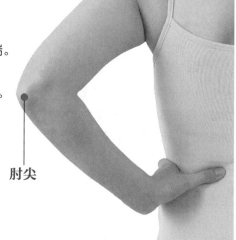

肘尖

中泉

针刺✅ 按摩✅ 艾灸✅ 拔罐✅ 刮痧✅

中，中间；泉，泉眼，此指体表凹陷。穴在腕背中央，中有凹陷，故名中泉。

定位： 在腕背横纹中，当指总伸肌腱桡侧凹陷处。

快速取穴： 在腕背横纹中，取法同定位。

功效： 宽胸理气，和胃止痛。

主治： 适用于胸闷、心痛、咳嗽、气喘、胃痛等病症。

中魁

针刺✅ 按摩✅ 艾灸✅ 拔罐✅ 刮痧✅

中，中指；魁，为首的，突出的。穴在手中指第一指间关节突出处，故名中魁。

定位： 在中指背侧近端指间关节的中点处。

快速取穴： 握拳手掌向心，中指背侧近端指间关节横纹中点即是。

功效： 疏通活络，降逆和胃。

主治： 适用于噎膈、呃逆、呕吐、牙痛、鼻出血等病症。

大骨空

针刺❌ 按摩✅ 艾灸✅ 拔罐✅ 刮痧✅

大，大拇指。穴在大拇指两指骨之间的关节空隙处，故名大骨空。

定位： 在拇指背侧指间关节中点处。

快速取穴： 拇指微屈，掌心向下，在拇指背侧指间关节的中点处。

功效： 祛风泻火，退翳明目。

主治： 适用于眼痛、白内障、鼻出血、呕吐、腹泻等病症。

小骨空

针刺❌ 按摩✅ 艾灸✅ 拔罐✅ 刮痧✅

小，小手指。穴在小手指近侧两指骨之间的关节空隙处，故名小骨空。

定位： 在小指背侧指间关节中点处。

快速取穴： 掌心向下，在小指背侧近端指间关节的中点处。

功效： 明目止痛。

主治： 适用于眼痛、咽喉痛等病症。

外劳宫　针刺✅ 按摩✅ 艾灸✅ 拔罐✅ 刮痧✅

穴在手背，与劳宫相对，故名外劳宫，又名落枕穴。

定位： 在手背，当第二、第三掌骨之间，掌指关节后 0.5 寸处。

快速取穴： 俯掌，位于手背中央，与劳宫相对应（第二、第三掌骨间，掌指关节后约 0.5 寸）的骨缝凹陷。

功效： 舒筋活络，和中理气。

主治： 适用于手背红肿、手指麻木、落枕等病症。

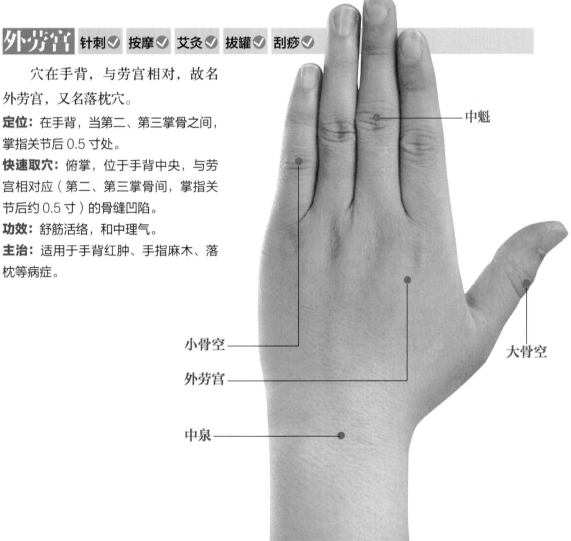

中魁

小骨空

外劳宫

中泉

大骨空

腰痛点

针刺✓ 按摩✓ 艾灸✓ 拔罐✓ 刮痧✓

本穴能治疗腰痛，故名腰痛点。

定位： 在手背，第二、第三掌骨及第四、第五掌骨之间，当腕背横纹与掌指关节中点处，左右共4个穴。

快速取穴： 伏掌。在手背侧，当第二、第三掌骨及第四、第五掌骨之间，当腕横纹与掌指关节中点处，一侧2穴。

功效： 化瘀止痛，舒筋通络，化痰息风。

主治： 适用于手背红肿疼痛、急性腰扭伤等病症。

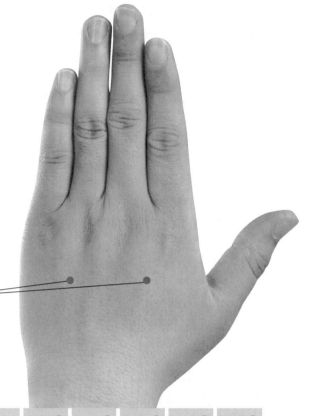

腰痛点

八邪

针刺✓ 按摩✓ 艾灸✓ 拔罐✓ 刮痧✓

本穴共八处，因能治疗邪气所致病症，故名八邪。

定位： 在手背，微握拳，第一至第五指间，指蹼缘后方赤白肉际处，左右各4穴。

快速取穴： 微握拳，第一至第五指间的指缝纹端。

功效： 清热解毒，通络止痛。

主治： 适用于手背肿痛、手指麻木、眼痛、咽痛、毒蛇咬伤等病症。

主治歌诀

手指手背蛇咬伤，
烦热目痛寻八邪。

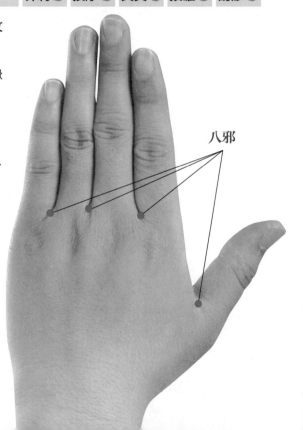

八邪

四缝

针刺✅ 按摩✅ 艾灸✅ 拔罐✅ 刮痧✅

缝，缝隙，此指近端指间关节横纹。一手四穴，故名四缝。

定位： 在第二至第五指掌侧，近端指关节的中央，当横纹中点。

快速取穴： 展掌，在第二至第五指掌侧，近端指关节的横纹中点。

功效： 消食导滞，祛痰化积。

主治： 适用于小儿疳积、腹泻、咳嗽、气喘、百日咳等病症。

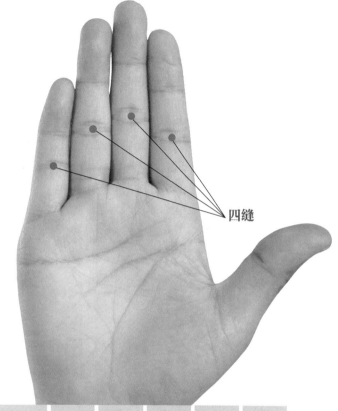

四缝

十宣

针刺✅ 按摩✅ 艾灸✅ 拔罐✅ 刮痧✅

本穴有宣泄邪热的功能，穴在两手十指尖端，故名十宣。

定位： 在手十指尖端，距指甲游离缘 0.1 寸，左右共 10 穴。

快速取穴： 十指微屈，十指尖端距指甲游离缘 0.1 寸处。

功效： 清热，开窍，醒神。

主治： 适用于咽喉肿痛、昏迷、晕厥、中暑、热病、小儿惊厥等病症。

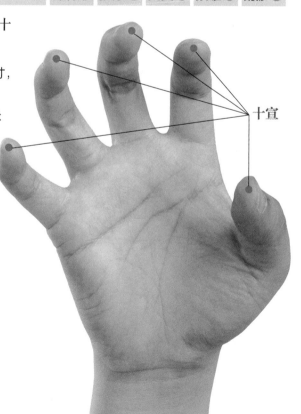

十宣

主治歌诀
昏迷癫痫与高热， 手指麻木咽肿痛。

环中

针刺 ✓　按摩 ✓　艾灸 ✓　拔罐 ✓　刮痧 ✓

　　环，此指经穴环跳；中，中间。该穴在环跳与腰俞穴中间，故名环中。

定位： 在臀部，环跳与腰俞连线的中点。

快速取穴： 俯卧或侧卧，在臀部先定出环跳穴，再以此点与骶管裂孔作一连线，其中点即是。

功效： 舒筋活络。

主治： 适用于坐骨神经痛、腰腿痛、下肢瘫痪等病症。

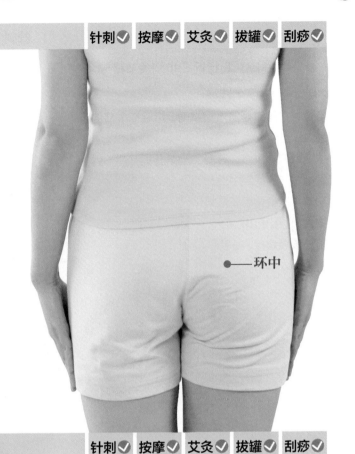

环中

髋骨

针刺 ✓　按摩 ✓　艾灸 ✓　拔罐 ✓　刮痧 ✓

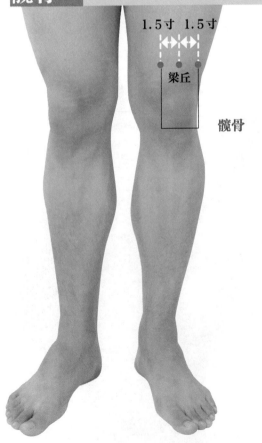

1.5寸　1.5寸

梁丘

髋骨

定位： 在梁丘两旁各 1.5 寸，一腿 2 穴，左右共 4 穴。

快速取穴： 在大腿前面下部，当梁丘两旁各 1.5 寸，左右腿各 2 穴。

功效： 祛风除湿，舒筋活络。

主治： 适用于腿痛、膝关节痛、风湿性关节炎等病症。

鹤顶

针刺✔ 按摩✔ 艾灸✔ 拔罐✔ 刮痧✔

膝关节状如仙鹤头顶，穴在髌骨顶端，故名鹤顶。

定位： 在膝上部，髌底的中点上方凹陷处。

快速取穴： 屈膝，髌骨上缘中点上方之凹陷处。

功效： 通利关节，祛风除湿，活络止痛。

主治： 适用于膝痛、腿足无力、瘫痪、脚气等病症。

主治歌诀
足胫无力与膝痛， 下肢瘫痪鹤膝风。

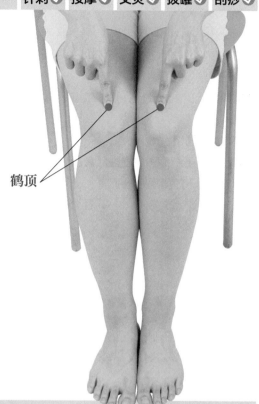

鹤顶

百虫窝

针刺✔ 按摩✔ 艾灸✔ 拔罐✔ 刮痧✔

百，意为多；虫，泛指各种虫毒邪气；窝，巢穴。本穴可治各类虫症及毒邪所致病症，针刺如直捣其巢穴，故名百虫窝。

定位： 屈膝，在大腿内侧，髌底内侧端上3寸，即血海上1寸。

快速取穴： 正坐屈膝或仰卧，髌骨内上角上3寸（血海上1寸）。

功效： 驱虫止痒，活血祛风。

主治： 适用于风疹块、下部生疮、荨麻疹、湿疹、蛔虫病、蛲虫病等病症。

主治歌诀
下部生疮和虫积， 风湿痒疹百虫窝。

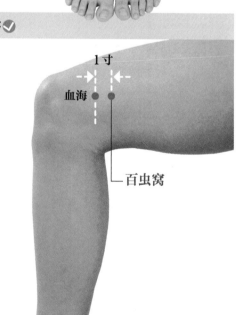

1寸

血海

百虫窝

胆囊

本穴可诊断治疗胆囊疾病，故名胆囊。

定位： 在小腿外侧上部，当腓骨小头前下方凹陷处（阳陵泉）直下2寸。

快速取穴： 正坐或侧卧，阳陵泉直下的压痛最明显处。

功效： 利胆通络。

主治： 适用于黄疸、急慢性胆囊炎、胆石症、胆道蛔虫症、下肢痿痹等病症。

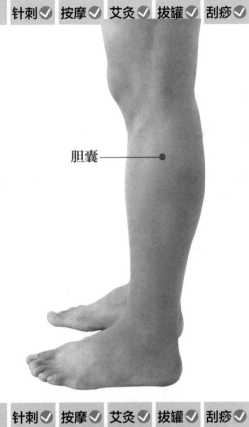

胆囊

膝眼

膝关节之髌骨下两侧，有凹陷形如眼窝，穴在其上，故名膝眼。

定位： 屈膝，在髌韧带两侧凹陷处。在内侧的称内膝眼，在外侧的称犊鼻。

快速取穴： 屈膝，膝关节伸侧面，髌韧带两侧凹陷中。

功效： 利腿膝。

主治： 适用于膝痛、鹤膝风、腿痛、脚气等病症。

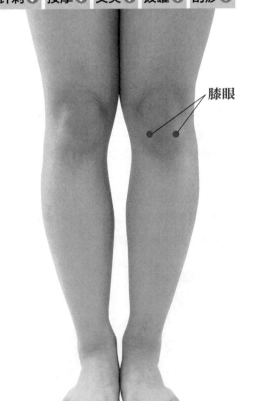

膝眼

阑尾

针刺✅ 按摩✅ 艾灸✅ 拔罐✅ 刮痧✅

本穴可诊断治疗阑尾炎，故名阑尾。

定位：在小腿前侧上部，当犊鼻下5寸，胫骨前缘旁开1横指，足三里下约2寸处。

快速取穴：正坐或仰卧屈膝，足三里与上巨虚两穴之间压痛最明显处。

功效：清热化瘀，通调肠腑。

主治：适用于急慢性阑尾炎、消化不良、胃脘痛、下肢瘫痪等病症。

主治歌诀
急慢阑尾下肢痿，
消化不良证候全。

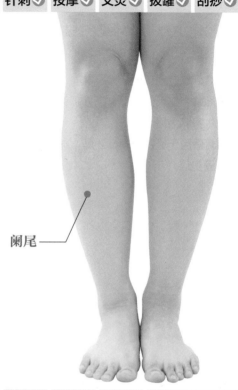

阑尾

内踝尖

针刺❌ 按摩✅ 艾灸✅ 拔罐✅ 刮痧✅

穴在足踝关节内侧之凸起处，故名内踝尖。

定位：内踝的凸起处。

快速取穴：在足内侧面，当内踝突起处。

功效：舒筋活络。

主治：适用于足内踝痛、牙痛、扁桃体炎等病症。

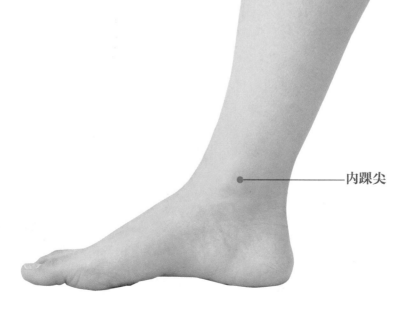

内踝尖

外踝尖

针刺❌　按摩✅　艾灸✅　拔罐✅　刮痧✅

　　穴在足踝关节外侧之凸起处，故名外踝尖。

定位： 外踝的凸起处。

快速取穴： 在足外侧面，当外踝突起处。

功效： 舒筋活络。

主治： 适用于足外踝痛、牙痛、扁桃体炎、脚气等病症。

外踝尖

八风

针刺✅　按摩✅　艾灸✅　拔罐✅　刮痧✅

　　本穴共有八处，原治脚弱风气之疾，故名八风。

定位： 足背，第一至第五趾间，趾蹼缘后方赤白肉际处。

快速取穴： 正坐或仰卧位，足背各趾间的缝纹端。一足4穴，左右共8个穴位。

功效： 祛风通络，清热解毒。

主治： 适用于足跗肿痛、趾痛、足趾麻木、脚气、毒蛇咬伤等病症。

主治歌诀

足跗趾痛与脚气，
毒蛇咬伤要记全。

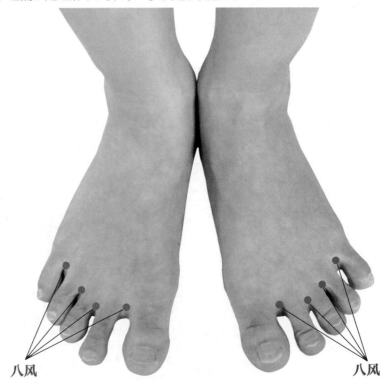

八风　　　　　　　　　　　　八风

气端

针刺✔ 按摩✔ 艾灸✔ 拔罐✖ 刮痧✔

足十趾端是经脉之气所出之处，穴在其上，故名气端。

定位： 在足十趾尖端，距趾甲游离缘0.1寸。

快速取穴： 伸足，十趾趾腹尖端，左右各5穴。

功效： 开窍苏厥，通络止痛。

主治： 适用于昏迷、中风、足趾麻木、足背痛、脚背红肿疼痛等病症。

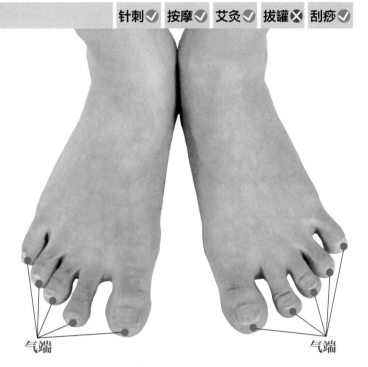

气端　　　　气端

独阴

针刺✔ 按摩✔ 艾灸✔ 拔罐✖ 刮痧✔

下为阴，足趾下面仅此一穴，故名独阴。

定位： 在足第二趾的跖侧远端趾间关节的中点，横纹中央取之。

快速取穴： 仰卧位，在第二趾跖侧，远端趾节横纹中点。

功效： 活血调经，理气止痛。

主治： 适用于呕吐、吐血、月经不调、疝气等病症。

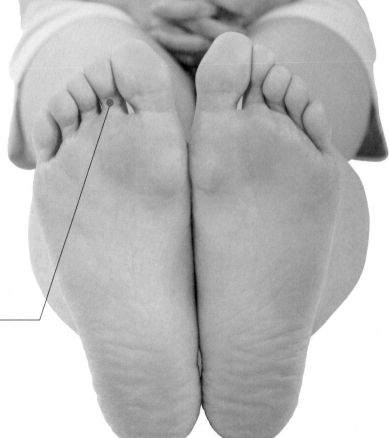

独阴

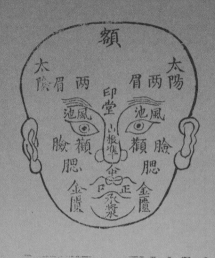

其生死盛衰也
槁者卒紅以望為先察
色之光澤者生色之天
五臟充實百色必光華
五臟衰敗百色必枯槁
神之舍也色者神之旗
者五臟氣血之榮臟者
頭者諸陽經絡所聚面

正口	常紅無病	乾躁脾熱	白虛
人中	黑臍痛蟲動	點點黑吐痢	
山根	紫傷乳食驚	青人叫喚	黑危
印堂	青驚	紅熱	紅驚熱	白無病
額	青驚	紅夜啼躁熱	
兩眉	黑睛黃積	赤心熱	
兩眼	淡紅心虛	青肝熱	白睛黃積	赤心熱
太陽	紅血淋	青驚	兩紋青第二驚
	赤傷寒	右青驚	紅驚	青黑危

婴幼儿的生长发育中，其经络和穴位是不断变化的。除了十四经穴、经外奇穴等与成人相同的穴位外，还有一些特定的穴位。

第三章
儿童特效穴位

婴幼儿因处于生长发育中，其经络和穴位是不断变化的。婴幼儿有一些特定的穴位，它们不像十四经穴那样相连成经络系统，而是大多数分布在头面和四肢，具有点、线和面的特点。

儿童穴位及小儿推拿知识

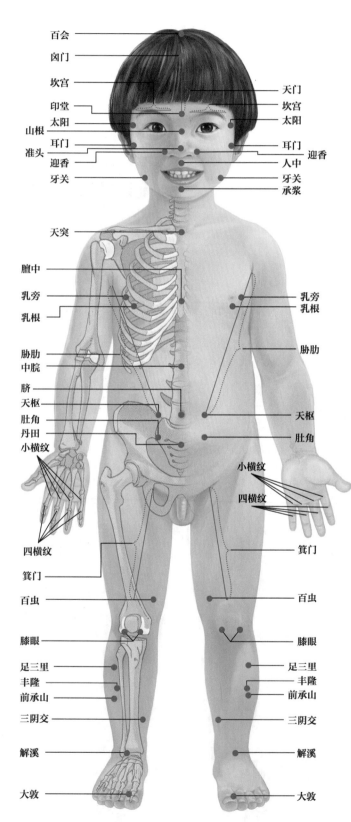

百会
囟门
坎宫
印堂
太阳
山根
准头
迎香
牙关

天门
坎宫
太阳
耳门
迎香
人中
牙关
承浆

天突

膻中
乳旁
乳根

乳旁
乳根

胁肋
中脘

胁肋

脐
天枢
肚角
丹田
小横纹

天枢
肚角

小横纹
四横纹

四横纹
箕门

箕门

百虫

百虫

膝眼

膝眼

足三里
丰隆
前承山
三阴交

足三里
丰隆
前承山
三阴交

解溪

解溪

大敦

大敦

婴幼儿推拿是以中医辨证理论为基础，通过穴位点按推拿、调节脏腑、疏通经络、调和气血、平衡阴阳的方式来改善儿童体质、提高机体免疫力的一种保健治疗方式。它的治疗范围广泛，尤其在呼吸系统、消化系统疾病及小儿麻痹症等方面有满意的疗效。采用婴幼儿推拿有两个方面的好处：一方面是在孩子患病之初，家长可以提前干预病情，不打针不吃药，避免药物副作用；另一方面是可用推拿来辅助药物治疗，起到增强体质、缩短病程的作用。

儿童有着与成人不同的特定穴位

婴幼儿处于不断的生长发育中，他们的经络和穴位是不断变化的，婴幼儿有属于自己的特定穴位，这些特定穴位是历代医家在长期医疗实践中总结出的适合小儿体质的穴位，它们不像十四经穴那样相连成经络系统，而是大多数分布在头面和四肢（特别是双手），具有点、线（如前臂的"三关""六腑"）和面（如手指指面的"脾经""肝经""心经""肺经""肾经"等）的特点。

小儿推拿，不用药的绿色疗法

孩子的每一次生病都牵动着父母的心，而药物的副作用，输液、抗生素等对孩子免疫力的危害，无不让家长们担惊受怕。

婴幼儿推拿属于"绿色疗法"，这种方法疗效显著，无副作用，安全可靠，非常适合6周岁以下的孩子，3周岁以下的孩子推拿效果则更佳。

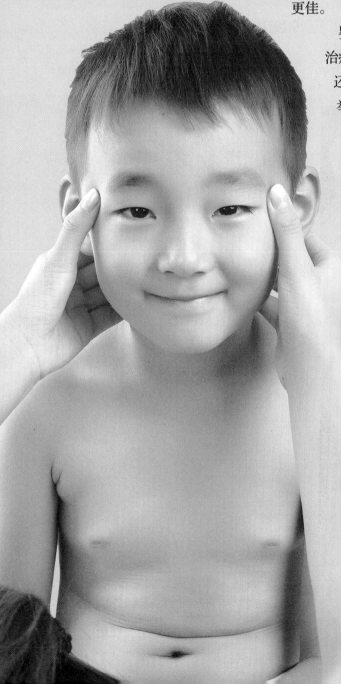

婴幼儿推拿的优势是非常明显的。它在治病之余，能减轻孩子打针、吃药的痛苦，还能减少药物对其肝、肾的损害，可谓一举多得。

更为重要的是，即使孩子没有生病，推拿也对其有着非常大的益处。实践表明，只要家长坚持为孩子推拿，就可以有效促进孩子的生长发育，提高他们的免疫力，增强体质，从而让孩子的身体更加强壮健康。

毫不夸张地说，婴幼儿推拿可以有病治病，无病强身。所以，掌握婴幼儿推拿，是聪明父母们的育儿必修课。

小儿推拿的基本手法

小儿推拿的基本手法大致有按、摩、运、掐、揉、推、搓、摇、擦、捻、捣、刮、捏、拿、捏挤等十五种。

按法

所谓按法，就是用手指或手掌按压身体表面，并逐渐向下用力的按摩方法。根据着力的部位可分为两种，即指按法和掌按法，其中指按法又分为中指按法和拇指按法。

操作方法

中指按法

一手中指伸直，其余手指弯曲，用中指指端或螺纹面向下按压孩子的穴位处。操作时，要垂直用力向下按。

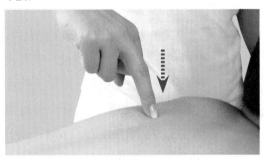

掌按法

将一手五指放松伸直，用掌心或掌根向下按压孩子的治疗部位，并持续一定时间，然后放松，再逐渐用力按压，如此反复。

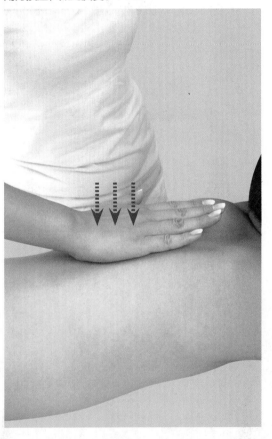

拇指按法

一手握空拳，拇指伸直，用拇指指腹向下按压孩子的治疗穴位处，持续一定时间，然后放松，再逐渐用力按压，如此反复操作。操作时，食指中节桡侧轻贴拇指。

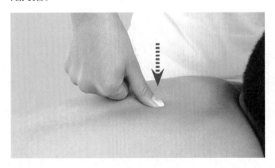

适用范围

指按法多用于点状穴位，如环跳、牙关、百虫等穴；掌按法多用于面状穴位。

注意事项

1. 按法刺激性强，切忌暴力按压，以免损伤孩子的身体。

2. 按法大多都与揉法结合使用。

摩法

　　所谓摩法，就是用手指或手掌在皮肤处做顺时针或逆时针方向的环形抚摩。根据操作部位的不同，可分为两种，即指摩法和掌摩法。

操作方法

指摩法

　　一手手掌伸直，食指、中指、无名指和小指并拢，然后用四指指腹在穴位或一定部位上做顺时针或逆时针的环形摩动。操作时，前臂主动运动，从而带动腕关节做按摩。

掌摩法

　　一手手掌伸直，用掌面在穴位或一定部位上做顺时针或逆时针的环形摩动。操作时，一定要通过前臂运动来带动腕关节进行活动。

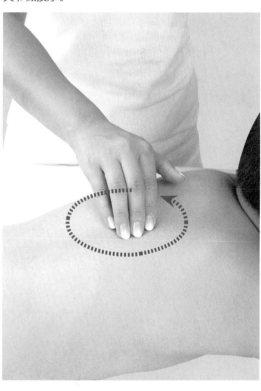
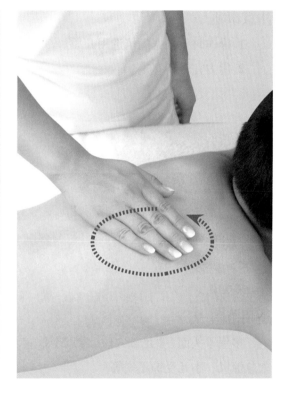

适用范围

　　多用于胸、腹、胁肋部的面状穴位，以腹部穴位为主。

注意事项

　　1. 操作时，肩、肘、腕都要放松，肘关节微屈，手掌手指自然伸直。

　　2. 掌、指着力部分应随腕关节连同前臂一并做环形移动。

　　3. 摩法应轻柔和缓，速度均匀，动作协调，不要带动皮下的深层组织。

　　4. 摩法的操作频率保持在每分钟 120 次左右，急摩为泻，缓摩为补。

　　5. 根据病情选择摩法的方向和使用的介质。

运法

所谓运法，就是用拇指、食指或中指指腹在相应穴位上做弧形或环形推动。

操作方法

用一只手握住孩子的手指，使手掌朝上，然后用另一只手的拇指、食指或中指指腹在穴位或一定部位上做弧形或环形推动。操作时，手指指面一定要紧贴在穴位处，力度轻些，频率控制在每分钟 80~120 次。

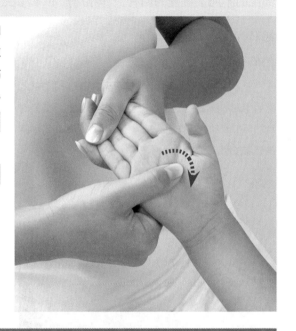

适用范围

常用于头面和手部穴位。

注意事项

1. 操作时要根据病情选用介质。

2. 用力宜轻不宜重。

掐法

所谓掐法，就是用拇指指甲用力刺激穴位。

操作方法

一手握空拳，拇指伸直，然后用拇指指甲在治疗部位或穴位处逐渐加力掐即可。

适用范围

多用于头面、手足部穴位，常用于急症，如急惊风、小儿受惊不安等。

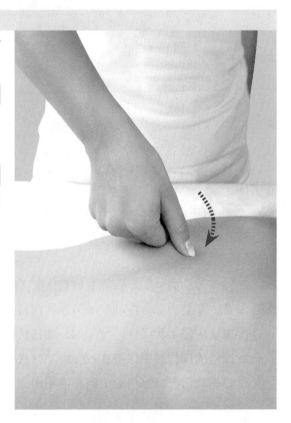

注意事项

1. 操作时，拇指应与穴位垂直，且用力和缓，切勿突然加力。

2. 掐时应逐渐用力，但切勿掐破皮肤。

3. 在穴位或一定部位处掐 3~5 次即可，掐后轻揉局部以缓解不适。

揉法

所谓揉法，就是用手掌大鱼际、掌根、掌心或手指指腹在一定部位或穴位上做顺时针或逆时针的轻柔和缓的回旋揉动。根据着力部位，可分为三种，即指揉法、鱼际揉法、掌揉法。

操作方法

指揉法

用一手拇指或中指的指腹，或者食指、中指、无名指的指腹在穴位或治疗部位上做轻柔和缓、逆时针或顺时针的旋转运动，从而带动该处皮下组织一并揉动。

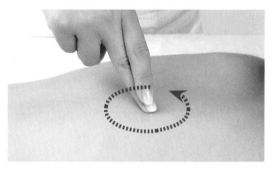

鱼际揉法

用一手大鱼际在穴位或治疗部位处稍微用力做和缓小幅度的顺时针或逆时针环旋揉动，从而使该处的皮下组织一并揉动。操作时，腕部放松，前臂主动运动，通过腕关节带动着力部分揉动。

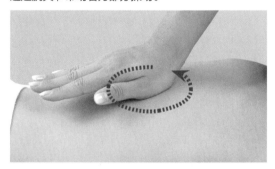

掌揉法

用一手掌心或掌根在治疗部位处稍用力做和缓的顺时针或逆时针的旋转揉动，从而使该处皮下组织一并揉动。操作时，腕部放松，以肘关节为支点，前臂主动运动，带动腕部及着力部分连同前臂一起揉动。

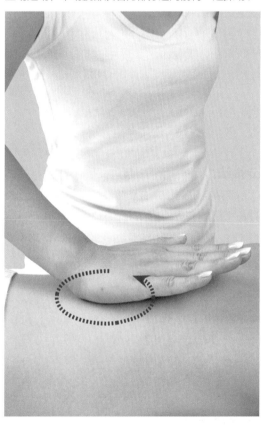

适用范围

刺激量小，作用温和，适用于全身各个部位。

鱼际揉法多用于面部；掌揉法多用于腹、腰臀部及四肢肌肉丰满处。

注意事项

1. 操作揉法时，力度要均匀，动作应轻柔有节奏。

2. 操作揉法的频率控制在每分钟160~200次。

3. 操作该法时，手固定在皮肤处不离开，不要在皮肤上摩擦。

推法

所谓推法，是指用拇指、食指或中指的指面，在穴位上做单方向的直线或环行推动。推法分为四种，即直推法、旋推法、分推法、合推法，其中以直推法临床应用最多。

操作方法

直推法

用一手拇指桡侧或指面，或食指、中指指面，在穴位上做单方向的直线推动，每分钟推 150~250 次。用拇指指面直推时，手握空拳，靠腕部带动拇指；用食指、中指指面直推时，食指、中指并拢伸直，其余手指屈曲合拢，靠腕部摆动带动肘部做适当屈伸活动，以便使食指、中指发力。

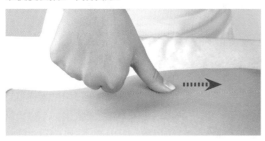

旋推法

用一手拇指指面在穴位上做旋转方向推动，速度稍快，力度稍大，每分钟推 150~200 次。操作时，肩、肘、腕、掌指关节放松，动作连贯，用力均匀，直线旋转推动，不要歪斜。

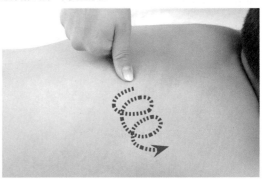

分推法

用两手拇指桡侧，或食指、中指指面自穴位向两旁做"八"字形或"一"字形的推动，分推 20~50 次。操作时，双手用力要均匀柔和，动作要协调，节奏要平稳轻快。

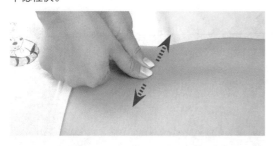

合推法

分推法的反向操作。用拇指指面从穴位两旁向一点推动合拢，推 20~50 次。

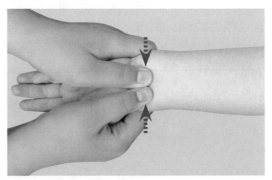

适用范围

直推法用于头面、上肢、胸腹、腰背及下肢部的穴位，如天门、膻中、三关等。

旋推法多用于手指指面的五经穴，如脾经、肺经、肾经等。

分推法多用于头面、胸腹、腕掌及肩胛部，如坎宫、膻中、肩胛骨等。

合推法用于手腕大横纹。

注意事项

1.选择适合病情状况的介质，然后边蘸边推，注意力度，切勿推破皮肤。

2.根据病情、推拿穴位和部位的需要，注意推拿手法的穴位操作方向及频率。

3.推法的力度比摩法、运法重，较指揉法轻，具体操作时，需细心揣摩，加以区别。

搓法

所谓搓法，就是用双手的掌面夹住一定部位，进行相对用力的快速揉搓，或同时上下往返搓动。

操作方法

让孩子正坐，家长用双手掌面着力，附着在肢体两侧，然后用力夹住一定部位，进行快速揉搓，或同时做上下往返搓动。

适用范围

多用于四肢、胁肋部位。

注意事项

1. 操作时，被搓揉的部位一定要处于放松状态。

2. 操作时，双手用力应柔和、对称，速度要均匀一致。

3. 切勿用力粗暴，以免损伤孩子的皮肤。

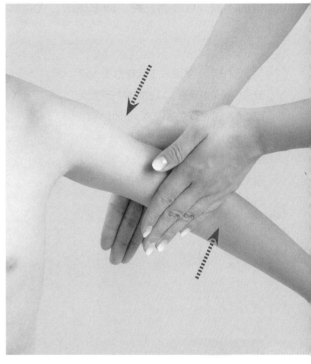

摇法

所谓摇法，就是用手使关节做被动的环转运动。环转部位主要为颈项部、全身四肢关节。

操作方法

用一只手握住关节近端的肢体，然后用另一只手握住关节远端的肢体，做和缓、环形的旋转运动。对颈项部进行环转运动称为颈项部摇法，相应的还有肩关节摇法、腕关节摇法、髋关节摇法、踝关节摇法。

适用范围

多用于落枕、小儿肌性斜颈、颈部组织损伤、髋部伤筋、踝关节扭挫伤等症。

注意事项

1. 操作时，动作应和缓、平稳，双手配合要协调一致。

2. 摇动力度由轻到重，由小到大，但不能使用暴力。

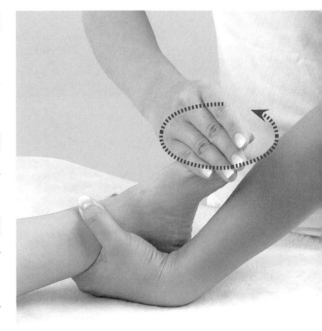

擦法

所谓擦法，就是用手掌面或鱼际着力于一定部位，快速地直线来回摩擦。根据摩擦部位的不同，可分为三种，即掌擦法、大鱼际擦法、小鱼际擦法。

操作方法

用一手手掌面或鱼际着力于一定部位，腕关节伸直，以肘或肩关节为支点，前臂或上臂主动运动，从而让手的着力部分在身体表面做快速直线来回摩擦，进而发热。用全掌着力为掌擦法；用大、小鱼际着力为大鱼际擦法、小鱼际擦法。

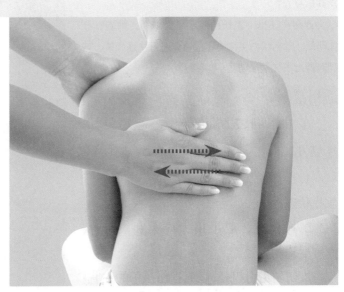

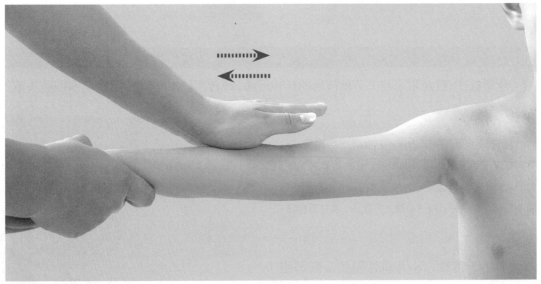

适用范围

多用于胸腹、腰背及四肢部位。

注意事项

1. 操作时，来回摩擦应走直线，不要歪斜。

2. 操作时，动作应连贯，速度要均匀，用力以透热为度。

3. 擦过的部位不宜再使用其他手法，以免损伤该处皮肤。

捻法

所谓捻法，就是用拇指、食指捏住治疗部位，做相对用力的往返捻动。

操作方法

推拿者用一手拇指螺纹面与食指桡侧缘或螺纹面，捏住孩子的治疗部位，拇指、食指主动运动，稍用力做快速上下捻动，如同捻线一般。

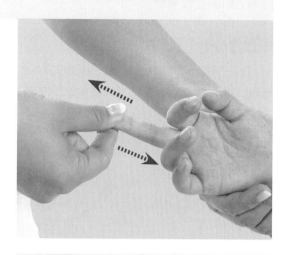

动作要领

1.拇指、食指面相对用力捻动时，揉劲宜多，捻劲宜少。

2.动作要灵活轻巧，快速连贯。

3.捻动力量要均匀柔和，移动要慢，做到紧捻慢移。

适用范围

手指、足趾小关节。

注意事项

1.捻动幅度不要过大，用力不可生硬。

2.操作时要辅以介质，比如爽身粉。

捣法

所谓捣法，就是用中指指端或食指、中指屈曲的指间关节击打孩子体表的一定部位。

操作方法

一只手握住孩子的手，使掌心向上，另一只手的手腕自然下垂，前臂主动运动，通过腕关节的屈伸运动，带动中指端或食指、中指屈曲的指间关节，做有节奏的叩击穴位动作。

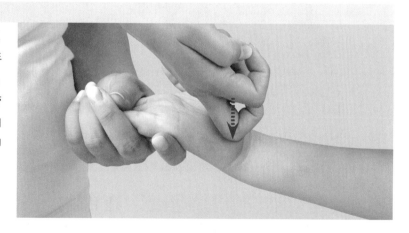

适用范围

手掌小天心穴和面部承浆穴。

注意事项

1.捣击时不要用暴力。

2.修剪好指甲，避免捣击时损伤皮肤。

动作要领

1.操作时，指间关节放松，腕关节主动屈伸，形同指击状。

2.对准穴位捣击，用力要稳，动作要有节奏和弹性。

3.每个穴位捣5~20次。

刮法

所谓刮法，就是用边缘光滑的器具，或手指蘸润滑液体，在孩子的一定部位或穴位上，做单方向的直线刮动。

操作方法

让孩子平卧于床或取坐位，家长用拇指桡侧或食指、中指螺纹面，或手握汤匙、铜钱、玉环等器具，用其光滑的边缘着力，蘸点润滑液，然后在孩子治疗部位的皮肤上，做自上而下或由内向外的直线刮动。

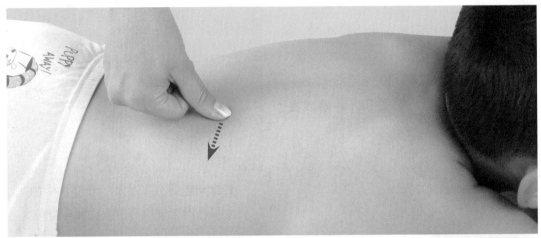

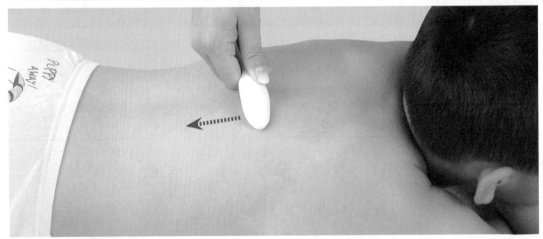

动作要领

1. 刮动时紧贴皮肤，用力均匀适当。

2. 选用器具必须光滑清洁。

3. 常选用麻油、清洁凉水、薄荷水等为介质。

4. 刮时紧刮慢移，以皮肤呈现紫红色为宜。

适用范围

多用于眉心、颈项、背部等部位，常用于治疗中暑。

注意事项

1. 操作时不要刮破皮肤。

2. 操作力度以孩子能接受为准。

3. 切忌不使用介质直接刮动。

捏法

所谓捏法，就是用拇指与食指、中指或拇指与其余四指夹住身体的某一部分，相对用力有节律性地挤压。捏法常与拿法相结合，称为拿捏法。

但对婴幼儿来说，捏脊是常用到的手法，即用拇指桡侧缘顶住皮肤，食指、中指前按，拇指、食指、中指指端捏住皮肤并同时用力提拿，自下而上，双手交替捻动向前；或者食指微屈，用食指中节桡侧顶住皮肤，拇指前按，两指同时用力提拿皮肤，自下而上，双手交替捻动向前。故分为两种，即拇指后位捏脊和拇指前位捏脊。

操作方法

拇指后位捏脊

让孩子俯卧，露出被捏的部位，然后家长将双手呈半握拳状，掌心向下，拳眼相对，再用拇指桡侧缘顶住孩子龟尾的两旁皮肤，食指、中指前按，拇指、食指、中指一并用力提拿，自下而上，双手交替捻动至大椎处。

拇指前位捏脊

让孩子俯卧，露出被捏的部位，家长将双手握成空拳状，拳心相对，拳眼向前，两手拇指伸直前按，食指微屈，然后用食指中节桡侧顶住孩子龟尾处两旁皮肤，拇指、食指同时用力提捻皮肤，自下而上，双手交替捻动至大椎处。

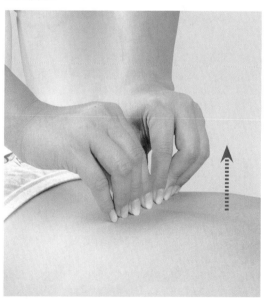

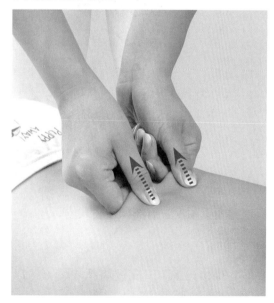

适用范围

多用于脊背部，称为捏脊。

注意事项

1. 肩、肘、腕放松，手指捻动要灵活，力度要均匀。

2. 操作频率为每次3~5遍，通常先做3遍捏法，再做2遍提捏法。提捏法就是捻动经过相应的穴位时用力提拿。

拿法

所谓拿法，就是用拇指、食指或拇指与其他四指相对用力，提拿穴位或一定部位，进行一紧一松的拿捏。

操作方法

用单手或双手的拇指和其他手指的指面相对用力，捏住穴位或部位，然后逐步收紧提起，进行一紧一松、连续不断的拿捏。操作时，腕掌自然蓄力，拇指与其他手指相对用力提拿，关键是要用拇指面着力。提拿次数以 1~3 次为宜。

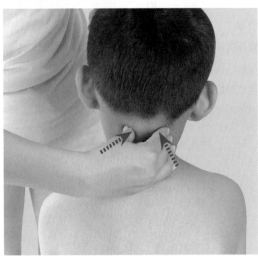

适用范围

常用于颈项、肩部和四肢穴位。

注意事项

1. 操作之前，一定要将指甲修好，以免指甲损伤皮肤。

2. 操作时不要突然发力，或用力过大，更不能拿捏时间过长。

3. 拿法刺激性较强，因此经常与捏法配合使用，先拿后捏或先捏后拿，组成拿捏法。

4. 如果单纯使用拿法，应放在治疗最后进行。施行拿法后，可以使用揉法，以缓解不适。

捏挤法

所谓捏挤法，就是用两手拇指、食指捏住一定部位的皮肤，然后两手相对用力挤捏。

操作方法

让孩子平卧或正坐，家长用两手拇指、食指捏住一定部位的皮肤，然后相对用力向中央捏挤，从而使局部皮肤变成紫红色或紫黑色。操作时，两手指尖相对，以相距 1 厘米为宜。每个穴位或部位应捏挤 1~3 次，且动作要轻，速度要快。

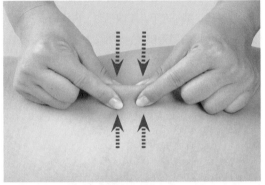

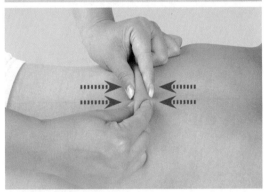

适用范围

多用于颈项部和胸骨上端等部位，如天突等。

注意事项

1. 操作时，动作一定要熟练灵活。

2. 捏挤范围切勿过大。

3. 捏挤次数不宜过多。

4. 本法有一定痛苦，一般在最后操作。

小儿推拿的复合手法

所谓小儿推拿的复合手法，即用一种或几种手法在一个穴位或几个穴位按照一定程序进行操作的手法，是小儿推拿的特有操作手法。复合手法很多，这里我们详细介绍几种最常用的手法。

二龙戏珠

手法

孩子取坐位，家长用左手拿起孩子的右手，使其掌心向上，小臂伸直，然后用右手食指、中指从孩子腕横纹中点处开始，以食指、中指交叉向前按压，一直按压到曲池为1遍，按20~30遍。

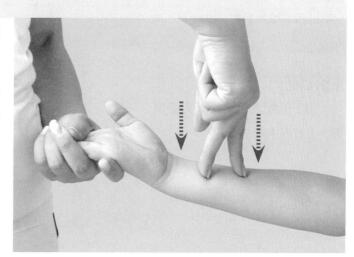

主治病症

主要用于治疗小儿受惊不安、惊风等。

凤凰展翅

手法

孩子取坐位，家长用一手食指、中指固定住孩子的腕部，另一只手用拇指掐孩子的精宁、威灵，并且上下不停摇动，以摇动20~50次为宜。

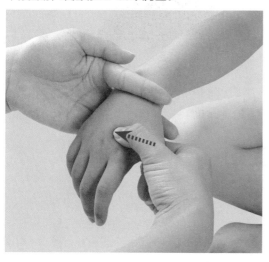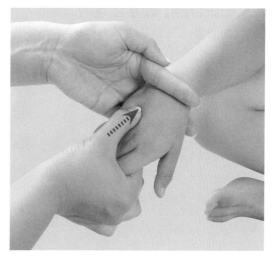

主治病症

用于治疗多痰、气喘、惊风等症。

276

打马过天河

手法

孩子取坐位，家长用左手捏住孩子的四指，将掌心向上，用右手拇指螺纹面运内劳宫穴，然后将孩子四指弯曲向上，用左手握住，再用右手食指、中指的指端从内关、间使、循天河向上一起一落击打至洪池为 1 次，以击打 10~20 次为宜。

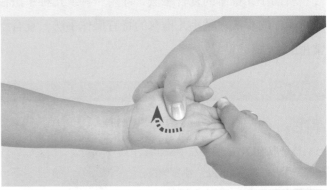

主治病症

用于治疗发热烦躁、头晕抽搐、上肢麻木等病症。

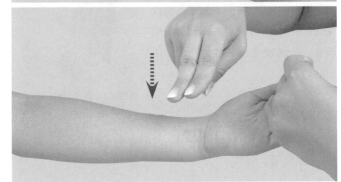

揉耳摇头

手法

用两手拇指、食指螺纹面着力，捻揉孩子的两耳垂后，再用双手捧孩子的头部，做颈部轻摇法。揉耳垂 20~30 次，摇头 10~20 次。

主治病症

用于治疗惊风。

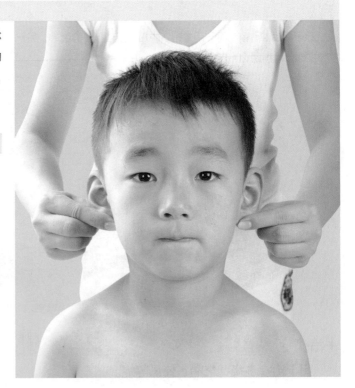

水底捞明月

手法

孩子取坐位，家长用左手握住孩子的四指，使其掌心向上，再用右手食指、中指固定孩子的拇指，然后用拇指从孩子的小指尖推至小天心处，再转到内劳宫为1遍，以推30~50遍为宜。

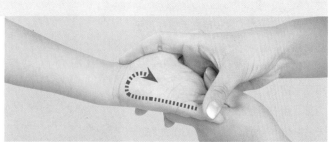

主治病症

用于治疗高热头晕、烦躁不安、便秘等病症。

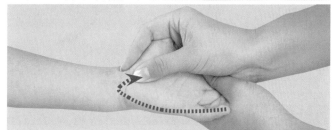

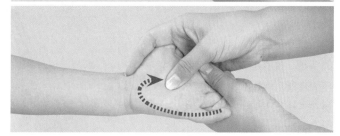

按弦走搓摩

手法

让孩子正坐，家长在孩子背后用两手掌从孩子的两腋下沿着胁肋，搓擦到肚角处，搓擦50~100次为宜。

主治病症

用于治疗痰多引起的咳嗽、气喘、胸闷等病症。

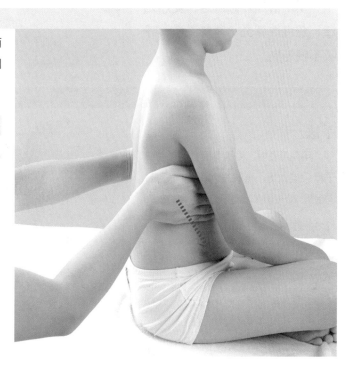

苍龙摆尾

手法

孩子取坐位，家长用右手握住孩子的食指、中指、无名指，然后用左手从孩子腕横纹的中点至肘部来回搓揉，再用左手拇指、食指、中指托住孩子的肘尖部，用右手拿住孩子的食指、中指、无名指频频摇动，以摇动25~30次为宜。

主治病症

用于治疗胸闷发热、烦躁不安、便秘等症。

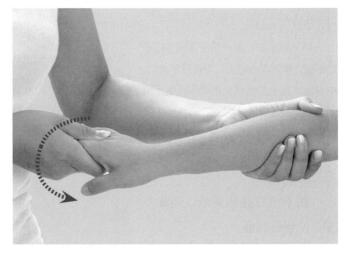

黄蜂入洞

手法

孩子取坐位，家长一手扶着孩子的头部，使其相对固定，然后用另一手的食指、中指的指端按在孩子的两个鼻孔下缘，以腕关节带动双指反复揉动20~50次。

主治病症

用于治疗外感风寒、发热无汗、急慢性鼻炎、鼻塞流涕、呼吸不畅等症。

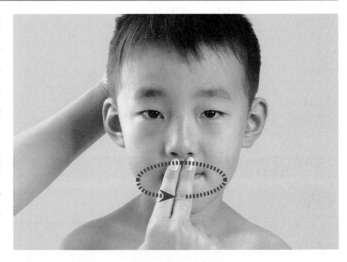

猿猴摘果

手法

用两手食指、中指侧面分别夹住孩子耳尖向上提，再夹捏两耳垂向下扯。向上提10~20次，向下扯10~20次。

主治病症

用于治疗寒痰、食积、受惊不安等病症。

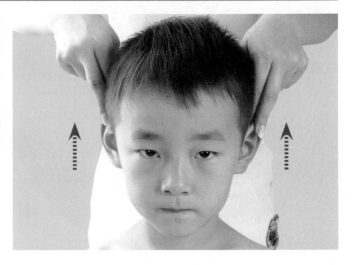

摇肘肘

手法

先用左手拇指、食指、中指，托住孩子的肘尖，再用右手拇指、食指插入孩子小手的虎口处，然后屈伸孩子的小手上下摇动，摇 20~30 次。

主治病症

用于治疗上肢麻木、活动不利等。

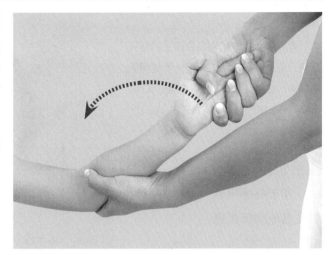

飞经走气

手法

先用右手握住孩子的左手四指，然后用左手四指从曲池开始，按压至总筋，反复数次。再用左手拇指、中指拿住孩子手腕后掌横纹两端的阴池、阳池二穴固定其手腕，然后用右手四指将孩子左手四指向上往外搓捋，让孩子的手指一伸一缩，连续搓 20~50 次。

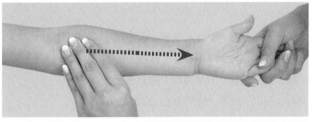

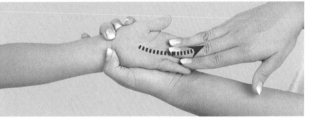

主治病症

用于治疗外感、咳嗽痰鸣等症。

运土入水

手法

用左手握住孩子的食指、中指、无名指、小指，使其掌心向上，用右手拇指外侧缘自孩子脾土穴，沿着手掌边缘，经小天心、掌小横纹，推运至小指端肾水穴，运 100~300 次。

主治病症

用于尿频、小便发黄、小腹胀满、便秘等症。

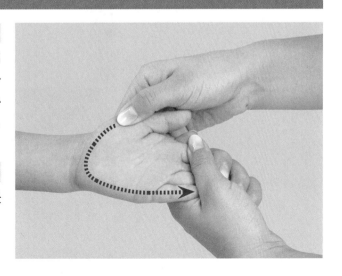

双凤展翅

手法

　　用两手食指、中指夹住孩子的两只耳朵，向上提数次后，再用一手或两手拇指端，按、掐眉心、太阳、听会、人中、承浆、颊车等穴，每穴按、掐各 3~5 次，提耳朵 3~5 次。

主治病症

　　用于外感风寒、咳嗽多痰等，以及其他肺部疾患。

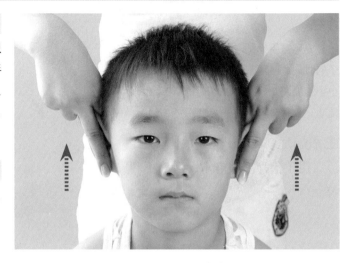

揉脐及龟尾并擦七节骨

手法

　　让孩子仰卧在床上，家长一手先揉孩子的肚脐，再让孩子俯卧，揉孩子的龟尾。揉片刻后，从龟尾向上推七节骨为补，反之则为泻，操作 100~300 次。

主治病症

　　用于治疗泄泻、痢疾、便秘等症。

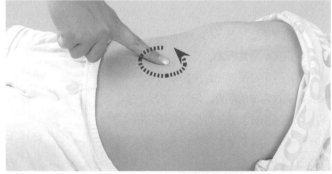

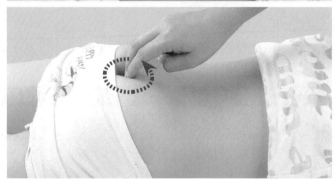

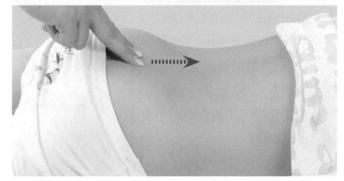

运水入土

手法

用左手握住孩子的食指、中指、无名指、小指，使其掌心向上，用右手拇指桡侧缘自孩子肾水穴，沿着手掌边缘，经掌小横纹、小天心，推运至大指端脾土穴，运 100~300 次。

主治病症

用于治疗脾胃虚弱引起的消化不良、腹胀、便秘、泄泻、疳积等症。

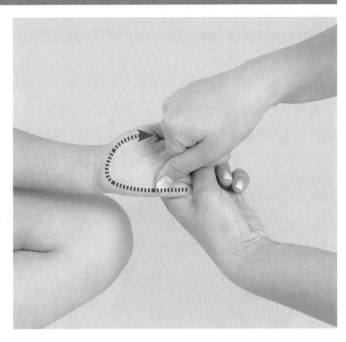

总收法

手法

孩子取坐位，先用左手中指掐按孩子的肩井穴，然后用右手拇指、食指、中指拿住孩子的食指和无名指，伸直其上肢并摇 20~30 次。

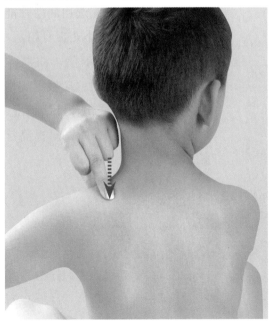
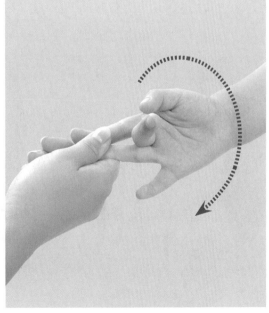

主治病症

给孩子推拿结束的时候使用。

小儿推拿介质的选用

　　在给孩子做推拿时，需要一定的介质，比如滑石粉、爽身粉等。这些介质能使孩子的皮肤润滑，防止被擦伤。还有一些介质可以更好地提升推拿效果，比如葱汁、红花油等。在给孩子推拿时，选用哪一种介质是有讲究的，并非可以随意而用。大体来讲，像医用滑石粉和小儿爽身粉这两种介质，一年四季、各种病症中都可以使用。当然，如果您还想更加科学地选用推拿介质，也可以按照以下两个原则进行选择。

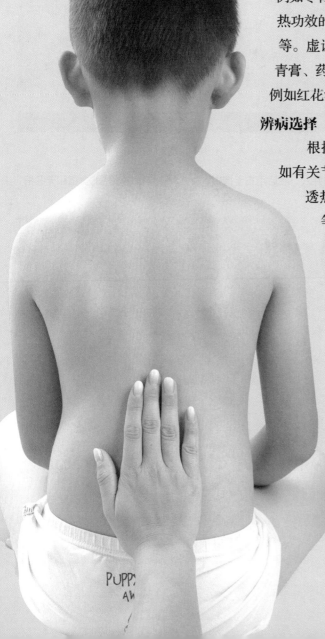

辨证选择

　　按照辨证施治的原则，根据证型选择相应的介质。寒证选用具有温热散寒功效的介质，例如冬青膏、葱姜水等；热证选用具有清凉退热功效的介质，例如薄荷水和普通干净的凉水等。虚证选用具有滋补功效的介质，例如冬青膏、药酒等；实证选用具有清泻功效的介质，例如红花油、蛋清、传导油等。

辨病选择

　　根据病情选择不同的介质。软组织损伤，如有关节扭伤时可选用活血化瘀，消肿止痛，透热性强的介质，例如红花油、冬青膏等。小儿肌性斜颈则宜选用润滑性能较强的滑石粉和优质小儿爽身粉。

　　总的来说，由于孩子肌肤柔弱，用推拿做治疗时，应根据病情的差异、季节的变化等具体情况，选择恰当的推拿介质，对提高疗效非常有益。

爽身粉

来源

网上或大型超市都有小儿爽身粉出售。

功效

润滑皮肤，吸水。

主治病症

一年四季，各种病症均可使用，也是最常用的一种介质。

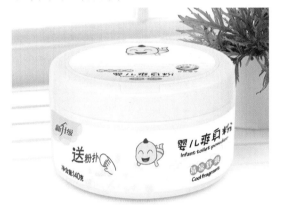

滑石粉

来源

可从网上或正规药店购买医用滑石粉。

功效

润滑皮肤。

主治病症

一年四季，各种病症均可使用。

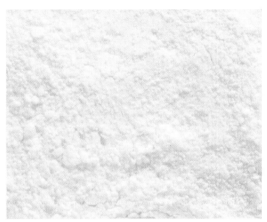

冬青膏

来源

网上或实体药店都可买到。

功效

温经散寒，润滑肌肤。

主治病症

常用于婴幼儿寒性腹泻。

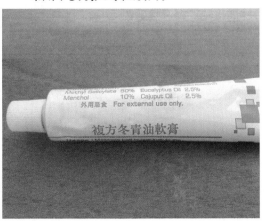

凉水

来源

自来水或矿泉水。

功效

清凉退热，润滑皮肤。

主治病症

一般用于婴幼儿感冒发热时。

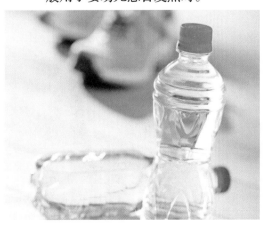

宝宝霜

来源

网上或大型超市都有出售。

功效

润滑皮肤。

主治病症

一般病症均可使用。

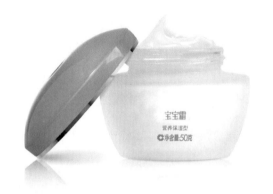

白酒

来源

网上或超市有售。

功效

清热消毒。

主治病症

适用于发热类病症。

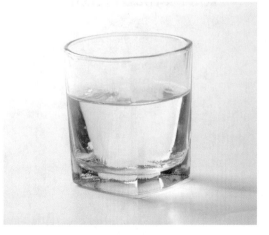

葱汁

来源

捣大葱取汁。

功效

润滑皮肤，辛温发散。

主治病症

多用于冬春季节的风寒表证。

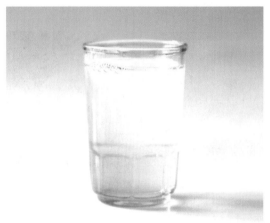

刮痧油

来源

网上或大型超市有售。

功效

润滑皮肤。

主治病症

常用于治疗痧气。

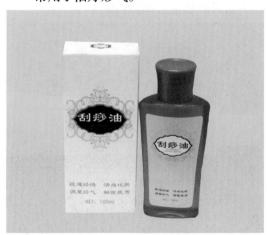

薄荷水

来源

5 克薄荷脑与 100 毫升 75％乙醇溶液混合而成；或少许薄荷叶用水浸泡后去渣取汁而成。

功效

润滑皮肤，辛凉解表，清暑退热。

主治病症

多用于夏季，适用于风热感冒、暑热所致的发热、咳嗽等症。

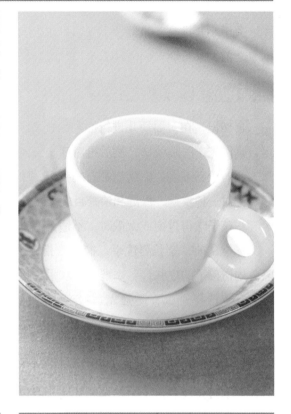

鸡蛋清

来源

磕破鸡蛋取蛋清。

功效

润滑皮肤，清热润肺，祛积消食。

主治病症

常用于婴幼儿感冒、食积。

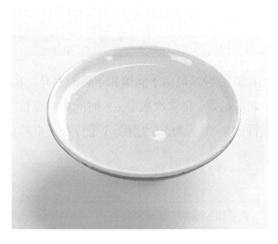

碘酒

来源

药店有售。

功效

润滑皮肤，清热消毒。

主治病症

常用于急慢性损伤。

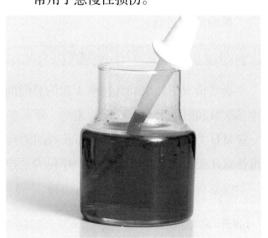

小儿推拿需要注意的问题

关于小儿推拿，虽然学起来不难，但其中有些知识还是需要特别强调的。在给孩子做推拿之前，家长朋友们最好了解一些小儿推拿的基础性常识。

推拿前的准备

1. 切记，在对婴幼儿进行推拿治疗前，必须对孩子进行明确的诊断。如果家长无法确定，则请先送医院就诊，然后再对症施治。

2. 对于新发病、旧疾病都有的孩子，哪种病急就先调理哪种病。每次给孩子做推拿最好只针对一种疾病，保健和治疗目的太多、推拿的穴位太杂，会影响最终的治疗效果。

3. 孩子吃得过饱或太饿时，不适合做推拿。最好在饭后一两个小时再推拿。

4. 推拿前，家长要洗手，摘去戒指、手镯等饰物；刚剪过的指甲，要用指甲锉锉平，以免划伤孩子的皮肤；冬季推拿时双手宜暖。

5. 应选择避风、避强光、噪音小的地方做推拿；室内应保持安静，空气清新，温度适宜。

推拿姿势、顺序和手法

推拿时要注意孩子的体位姿势，一般以使孩子舒适为宜，并能消除其恐惧感，同时还便于操作。一般先推拿头、面，接着是上肢，然后是胸腹、腰背，最后才是下肢；或者先主穴，后配穴。

不严重的病症，推拿一只手上的穴位即可。推拿一只手，气血就可以通达五脏六腑，起到全身调理的作用，不需要两只手都推拿。一般推拿左手上的穴位，心脏位于身体左侧，推拿左手可使血液循环相对快一些。

婴幼儿推拿手法的基本要求是：均匀、柔和、轻快、持久。在实践中。除推拿的方向以外，还要注意刺激的力度，婴幼儿推拿以轻刺激为主，力度不宜过大。推拿手法中的"拿、掐、捏、捣"等强刺激手法，除急救外，通常放于最后操作，以免孩子哭闹不安，影响治疗进程。

推拿时长、频率和推拿后的护理

通常情况下，婴幼儿推拿1次的总时间为10~20分钟。但由于病情和年龄的差异，在推拿次数和时间上也有一定的差别。年龄越大、病情越重，推拿次数增多，时间相对越长。一般每日1次，重症每日2次。需长时间治疗的慢性病7~10天为1个疗程。1个疗程结束后，可休息几天，然后再开始下1个疗程的治疗。

推拿后，应注意避风，忌食生冷。

小提示：除文字说明外，本书箭头标识仅示意按揉的动作，而不作为推拿方向的指示。

小儿推拿禁忌证

小儿推拿属于中医外治疗法，经济安全，治疗范围较广，疗效显著，容易被孩子接受。尽管如此，为防止发生意外事故，家长在孩子推拿时，必须严格掌握其禁忌证。

各种皮肤病患处不能推拿。
烧烫伤和皮肤破损的局部不能推拿。
出血性疾病及正在出血和内出血的部位不能推拿。
患有某些急性传染病，如猩红热、水痘、肝炎、肺结核等的孩子，不宜进行推拿。
患有骨与关节结核、化脓性关节炎的孩子，不宜进行推拿。
骨折早期和截瘫初期的孩子，不宜进行推拿。
极度虚弱的危重病患儿和患有严重的心脏、肝、肾疾病的孩子，不宜进行推拿。
患有各种恶性肿瘤的孩子，不宜进行推拿。
患有诊断不明，不知其治疗原则的疾病的孩子，不宜进行推拿。

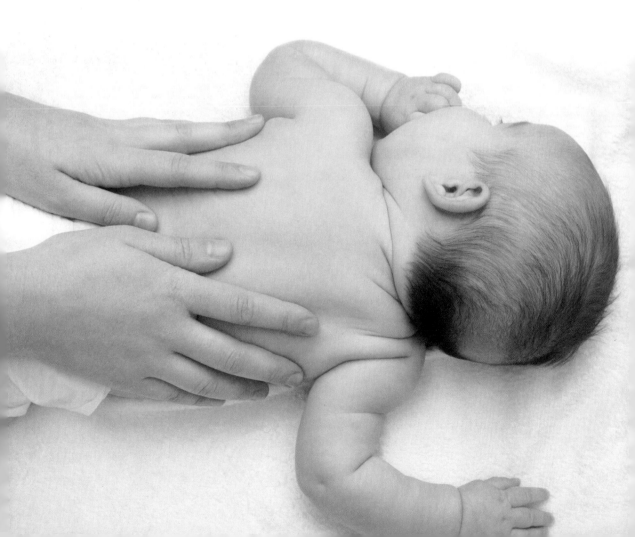

头面颈项部穴位

天门

在神话传说中，天门是神仙进出天庭的城门。在中医里，天门是元气出入人体的门户。开天门，可以帮助孩子吸收天地之间的"灵气"，有强身健体、增强抗病能力的作用。

定位： 两眉中间至前发际成一直线。

功效： 疏风解表，开窍醒脑，镇静安神。

主治： 小儿感冒、头痛、惊风等病症。

推拿手法：开天门 用双手拇指自孩子两眉头之间的印堂交替向上直推到额头前发际处。动作由轻到重，推至额头皮肤微微发红即可。一般推 30~50 次。

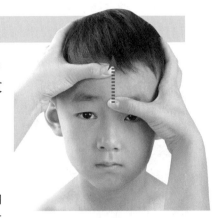

坎宫

又称"眉弓"，是孩子眼睛的卫兵。常推坎宫，可缓解头晕、头痛，消除眼睛疲劳。

定位： 从眉头起沿眉至眉梢成一条横线。

功效： 清热止痛，醒脑明目。

主治： 常用于外感发热、头痛、目赤肿痛等病症。

推拿手法：推坎宫 用双手拇指分别从孩子眉头沿眉毛向两侧眉梢分推；两手其余四指并拢，轻放在孩子头部两侧固定头部。不可用力过猛，轻触皮肤贴紧分推即可。一般推 30~50 次。

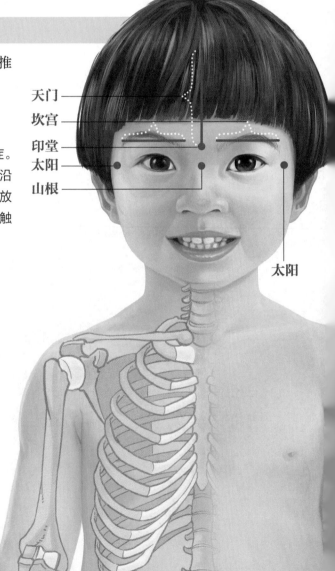

天门
坎宫
印堂
太阳
山根

太阳

太阳

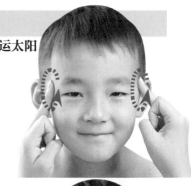

运太阳

"太"，高、极的意思；"阳"，即阴阳的阳。头颞部的微凹处，俗称为太阳穴，穴在它的上面，所以叫"太阳"。

定位： 眉梢与目外眦之间，向后约一横指的凹陷处，即太阳。

功效： 消除疲劳，安神健脑，清热明目，止痛。

主治： 用于治疗头痛、惊风、感冒等病症。补法可用于外感发热、头痛、惊风、眼疾，也可以消除疲劳、安神健脑，对偏头痛也有很好的疗效；外感风寒头痛用泻法。推太阳主要用于外感发热。

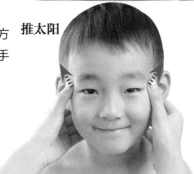

推太阳

推拿手法：运太阳 有补泻之分，用双手中指螺纹面着力，向眼方向揉为补法；向耳方向揉为泻法，运 30~50 次。**推太阳** 用两手拇指桡侧自前向后直推。

印堂

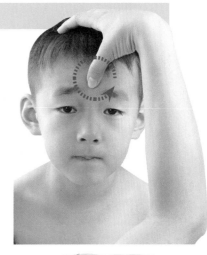

印，原意指图章；堂，指庭堂。古代星相家把前额部两眉头之间叫作印堂，而此穴位在前正中线上，两眉头连线的中点处，所以也称印堂。

定位： 位于两眉之间连线的中点。

功效： 醒脑安神，祛风通窍。

主治： 用于治疗昏厥、抽搐、感冒、头痛等病症。

推拿手法：揉印堂 用一手拇指甲做掐法或用指端做揉法。掐 5 次，按揉 50 次左右。

山根

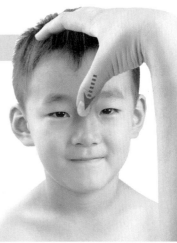

山根穴有明目、安神之作用，又称健康宫。主治目赤肿痛、迎风流泪、鼻塞不通等。也可作诊察穴使用，若见青筋，则是惊风或内伤的表现。

定位： 位于印堂下，两目内眦中间处。

功效： 醒目，定神，开窍。

主治： 用于治疗惊风、昏迷、抽搐等病症。

推拿手法：掐山根 用拇指掐山根，一般掐 3~5 次。

人中

人中穴位于头面天、地、人三部中的人部。中，指本穴位处在头面前正中线上，故名人中。人中是人体重要的穴位之一，常用于小儿惊风、中暑、中风、面神经麻痹、急性腰扭伤的治疗与急救。

定位： 人中沟的上 1/3 与下 2/3 交点处，即人中，也叫水沟。

功效： 醒神开窍。

主治： 治疗惊风、昏厥、抽搐等病症。

推拿手法：掐人中 以拇指指甲掐 3~5 次，待症状稳定或醒后即止。

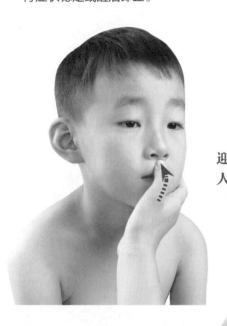

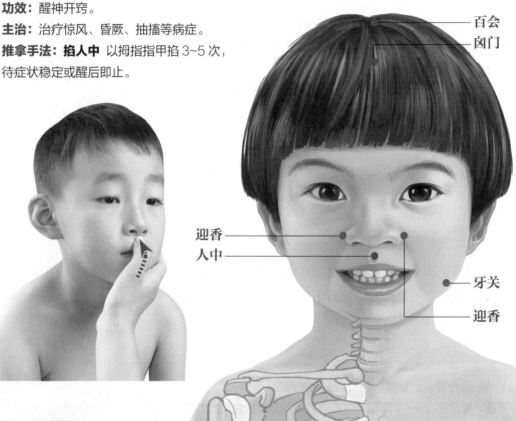

百会
囟门
迎香
人中
牙关
迎香

迎香

"迎"，意为迎接；"香"，指香味，这里泛指各种气味。因为本穴主治不闻香臭的病症，故名迎香。

定位： 位于鼻唇沟中，鼻翼旁 0.5 寸处。

功效： 宣肺通窍。

主治： 常用于治疗鼻塞流涕、口眼㖞斜及感冒或慢性鼻炎引起的鼻塞流涕、呼吸不畅等病症。

推拿手法：按揉迎香 用一手食指、中指分别按揉两穴20~30 次。

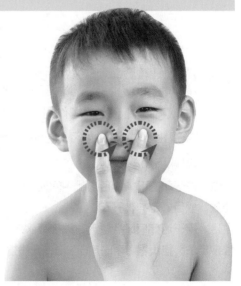

牙关

牙关即颊车，颊指面旁，车指下颌骨，在耳下一寸下颌角前上方的咬肌中，故名牙关。

定位： 耳下一寸，位于下颌角前上方一横指处。

功效： 疏风通络，开窍止痛。

主治： 常用于牙关紧闭、口眼㖞斜等病症。

推拿手法：揉牙关（按牙关） 用拇指按或中指按揉牙关，按 3~5 次，揉 30~50 次。

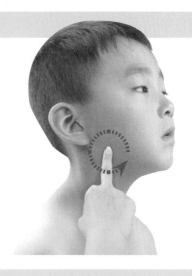

囟门

囟门又名囟会，此穴当囟门闭合处，故名囟门。

定位： 位于前发际正中直上 2 寸处。

功效： 镇惊，安神，通窍。

主治： 常用于头痛、惊风、鼻塞等病症。

推拿手法：推囟门 用两手扶住小儿头部，两拇指从前发际交替推至囟门，或从囟门向两旁分推，如果小儿囟门未闭，应推至边缘；或者用掌心或指腹轻揉囟门，推或揉均为 30~50 次。

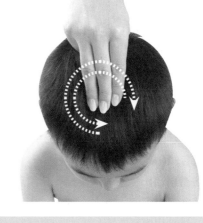

百会

百，表示数量多；会，意为会聚。本穴在头顶，是各条经脉会聚的地方，所以称百会。

定位： 位于两耳尖直上与头顶正中线交会处。

功效： 安神镇惊，升阳举陷。

主治： 防治头痛、感冒鼻塞、脱肛、遗尿、惊病等病症。

推拿手法：按揉百会 用一手拇指指腹或掌心揉 100~200 次，或指压 3~5 分钟。

注意事项： 1.治疗惊风烦躁等症，多与清肝经、清心经、掐揉鱼际交替使用。

2.治疗脱肛、遗尿、尿频等症，常与补脾经、补肾经、推三关、揉丹田合用。

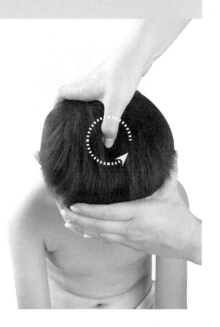

耳后高骨

别名耳后、高骨、耳背高骨。位于耳后入发际，乳突后缘下陷中，即两侧耳后入发际高骨下凹陷中，故名耳后高骨。

定位： 耳后入发际处，乳突后缘下凹陷中。

功效： 疏风解表。

主治： 多用于防治头痛、感冒头痛、惊风、烦躁不安等病症。

推拿手法：运耳后高骨 用两手拇指着力分按两穴揉圈，运30~50次。

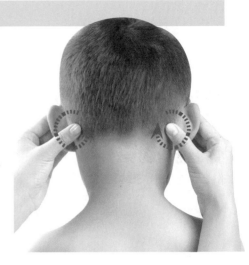

风池

风，指风邪；池，意为池塘，这里指凹陷。本穴位于颈后，在胸锁乳突肌与斜方肌之间的凹陷中，是风邪易于侵犯的地方，故名风池。

定位： 位于枕骨下，胸锁乳突肌与斜方肌之间。

功效： 发汗解表，祛风散寒。

主治： 多用于防治感冒、头痛、颈项强痛等病症。

推拿手法：拿风池 用一手拇指、食指提拿穴位，以5~10次为宜。

注意事项： 1.感冒、头痛可与常用推拿手法清肺经合用。

2.颈项强痛可与揉列缺、揉颈项部肌肉合用。

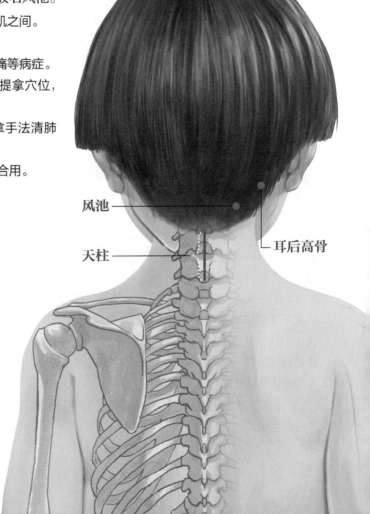

天柱

天，指上部，人体头部；柱，楹意，指支柱，喻人体之颈项。人体以头为天，颈项犹擎天之柱，故名天柱。

定位： 位于后发际正中，自上而下，至大椎穴成一直线。

功效： 降逆止呕，祛风散寒。

主治： 常用于防治呕吐、发热、项强、惊风、咽痛等病症。

推拿手法：推天柱 用一手拇指螺纹面或食指、中指指腹着力，自上而下直推天柱骨，推 100~300 次。

注意事项： 1. 治疗呕吐多与从横纹推向板门、揉中脘合用。
2. 治疗外感发热多与拿风池、掐揉二扇门合用。

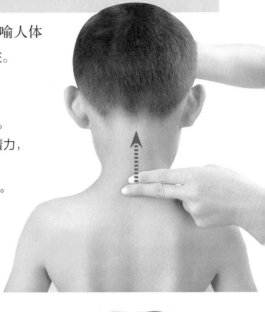

桥弓

定位： 位于脖子两侧的大筋上，沿胸锁乳突肌成一线，左右移动头部的时候都能感觉到。

功效： 活血化瘀，消肿，矫正畸形。

主治： 常用于 1 周岁内的小儿肌性斜颈等病症。

推拿手法：推桥弓 食指与中指的螺纹面在患侧胸锁乳突肌处抹，抹 3~5 分钟。

注意事项： 治疗先天性肌性斜颈，推拿桥弓穴，请以医嘱为准。

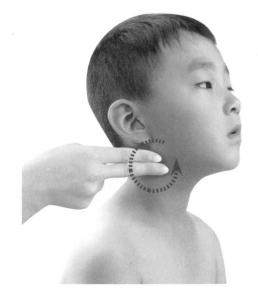

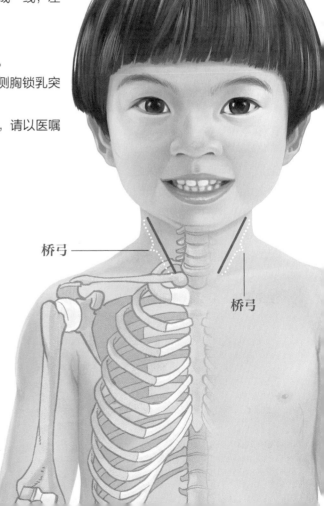

桥弓————

桥弓

上肢部穴位

脾经

定位： 位于拇指桡侧缘或拇指末节螺纹面。

功效： 补脾经可健脾胃，补气血；清脾经可清热利湿，化痰止呕。

主治： 多用于防治疳积、食欲不振、腹泻、便秘、呕吐等病症。

推拿手法： 推脾经分为补脾经和清脾经。补脾经是旋推拇指螺纹面，或将孩子的拇指屈曲，然后顺着拇指桡侧边缘从指尖推向指根为补；反之为清脾经；如果来回直推为平补平泻。推 100~500 次。

注意事项： 桡侧就是手掌上靠拇指一侧，而靠小指一侧为尺侧。

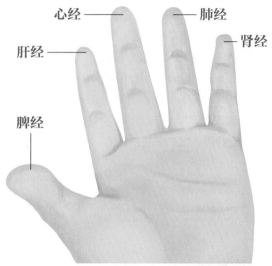

心经 —— —— 肺经
肝经 —— —— 肾经
脾经

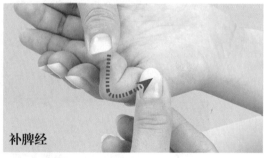

补脾经

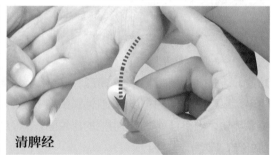

清脾经

肝经

定位： 位于食指末节螺纹面。

功效： 平肝泻火，息风镇惊，解郁除烦。

主治： 多用于防治惊风、五心烦热、口苦、眼干、近视、目赤等病症。

推拿手法： 推肝经分为补肝经和清肝经。补肝经是用一只手托住孩子的食指末节，然后用另一只手的拇指螺纹面旋推孩子食指的螺纹面，或循孩子食指由指尖推向指根方向；反之为清肝经。推 100~500 次。

注意事项： 肝经宜清不宜补。若肝虚则需补后加清，或以补肾经代替。

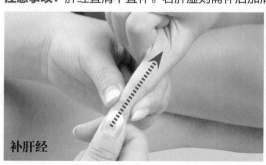

补肝经

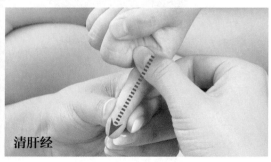

清肝经

心经

定位： 位于中指末节螺纹面。

功效： 清热退心火。

主治： 多用于防治高热、口舌生疮、小便赤涩等病症。

推拿手法： 推心经分为补心经和清心经。补心经是让孩子伸出中指，然后用一只手的拇指螺纹面旋推孩子的中指螺纹面，或循孩子中指由指尖直推至指根方向；反之为清心经。推 100~500 次。

注意事项： 1. 清心经多与清天河水、清小肠合用。

2. 心经宜清不宜补，若气血不足而见心烦不安、睡眠静目，需用补法时，可补后加清，或以补脾经替代。

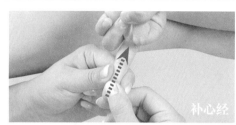
补心经

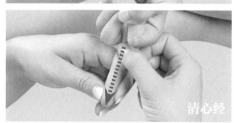
清心经

肺经

定位： 位于无名指末节螺纹面。

功效： 补肺经可补益肺气，清肺经可宣肺清热。

主治： 多用于防治咳嗽、哮喘、感冒、胸闷、虚汗怕冷、痰鸣等病症。

推拿手法： 推肺经分为清肺经和补肺经。补肺经是让孩子伸出无名指，然后用一只手的拇指螺纹面旋推孩子的无名指末节螺纹面，或循孩子无名指由指尖直推向指根方向；反之为清肺经。推 100~500 次。

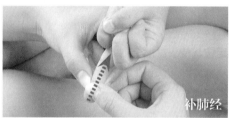
补肺经

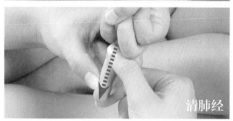
清肺经

肾经

定位： 位于小指末节螺纹面。

功效： 补肾经可补肾益脑，温养下元；清肾经可清利下焦湿热。

主治： 多用于防治先天不足、久病体虚、肾虚腹泻、遗尿、虚喘、小便淋沥、刺痛等病症。

推拿手法： 推肾经分为补肾经和清肾经。补肾经是让孩子伸出小指，然后用一只手的拇指螺纹面旋推孩子小指末节的螺纹面，或循孩子小指由指根直推向指尖方向；反之为清肾经。推 100~500 次。

注意事项： 肾经宜补不宜清，一般多用补法。

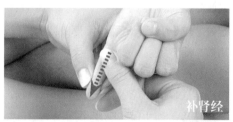
补肾经

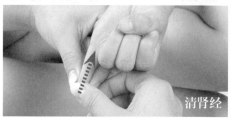
清肾经

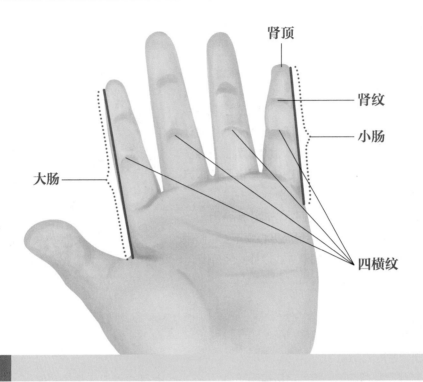

肾顶

肾纹

小肠

大肠

四横纹

大肠

定位：位于食指桡侧缘，自食指尖至虎口成一直线。

功效：补大肠可涩肠固脱，温中止泻；清大肠可清利肠腑，除湿热，导积滞。

主治：多用于防治腹泻、脱肛、痢疾、便秘、食积等病症。

推拿手法：推大肠分为补大肠和清大肠。补大肠是用一只手托住孩子的手掌，暴露桡侧缘，然后用另一只手的拇指螺纹面从孩子食指尖直推向虎口；反之为清大肠。推100~300次。

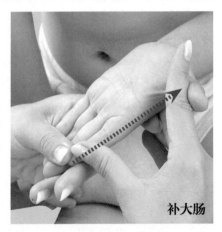

补大肠

小肠

定位：位于小指尺侧缘，自指尖到指根成一条直线。

功效：清热利尿。

主治：多用于防治小便赤涩、水泻、遗尿、尿闭等病症。

推拿手法：推小肠分为补小肠和清小肠。补小肠是用一只手托住孩子的手掌，露出小指尺侧缘，然后用另一只手的拇指螺纹面或食指桡侧缘从孩子小指指尖推向指根；反之为清小肠。推100~300次。

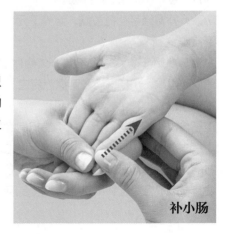

补小肠

肾顶

定位： 位于小指顶端。

功效： 收敛元气，固表止汗。

主治： 多用于防治自汗、盗汗、大汗淋漓不止等症。

推拿手法：肾顶 用一手中指或拇指端按揉小指顶端，揉100~500 次。

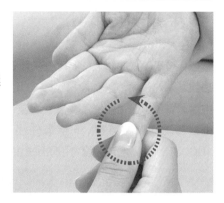

肾纹

定位： 在手掌面，小指第二指间关节横纹处。

功效： 祛风明目，散瘀结。

主治： 多用于防治目赤、鹅口疮、热毒内陷等病症。

推拿手法：揉肾纹 用一手中指或拇指指端按揉，揉100~500 次。

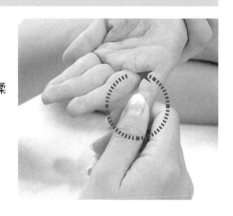

四横纹

定位： 四横纹即食指、中指、无名指、小指第一指间关节横纹处。

功效： 推四横纹能调中行气，和气血，消胀满；掐四横纹能退热除烦，散瘀结。

主治： 多用于防治疳积、腹胀腹痛、消化不良、惊风、气喘、口唇破裂等病症。

推拿手法：推四横纹 将孩子左手四指并拢，以拇指端桡侧面着力，从食指横纹滑向小指横纹，反复操作 100~300 次。**掐四横纹** 以拇指指甲分别掐揉各 5 次。

注意事项： 可点刺本穴以治疗疳积。

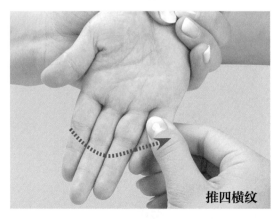

推四横纹

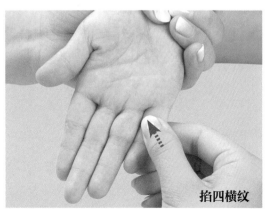

掐四横纹

内劳宫

　　劳，意为劳动；宫，指宫殿，这里指掌心为心神所居之处。当手劳动屈指，中指尖所指即内劳宫。

定位：位于手掌心，屈指时中指尖所指处。

功效：清热除烦。

主治：多用于口舌生疮、发热、烦躁等病症。

推拿手法：揉内劳宫　一手拿住小儿手指，用另一只手的拇指或中指指端揉小儿掌心，揉 100~300 次。**运内劳宫**　用拇指螺纹面或中指指端运内劳宫，运 10~30 次。

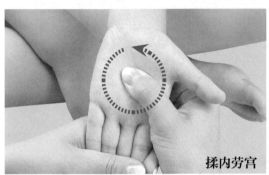

揉内劳宫

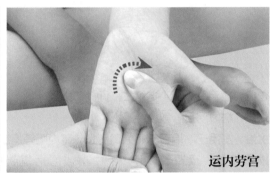

运内劳宫

掌小横纹

定位：在小指指根下，掌面尺侧纹头。

功效：退热消胀、散结，宣肺化痰，镇静安神。

主治：多用于防治口舌生疮、喘咳、肺炎、百日咳等病症。

推拿手法：揉掌小横纹　一手抓住孩子的手，用另一手拇指或中指指端按揉掌小横纹，揉 100~500 次。

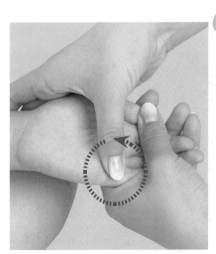

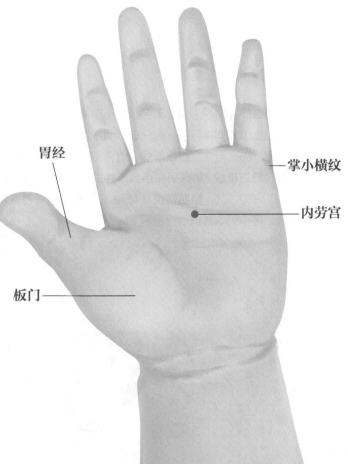

胃经

掌小横纹

内劳宫

板门

胃经

定位： 在手掌面拇指第一节。

功效： 补胃经可健脾胃，助运化；清胃经可清利湿热，和胃降逆，泻胃火，除烦止渴。

主治： 多用于防治呕恶嗳气、烦渴善饥、食欲不振、腹胀、便秘、吐血等病症。

推拿手法： 分为清胃经和补胃经。清胃经是用一只手固定孩子的手掌，露出拇指，然后用另一只手的拇指或食指、中指从孩子拇指根部向指尖方向推手掌面拇指第一节；反之为补胃经。推100~500次。

注意事项： 1.补胃经常与补脾经、揉中脘、摩腹、压揉足三里合用。

2.清胃经多与清脾经、推天柱骨、大横纹推向板门合用。

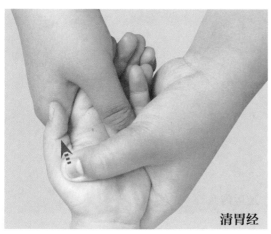
清胃经

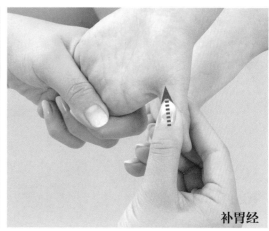
补胃经

板门

定位： 在手掌大鱼际中部。

功效： 揉板门可健脾和胃，消食化滞；板门推向横纹可健脾止泻；横纹推向板门可降逆止呕。

主治： 多用于防治食积、腹胀、食欲不振、呕吐、便秘、退热、腹泻、嗳气等病症。

推拿手法：揉板门（运板门） 用一只手固定孩子的手掌，然后用另一只手的拇指端揉孩子的大鱼际，揉50~100次；用指推法自拇指根推向腕横纹，称板门推向横纹，反之称横纹推向板门，推100~300次。

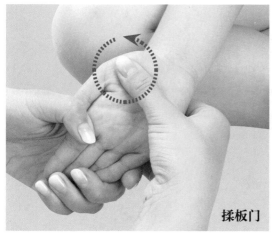
揉板门

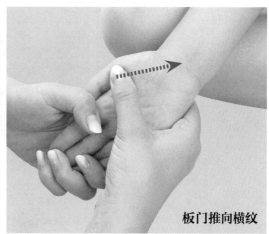
板门推向横纹

内八卦

定位： 位于手掌面，以掌心（劳宫）为圆心，从圆心至中指根横纹内 2/3 和外 1/3 交界点为半径，画一圆即是。分为乾宫、坎宫、艮宫、震宫、巽宫、离宫、坤宫、兑宫八宫。

功效： 理气化痰、行滞消食。

主治： 常用于防治咳嗽、痰喘、胸闷、呃逆、呕吐、泄泻、食欲不振等病症。

推拿手法：顺运内八卦 用一只手托住孩子四指，拇指按在离宫处（中指指根下），掌心向上，然后用另一只手的食指、中指夹住孩子腕关节，以拇指螺纹面用运法从乾宫起至兑宫止，反复操作，运 100~500 次。**逆运内八卦** 从兑宫起至乾宫止，运 100~500 次。**分运八卦** 在部分宫位上可以分运，运 100~200 次。

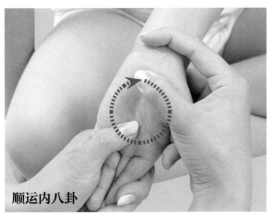
顺运内八卦

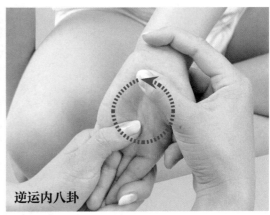
逆运内八卦

小天心

定位： 位于掌面，大鱼际、小鱼际交界处的凹陷中。

功效： 清热明目，镇惊安神，利尿。

主治： 多用于防治发热、水肿、夜啼、目赤肿痛、口疮、斜视、遗尿、惊风抽搐、惊惕不安等病症。

推拿手法：揉小天心 用一只手托住孩子四指，掌心向上，然后用另一只手的中指指端揉 100~300 次。**掐小天心** 用拇指指甲掐 3~5 次。**捣小天心** 用中指指尖或屈曲的指间关节捣 10~30 次。

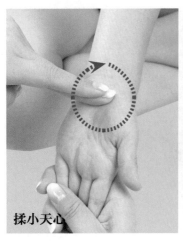
揉小天心

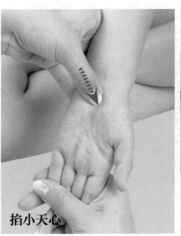
掐小天心

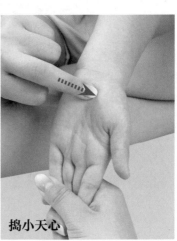
捣小天心

总筋

定位：位于腕部掌侧横纹中点。

功效：揉总筋可清心经热，散结止痉；掐总筋可镇惊止痉。

主治：多用于防治惊风、夜啼、潮热、吐泻等病症。

推拿手法：揉总筋 一只手拿住孩子的四指，用另一只手的拇指指端按揉总筋，揉 100~300 次。

掐总筋 用拇指指甲掐 3~5 次。

注意事项：治疗惊风抽搐多用掐法。

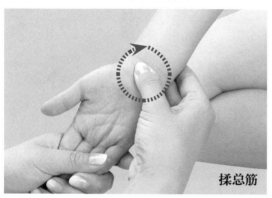
揉总筋

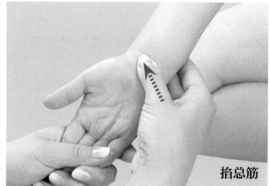
掐总筋

大横纹

定位：即掌侧腕横纹。桡侧（拇指侧）为阳池，尺侧（小指侧）为阴池，又称手阴阳。

功效：平衡阴阳，调和气血，行滞消食。

主治：多用于寒热往来，腹胀、腹泻、呕吐、食积、烦躁不安等病症。

推拿手法：分推大横纹 两拇指自掌侧腕横纹中央（总筋穴）向两旁分推 100~300 次，又称分手阴阳、分阴阳。

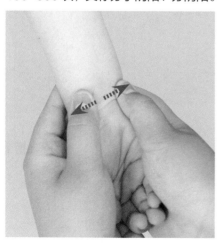

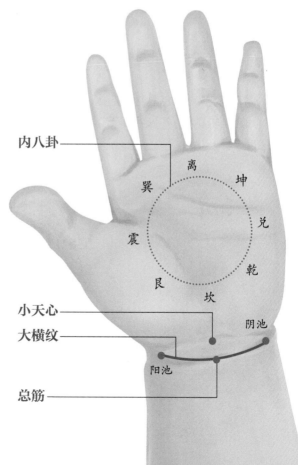

内八卦

离
巽　坤
　　兑
震　乾
艮　坎

小天心

大横纹

阴池

阳池

总筋

十宣

十，这里指本穴在双手有十个穴点；宣，宣泄，意为有宣泄消除病邪的功能，所以称为十宣，又名十王，位于十个手指指甲的赤白肉际处。

定位： 在手十指尖端，距指甲游离缘0.1寸，左右共10个穴位。

功效： 清热开窍醒神。

主治： 多用于高热惊厥、烦躁抽搐、神志恍惚、两目上视、昏厥急救等病症。

推拿手法：掐十宣 用拇指的指甲依次掐之，掐3~5次。

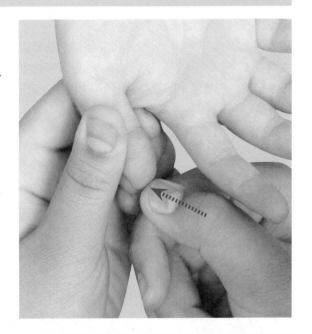

老龙

定位： 在中指指甲后一分许。

功效： 醒神开窍。

主治： 多用于治疗急惊风。

推拿手法：掐老龙 用拇指指甲掐老龙，掐5次。

注意事项： 若孩子急惊风或高热抽搐，掐后知痛有回应则较易治，不知痛而无回应，一般较难治。

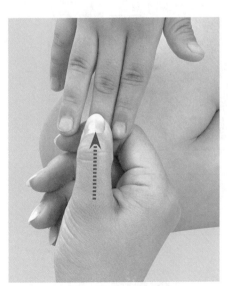

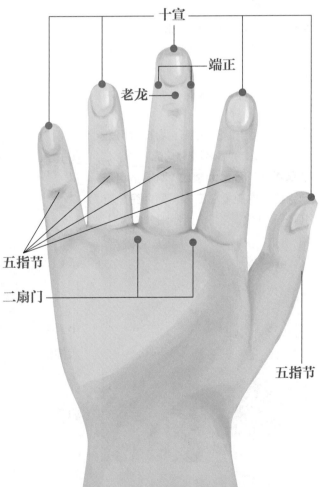

端正

定位：位于中指指甲根两侧赤白肉际处，桡侧称为左端正，尺侧称为右端正。

功效：揉右端正能降逆止呕，揉左端正能升提止泻。

主治：多用于恶心、呕吐、水泻、痢疾等病症。

推拿手法：掐端正和揉端正 一手拿住小儿中指，使其指尖向上，用另一手的拇指指甲掐或用拇指螺纹面揉该穴，掐 3~5 次，揉 30~50 次。

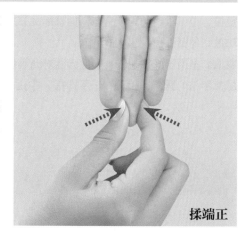

揉端正

五指节

定位：即掌背五指第一指间关节。

功效：安神镇惊，祛风痰，通关窍。

主治：多用于防治咽炎、惊惕不安、惊风、胸闷、咳嗽、感冒、哮喘等病症。

推拿手法：掐五指节 用一手拇指指甲依次从孩子手背拇指第一指间关节掐至小指第一指间关节处，掐后再揉，掐 3~5 次。**揉五指节** 用拇指螺纹面揉动，揉 30~50 次。

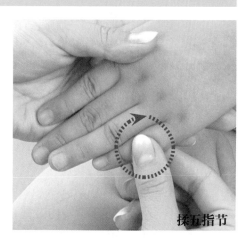

揉五指节

二扇门

定位：位于掌背中指两侧凹陷处。

功效：发汗解表，退热平喘。

主治：多用于防治惊风抽搐，风寒外感、身热无汗等症。

推拿手法：掐二扇门 用拇指指甲掐二扇门，掐 5 次。
揉二扇门 用一手食指、中指按揉，揉 1~2 分钟。

注意事项：1. 揉时要稍用力，速度宜快。

2. 本法与揉肾顶、补脾经、补肾经配合使用。

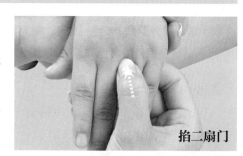

掐二扇门

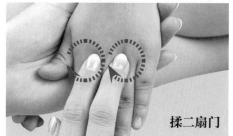

揉二扇门

二人上马

定位： 位于手背部无名指与小指掌指关节之间后方凹陷处。

功效： 补肾滋阴，利水通淋。

主治： 多用于虚热喘咳、小便赤涩淋沥等症。

推拿手法： **揉二人上马** 一手拇指、中指相对用力揉，揉 100~500 次。**掐二人上马** 以一手拇指甲掐 3~5 次。

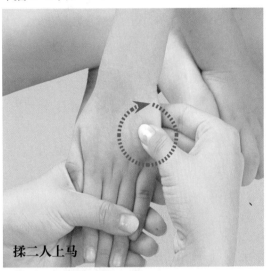

揉二人上马

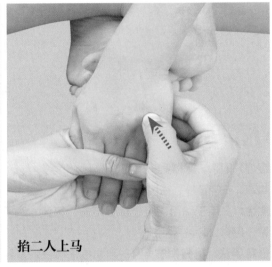

掐二人上马

外劳宫

　　劳，意为劳动；宫，指宫殿，这里指掌心为心神所居之处。当手劳动屈指，中指尖所指即内劳宫。外劳宫在手背与内劳宫相对应的位置。

定位： 位于掌背中，与内劳宫相对。

功效： 温阳散寒，发汗解表，升阳举陷。

主治： 多用于外感风寒所致鼻塞流涕，脏腑积寒所致完谷不化、肠鸣腹泻、腹痛等病症。

推拿手法： **揉外劳宫** 一手握住小儿的手，使其掌心向下，用另一只手的拇指或中指揉该穴，揉 100~300 次。**掐外劳宫** 用拇指指甲掐该穴，掐 3~5 次。

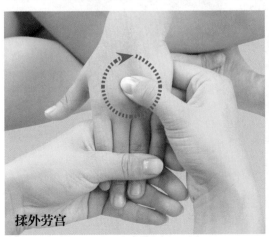

揉外劳宫

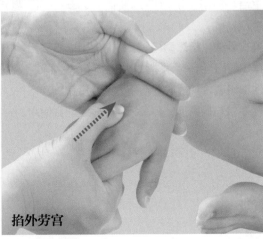

掐外劳宫

威灵

定位： 位于手背二、三掌骨歧缝间。

功效： 开窍醒神。

主治： 多用于急救，如急惊暴死、昏迷不醒等病症。

推拿手法：掐威灵 一手食指、中指夹住小儿腕关节，使掌背向上，用另一手的拇指指甲掐该处，掐后继揉，掐3~5次。

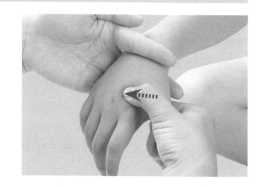

精宁

定位： 位于手背第四、五掌骨歧缝间。

功效： 行气，破结，化痰。

主治： 多用于痰食积聚、气吼痰喘、干呕、疳积等病症。

推拿手法：掐精宁 一手食指、中指夹住小儿腕关节，使掌背向上，用另一只手的拇指甲掐该穴，掐3~5次，再揉一揉。

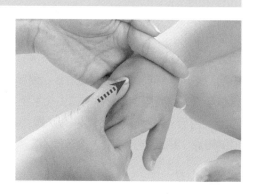

外八卦

定位： 位于手背外劳宫周围，与内八卦相对。

功效： 宽胸理气，消滞散结。

主治： 多用于胸闷、腹胀、便秘等病症。

推拿手法：运外八卦 一手握住小儿四指，使其掌背向上，用另一只手的拇指做摩运。

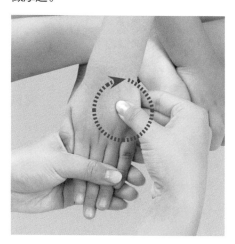

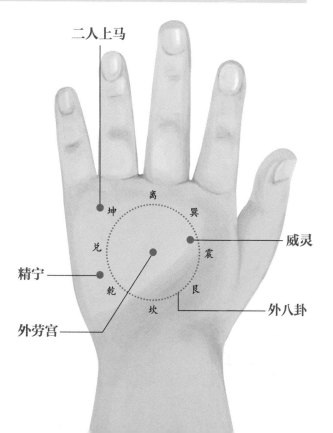

二人上马

离
坤
巽
兑
震
威灵
精宁
乾
艮
坎
外八卦
外劳宫

一窝风

定位： 位于手背腕横纹正中凹陷处。

功效： 温中行气，止痹痛，利关节。

主治： 多用于防治腹痛、肠鸣、关节痹痛、伤风感冒等病症。

推拿手法：揉一窝风 用一手拇指或中指端揉 10~30 次，之后掐 3~5 次。

注意事项： 揉一窝风多与拿肚角、推三关、揉中脘合用。

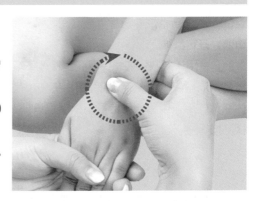

膊阳池

定位： 位于手背一窝风穴上 3 寸，相当于支沟穴处。

功效： 止头痛，通大便，利小便。

主治： 多用于感冒头痛、小便短赤、便秘等病症。

推拿手法：揉膊阳池 一手握住小儿手腕，使其掌背向上，用另一只手的拇指揉该处，揉 100~200 次。

掐膊阳池 用拇指甲掐该处，掐 3~5 次。

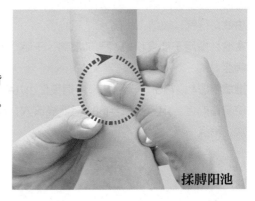

揉膊阳池

三关

定位： 位于前臂桡侧，腕横纹至肘横纹成一直线。

功效： 补气行气，温阳散寒，发汗解表。

主治： 多用于腹痛、腹泻及感冒风寒等虚寒病证。

推拿手法：推三关 用一手握住孩子的手腕，然后用另一只手的拇指桡侧面或食指、中指指腹从孩子的手腕推向肘部。每次推 100~300 次。

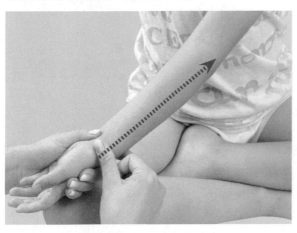

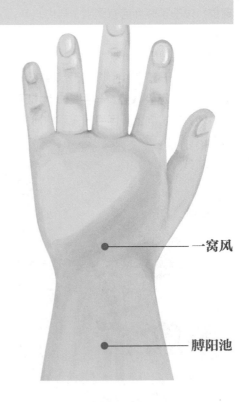

一窝风

膊阳池

天河水

定位：位于前臂内侧正中，自腕横纹至肘横纹成一直线。

功效：清天河水能清热解表，泻火除烦。

主治：多用于外感发热微出汗、头痛、恶风、惊风、咽喉痛等热症。

推拿手法：清天河水 用一只手握住孩子的手腕，使其掌心向上，然后用另一只手的食指、中指指腹从孩子的腕横纹推向肘横纹，反复操作 100~500 次。**弹天河水** 用食指、中指蘸水，从腕横纹一起一落弹打至肘横纹，同时用嘴吹气，多用于实热、高热等症。

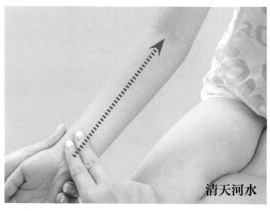
清天河水

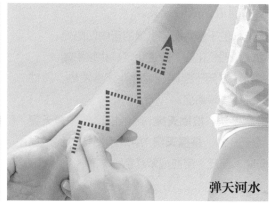
弹天河水

六腑

定位：六腑位于前臂尺侧缘，肘腕之间的一条直线。

功效：清热，凉血，解毒。

主治：多用于防治高热、惊风、鹅口疮、咽痛、腮腺炎和便秘等病症。

推拿手法：退六腑 用一只手握住孩子的手腕，用另一只手的拇指或食、中二指螺纹面从孩子的肘部下推到腕部，反复操作 100~500 次。

注意事项：如果孩子平时大便稀薄，发热不到 40℃，则谨慎使用本法。

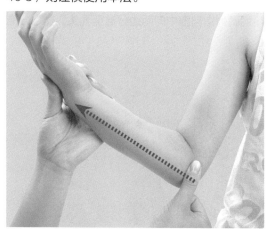

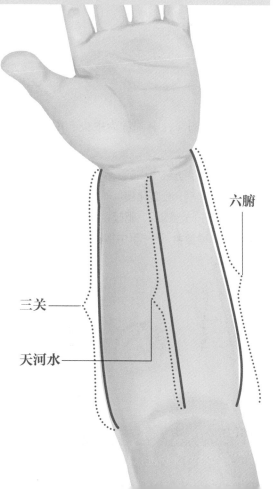

六腑

三关

天河水

胸腹部穴位

天突

天，这里指天气，即自然界的气；突，意为烟囱，这里指通道。该穴位在咽喉上（胸骨柄上窝凹陷处），即是与天气相通的通道，故名天突。

定位： 位于胸骨切迹上缘的正中凹陷处。

功效： 理气化痰，降逆止呕，止咳平喘。

主治： 多用于痰喘、呕吐、外感发热、急性扁桃体炎等病症。

推拿手法： **按揉天突** 用中指指端按揉天突10~30次。**挤捏天突** 用双手拇指对称挤捏天突，至皮下瘀血成紫红色。

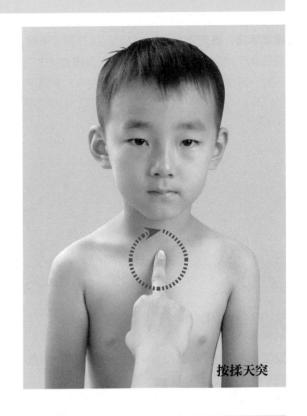

按揉天突

膻中

膻，指胸部；中，意为中央、中点。该穴位在前胸正中线上，两乳头连线的中点处，故名膻中。

定位： 即两乳头连线中点。

功效： 宽胸理气，止咳化痰。

主治： 多用于防治胸闷、呕吐、痰喘等病症。

推拿手法： **揉膻中** 用一手中指端揉膻中。**分推膻中** 用两拇指自膻中向两边分推至乳头。揉、分推各50~100次。

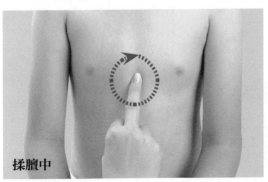

揉膻中

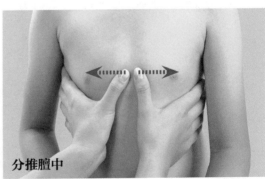

分推膻中

乳根

因在乳头直下，乳房根部，故名乳根。

定位： 位于第五肋间隙，乳头直下 0.2 寸处。

功效： 化痰止咳，消食化滞。

主治： 多用于胸闷、咳喘等病症。

推拿手法： **揉乳根** 用食指或中指指端揉乳根，一般揉 30~50 次。

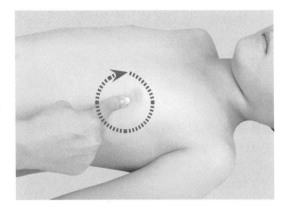

乳旁

因在乳头旁边，与乳头平行，故名乳旁。

定位： 位于乳头外侧旁开 0.2 寸处。

功效： 化痰止咳，宽胸理气。

主治： 多用于呕吐、咳嗽等病症。

推拿手法： **揉乳旁** 用两手拇指或中指指端揉乳旁，揉 30~50 次。**拿乳旁** 用两手拇指、中指拿乳旁，拿 3~5 次。

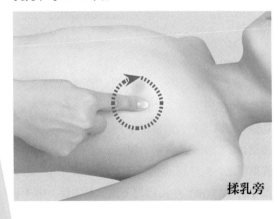

揉乳旁

天突

乳旁

乳根

膻中

胁肋

因在腋下肋骨区域，故名胁肋。

定位： 即腋下两肋至肚脐两旁。

功效： 顺气化痰，疏肝止痛。

主治： 多用于防治胸闷、胁痛、痰喘气急、食积等病症。

推拿手法：搓摩胁肋 用两手从两腋下搓摩至天枢处，搓摩 50~100 次。

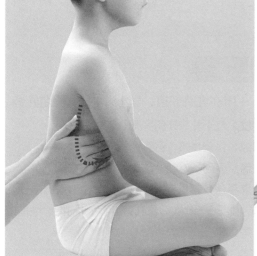

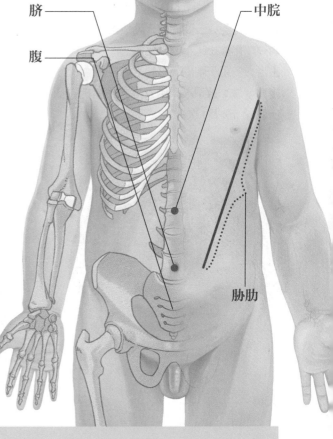

脐

腹

中脘

胁肋

中脘

中，中部；脘，指胃腑。古人认为该穴在胃腑的中部，所以称为中脘。

定位： 中脘于肚脐正中直上 4 寸处。

功效： 健脾和胃，消食和中。

主治： 多用于防治食积、腹胀、嗳气、消化不良等病症。

推拿手法：揉中脘 用指端或掌根按揉 100~300 次。**摩中脘** 用掌心或四指旋摩 5 分钟。

推中脘 用食指和中指自喉下直推至中脘，推 100~300 次。

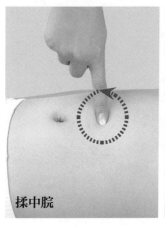

揉中脘

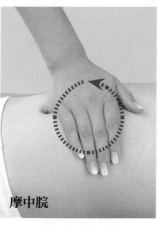

摩中脘

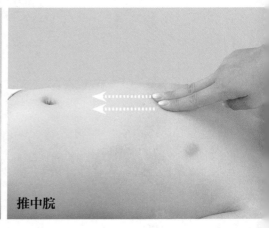

推中脘

腹

定位： 即腹部。

功效： 健脾和胃，理气消食。

主治： 多用于防治腹胀、腹痛、便秘、腹泻、疳积等病症。

推拿手法：分推腹阴阳 用两手拇指自剑突下沿肋弓边缘或自中脘至脐，向两旁分推 100~200 次。

摩腹 一手四指指腹或全掌着力做顺时针旋摩腹前腹壁，每次 5 分钟。

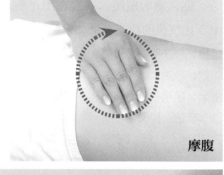
摩腹

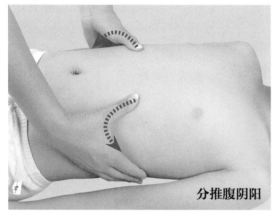
分推腹阴阳

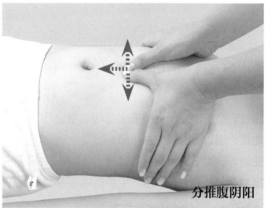
分推腹阴阳

脐

定位： 即肚脐。

功效： 温阳散寒，健脾和胃，消食导滞。

主治： 多用于防治腹泻、腹胀、尿潴留、便秘、腹痛、肠套叠、食积等病症。

推拿手法：揉脐 用一手中指端或掌根揉肚脐；以推拿者手动方向为准，逆时针方向揉为补，顺时针方向揉为泻，揉 100~300 次。**摩脐** 用指腹或手掌面摩肚脐，摩 100~300 次。

注意事项： 揉脐常与摩腹、推上七节骨、揉龟尾配合应用，简称"龟尾七节，摩腹揉脐"，治疗腹泻效果较好。

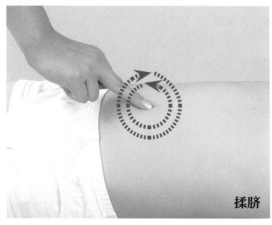
揉脐

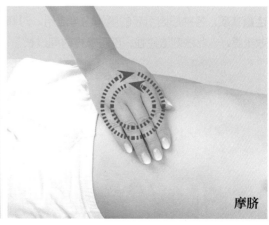
摩脐

天枢

枢，意为枢纽。本穴在上下腹的中间，具有转运中下焦气机的功能，恰如枢纽一样，所以称为天枢。

定位：位于脐旁2寸处。

功效：疏调大肠，理气消滞。

主治：多用于防治便秘、食欲不振、疳积等病症。

推拿手法：揉天枢 用一手食指先后揉两穴各50~100次。

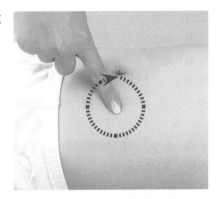

丹田

腹部脐下的阴交、气海、石门、关元四个穴位都别称丹田。

定位：位于小腹部，脐下2寸与3寸之间。

功效：温肾固摄，缩尿止痛。

主治：多用于防治脱肛、腹痛、腹泻、遗尿等病症。

推拿手法：揉丹田 用一手手指或手掌揉50~100次，或摩5分钟。

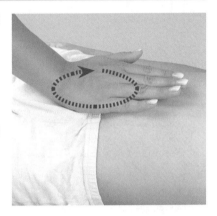

肚角

因位于小腹左右下角，故名肚角。

定位：即脐下2寸两旁的大筋。

功效：理气消滞，止腹痛。

主治：多用于防治腹痛、食积、食欲不振等病症。

推拿手法：拿肚角 用双手拇、食、中三指在肚脐旁拿捏两穴3~5次，一拿一松为1次。

注意事项：各种原因引起的腹痛均可应用，对寒痛、伤食痛效果更好。此法刺激性强，不可拿捏时间过长。

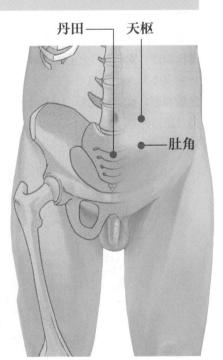

丹田　　天枢

肚角

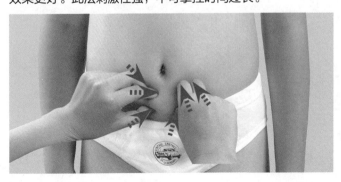

肩背腰骶部穴位

肩井

肩，指肩部；井，意为凹陷。该穴在肩部的凹陷处，故名肩井。

定位： 位于大椎与肩峰连线的中点，肩部筋肉处。

功效： 宣通气血，发汗解表。

主治： 多用于防治感冒、惊厥、上肢活动受限等病症。

推拿手法： **拿肩井** 用一手拇、食、中三指提拿肩井 3~5 次。

按肩井 用食指或中指按肩井 10~30 次。

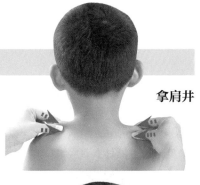

拿肩井

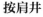

按肩井

大椎

大，多也；椎，锤击之器也，此指穴内的气血物质为实而非虚也。手足三阳经的阳热之气由此汇入本穴并与督脉的阳气上行头颈，穴内的阳气充足满盛如椎般坚实，故名大椎。

定位： 位于第七颈椎棘突下凹陷处。

功效： 清热解表。

主治： 适用于外感发热、咳嗽等病症。

推拿手法： **揉大椎** 用一手中指指端揉 20~30 次。

注意事项： 用屈曲的食指、中指蘸清水，在此穴位上做提捏法至皮肤轻度充血为止，此法对百日咳有一定疗效。

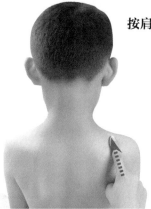

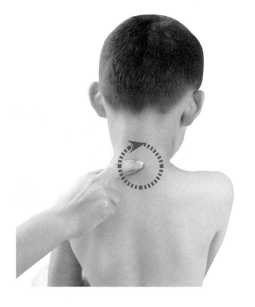

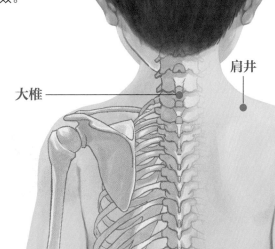

大椎

肩井

风门

风，指风邪；门，意为门户。古人认为此处是风邪出入的门户，所以称为风门。

定位： 位于第二胸椎棘突下，左右各旁开 1.5 寸处。

功效： 解表通络，止咳平喘。

主治： 多用于防治感冒、咳嗽、气喘等症。

推拿手法：揉风门 两手食、中两指分别置于左右穴位揉动，以 20~30 次为宜。

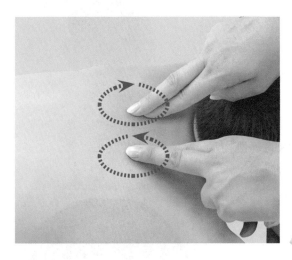

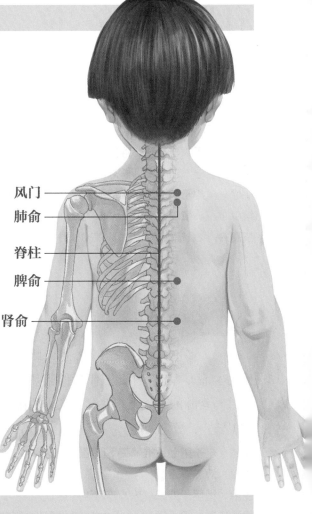

风门

肺俞

脊柱

脾俞

肾俞

肺俞

肺，指肺脏；俞，指脏气转输之处。本穴为肺脏之气转输之处，故名肺俞。

定位： 位于第三胸椎棘突下，左右各旁开 1.5 寸处。

功效： 调肺气，补虚损，止咳嗽。

主治： 多用于防治喘咳、痰鸣、胸闷、胸痛等病症。

推拿手法：揉肺俞 以两手食、中两指分别置于左右穴位揉动，揉 50~100 次。

推肺俞 两手拇指分别沿肩胛骨内侧缘从上向下推动，推 100~300 次。

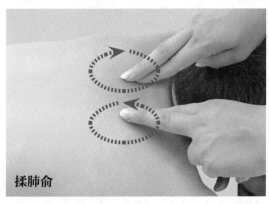

揉肺俞

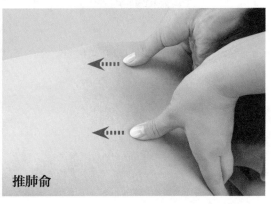

推肺俞

脾俞

脾，指脾脏；俞，指脏气转输之处。本穴为脾脏气血转输之处，故名脾俞。

定位： 位于第十一胸椎棘突下，左右各旁开 1.5 寸处。

功效： 健脾胃，助运化，祛水湿。

主治： 多用于防治腹泻、消化不良、食欲不振、疳积、四肢乏力等病症。

推拿手法：揉脾俞 用两手食、中两指指端分别置于左右穴位揉动，以 50~100 次为宜。

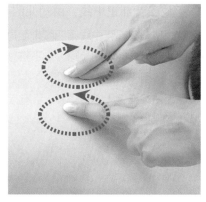

肾俞

肾，指肾脏；俞，指脏气转输之处。本穴为肾脏之气转输之处，故名肾俞。

定位： 位于第二腰椎棘突下，左右各旁开 1.5 寸处。

功效： 温肾固摄。

主治： 多用于防治腹泻、遗尿、小儿麻痹后遗症等病症。

推拿手法：揉肾俞 用两手拇指螺纹面分别置于左右穴位揉动，揉 50~100 次。

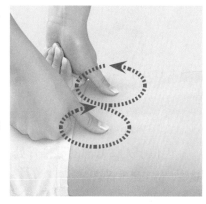

脊柱

位于背部正中，上接颅骨，下达尾骨尖，由脊椎组成，乃身体支柱，故名脊柱。

定位： 即大椎至长强，成一直线。

功效： 调阴阳，理气血，和脏腑，通经络，强健身体。

主治： 多用于防治食积、疳积、呕吐、便秘、泄泻等病症。

推拿手法：捏脊 具体操作方法见 291 页"摆法"。自尾椎两旁（即脊柱两侧）双手交替向前推动至大椎（脖后突出部位）两旁，捏 3~5 次。

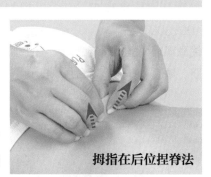

拇指在后位捏脊法

拇指在前位捏脊法

七节骨

位于背部正中线，由幼儿的 2 块腰椎及 5 块骶椎组成，故名七节骨。

定位： 位于背部正中线第四腰椎至尾椎上端，成一直线。

功效： 向上推能温阳止泻，向下推能泄热通便。

主治： 多用于防治泄泻、便秘、脱肛、遗尿症等病症。

推拿手法：推上七节骨 用一手拇指或食、中指外侧缘自下而上直推。**推下七节骨** 自上而下直推。推 100~300 次。

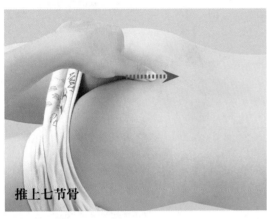

推上七节骨

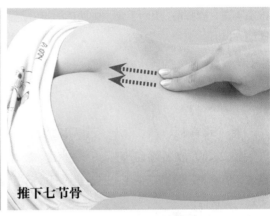

推下七节骨

龟尾

因位于人体臀部的尾椎骨处，故名龟尾。

定位： 位于尾椎骨端。

功效： 调理大肠。

主治： 多用于防治腹泻、便秘等症。

推拿手法：揉龟尾 用一手拇指或中指揉 100~300 次。

注意事项： 揉龟尾能止泻，也能通便。多与揉脐、摩腹、推七节骨合用。

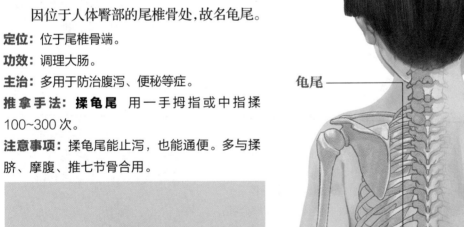

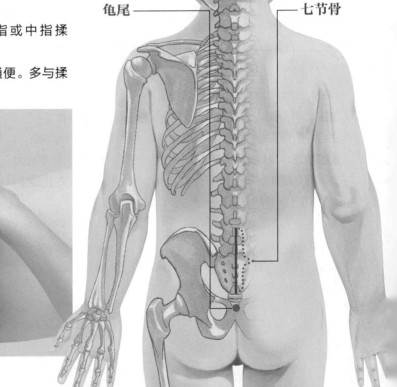

龟尾

七节骨

下肢部穴位

箕门

箕，土箕也，担物之器也；门，出入的门户也。水湿云气胀散而来的风气至本穴后变为强劲之势并吹带脾土物质随其而行，穴内的脾土物质如被土箕担运而出，故名箕门。

定位： 位于大腿内侧，膝盖上缘至腹股沟成一直线。

功效： 利尿清热。

主治： 多用于防治水肿、小便不利、便秘、腹泻等病症。

推拿手法：推箕门 用一手食指和中指指腹或拇指螺纹面着力，自膝盖内侧上缘直推至腹股沟，反复操作100~300遍。

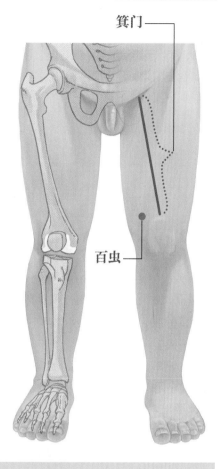

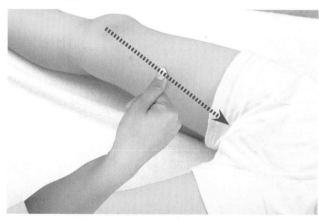

百虫

定位： 位于膝上内侧肌肉丰厚处。

功效： 疏通经络，止抽搐。

主治： 多用于下肢瘫痪及痹痛等病症。

推拿手法：拿百虫法 用拇指与食指、中指对称提拿该处，提拿3~5次。**按揉百虫法** 用拇指端按揉该处，揉10~30次。

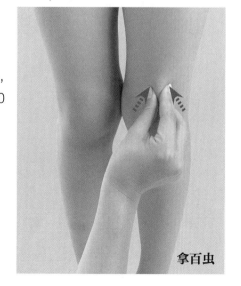

拿百虫

膝眼

膝，指膝部；眼，此处指凹陷处。该穴在膝部两侧凹陷处，故名膝眼。

定位：位于膝盖两旁凹陷处。

功效：通经活络，息风止痛。

主治：多用于防治惊风抽搐、下肢痿软等病症。

推拿手法：揉膝眼 用双手拇指、食指分别按揉两侧膝眼 10~20 次。

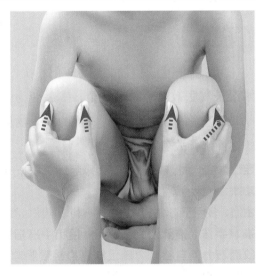

足三里

足，指足部；里，意为寸。因本穴位于外膝眼下 3 寸、胫骨外侧约一横指处，故名足三里。

定位：位于小腿前外侧，外膝眼下 3 寸，胫骨前缘外侧一横指（中指）。

功效：健脾和胃，调中理气，止泻，通便。

主治：多用于防治腹胀、便秘、吐泻等病症。

推拿手法：按揉足三里 用拇指指端着力按揉 50~100 次。

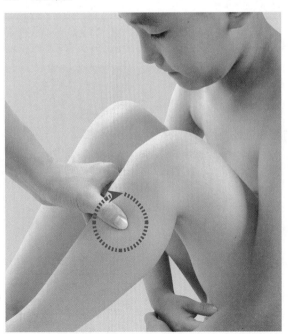

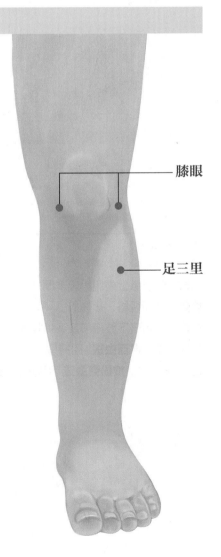

膝眼

足三里

前承山

位于小腿前方，与后承山穴相对，故名前承山。

定位： 即膝下8寸，胫骨外旁与后承山相对处。

功效： 息风定惊，行气通络。

主治： 适用于惊风、下肢抽搐等症。

推拿手法：掐揉前承山 用拇指指甲掐3~5次，或用拇指端揉30次。

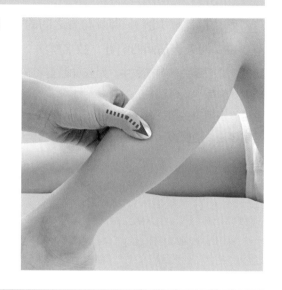

三阴交

三阴，指足部三条阴经（肝经、脾经、肾经）；交，交会。该穴是足部三条阴经交会的地方，故名三阴交。

定位： 三阴交位于内踝尖直上3寸处，胫骨内侧面后缘。

功效： 通血脉，清湿热，通调水道。

主治： 多用于防治遗尿、惊风、小便不利、消化不良等病症。

推拿手法：按揉三阴交 用拇指或食指端按揉，按3~5次，揉20~30次。

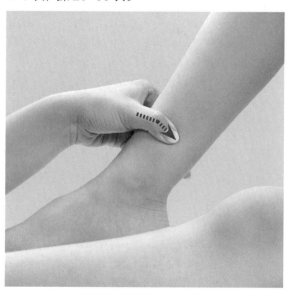

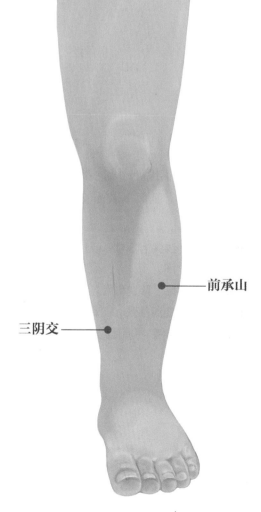

前承山

三阴交

解溪

解，指骨解（骱），即骨与骨之间的连接处；溪，溪流，此指凹陷处。该穴位于踝关节正中、两条大筋间凹陷处，故名解溪。

定位： 位于踝关节前横纹中，趾长伸肌腱和踇长伸肌腱之间。

功效： 解痉，止吐泻。

主治： 多用于惊风、吐泻等病症。

推拿手法：掐揉解溪 用拇指指甲掐或指端揉该穴，掐 3~5 次，揉 50~100 次。

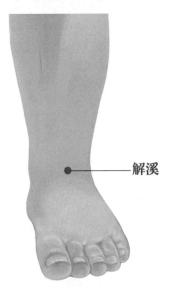

解溪

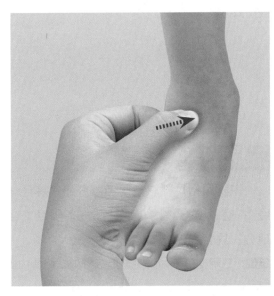

丰隆

丰，意为丰满；隆，指隆起。该穴所在的部位，肌肉丰满而又隆起，所以名为丰隆。

定位： 位于外踝尖上 8 寸，胫骨前缘外侧 1.5 寸，胫腓骨之间。

功效： 化痰平喘，降逆和胃。

主治： 多用于痰涎壅盛、咳嗽气喘等病症。

推拿手法：揉丰隆 用拇指或中指指端揉该穴，揉 20~40 次。

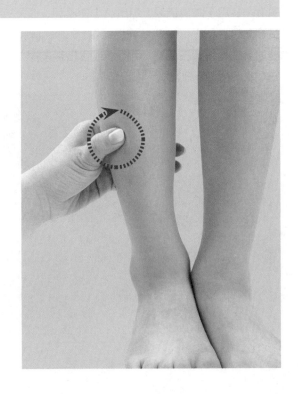

委中

委，意为弯曲，这里指膝弯部；中，指中央。委中位于膝关节后方、腘横纹之中点处，故名委中。

定位： 屈膝，腘横纹中点，两筋凹陷处即是委中。

功效： 疏通经络，息风止痉。

主治： 多用于防治惊风、下肢痿软、腰部功能受限等病症。

推拿手法：拿委中 用一手中指、食指指端缓力提拿与勾拨该处筋腱 5 次。

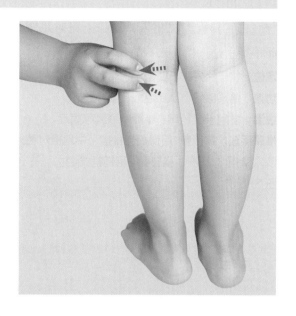

后承山

承，承受、承托也；山，土石之大堆也，此指穴内物质为脾土。随膀胱经经水下行的脾土微粒在此固化，沉降的脾土堆积如大山之状，故名承山。因在小腿后侧，又名后承山。

定位： 位于腓肠肌两肌腹之间凹陷的顶端，即人字形凹陷处。

功效： 通经活络，止痉息风。

主治： 多用于惊风抽搐、下肢痿软、腿痛转筋等病症。

推拿手法：拿承山 用食指、中指指端在后承山穴处稍用力拨该处的筋腱 3~5 次。

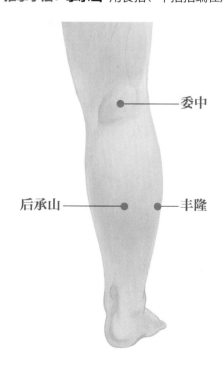

委中

后承山——————丰隆

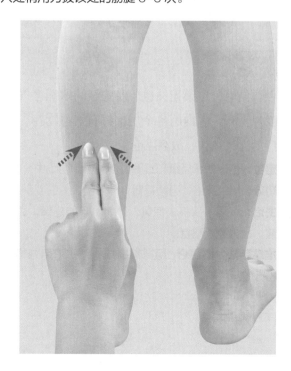

仆参

古时仆人参见主人，屈膝下跪时足跟显现，而手指垂处正当其穴，故名仆参。

定位： 位于足外踝下凹陷中。

功效： 益肾健骨，舒筋活络，安神定志。

主治： 多用于腰腿痛、晕厥、惊风等病症。

推拿手法：拿仆参 用拇指与食指、中指相对着力，在该穴拿捏 3~5 次。**掐仆参** 用拇指端着力，在该穴掐压 3~5 次。

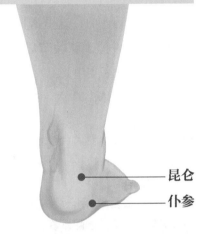

昆仑

仆参

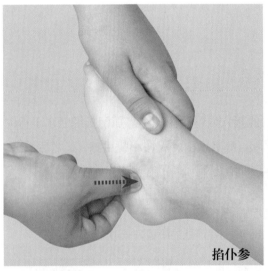

掐仆参

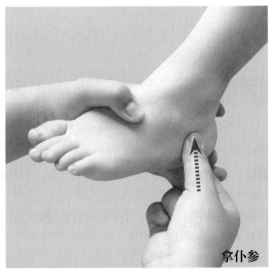

拿仆参

昆仑

昆仑，广漠无艮也。膀胱经的水湿之气在此吸热上行，穴内的各个层次都有气血物存在，如广漠无艮之状，故名昆仑。

定位： 位于外踝后缘和跟腱内侧的中间凹陷中。

功效： 解肌通络，强腰补肾。

主治： 多用于头痛、惊风、腰痛、下肢痉挛、跟腱挛缩、足内翻等病症。

推拿手法：掐昆仑 用拇指指端着力，稍用力掐该穴 3~5 次。

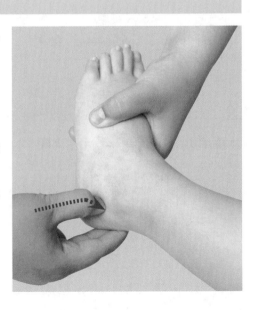

涌泉

涌，指水向上冒。泉，泉水。本穴为肾经的井穴，比喻脉气从足底出来的情况，故名涌泉。

定位： 位于足底前 1/3 与后 2/3 交界处的中央凹陷处。

功效： 滋阴退热，降逆止呕，理肠止泻。

主治： 多用于防治失眠、发热、烦躁等病症。

推拿手法：揉涌泉 用拇指端揉 30~50 次。**推涌泉** 自涌泉向足趾方向直推 100~300 次。

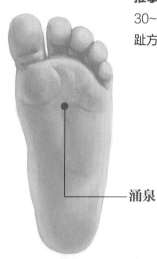

涌泉

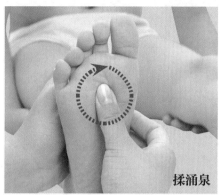

揉涌泉

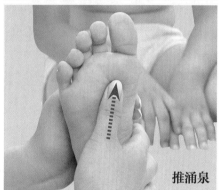

推涌泉

大敦

敦，厚也。穴在足大趾端外侧，其肉敦厚；又穴当厥阴之初，厥阴根于大敦，穴处脉气聚结至博至厚，故名大敦。

定位： 位于足大趾外侧爪甲根与趾关节之间。

功效： 解痉息风。

主治： 多用于惊风、四肢抽搐等病症。

推拿手法：掐大敦 用拇指指甲掐该穴，掐 5~10 次。

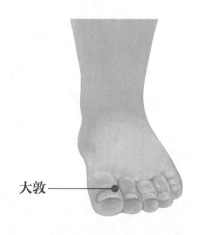

大敦

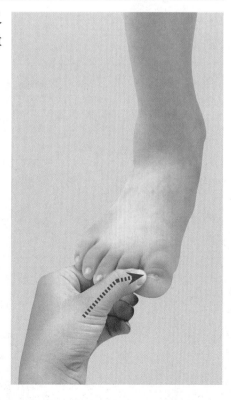

欲理腰疾如何　　比谷欲止勞嗽
曰宜平立以兩　　如何曰宜蹲踞
手摩腎經命門　　以兩手按於腦
百下復佇一節　　後閉息眞目運
在於腰間運具　　其氣至膀胱穴
氣則痛愈蓋治　　鳴則火性歸水
腰痛疝氣　　　　而牧自可止矣

博大精深的祖国医学有许多独特的治疗方法，人们通过刺激穴位来调整脏腑功能，从而达到治疗疾病，强身健体，延年益寿的目的。

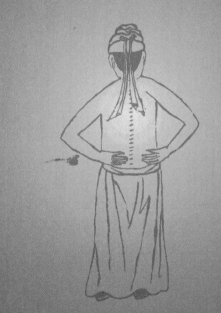

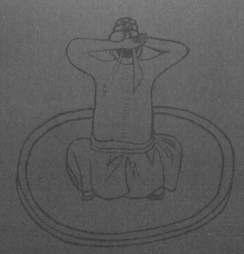

第四章

家庭常见病穴位疗法

按摩、刮痧、拔罐、艾灸四种传统医学疗法对生活中常见病的治疗效果显著，这些方法费用低廉、取材方便、方法简单，即便是没有医学基础的人也可以轻松学会，很大程度上满足了广大家庭自我保健、治疗疾病的需要，因此它们能够长期在民间广泛流传与应用。

内科常见病

头痛

头痛是患者自觉头部疼痛的一类病证，可见于多种急慢性疾病。中医学认为，头痛分外感（六淫）头痛和内伤（七情）头痛两大类，因脏腑经络气血皆上会于头，故无论外感或内伤都可通过经络气血直接或间接地导致头痛。

取穴

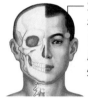

太阳
在颞部，当眉梢与目外眦之间，向后约一横指的凹陷处。

百会
位于头部，在前发际正中直上5寸，或两耳尖连线的中点处。

强间
位于头部，在后发际正中直上4寸（脑户上1.5寸）。

瘈脉
位于头部，耳后乳突中央，在角孙至翳风之间，沿耳轮连线的中、下三分之一的交点处。

天柱
位于项部，大筋（斜方肌）外缘之后发际凹陷中，约在后发际正中旁开1.3寸。

风池
位于项部，在枕骨之下，与风府相平，胸锁乳突肌与斜方肌上端之间的凹陷处。

外关
位于手背腕横纹上2寸，尺桡骨之间，阳池与肘尖的连线上。

合谷
位于手背，第一、第二掌骨间，当第二掌骨桡侧的中点处。

后溪
位于手掌尺侧，微握拳，在小指本节（第五掌指关节）后的远侧掌横纹头赤白肉际。

大椎
在后正中线上，第七颈椎棘突下凹陷中。

膈俞
位于背部，在第七胸椎棘突下，旁开1.5寸。

胆俞
位于背部，在第十胸椎棘突下，旁开1.5寸。

气海
位于下腹部，前正中线上，在脐中下1.5寸。

肾俞
位于腰部，在第二腰椎棘突下，旁开1.5寸。

涌泉
位于足底部，卷足时足前部凹陷处，约在足底第二、第三趾趾缝纹头端与足跟连线的前1/3与后2/3交点上。

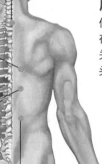
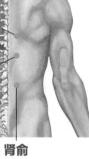
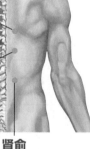
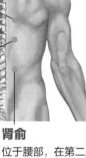
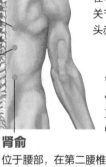

阴陵泉
位于小腿内侧，在胫骨内侧髁后下方凹陷处。

足临泣
位于足背外侧，在足4趾本节（第四跖趾结节）的后方，小趾伸肌腱的外侧凹陷处。

三阴交
位于小腿内侧，在足内踝尖上3寸，胫骨内侧缘后方。

太冲
位于足背侧，在第一、第二跖骨底结合部前方凹陷中。

太溪
位于足内侧，内踝后方，在内踝尖与跟腱之间的凹陷处。

大敦
位于足大趾末节外侧，距趾甲角0.1寸。

侠溪
位于足背外侧，在第四、第五趾缝间，趾蹼缘后方赤白肉际处。

束骨
位于足外侧，足小趾本节（第五跖趾关节）的后方，赤白肉际处。

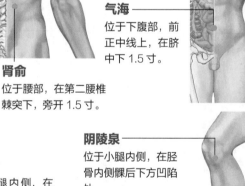

按摩方法

让患者双目自然闭合，将双手掌根贴于患者的太阳穴上进行按揉，按揉时用力要稍轻。

再用拇指与食指、中指捏住患者颈后肌肉靠近发际处拿捏，时间根据情况而定，至颈部感觉酸胀为宜。

接着将双手五指分开成爪形，如十指梳头状，从患者前发际向后发际抹动，像梳头一样，至头皮感觉发热舒适为宜，也可用木梳代替手指。

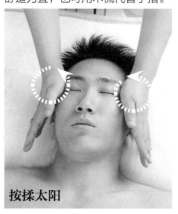
按揉太阳

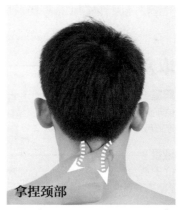
拿捏颈部

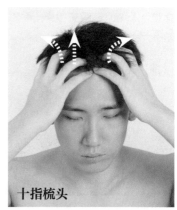
十指梳头

艾灸方法

若前额疼痛，温和灸合谷、阴陵泉。可自行用点燃的艾条在距皮肤 3~5 厘米处施灸。每日 1 次，每次灸合谷 10~20 分钟，灸阴陵泉 3~10 分钟。

若是偏头痛，温和灸外关、足临泣。用点燃的艾条在距皮肤 3~5 厘米处施灸。每日 1 次，每次 10~15 分钟。

若后脑勺疼痛，温和灸后溪、束骨。用点燃的艾条在距皮肤 3~5 厘米处施灸。每日 1 次，每次 5~10 分钟。

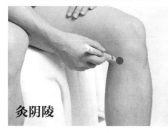
灸阴陵

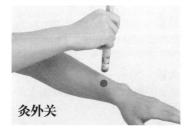
灸外关

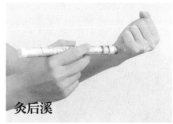
灸后溪

拔罐方法

用单纯拔罐法在大椎、风池、太阳拔罐，留罐 15~20 分钟。

对肝阳上亢引起的头痛患者，在上一步基础上加拔百会、太冲、胆俞，留罐 15~20 分钟。

对肾虚头痛患者，在大椎、风池、太阳的基础上加拔肾俞、气海、太溪，留罐 15~20 分钟。

对瘀血、头痛患者，在大椎、风池、太阳的基础上加拔百会、膈俞，留罐 15~20 分钟。

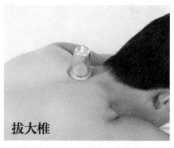
拔大椎

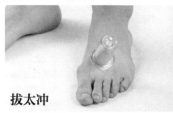
拔太冲

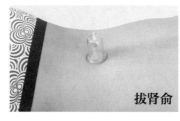
拔肾俞

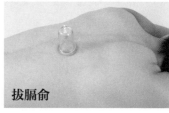
拔膈俞

刮痧方法

刮拭百会、强间、瘈脉、风池、天柱，每个穴位都要刮拭到出痧痕为止。在太阳穴用挤痧法，以患者能容忍为度，不必强求出痧。再用指腹点揉侠溪、三阴交、大敦、涌泉。每个穴位都要操作 3~5 分钟。

太阳挤痧

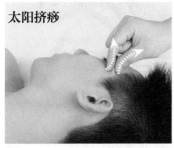

点揉侠溪

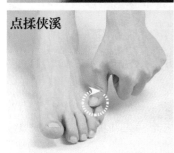

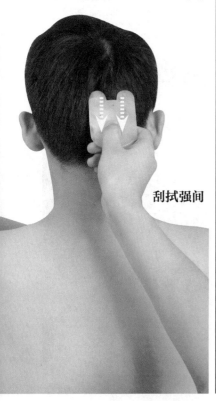

刮拭强间

感冒

感冒以恶寒发热、鼻塞、流涕、喷嚏、头痛为主要症状，四季皆可发病，冬、春两季气候骤变时更为常见。感冒主要是因外感风邪等伤及肺卫所致。因邪有风寒、风热之别，所以感冒又分为风寒感冒和风热感冒。

取穴

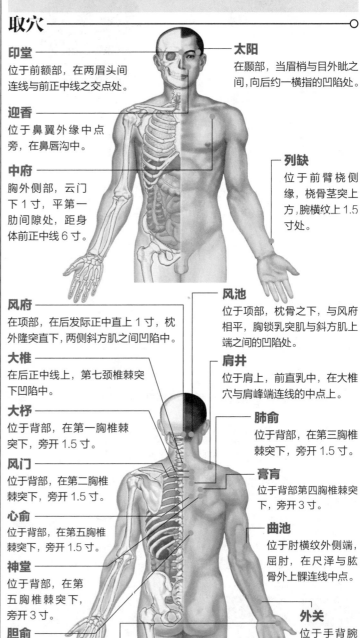

印堂
位于前额部，在两眉头间连线与前正中线之交点处。

迎香
位于鼻翼外缘中点旁，在鼻唇沟中。

中府
胸外侧部，云门下 1 寸，平第一肋间隙处，距身体前正中线 6 寸。

风府
在项部，在后发际正中直上 1 寸，枕外隆突直下，两侧斜方肌之间凹陷中。

大椎
在后正中线上，第七颈椎棘突下凹陷中。

大杼
位于背部，在第一胸椎棘突下，旁开 1.5 寸。

风门
位于背部，在第二胸椎棘突下，旁开 1.5 寸。

心俞
位于背部，在第五胸椎棘突下，旁开 1.5 寸。

神堂
位于背部，在第五胸椎棘突下，旁开 3 寸。

胆俞
位于背部，在第十胸椎棘突下，旁开 1.5 寸。

太阳
在颞部，当眉梢与目外眦之间，向后约一横指的凹陷处。

列缺
位于前臂桡侧缘，桡骨茎突上方，腕横纹上 1.5 寸处。

风池
位于项部，枕骨之下，与风府相平，胸锁乳突肌与斜方肌上端之间的凹陷处。

肩井
位于肩上，前直乳中，在大椎穴与肩峰端连线的中点上。

肺俞
位于背部，在第三胸椎棘突下，旁开 1.5 寸。

膏肓
位于背部第四胸椎棘突下，旁开 3 寸。

曲池
位于肘横纹外侧端，屈肘，在尺泽与肱骨外上髁连线中点。

外关
位于手背腕横纹上 2 寸，尺桡骨之间，阳池与肘尖的连线上。

合谷
位于手背，第一、第二掌骨间，当第二掌骨桡侧的中点处。

按摩方法

1 对风寒型感冒，先用拇指指腹按揉印堂、太阳、迎香；分抹前额，拿按合谷、外关，以人体出汗为度。

2 用力拿捏风池、肩井，再依次按揉中府、风门、风池、肺俞，每穴操作时间为 1~2 分钟。

3 按揉上背部 1~2 分钟，最后拿捏手太阴肺经和手阳明大肠经 1~2 遍。

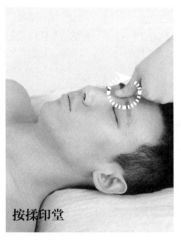
按揉印堂

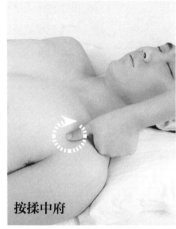
按揉中府

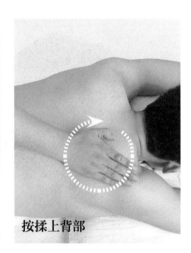
按揉上背部

艾灸方法

1 温和灸风池、风府、合谷。患者保持坐位，用点燃的艾条距离皮肤 3~5 厘米进行施灸。有通经、活络、止痛、疏导体内寒气、祛风散寒的功效。每日灸 1 次，每次灸 10~20 分钟。

2 温和灸肺俞、列缺。患者保持合适体位，用点燃的艾条距离皮肤 3~5 厘米进行施灸。每日灸 1 次，每次灸 10~15 分钟。

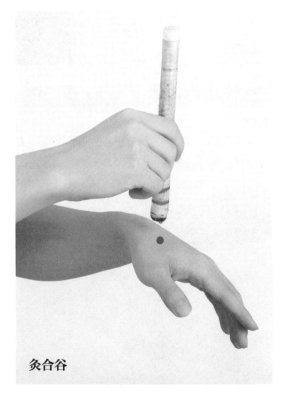
灸合谷

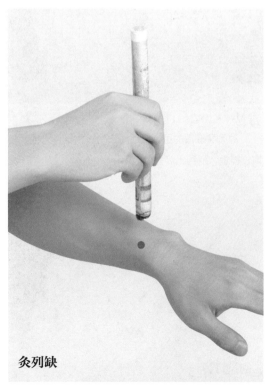
灸列缺

拔罐方法

方法一

对风寒感冒的患者,用单纯拔罐法吸拔主穴风池、风门、大椎,留罐 15 分钟。每次拔罐再从心俞、胆俞、膏肓中选择 1~2 个配穴,轮换使用,每日 1 次。

方法二

1 对风热感冒的患者,先用常规方法对主穴风池、风门、大椎和配穴心俞、胆俞、膏肓进行消毒,再用三棱针针刺已消毒的穴位,以微出血为度。每次拔罐选择 1~2 个配穴。

2 把罐吸拔在针刺后的穴位上,留罐 15 分钟。每日 1 次。

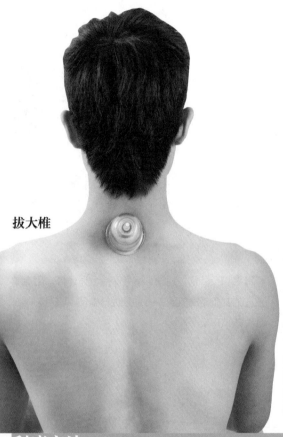

拔大椎

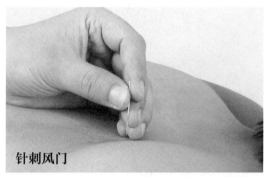

针刺风门

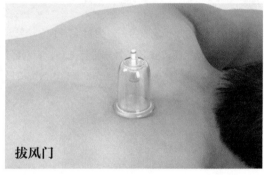

拔风门

刮痧方法

方法一

对风寒感冒的患者,用泻法刮拭大椎、大杼、膏肓、神堂,刮到出痧为止。

方法二

对风寒感冒的患者,用泻法刮拭风池、合谷、曲池、列缺,刮到出痧为止。

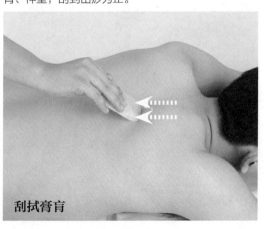

刮拭膏肓

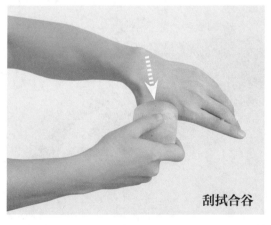

刮拭合谷

咳嗽

咳嗽是肺脏疾病的主要症状之一，有急慢性之分，急性为外感，慢性属内伤。外感咳嗽调治不当，可转为慢性咳嗽。慢性咳嗽迁延日久，或年老体弱，脏器大伤，则可并发哮喘。

取穴

太阳
在颞部，当眉梢与目外眦之间，向后约一横指凹陷处。

云门
位于胸外侧部，肩胛骨喙突上方，锁骨下窝凹陷处。距前正中线6寸。

中府
位于胸外侧部，云门下1寸，平第一肋间隙处，距前正中线6寸。

膻中
位于胸部，前正中线上，平第四肋间，在两乳头连线的中点。

尺泽
位于肘区，肘横纹上，肱二头肌腱桡侧缘凹陷中。屈肘，肘横纹上。

列缺
位于前臂桡侧缘，桡骨茎突上方，腕横纹上1.5寸处。

太渊
位于腕掌侧横纹桡侧，桡动脉搏动处。

神阙
位于腹中部，脐中央。

气海
位于下腹部，前正中线上，在脐中下1.5寸。

关元
位于下腹部，前正中线上，在脐中下3寸处。

曲泽
位于肘横纹中，在肱二头肌腱的尺侧缘。

内关
位于前臂掌侧，在曲泽和大陵的连线上，腕横纹上2寸，掌长肌腱与桡侧腕屈肌腱之间。

大椎
在后正中线上，第七颈椎棘突下凹陷中。

风门
位于背部，在第二胸椎棘突下，旁开1.5寸。

身柱
位于背部，在后正中线上，第三胸椎棘突下凹陷中。

肝俞
位于背部，在第九胸椎棘突下，旁开1.5寸。

脾俞
位于背部，在第十一胸椎棘突下，旁开1.5寸。

命门
位于腰部，在后正中线上，第二腰椎棘突下凹陷中。

定喘
位于背部，在第七颈椎棘突下，旁开0.5寸。

大杼
位于背部，在第一胸椎棘突下，旁开1.5寸。

肺俞
位于背部，第三胸椎棘突下旁开1.5寸。

膏肓
位于背部第四胸椎棘突下，旁开3寸。

曲池
位于肘横纹外侧端，屈肘，在尺泽与肱骨外上髁连线中点。

肾俞
位于腰部，在第二腰椎棘突下，旁开1.5寸。

合谷
位于手背，第一掌骨与第二掌骨间，当第二掌骨桡侧中点处。

丰隆
位于小腿前外侧，在外踝尖上8寸，条口外，距胫骨前缘二横指（中指）。

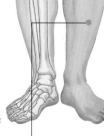

按摩方法

　　取定喘、大椎、太阳、肺俞、膻中，用中指或食指指腹以环形有规律地按揉定喘穴 3~5 分钟；将左手食指指腹置于大椎穴上，用力按揉 1~2 分钟；将食指、中指并拢，指腹放于肺俞穴上环形按揉 3 分钟；用两手食指指腹分别揉太阳穴 20 次；最后将食指指腹放于膻中穴上，力度适中按揉 3 分钟。

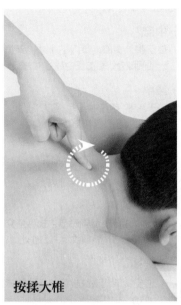

按揉大椎

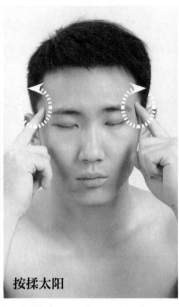

按揉太阳

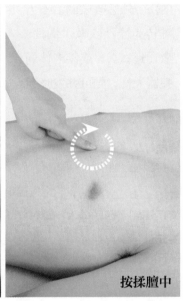

按揉膻中

艾灸方法

　　取肺俞、脾俞、太渊、合谷、丰隆，按照先灸上部穴位再灸下部穴位的顺序施灸。让患者取舒适的体位，施灸者点燃艾条，站在患者身体一侧，手拿艾条，让火头对准穴位皮肤，距离皮肤 3~5 厘米高度施灸，以患者局部皮肤有温热感但无灼痛感为宜。每个穴位灸 10~15 分钟，以患者穴位皮肤潮红为度。每日 1 次，5~10 次为一个疗程，每个疗程间隔 7 天。

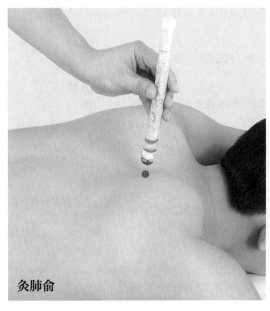

灸肺俞

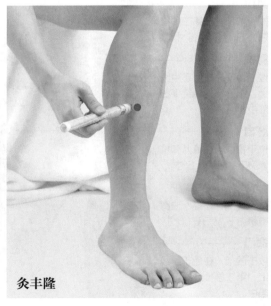

灸丰隆

拔罐方法

选择两组穴位，一组为身柱、肺俞、大杼、膏肓、丰隆、曲泽；一组为大椎、风门、膻中、中府。每次选用 1 组，在穴位上拔罐，留罐 10~15 分钟。每日 1 次，7 次为 1 个疗程。两组穴位交替使用。

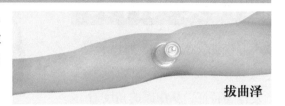

拔曲泽

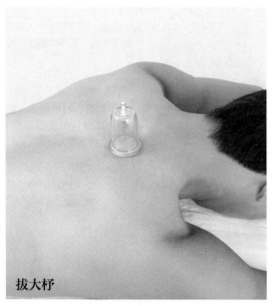

拔大杼

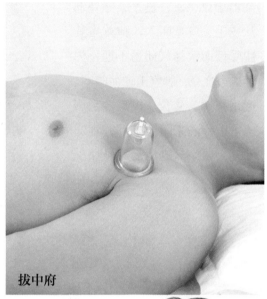

拔中府

刮痧方法

用面刮法从上向下刮拭两侧大杼穴至肺俞穴，再用单角刮法从上向下由云门穴刮至中府穴，最后用面刮法从上向下分别刮拭双上肢尺泽穴至列缺穴。刮痧期间，如果痧痕起得很明显，可以隔 3 天刮痧 1 次，如果痧痕不明显，可以每日刮痧 1 次，连续刮痧 1 个星期算 1 个疗程。咳嗽一般 1 个疗程即可见效。

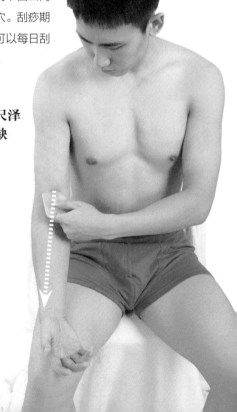

刮拭尺泽
至列缺

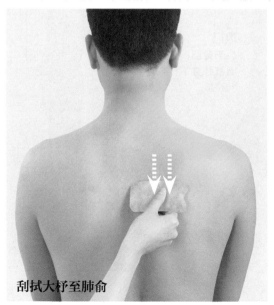

刮拭大杼至肺俞

慢性支气管炎

慢性支气管炎一般以长期咳嗽、咳痰或伴有喘息及反复发作为特征。从中医的角度看，是由于风、寒、热、燥等外邪从皮毛、口鼻而入，肺首当其冲受侵而致肺气闭遏不通，失其清肃之令，肺气上逆而咳喘。运用按摩、艾灸、拔罐、刮痧等中医疗法来疏散外邪，宣通肺气，循序渐进地治疗慢性支气管炎。

取穴

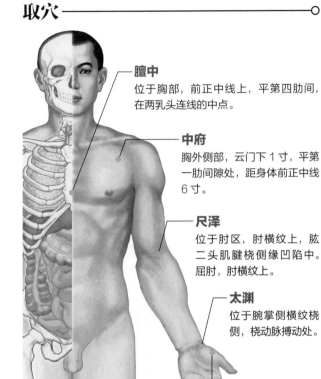

膻中
位于胸部，前正中线上，平第四肋间，在两乳头连线的中点。

中府
胸外侧部，云门下1寸，平第一肋间隙处，距身体前正中线6寸。

尺泽
位于肘区，肘横纹上，肱二头肌腱桡侧缘凹陷中。屈肘，肘横纹上。

太渊
位于腕掌侧横纹桡侧，桡动脉搏动处。

鱼际
位于手拇指本节（第一掌指关节）后凹陷处，在第一掌骨中点桡侧，赤白肉际处。

足三里
位于小腿前外侧，在犊鼻下3寸，距胫骨前缘一横指。

合谷
位于手背，第一掌骨与第二掌骨间，当第二掌骨桡侧中点处。

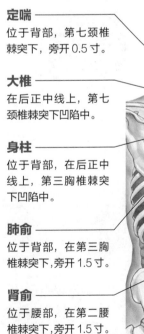

定喘
位于背部，第七颈椎棘突下，旁开0.5寸。

大椎
在后正中线上，第七颈椎棘突下凹陷中。

身柱
位于背部，在后正中线上，第三胸椎棘突下凹陷中。

肺俞
位于背部，在第三胸椎棘突下，旁开1.5寸。

肾俞
位于腰部，在第二腰椎棘突下，旁开1.5寸。

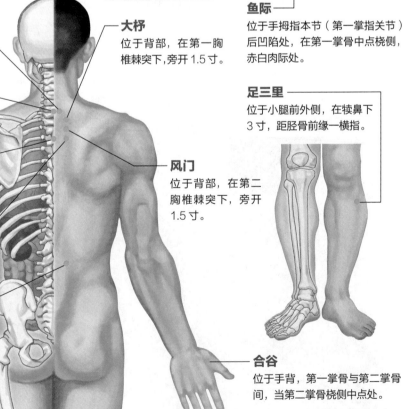

大杼
位于背部，在第一胸椎棘突下，旁开1.5寸。

风门
位于背部，在第二胸椎棘突下，旁开1.5寸。

按摩方法

一手握住患者的手腕，用另一只手的掌心自上而下按摩患者的上肢。

用单手的掌根按揉患者大椎穴 2~5 分钟；用单手食指按揉患者的肺俞穴，至被按摩部位有酸痛感为止。

将四指并拢从剑突沿肋分推，注意分推时力度要适中，每次 1~3 分钟。

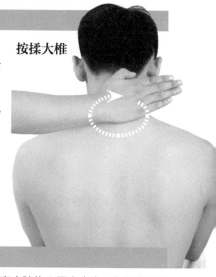

按揉大椎

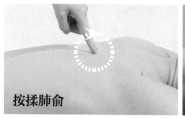

按揉肺俞

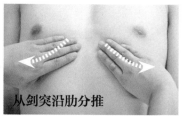

从剑突沿肋分推

艾灸方法

艾条回旋灸肺俞、定喘。施灸者手执点燃的艾条，对准施灸部位，在离皮肤约 3 厘米高度，左右方向平行往复或反复旋转施灸，灸至皮肤产生红晕为止，每次 10~15 分钟，每日 1 次，在每晚临睡前灸效果最好。艾条温和灸合谷、足三里。用点燃的艾条距离皮肤 3~5 厘米施灸，以感到施灸处温热、舒适为度。合谷灸 10~15 分钟，足三里灸 3~15 分钟，每日 1 次。

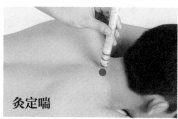

灸定喘

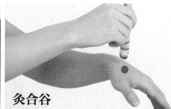

灸合谷

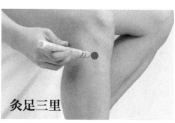

灸足三里

拔罐方法

先对大杼、曲池、风门、肺俞、尺泽、鱼际消毒，再用三棱针点刺各穴位，每个穴位以微出血为度。点刺后，在各穴位拔罐，留罐 10~15 分钟，每日或隔日 1 次。或每次选 3 个穴位，交替使用。

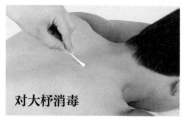

对大杼消毒

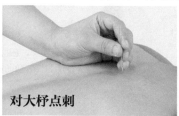

对大杼点刺

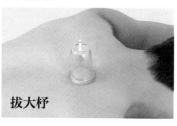

拔大杼

刮痧方法

如果是急性支气管炎，先在刮拭部位涂上甘油以润滑皮肤，在大椎用挤痧法或刮痧法至出现痧痕为止。刮拭风门、肺俞、身柱，然后刮膻中、中府，均用泻法，以皮肤出现痧痕为止。每日 1 次。

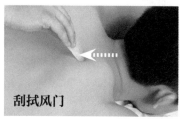

刮拭风门

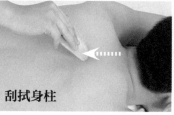

刮拭身柱

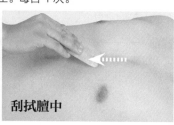

刮拭膻中

哮喘

哮喘发作时呼吸急促，胸闷气粗，喉间有哮鸣声，也伴有烦躁、神疲，面色苍白、青紫，出汗等。每次发作可达数小时，甚至数日才能缓解。中医认为哮喘多因身体素虚或肺有伏痰，遇风寒、精神刺激、抑郁、或环境骤变及吸入粉尘、煤烟，以及饮食不节、过食生冷等因素皆可触动肺内伏痰而诱发本病。

取穴

膻中
位于胸部，前正中线上，平第四肋间，在两乳头连线的中点。

中脘
位于上腹部，前正中线上，在脐中上4寸。

气海
位于下腹部，前正中线上，在脐中下1.5寸。

关元
位于下腹部，前正中线上，在脐中下3寸处。

云门
胸外侧部，肩胛骨喙突上方，锁骨下窝凹陷处，距前正中线6寸。

中府
胸外侧部，云门下1寸，平第一肋间隙处，距身体前正中线6寸。

尺泽
位于肘区，肘横纹上，肱二头肌腱桡侧缘凹陷中。屈肘，肘横纹上。

太渊
位于腕掌侧横纹桡侧，桡动脉搏动处。

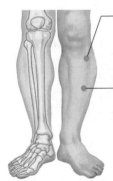

足三里
位于小腿前外侧，在犊鼻下3寸，距胫骨前缘一横指。

丰隆
位于小腿前外侧，在外踝尖上8寸，条口外，距胫骨前缘二横指（中指）。

内关
位于前臂掌侧，在曲泽与大陵的连线上，腕横纹上2寸，掌长肌腱与桡侧腕屈肌腱之间。

天突
位于颈部，在前正中线上，胸骨上窝中央。

印堂
位于前额部，在两眉头间连线与前正中线之交点处。

迎香
位于鼻翼外缘中点旁，在鼻唇沟中。

定喘
位于背部，第七颈椎棘突下，旁开0.5寸。

大椎
在后正中线上，第七颈椎棘突下凹陷中。

身柱
位于背部，在后正中线上，第三胸椎棘突下凹陷中。

脾俞
位于背部，在第十一胸椎棘突下，旁开1.5寸。

肾俞
位于腰部，在第二腰椎棘突下，旁开1.5寸。

风池
位于项部，在枕骨之下，与风府相平，胸锁乳突肌与斜方肌上端之间的凹陷处。

大杼
位于背部，在第一胸椎棘突下，旁开1.5寸。

风门
位于背部，在第二胸椎棘突下，旁开1.5寸。

肺俞
位于背部，在第三胸椎棘突下，旁开1.5寸。

合谷
位于手背，第一、第二掌骨间，当第二掌骨桡侧的中点处。

按摩方法

站立，两脚分开与肩等宽，按摩两侧肾俞穴，用力不要过度，至局部或全身发热；然后按摩大椎、定喘，按摩至局部发热；再按摩天突、膻中、两侧肋区，即按摩胸部区；接着按摩鼻部周围迎香、印堂；最后按摩足三里、丰隆。每次每穴按摩 3~5 分钟，每日 1 次。

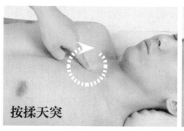
按揉天突

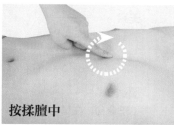
按揉膻中

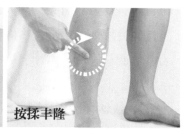
按揉丰隆

艾灸方法

艾炷隔姜灸天突、膻中、中府、云门、大椎、定喘、肺俞、肾俞。点燃艾炷置生姜片上，每个穴位灸 3~5 壮，以灸处皮肤潮红为度。每日 1 次，1 个疗程为 21 次，一般灸 1~2 个疗程。施灸时要注意开窗通风，以免艾灸的烟雾刺激呼吸道，诱发哮喘。哮喘严重者不建议用此方法。

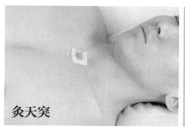
灸天突

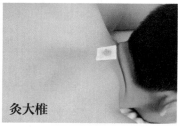
灸大椎

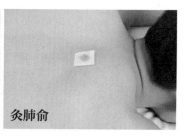
灸肺俞

拔罐方法

在发作期属痰热者，先用闪罐法吸拔定喘穴 5~6 次，以皮肤发红为度。先对肺俞、膻中、尺泽进行常规消毒，再用三棱针点刺肺俞、膻中、尺泽，接着把罐拔在点刺后的穴位上，留罐 10 分钟，每日 1 次。

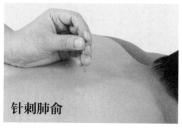
针刺肺俞

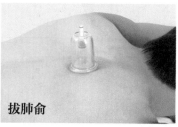
拔肺俞

刮痧方法

发作期刮拭大椎、定喘、大杼、风门、肺俞、中府、天突、膻中、尺泽、太渊。要重刮，力度由轻到重，直至出痧为止。

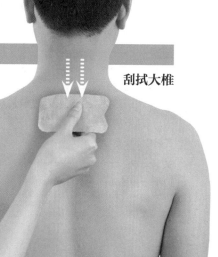
刮拭大椎

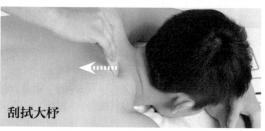
刮拭大杼

呃逆

呃逆也称打嗝，是指喉间呃呃连声，声短而频，令人不能自主为特征的病症。中医认为，呃逆与脾、肝、肾三脏关系密切。主要因受寒凉刺激干扰胃气，或饮食不节、过食生冷、吞食过急而损伤胃气，或情志抑郁，肝气犯胃，或正气虚弱，中气虚损所致。通过按摩、艾灸、拔罐、刮痧等中医疗法可缓解症状。

取穴

风门
位于背部，在第二胸椎棘突下，旁开 1.5 寸。

天宗
位于肩胛部，在肩胛冈下窝中央凹陷处，与第四胸椎相平。

膈俞
位于背部，在第七胸椎棘突下，旁开 1.5 寸。

脾俞
位于背部，在第十一胸椎棘突下，旁开 1.5 寸。

胃俞
位于背部，在第十二胸椎棘突下，旁开 1.5 寸。

曲池
位于肘横纹外侧端，屈肘，在尺泽与肱骨外上髁连线中点。

手三里
位于前臂背面桡侧，在阳溪与曲池连线上，肘横纹下 2 寸。

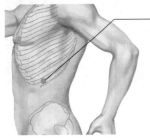

章门
位于侧腹部，在第十一肋游离端的下方处。

足三里
位于小腿前外侧，在犊鼻下 3 寸，距胫骨前缘一横指。

公孙
位于足内侧缘，在第一跖骨基底的前下方。

合谷
位于手背，第一、第二掌骨间，当第二掌骨桡侧的中点处。

上巨虚
位于小腿前外侧，在犊鼻下 6 寸，距胫骨前缘一横指（中指）。

内庭
位于足背，在第二、第三趾间，趾蹼缘后方赤白肉际处。

太白
位于足内侧缘，在足大趾本节（第一跖趾关节）后下方赤白肉际凹陷处。

天突
位于颈部，在前正中线上，胸骨上窝中央。

膻中
位于胸部，前正中线上，平第四肋间，两乳头连线的中点。

中脘
位于上腹部，前正中线上，在脐中上 4 寸。

建里
位于上腹部，前正中线上，在脐中上 3 寸。

气海
位于下腹部，前正中线上，在脐中下 1.5 寸。

关元
位于下腹部，前正中线上，在脐中下 3 寸处。

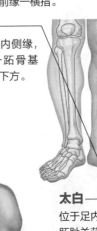

天枢
位于腹中部，脐中旁开 2 寸。

内关
位于前臂掌侧，在曲泽与大陵的连线上，腕横纹上 2 寸，掌长肌腱与桡侧腕屈肌腱之间。

劳宫
位于手掌心，在第二、第三掌骨之间偏于第三掌骨，握拳屈指时中指尖处。

按摩方法

让患者保持仰卧位，用拇指自患者的天突向下推摩至膻中，反复5遍；然后将双手重叠环形按揉患者腹部，按揉5分钟。

用拇指点按患者曲池、手三里、内关、合谷、劳宫，以局部温热为宜，每穴各1分钟；再让患者取俯卧位，按摩者食指、中指屈曲，用中节指关节点按胸椎两侧，反复3遍；接着将双掌重叠按揉患者的背部膀胱经，自风门至膈俞，反复3~5遍，两侧交替进行；最后按揉患者膈俞1分钟，然后逐渐用力弹拨膈俞2~3分钟，至局部有酸胀感为宜。

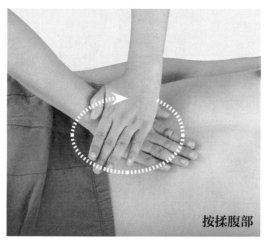

按揉腹部

艾灸方法

温和灸膈俞、脾俞、胃俞。用点燃的艾条距离皮肤3~5厘米处施灸，膈俞、胃俞每穴灸5~10分钟，脾俞灸10~15分钟，灸至局部皮肤微现红润为度，每日灸1次。艾炷隔姜灸中脘、足三里，每穴灸3~5壮，每日灸1或2次。

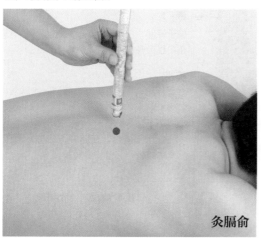

灸膈俞

拔罐方法

分两组穴位，一组为天宗、中脘，一组为膈俞、膻中。把罐吸拔在其中的一组穴位上，留罐15~20分钟，每日1~2次，两组交替使用。若患者打嗝不止，就在天宗、中脘、膈俞、膻中四个穴位拔罐，留罐15~20分钟，每日1~2次，直到症状消失。

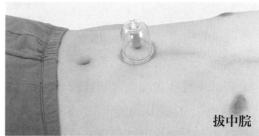

拔中脘

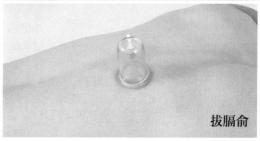

拔膈俞

刮痧方法

对胃中有寒气引起的打嗝，刮拭天突，从膈俞刮至胃俞，重刮膈俞、脾俞、胃俞；刮拭中脘、章门、关元、气海、内关、足三里，刮至微出痧痕。对胃中有火引起的打嗝，则用泻法先刮颈部天突，再刮膈俞、天枢、内关、合谷、公孙、足三里、内庭，刮至微出痧痕。

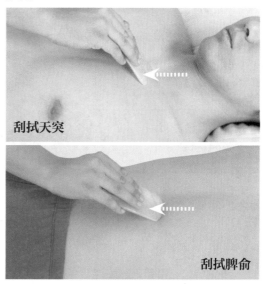

刮拭天突

刮拭脾俞

腹胀

腹胀即腹部胀大或胀满不适，是最常见的胃肠道功能紊乱性疾病。患者会感到腹部的一部分或全腹部胀满，通常伴有相关的症状，如呕吐、腹泻、嗳气等。现代医学公认为这是一种具有特殊病理生理基础的身心疾病。中医认为脾胃损伤、情志因素、湿热蕴结、受寒等都可引起腹胀。

取穴

至阳
位于背部，在后正中线上，第七胸椎棘突下凹陷中。

肝俞
位于背部，在第九胸椎棘突下，旁开1.5寸。

胃俞
位于背部，在第十二胸椎棘突下，旁开1.5寸。

悬枢
位于腰部，在后正中线上，第一腰椎棘突下凹陷中。

小肠俞
位于骶部，在骶正中嵴旁1.5寸，平第一骶后孔。

脾俞
位于背部，在第十一胸椎棘突下，旁开1.5寸。

大肠俞
位于腰部，在第四腰椎棘突下，旁开1.5寸。

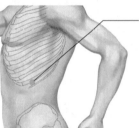

章门
位于侧腹部，在第十一肋游离端的下方处。

三阴交
位于小腿内侧，在足内踝尖上3寸，胫骨内侧缘后方。

足三里
位于小腿前外侧，在犊鼻下3寸，距胫骨前缘一横指。

上巨虚
位于小腿前外侧，在犊鼻下6寸，距胫骨前缘一横指（中指）。

太冲
位于足背侧，在第一、第二跖骨底结合部前方凹陷中。

太白
位于足内侧缘，在足大趾本节（第一跖趾关节）后下方赤白肉际凹陷处。

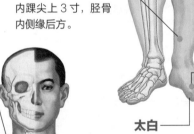

上脘
位于上腹部，前正中线上，在脐中上5寸。

中脘
位于上腹部，前正中线上，在脐中上4寸。

建里
位于上腹部，前正中线上，在脐中上3寸。

下脘
位于上腹部，前正中线上，在脐中上2寸。

气海
位于下腹部，前正中线上，在脐中下1.5寸。

期门
位于胸部，在乳头直下，第六肋间隙，前正中线旁开4寸。

天枢
位于腹中部，脐中旁开2寸。

大巨
位于下腹部，在脐中下2寸，前正中线旁开2寸。

关元
位于下腹部，前正中线上，在脐中下3寸处。

按摩方法

患者保持仰卧位，将双手拇指指尖重叠，按压患者的中脘、关元、大巨，用稍重推拿手法按压，配合患者的呼吸进行，反复 10 次，至患者感到酸胀为宜。

再用一手固定患者的小腿，另一手用力按压三阴交，至患者感到酸胀为宜。

接着用双手拇指沿患者的脊柱两侧按压，注意按压时用力要稍重，上下反复 20 次；最后用拇指指腹按压患者脾俞、胃俞、大肠俞，用稍重推拿手法按压，每穴每次 3 分钟，至患者感到酸胀为宜。

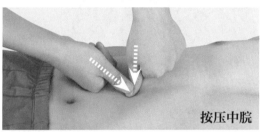

按压中脘

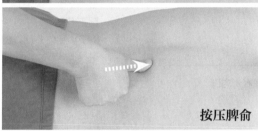

按压脾俞

艾灸方法

温和灸中脘、天枢、足三里、上巨虚。用点燃的艾条距皮肤 3~5 厘米处施灸，灸 5~15 分钟，以感到施灸处温热、舒适为度，每日灸 1 次。用艾炷隔姜灸建里、太白、关元，每穴灸 3~4 壮，每日灸 1 次。

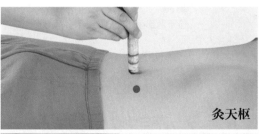

灸天枢

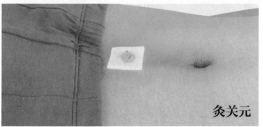

灸关元

拔罐方法

让患者取合适体位，把罐吸拔在肝俞、胃俞、期门、章门、中脘、天枢，留罐 10 分钟，每日 1 次，5 次为 1 疗程。

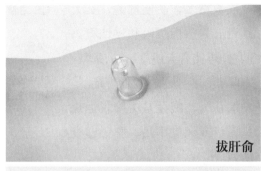

拔肝俞

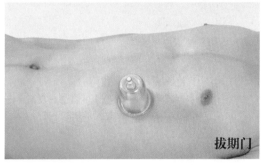

拔期门

刮痧方法

刮拭背部的穴位，先刮拭至阳到悬枢一段，再刮拭肝俞至胃俞，最后刮拭大肠俞至小肠俞，都从上往下刮拭。接下来刮拭腹部的上脘、下脘、气海、天枢。再用刮痧板平面按揉足三里；最后将刮痧板垂直按揉太冲穴。

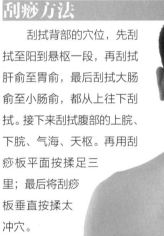

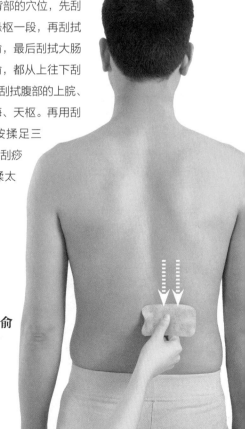

刮拭肝俞
至胃俞

腹泻

腹泻又称泄泻，症状为大便次数增多，粪便稀薄，其大致可分为急性腹泻和慢性腹泻两种。可伴有大便急迫感、失禁、呕吐、发热、腹胀、血便等症状。中医认为，腹泻是由脾胃运化失常，或元气不足、脾肾虚衰所致。

取穴

气海
位于下腹部，前正中线上，在脐中下 1.5 寸。

关元
位于下腹部，前正中线上，在脐中下 3 寸处。

中脘
位于上腹部，前正中线上，在脐中上 4 寸。

神阙
位于腹中部，脐中央。

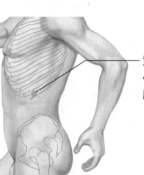

章门
位于侧腹部，在第十一肋游离端的下方处。

阴陵泉
位于小腿内侧，在胫骨内侧髁后下方凹陷处。

足三里
位于小腿前外侧，在犊鼻下 3 寸，距胫骨前缘一横指。

上巨虚
位于小腿前外侧，在犊鼻下 6 寸，距胫骨前缘一横指（中指）。

公孙
位于足内侧缘，在第一跖骨基底的前下方。

脾俞
位于背部，在第十一胸椎棘突下，旁开 1.5 寸。

胃俞
位于背部，在第十二胸椎棘突下，旁开 1.5 寸。

肾俞
位于腰部，在第二腰椎棘突下，旁开 1.5 寸。

大肠俞
位于腰部，在第四腰椎棘突下，旁开 1.5 寸。

小肠俞
位于骶部，在骶正中嵴旁 1.5 寸，平第一骶后孔。

膏肓
位于背部第四胸椎棘突下，旁开 3 寸。

曲池
位于肘横纹外侧端，屈肘，在尺泽与肱骨外上髁连线中点。

手三里
位于前臂背面桡侧，在阳溪与曲池连线上，肘横纹下 2 寸。

合谷
位于手背，第一、第二掌骨间，当第二掌骨桡侧的中点处。

按摩方法

　　按揉患者的曲池、手三里、合谷，用力稍重，按揉 1 分钟，至患者有酸胀感为宜。用拇指指腹按压患者脾俞、胃俞、大肠俞、小肠俞，每穴每次 1~2 分钟。双手手掌相重叠，按揉患者的膏肓 1~2 分钟。

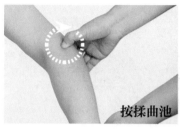
按揉曲池

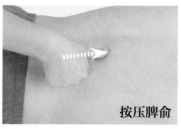
按压脾俞

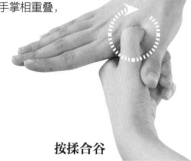
按揉合谷

艾灸方法

　　回旋灸神阙、中脘。让患者仰卧，用点燃的艾条对准穴位，距离皮肤约 3 厘米，左右方向平行往复或反复旋转施灸。每日灸 1~2 次，每次灸 10~15 分钟。温和灸足三里、合谷。用点燃的艾条距皮肤 3~5 厘米处施灸，足三里灸 3~10 分钟，合谷灸 10~20 分钟，每日灸 1 次。

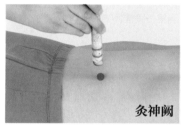
灸神阙

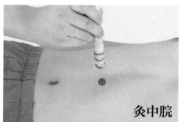
灸中脘

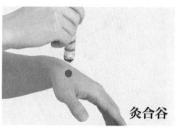
灸合谷

拔罐方法

　　慢性腹泻的患者可选择此种方法治疗。选取大小合适的罐具，让患者取俯卧位，把罐吸拔在脾俞、胃俞、肾俞、大肠俞，留罐 10~15 分钟，以皮肤潮红为度。起罐后，用酒精棉球对穴位皮肤进行消毒。这样的治疗每周 2~3 次，10 次为 1 个疗程，每个疗程间隔 1 周。

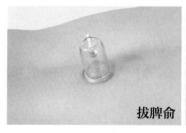
拔脾俞

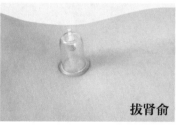
拔肾俞

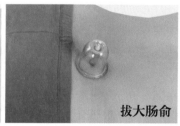
拔大肠俞

刮痧方法

　　从上到下刮拭背部的脾俞至大肠俞；从上到下刮拭腹部中脘至气海、双侧章门穴；刮拭足三里至上巨虚。用平面按揉法按揉双侧阴陵泉、公孙。这样的治疗方法每日 1 次，3 次为 1 个疗程。

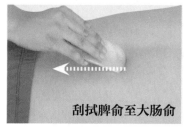
刮拭脾俞至大肠俞

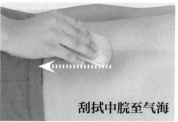
刮拭中脘至气海

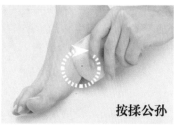
按揉公孙

消化不良

　　消化不良是由胃动力障碍所引起的疾病，多因饮食习惯不佳、精神紧张、过度疲劳而引起胃肠消化功能减弱。症状有腹胀、食欲不振、面色萎黄、厌食等。中医认为本病因肝郁气滞、饮食失节、久伤脾胃，或久病体虚、营养不良、脾胃功能减退所致。

取穴

胃俞
位于背部，在第十二胸椎棘突下，旁开 1.5 寸。

悬枢
位于腰部，当后正中线，第一腰椎棘突下凹陷中。

大椎
位于后正中线上，第七颈椎棘突下凹陷中。

脾俞
位于背部，在第十一胸椎棘突下，旁开 1.5 寸。

三焦俞
位于腰部，当第一腰椎棘突下，旁开 1.5 寸。

章门
位于侧腹部，在第十一肋游离端的下方处。

三阴交
位于小腿内侧，在足内踝尖上 3 寸，胫骨内侧缘后方。

足三里
位于小腿前外侧，在犊鼻下 3 寸，距胫骨前缘一横指。

公孙
位于足内侧缘，当第一跖骨基底部的前下方。

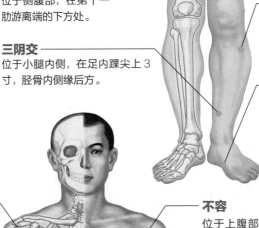

中脘
位于上腹部，前正中线上，在脐中上 4 寸。

神阙
位于腹中部，脐中央。

气海
位于下腹部，前正中线上，在脐中下 1.5 寸。

关元
位于下腹部，前正中线上，在脐中下 3 寸处。

不容
位于上腹部，在脐中上 6 寸，距前正中线 2 寸。

梁门
位于上腹部，在脐中上 4 寸，距前正中线 2 寸。

天枢
位于腹中部，脐中旁开 2 寸。

内关
位于前臂掌侧，在曲泽与大陵的连线上，腕横纹上 2 寸，掌长肌腱与桡侧腕屈肌腱之间。

按摩方法

将双掌重叠紧贴于中脘穴，先按顺时针方向按揉1~2分钟，再按逆时针方向按揉1~2分钟，至局部有温热感为度。

将双手掌重叠贴于小腹的气海、关元，先按顺时针方向按摩1~2分钟，再按逆时针方向按揉1~2分钟。

用拇指指峰推揉内关穴1~2分钟，左右两臂穴位交替进行，频率不宜过快，指力逐步加大。

让患者保持坐位，用右手拇指指峰按揉左侧足三里穴1~2分钟，再用左手拇指指峰按揉右侧足三里，按揉1~2分钟，至局部有酸胀麻的感觉为度。每日按摩1次，10次为1个疗程。

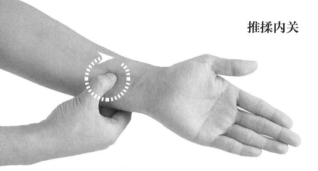

推揉内关

拔罐方法

先在脾俞、胃俞、天枢、中脘、不容、梁门、足三里、三阴交穴位处均匀涂抹活血剂，然后在以上各穴位刮痧，刮至皮肤表面呈紫红色、出现痧斑为度。在刮痧后的穴位上拔罐，留罐10~15分钟。起罐后，对穴位皮肤进行消毒，以免皮肤感染。

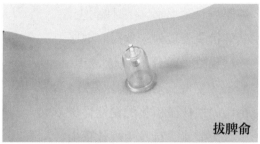

拔脾俞

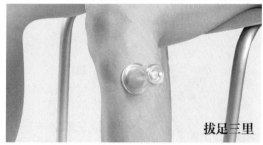

拔足三里

艾灸方法

取中脘、神阙两穴，点燃艾条一端，放于艾灸盒内。将艾灸盒放于中脘穴、神阙穴上灸10~15分钟，在中脘穴、神阙穴上涂抹适量经络按摩油，用两指指腹依次按揉各1分钟。

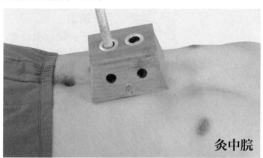

灸中脘

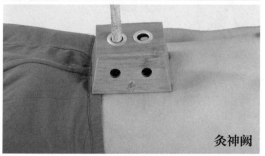

灸神阙

刮痧方法

用面刮法从上向下刮拭背部督脉大椎穴至悬枢穴，再刮拭脊柱两侧膀胱经脾俞穴至三焦俞穴。再用面刮法从上向下刮拭腹部任脉中脘穴至气海穴，胃经双侧天枢穴，肝经双侧章门穴。最后用平刮法刮拭足三里穴，或用刮痧板角按揉足三里穴、公孙穴。

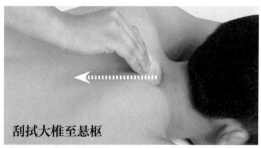

刮拭大椎至悬枢

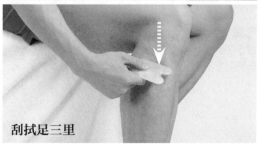

刮拭足三里

慢性胃炎

慢性胃炎是由于不良饮食习惯、长期忧思恼怒、烟酒或某种药物长期刺激而引起的胃黏膜慢性炎症或萎缩性病变，其症状多表现为进食后有饱胀感、嗳气，可伴有食欲减退、恶心、呕吐等，常反复发作。由幽门螺杆菌引起的慢性胃炎多数无症状，自身免疫性胃炎患者还可伴有贫血表现。

取穴

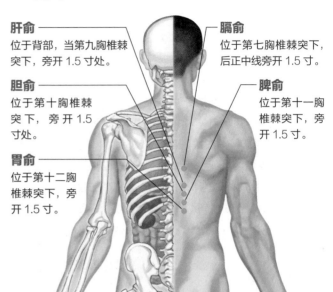

肝俞
位于背部，当第九胸椎棘突下，旁开1.5寸处。

胆俞
位于第十胸椎棘突下，旁开1.5寸处。

胃俞
位于第十二胸椎棘突下，旁开1.5寸。

膈俞
位于第七胸椎棘突下，后正中线旁开1.5寸。

脾俞
位于第十一胸椎棘突下，旁开1.5寸。

章门
位于侧腹部，在第十一肋游离端的下方处。

三阴交
位于内踝直上3寸，胫骨内侧面后缘。

公孙
位于足内侧缘，当第一跖骨基底部的前下方。

足三里
位于小腿前外侧，当犊鼻下3寸，距胫骨前缘一横指。

太冲
位于足背侧，在第一、第二跖骨底结合部前方凹陷中。

上脘
位于前正中线上，脐上5寸。

中脘
位于前正中线上，脐上4寸。

下脘
位于前正中线上，脐上2寸。

气海
位于下腹部，前正中线上，在脐下1.5寸。

承山
在小腿后面正中，委中与昆仑之间，当伸直小腿或足跟上提时腓肠肌肌腹下出现尖角凹陷处。

梁门
位于上腹部，在脐中上4寸，前正中线旁开2寸。

按摩方法

按摩中脘、足三里，每穴各 5 分钟；用手掌推脾俞、胃俞，每穴各 4 分钟。如有脾胃气滞者，则还需在此基础上用掌推肝俞、膈俞，每穴各 2 分钟；按摩两肋，拿捏承山，每穴各 2 分钟。

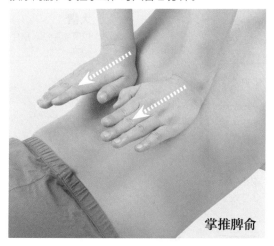

掌推脾俞

拔罐方法

先让患者取仰卧位，对中脘、梁门、足三里进行消毒。在操作过程中，要注意保暖，防止患者受凉。再用三棱针轻叩已经过消毒的穴位皮肤，以微微出血为度。在叩刺过程中，要安抚患者情绪，避免身体抖动。最后选择大小合适的罐体吸拔在叩刺过的穴位上，留罐 10~15 分钟。操作结束后，再让患者采取俯卧位，用相同的方法针刺肝俞、脾俞、胃俞，然后再进行拔罐，留罐 10~15 分钟。

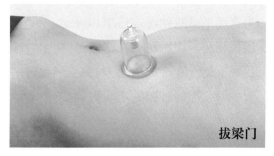

拔梁门

艾灸方法

取脾俞、胃俞、中脘、章门、气海、足三里，按照先背部后胸腹部、先上部后下部的顺序施灸。把新鲜的生姜切成厚约 0.3 厘米的姜片，在姜片上扎数个小孔，然后把姜片放在需要施灸的穴位上。把中艾炷放置在姜片上，点燃艾炷施灸。当患者感觉疼痛时抬起姜片，旋即放下以缓解疼痛，如此反复操作，每个穴位灸 5~7 壮，以患者局部皮肤潮红为度。每日 1 次或隔日 1 次都可，10 次为 1 个疗程，每个疗程间隔 5 日。

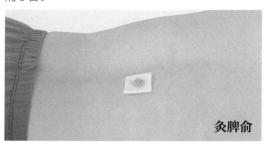

灸脾俞

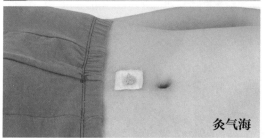

灸气海

刮痧方法

先用平刮法从上向下刮腹部脾胃体表投影区。再用面刮法从上向下刮拭腹部任脉上脘穴、中脘穴、下脘穴。然后用面刮法从上向下刮拭背部脾胃脊椎对应区。用双角刮法从上向下刮拭膈俞穴、胆俞穴、脾俞穴、胃俞穴。最后用面刮法从上向下刮拭下肢胃经足三里穴，脾经三阴交穴、公孙穴，用垂直按揉法按揉肝经太冲穴。

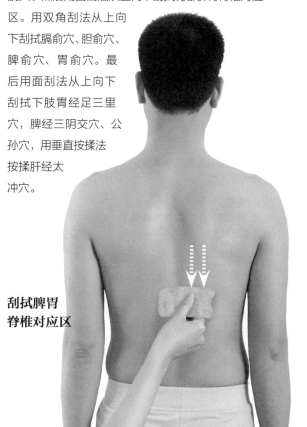

刮拭脾胃脊椎对应区

便秘

便秘一般指两天以上无大便的现象，时发时止，或排便艰涩不畅，或干燥坚硬，状如羊屎。常年便秘会使人食欲不振，面色暗黄、无光泽，神疲气怯，倦懒无力。现代医学认为直肠平滑肌弛缓或痉挛均可造成便秘。中医认为，便秘虽然属于大肠传导失常，但与脾、胃、肝、肾等脏腑的功能失调有关。

取穴

中脘
位于上腹部，前正中线上，在脐中上4寸。

外陵
位于下腹部，在脐中下1寸，前正中线旁开2寸。

神阙
位于腹中部，脐中央。

气海
位于下腹部，前正中线上，在脐中下1.5寸。

关元
位于下腹部，前正中线上，在脐中下3寸处。

水道
位于下腹部，在脐中下3寸，距前正中线2寸。

天枢
位于腹中部，脐中旁开2寸。

大横
位于腹中部，脐中旁开4寸。

腹结
位于下腹部，大横下1.3寸，前正中线旁开4寸。

足三里
位于小腿前外侧，在犊鼻下3寸，距胫骨前缘一横指。

上巨虚
位于小腿前外侧，在犊鼻下6寸，距胫骨前缘一横指（中指）。

太白
位于足内侧缘，在足大趾本节（第一跖趾关节）后下方赤白肉际凹陷处。

承山
位于小腿后面正中，委中与昆仑之间，当伸直小腿或足跟上提时，腓肠肌肌腹下出现尖角凹陷处。

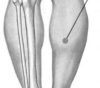

肾俞
位于腰部，在第二腰椎棘突下，旁开1.5寸。

大肠俞
位于腰部，在第四腰椎棘突下，旁开1.5寸。

小肠俞
位于骶部，在骶正中嵴旁1.5寸，平第一骶后孔。

八髎
位于骶椎，又称上髎、次髎、中髎和下髎，左右共八个穴位，分别在第一、二、三、四骶后孔中，合称"八"髎。

膏肓
位于背部第四胸椎棘突下，旁开3寸。

脾俞
位于背部，在第十一胸椎棘突下，旁开1.5寸。

胃俞
位于背部，在第十二胸椎棘突下，旁开1.5寸。

三焦俞
位于腰部，在第一腰椎棘突下，旁开1.5寸。

支沟
位于手背腕横纹上3寸，尺骨与桡骨之间，阳池与肘尖的连线上。

按摩方法

让患者保持仰卧位，用一指禅推法推中脘、神阙、关元、气海、大横，每穴各 1 分钟。

用掌根以肚脐为中心做环形按摩，先顺时针，后逆时针，各摩腹 5 分钟。

按摩脊柱两侧 3~5 分钟；用拇指推揉脾俞、胃俞、肾俞、大肠俞、三焦俞、八髎，每穴各 1 分钟，再用掌根揉腰骶部 3~5 分钟。

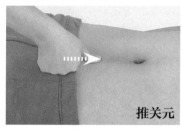
推关元

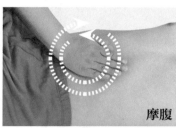
摩腹

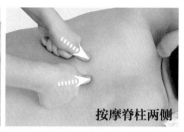
按摩脊柱两侧

艾灸方法

温和灸天枢、大肠俞、支沟、足三里。让患者取合适体位，用点燃的艾条距皮肤 3~5 厘米处施灸，天枢、支沟灸 10~15 分钟，大肠俞灸 10~20 分钟，足三里灸 5~10 分钟，灸至局部皮肤灼热红润为度。每日灸 1 次。

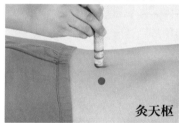
灸天枢

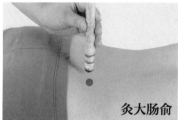
灸大肠俞

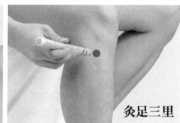
灸足三里

拔罐方法

先用常规方法对大肠俞、小肠俞、中髎、天枢、膏肓、外陵、水道、支沟、足三里、承山、太白进行消毒，再用毫针点刺大肠俞、小肠俞、中髎、天枢、膏肓，以微出血为度。然后用毫针针刺外陵、水道、支沟、足三里、承山、太白，留针 15 分钟。在点刺后的大肠俞、小肠俞、中髎、天枢、膏肓上拔罐，留罐 10~15 分钟。这样的治疗每日 1 次，10 次为 1 个疗程。

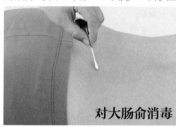
对大肠俞消毒

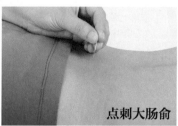
点刺大肠俞

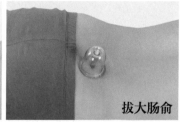
拔大肠俞

刮痧方法

刮拭小肠俞、中髎、大横、腹结、天枢、外陵、足三里、上巨虚，每日 1 次，每个穴位都要刮至出现痧痕。

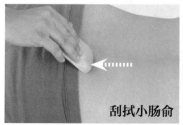
刮拭小肠俞

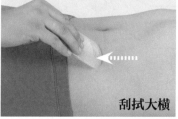
刮拭大横

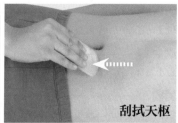
刮拭天枢

失眠

失眠是指经常不能获得正常睡眠的一种症状。常伴有精神不振、头痛、头晕、健忘、多梦、食欲不佳等症。中医认为人体阴阳、气血不调导致心神不安是失眠的主要原因，另外，心血不足、肝气郁结、思虑劳倦、肾阴耗伤、脾胃不和都可引起失眠。对相关穴位进行按摩、刮痧、拔罐、艾灸可养心安神，治疗失眠。

取穴

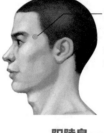

头维
位于头侧部，在额角发际上 0.5 寸，头正中线旁 4.5 寸。

印堂
位于前额部，在两眉头间连线与前正中线之交点处。

太阳
在颞部，当眉梢与目外眦之间，向后约一横指的凹陷处。

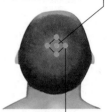

百会
位于头部，在前发际正中直上 5 寸，或两耳尖连线的中点处。

四神聪
位于百会前、后、左、右各开 1 寸处，共有 4 穴。

阳陵泉
位于小腿外侧，在腓骨头前下方凹陷处。

太溪
位于足内侧，内踝后方，在内踝尖与跟腱之间的凹陷处。

足窍阴
位于足第四趾末节外侧，距趾甲角 0.1 寸（指寸）。

内关
位于前臂掌侧，在曲泽与大陵的连线上，腕横纹上 2 寸，掌长肌腱与桡侧腕屈肌腱之间。

神门
位于腕部，腕掌侧横纹尺侧端，尺侧腕屈肌腱的桡侧凹陷处。

风池
位于项部，在枕骨之下，与风府相平，胸锁乳突肌与斜方肌上端之间的凹陷处。

安眠
位于翳风穴与风池穴连线的中点。

心俞
位于背部，在第五胸椎棘突下，旁开 1.5 寸。

曲池
位于肘横纹外侧端，屈肘，在尺泽与肱骨外上髁连线中点。

三阴交
位于小腿内侧，在足内踝尖上 3 寸，胫骨内侧缘后方。

大椎
在后正中线上，第七颈椎棘突下凹陷中。

太冲
位于足背侧，在第一、第二跖骨底结合部前方凹陷中。

行间
位于足背部，在第一、第二趾间，趾蹼缘的后方赤白肉际处。

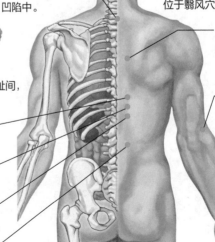

肝俞
位于背部，在第九胸椎棘突下，旁开 1.5 寸。

胆俞
位于背部，在第十胸椎棘突下，旁开 1.5 寸。

脾俞
位于背部，在第十一胸椎棘突下，旁开 1.5 寸。

肾俞
位于腰部，在第二腰椎棘突下，旁开 1.5 寸。

按摩方法

用单手掌心按顺时针方向按摩患者的腹部 5 圈，再逆时针按摩 5 圈；然后让患者保持坐位，按摩者双手握拳，用拇指关节沿患者脊柱旁两横指处，自上而下慢慢推按，反复 10 次。

用拇指指腹按揉患者的印堂穴，每次 3 分钟，按揉时力度要适中；用拇指指腹从患者的眉头推至太阳穴，反复 4 次；用掌心按揉患者的前额、头维、百会穴，每穴每次 2 分钟。

双手五指成爪形，从患者的前发际向后发际抹动，反复 10 多次；拿捏患者的项部与肩峰连线的正中央部位以及周围大筋处，每次 10 分钟。

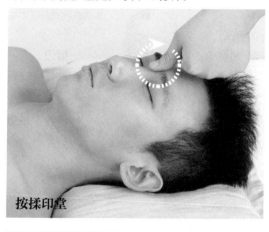
按揉印堂

艾灸方法

温和灸神门、内关、安眠。让患者取合适的体位，用点燃的艾条在距离皮肤 3~5 厘米处施灸，灸至皮肤产生红晕为止。每日灸 1 次，每次灸 3~15 分钟。回旋灸心俞。让患者保持俯卧位，用艾条的火头垂直对准穴位，距离皮肤 3 厘米，在左右两个心俞穴间平行往复地回旋施灸。每日 1 次，每次灸 3~15 分钟。

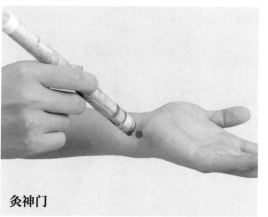
灸神门

拔罐方法

在百会、内关、风池、印堂、四神聪、三阴交拔罐，留罐 15~20 分钟。每日 1 次，10 次为 1 疗程。

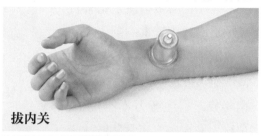
拔内关

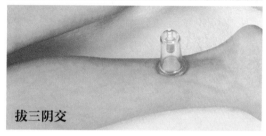
拔三阴交

刮痧方法

若失眠还兼有急躁易怒、目红口苦，可先点揉头顶四神聪 2 分钟左右，再刮风池、神门，最后刮足背部行间至足窍阴，都用泻法，刮至微出痧痕；若失眠还伴有心悸健忘、困乏无力、头晕目眩、饮食无味，可先刮背部心俞至脾俞，再刮前臂神门，最后刮下肢三阴交，都用补法，刮至微出痧痕；若失眠还伴有心烦不安、头晕耳鸣、腰膝酸软，可先点按四神聪 2 分钟左右，再刮风池，然后刮背部肾俞，最后刮太溪穴，都用补法，刮至微出痧痕。

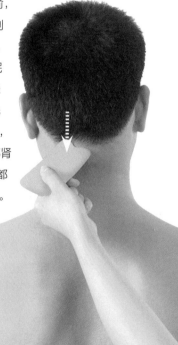
刮拭风池

神经衰弱

　　神经衰弱是指由于精神忧虑、长期从事繁重的脑力劳动及睡眠不足而引起的精神活动减弱症状。表现为失眠、多梦、精神疲乏、注意力不能集中、记忆力减退等，还常感肢体无力，不愿多活动。中医认为，神经衰弱多是由心脾两虚或阴虚火旺导致的。

取穴

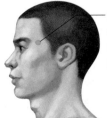

太阳
在颞部，当眉梢与目外眦之间，向后约一横指的凹陷处。

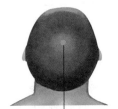

百会
位于头部，在前发际正中直上5寸，或两耳尖连线的中点处。

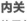

内关
位于前臂掌侧，在曲泽与大陵的连线上，腕横纹上2寸，掌长肌腱与桡侧腕屈肌腱之间。

神门
位于腕部，腕掌侧横纹尺侧端，尺侧腕屈肌腱的桡侧凹陷处。

印堂
位于前额部，当两眉头间连线与前正中线之交点处。

期门
位于胸部，在乳头直下，第六肋间隙，前正中线旁开4寸。

膻中
位于胸部，前正中线上，平第四肋间，两乳头连线的中点。

中脘
位于上腹部，前正中线上，在脐中上4寸。

气海
位于下腹部，前正中线上，在脐中下1.5寸。

哑门
位于项部，在后发际正中直上0.5寸，第一颈椎下。

风府
在项部，在后发际正中直上1寸，枕外隆突直下，两侧斜方肌之间凹陷中。

翳明
位于项部，在翳风穴后1寸。

心俞
位于背部，在第五胸椎棘突下，旁开1.5寸。

胆俞
位于背部，在第十胸椎棘突下，旁开1.5寸。

曲池
位于肘横纹外侧端，屈肘，在尺泽与肱骨外上髁连线中点。

脾俞
位于背部，在第十一胸椎棘突下，旁开1.5寸。

肾俞
位于腰部，在第二腰椎棘突下，旁开1.5寸。

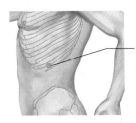

章门
位于侧腹部，在第十一肋游离端的下方处。

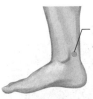

太溪
位于足内侧，内踝后方，在内踝尖与跟腱之间的凹陷处。

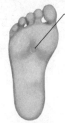

涌泉
位于足底部，卷足时足前部凹陷处，约在足底第二、第三趾趾缝纹头端与足跟连线的前1/3与后2/3交点上。

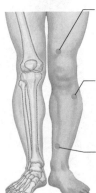

血海
在屈膝后大腿内侧，髌底内侧端上2寸，股四头肌内侧头的隆起处。

足三里
位于小腿前外侧，在犊鼻下3寸，距胫骨前缘一横指。

三阴交
位于小腿内侧，在足内踝尖上3寸，胫骨内侧缘后方。

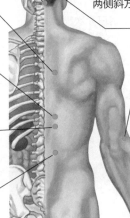

按摩方法

用拇指按揉翳明、三阴交、足三里，各 3 分钟。

先掐再按神门，接着拿揉内关，各 3 分钟；按揉气海，用掌跟摩中脘，再擦涌泉，各 3 分钟。

用拇指指腹自鼻向上，沿头部正中线推至哑门。每日 1 次，每次按摩 20~30 分钟。

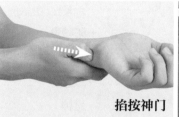

掐按神门

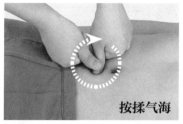

按揉气海

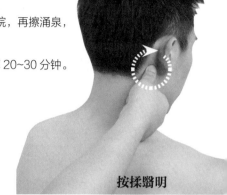

按揉翳明

艾灸方法

温和灸神门、心俞、内关、太溪、百会。用点燃的艾条距皮肤 3~5 厘米处施灸，灸 5~10 分钟，灸至局部皮肤灼热红润为度，有养心安神、理气宁心、滋阴补肾的功效。每日灸 1 次。

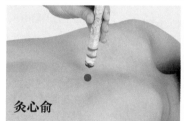

灸心俞

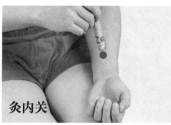

灸内关

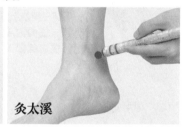

灸太溪

拔罐方法

先用常规消毒法对心俞、肾俞、脾俞、内关、三阴交、足三里消毒，再用三棱针点刺以上各穴，以各穴微出血为度。将罐吸拔在点刺后的穴位上，留罐 3~5 分钟。先点刺、拔罐一侧穴位，第二天再吸拔另一侧穴位，两侧交替使用，每日 1 次，10 天为 1 个疗程。

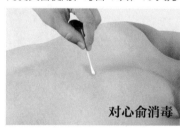

对心俞消毒

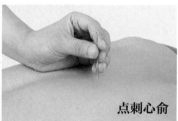

点刺心俞

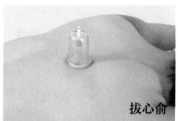

拔心俞

刮痧方法

用大拇指点揉头面部的百会、太阳、印堂。刮拭风府、膻中、期门、章门、心俞、胆俞、脾俞、曲池、内关、神门、血海、三阴交，以出痧为度。

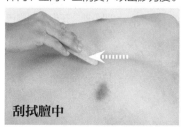

刮拭膻中

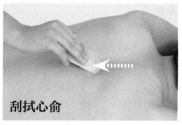

刮拭心俞

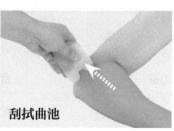

刮拭曲池

中风后遗症

中风后遗症是指一侧上下肢、面肌和舌肌下部的运动障碍，是急性脑血管病的一个常见症状。此病的主要症状为半身肢体活动不灵、口眼㖞斜、语言謇涩等。常见的病因为忧思恼怒，饮酒无度，或恣食肥甘，纵欲劳累，或起居不慎等。

取穴

风市
位于大腿外侧部的中线上，在横纹上7寸处。或直立垂手时，中指尖处。

三阴交
位于小腿内侧，在足内踝尖上3寸，胫骨内侧缘后方。

太溪
位于足内侧，内踝后方，在内踝尖与跟腱之间的凹陷处。

照海
位于足内侧，内踝尖下方凹陷处。

环跳
位于股外侧部，侧卧屈股，在股骨大转子最凸点与骶骨裂孔连线的外1/3与中1/3交点处。

阳陵泉
位于小腿外侧，在腓骨头前下方凹陷处。

悬钟
位于小腿外侧，在外踝尖上3寸，腓骨前缘。

申脉
位于足外侧部，外踝直下方凹陷中。

肩髃
位于肩部三角肌上，臂外展，或向前平伸时，在肩峰前下方凹陷处。

地仓
位于面部，口角外侧，上直瞳孔。

中府
胸外侧部，云门下1寸，平第一肋间隙处，距身体前正中线6寸。

涌泉
位于足底部，卷足时足前部凹陷处，约在足底第二、第三趾趾缝纹头端与足跟连线的前1/3与后2/3交点上。

大肠俞
位于腰部，在第四腰椎棘突下，旁开1.5寸。

肩贞
位于肩关节后下方，臂内收时，腋后纹头上1寸。

曲池
位于肘横纹外侧端，屈肘，在尺泽与肱骨外上髁连线中点。

手三里
位于前臂背面桡侧，在阳溪与曲池连线上，肘横纹下2寸。

温溜
在屈肘后前臂背面桡侧，阳溪与曲池的连线上，腕横纹上5寸。

外关
位于手背腕横纹上2寸，尺桡骨之间，阳池与肘尖的连线上。

阳谷
位于手腕尺侧，在尺骨茎突与三角骨之间的凹陷中。

合谷
位于手背，第一、第二掌骨间，当第二掌骨桡侧的中点处。

髀关
位于大腿前面，髂前上棘与髌底外侧端的连线上，屈股时，平会阴，居缝匠肌外侧凹陷处。

委中
位于腘横纹中点。

膝眼
位于屈膝后髌韧带两侧凹陷处。在内侧的称内膝眼，在外侧的称犊鼻。

足三里
位于小腿前外侧，在犊鼻下3寸，距胫骨前缘一横指。

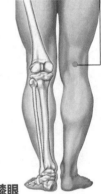
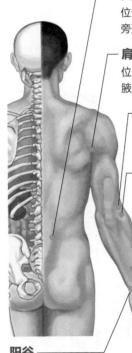

按摩方法

让患者取合适姿势，按摩者一手固定患者的手臂，另一手拇指按压患者的曲池、阳谷、温溜，推拿手法稍重，每穴每次 3 分钟。

用手掌沿患者身体前正中线任脉按摩，上下反复推摩 10 次。

用一手握住患者的脚踝，另一手用拇指按压患者的膝眼、足三里、委中、太溪，每穴每次 6 分钟，再轻度活动腿部，反复 5 次；患者俯卧位，用双手拇指、食指沿脊柱两旁按揉、提捏，从上至下反复 10 次；用双手手掌按压患者左右肩胛骨内侧，反复进行，至患者肌肤发热为宜。

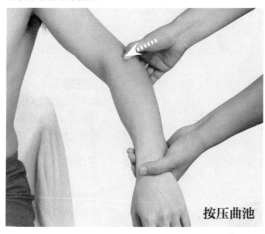

按压曲池

艾灸方法

温和灸足三里、悬钟、涌泉。让患者取合适的体位，手持点燃的艾条距离皮肤 3~5 厘米处施灸。足三里、悬钟每穴灸 10~15 分钟，涌泉灸 3~15 分钟，以灸处皮肤出现红晕为度，每日灸 1 次。涌泉穴最好在临睡前灸。

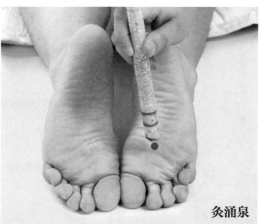

灸涌泉

拔罐方法

先对肩髎、曲池、合谷、环跳、风市、阳陵泉、足三里、悬钟用常规法消毒，再用毫针针刺各穴，留针 20~30 分钟。出针后把罐吸拔在针后的穴位上，留罐 15~20 分钟，每日 1 次。

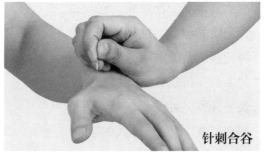

针刺合谷

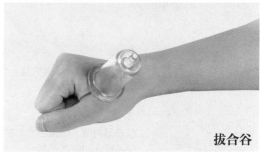

拔合谷

刮痧方法

若病在上肢，刮拭肩髎、肩贞、中府、曲池、手三里、外关；若病在下肢，刮拭大肠俞、环跳、髀关、风市、三阴交、阳陵泉、足三里；若为半身不遂，各取上下肢用穴 3 或 4 个进行刮拭。

刮拭中府

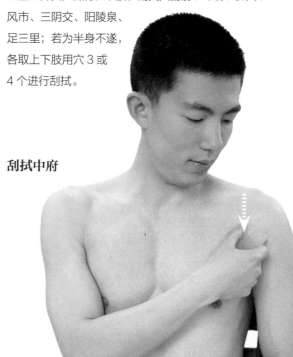

糖尿病

糖尿病是一种以糖代谢紊乱为主的慢性内分泌疾病，本书主要讲 2 型糖尿病，它与过食肥腻和甜食、过度饮酒、长期精神刺激、过度劳累有一定关系。在特定穴位上按摩、艾灸、拔罐、刮痧可以疏经通络、调和气血、改善机体代谢功能，从而可使血糖值降低。

取穴

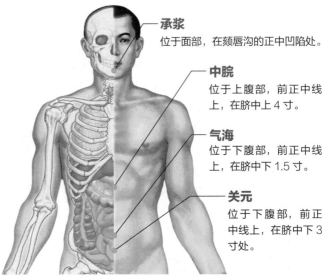

承浆
位于面部，在颏唇沟的正中凹陷处。

中脘
位于上腹部，前正中线上，在脐中上 4 寸。

气海
位于下腹部，前正中线上，在脐中下 1.5 寸。

关元
位于下腹部，前正中线上，在脐中下 3 寸处。

复溜
位于小腿内侧，太溪穴直上 2 寸，跟腱的前方。

太溪
位于足内侧，内踝后方，在内踝尖与跟腱之间的凹陷处。

足三里
位于小腿前外侧，在犊鼻下 3 寸，距胫骨前缘一横指。

三阴交
位于小腿内侧，在足内踝尖上 3 寸，胫骨内侧缘后方。

胰俞
在第八、九胸椎棘突之间，旁开 1.5 寸。

肝俞
位于背部，在第九胸椎棘突下，旁开 1.5 寸。

脾俞
位于背部，在第十一胸椎棘突下，旁开 1.5 寸。

胃俞
位于背部，在第十二胸椎棘突下，旁开 1.5 寸。

三焦俞
位于腰部，在第一腰椎棘突下，旁开 1.5 寸。

命门
位于腰部，在后正中线上，第二腰椎棘突下凹陷中。

肾俞
位于腰部，在第二腰椎棘突下，旁开 1.5 寸。

肺俞
位于背部，在第三胸椎棘突下，旁开 1.5 寸。

阳纲
位于背部，在第十胸椎棘突下，旁开 3 寸。

意舍
位于背部，在第十一胸椎棘突下，旁开 3 寸。

大肠俞
位于腰部，在第四腰椎棘突下，旁开 1.5 寸。

阳池
位于腕背部横纹中，指伸肌腱的尺侧凹陷处。

按摩方法

手掌搓热，放在腰部的肾俞上，按揉 100 下左右，力度要大，感觉有温热为宜。每日 1 次。

用中指的指端顺时针和逆时针用力按摩承浆穴各 30 下，按下时呼气，抬起时吸气，如此缓慢进行 10 个回合，每天 3~5 次。

用手掌顺时针、逆时针各摩擦肚子 3 分钟，再用双手手掌从侧腰向肚脐中间推揉 2 分钟，然后用小指按关元穴，拇指按中脘穴，每个穴位轻轻按压 30 下，每天做 2~3 次。

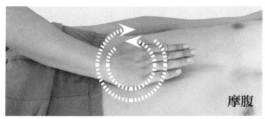
摩腹

艾灸方法

艾条温和灸肺俞、脾俞、肾俞、命门、关元、中脘、足三里、三阴交、复溜、太溪。选择舒适的体位，点燃艾条的一端，对准穴位皮肤，与皮肤的距离保持 3~5 厘米高度，以患者感觉舒适而无灼痛感为宜。每个穴位灸 5~10 分钟，以局部皮肤出现红晕为度。这样的治疗每日 1 次，10 次为 1 个疗程。

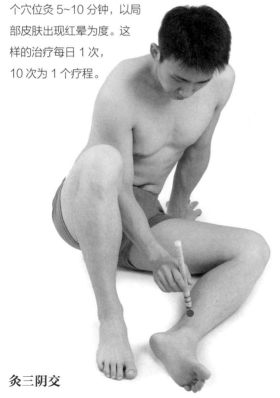
灸三阴交

拔罐方法

让患者取合适体位，每次从肺俞、脾俞、三焦俞、足三里、三阴交、太溪中选择 2~3 个穴位，将罐分别吸拔在穴位上，留罐 10 分钟，每日 1 次。

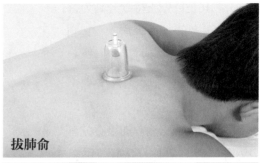
拔肺俞

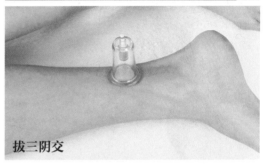
拔三阴交

刮痧方法

从上向下刮拭背部双侧肺俞、胰俞、脾俞至肾俞段、阳纲至意舍段；腹部以神阙为界，分上下两段，从上向下刮拭腹部中脘至气海；用按揉法按揉腕部阳池；刮拭足三里、三阴交。

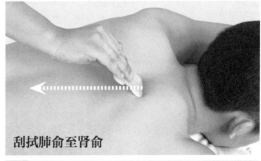
刮拭肺俞至肾俞

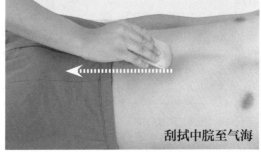
刮拭中脘至气海

高血压

高血压病是以动脉血压升高，尤其是舒张压持续升高为特点的全身性慢性血管疾病。其判断标准是收缩压大于或等于140毫米汞柱，或舒张压大于等于90毫米汞柱，满足其中一项即可确诊为高血压病。如果感觉有头痛、头晕、头胀、耳鸣、眼花、失眠、心悸等症状时，应马上接受专业医学检查。

取穴

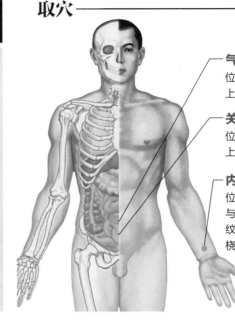

气海
位于下腹部，前正中线上，在脐中下1.5寸。

关元
位于下腹部，前正中线上，在脐中下3寸处。

内关
位于前臂掌侧，在曲泽与大陵的连线上，腕横纹上2寸，掌长肌腱与桡侧腕屈肌腱之间。

足三里
位于小腿前外侧，在犊鼻下3寸，距胫骨前缘一横指。

丰隆
位于小腿前外侧，在外踝尖上8寸，条口外，距胫骨前缘二横指（中指）。

三阴交
位于小腿内侧，在足内踝尖上3寸，胫骨内侧缘后方。

涌泉
位于足底部，卷足时足前部凹陷处，约在足底第二、第三趾趾缝纹头端与足跟连线的前1/3与后2/3交点上。

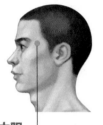

太阳
在颞部，当眉梢与目外眦之间，向后约一横指的凹陷处。

太冲
位于足背侧，在第一、第二跖骨底结合部前方凹陷中。

行间
位于足背部，在第一、第二趾间，趾蹼缘的后方赤白肉际处。

风池
位于项部，在枕骨之下，与风府相平，胸锁乳突肌与斜方肌上端之间的凹陷处。

阳陵泉
位于小腿外侧，在腓骨头前下方凹陷处。

悬钟
位于小腿外侧，在外踝尖上3寸，腓骨前缘。

大椎
在后正中线上，第七颈椎棘突下凹陷中。

灵台
位于背部，在后正中线上第六胸椎棘突下凹陷中。

肝俞
位于背部，在第九胸椎棘突下，旁开1.5寸。

脾俞
位于背部，在第十一胸椎棘突下，旁开1.5寸。

肾俞
位于腰部，在第二腰椎棘突下，旁开1.5寸。

肩井
位于肩上，前直乳中，在大椎穴与肩峰端连线的中点上。

心俞
位于背部，在第五胸椎棘突下，旁开1.5寸。

曲池
位于肘横纹外侧端，屈肘，在尺泽与肱骨外上髁连线中点。

按摩方法

用拇指和食指按压患者双侧的风池穴，按摩 2 分钟。

用双手提拿患者的肩颈部肌肉，反复 20 次左右，至患者感到酸胀为宜。

让患者保持仰卧位，将双手重叠，掌心放在患者的肚脐上方，顺时针方向按摩，每次 2 分钟。

用双手拇指指腹按揉气海、关元、内关、曲池、三阴交、阳陵泉，每穴 2 分钟。

用单手食指、中指、无名指并拢摩擦涌泉穴，直至患者脚心发热为宜。

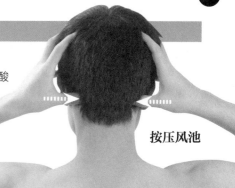

按压风池

艾灸方法

艾条温和灸足三里、悬钟、曲池，灸至皮肤产生红晕为止，有清热去火、调和气血的功效。每次灸 3~7 分钟，每日 1 次。

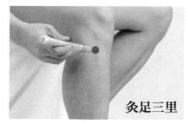

灸足三里

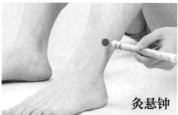

灸悬钟

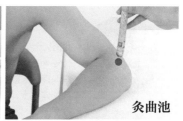

灸曲池

拔罐方法

先用常规方法对大椎、肝俞、心俞、灵台、脾俞、肾俞进行消毒，再用三棱针点刺各穴。将罐具吸拔在点刺后的穴位上，留罐 10~15 分钟。在患者背部涂抹润滑剂，沿第七颈椎至骶尾部督脉、背部脊柱两侧膀胱经内侧循行线走罐，至皮肤紫红。在曲池、足三里、三阴交拔罐，留罐 10~15 分钟。这样的治疗每日或隔日 1 次。

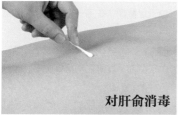

对肝俞消毒

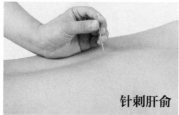

针刺肝俞

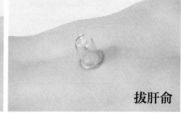

拔肝俞

刮痧方法

先用平泻法刮拭风池、肩井、头后部，再用平泻法刮拭肩部、脊柱及背部两侧膀胱经。用平泻法按顺序刮拭曲池、上肢背侧、足三里、三阴交，每个穴位都要刮至出现痧痕。点揉太阳、太冲两穴，每穴点揉 3~5 分钟。以上步骤每日 1 次，坚持操作可使高血压症状得到缓解。

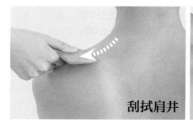

刮拭肩井

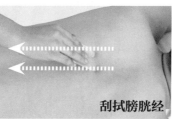

刮拭膀胱经

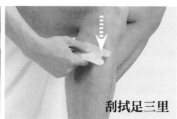

刮拭足三里

高脂血症

高脂血症是脂肪代谢或运转异常，使血浆中一种或多种脂质高于正常水平的一种疾病。多表现为头晕、肢体麻木、胸闷、心悸等。中医认为此病外因为过食肥甘厚味、烟酒无度，积聚日久酿湿生痰；内因为肾气虚弱，肝气郁滞，血运不畅，气滞血瘀等。

取穴

中脘
位于上腹部，前正中线上，在脐中上4寸。

神阙
位于腹中部，脐中央。

气海
位于下腹部，前正中线上，在脐中下1.5寸。

通里
位于前臂掌侧，在尺侧腕屈肌腱的桡侧缘，腕横纹上1寸。

郄门
位于前臂掌侧，在曲泽与大陵的连线上，腕横纹上5寸。

间使
位于前臂掌侧，在曲泽与大陵的连线上，腕横纹上3寸，掌长肌腱与桡侧腕屈肌腱之间。

内关
位于前臂掌侧，在曲泽与大陵的连线上，腕横纹上2寸，掌长肌腱与桡侧腕屈肌腱之间。

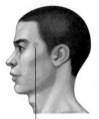

太阳
在颞部，当眉梢与目外眦之间，向后约一横指的凹陷处。

地机
位于小腿内侧，在内踝尖与阴陵泉的连线上，阴陵泉下3寸。

悬钟
位于小腿外侧，在外踝尖上3寸，腓骨前缘。

三阴交
位于小腿内侧，在足内踝尖上3寸，胫骨内侧缘后方。

公孙
位于足内侧缘，在第一跖骨基底的前下方。

足三里
位于小腿前外侧，在犊鼻下3寸，距胫骨前缘一横指。

丰隆
位于小腿前外侧，在外踝尖上8寸，条口外，距胫骨前缘二横指（中指）。

太冲
位于足背侧，在第一、第二跖骨底结合部前方凹陷中。

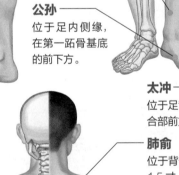

督俞
位于背部，在第六胸椎棘突下，旁开1.5寸。

肝俞
位于背部，在第九胸椎棘突下，旁开1.5寸。

脾俞
位于背部，在第十一胸椎棘突下，旁开1.5寸。

命门
位于腰部，在后正中线上，第二腰椎棘突下凹陷中。

肺俞
位于背部，在第三胸椎棘突下，旁开1.5寸。

厥阴俞
位于背部，在第四胸椎棘突下，旁开1.5寸。

心俞
位于背部，在第五胸椎棘突下，旁开1.5寸。

曲池
位于肘横纹外侧端，屈肘，在尺泽与肱骨外上髁连线中点。

合谷
位于手背，第一、第二掌骨间，当第二掌骨桡侧的中点处。

按摩方法

用双手食指指腹按揉太阳穴，每次 1 分钟，按摩时用力要稍重，可 1 日数次。

用拇指指腹按压中脘、气海，每次每穴 2 分钟。

用拇指和其余四指拿捏内关穴，每次 2 分钟，用力要稍重。

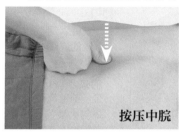
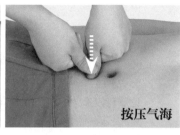
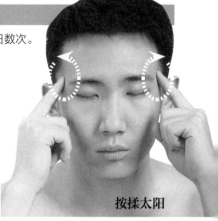

按压中脘　　　　**按压气海**　　　　**按揉太阳**

艾灸方法

艾条温和灸神阙、足三里、脾俞、肝俞、悬钟、三阴交、地机、丰隆、内关。让患者取合适体位，施灸者手执点燃的艾条在距皮肤 3~5 厘米高度施灸。神阙灸 10~20 分钟，足三里灸 3~5 分钟，脾俞灸 10~15 分钟，肝俞、悬钟、三阴交、地机、丰隆、内关每穴灸 5~15 分钟，灸至皮肤出现红晕为度，每日 1 次。

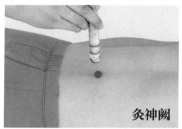
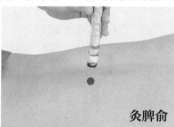
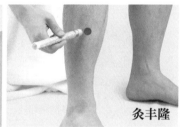

灸神阙　　　　**灸脾俞**　　　　**灸丰隆**

拔罐方法

用单罐法把罐吸拔在肺俞、厥阴俞、心俞、督俞、曲池、合谷、郄门、间使、内关、通里、足三里、三阴交、公孙、太冲，留罐 10 分钟，每日 1 次。

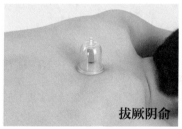
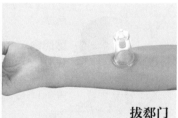
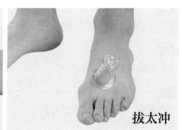

拔厥阴俞　　　　**拔郄门**　　　　**拔太冲**

刮痧方法

刮拭背部肺俞、心俞、督俞、厥阴俞，用泻法。刮拭郄门、间使、内关、通里、曲池，指压合谷穴。刮拭足三里、三阴交、太冲、公孙，刮至出现痧痕为度。

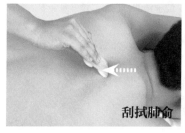
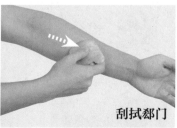
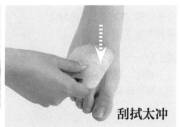

刮拭肺俞　　　　**刮拭郄门**　　　　**刮拭太冲**

低血压

医学上一般把成年人的血压长期低于 90/60 毫米汞柱者称为低血压。平时有头晕、乏力、午饭后嗜睡、精神无法集中等症状。属于中医"眩晕""厥证"范畴，通常因心悸怯弱、劳思过度，或久病心血不足，或饮食所伤，脾胃不和，或肾阴亏耗等导致气血生化不足，脑髓失养而引起。

取穴

中脘
位于上腹部，前正中线上，在脐中上 4 寸。

神阙
位于腹中部，脐中央。

关元
位于下腹部，前正中线上，在脐中下 3 寸处。

神门
位于腕部，腕掌侧横纹尺侧端，尺侧腕屈肌腱的桡侧凹陷处。

头维
位于头侧部，在额角发际上 0.5 寸，头正中线旁 4.5 寸。

郄门
位于前臂掌侧，在曲泽与大陵的连线上，腕横纹上 5 寸。

内关
位于前臂掌侧，在曲泽与大陵的连线上，腕横纹上 2 寸，掌长肌腱与桡侧腕屈肌腱之间。

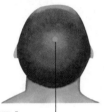

血海
在屈膝后大腿内侧，髌底内侧端上 2 寸，股四头肌内侧头的隆起处。

百会
位于头部，在前发际正中直上 5 寸，或两耳尖连线的中点处。

风市
位于大腿外侧部的中线上，当横纹上 7 寸处。或直立垂手时，中指尖处。

涌泉
位于足底部，卷足时足前部凹陷处，约在足底第二、第三趾趾缝纹头端与足跟连线的前 1/3 与后 2/3 交点上。

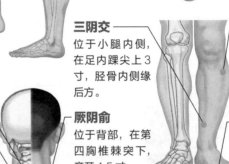

三阴交
位于小腿内侧，在足内踝尖上 3 寸，胫骨内侧缘后方。

厥阴俞
位于背部，在第四胸椎棘突下，旁开 1.5 寸。

足三里
位于小腿前外侧，在犊鼻下 3 寸，距胫骨前缘一横指。

太冲
位于足背侧，在第一、第二跖骨底结合部前方凹陷中。

大椎
在后正中线上，第七颈椎棘突下凹陷中。

心俞
位于背部，在第五胸椎棘突下，旁开 1.5 寸。

膈俞
位于背部，在第七胸椎棘突下，旁开 1.5 寸。

肝俞
位于背部，在第九胸椎棘突下，旁开 1.5 寸。

脾俞
位于背部，在第十一胸椎棘突下，旁开 1.5 寸。

命门
位于腰部，在后正中线上，第二腰椎棘突下凹陷中。

肾俞
位于腰部，在第二腰椎棘突下，旁开 1.5 寸。

志室
位于腰部，在第二腰椎棘突下，旁开 3 寸。

曲池
位于肘横纹外侧端，屈肘，在尺泽与肱骨外上髁连线中点。

按摩方法

五指伸开向后梳头，重点揉百会、大椎、内关、神门诸穴；用手掌擦腰背后，重点揉膈俞、肝俞、脾俞、肾俞、命门；点按血海、足三里、三阴交、太冲等穴。每穴按摩 2~3 分钟，每日 1 次，10 次为 1 个疗程。

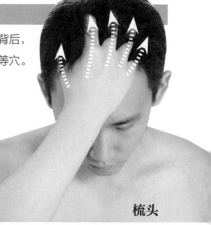

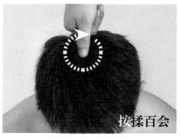

按揉百会

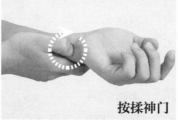

按揉神门

梳头

艾灸方法

温和灸肾俞、涌泉、脾俞、足三里、百会。用点燃的艾条距皮肤 3~5 厘米处施灸，灸 10~15 分钟，每日灸 1~2 次，有温阳培阳、益气补肾的功效。回旋灸神阙、关元。用点燃的艾条对准穴位，距离皮肤约 3 厘米，左右方向平行往复或反复旋转施灸。每日 1~2 次，每次 10~15 分钟。

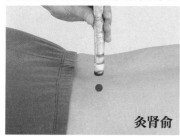

灸肾俞

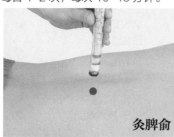

灸脾俞

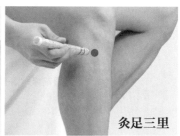

灸足三里

拔罐方法

将老姜切片贴于命门、神阙、曲池、厥阴俞、足三里各穴，用艾条隔姜灸 2~3 分钟，以患者能忍受、不灼伤为度。灸后立即在以上各穴拔罐，留罐 5~20 分钟。每日 1 次，10 次为 1 个疗程。

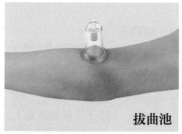

拔曲池

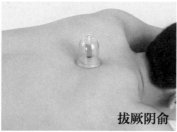

拔厥阴俞

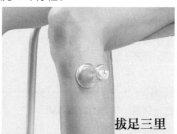

拔足三里

刮痧方法

先用平泻法刮拭百会、心俞、膈俞、志室、中脘、风市、足三里、涌泉，以出现痧痕为度，再用补法刮拭各穴。

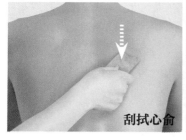

刮拭心俞

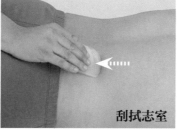

刮拭志室

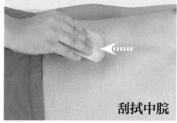

刮拭中脘

冠心病

冠心病以心前区憋闷、疼痛为主要临床特征，甚则疼痛牵扯到肩背、咽喉、左上臂内侧等部位，呈阵发性或持续不缓解。中老年人是冠心病的主要发病人群，受寒、饱食、情绪过激、剧烈运动等常为冠心病急性发作的诱因。对已经得病的人，用按摩、艾灸、拔罐、刮痧等方法治疗，疗效很显著。

取穴

膻中
位于胸部，前正中线上，平第四肋间，两乳头连线的中点。

巨阙
位于上腹部，前正中线上，在脐中上6寸。

中脘
位于上腹部，前正中线上，在脐中上4寸。

内关
位于前臂掌侧，在曲泽与大陵的连线上，腕横纹上2寸，掌长肌腱与桡侧腕屈肌腱之间。

通里
位于前臂掌侧，在尺侧腕屈肌腱的桡侧缘，腕横纹上1寸。

天突
位于颈部，在前正中线上，胸骨上窝中央。

乳根
位于胸部，在乳头直下，乳房根部，第五肋间隙，距前正中线4寸。

曲泽
位于肘横纹中，在肱二头肌腱的尺侧缘。

神门
位于腕部，腕掌侧横纹尺侧端，尺侧腕屈肌腱的桡侧凹陷处。

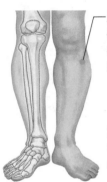

足三里
位于小腿前外侧，在犊鼻下3寸，距胫骨前缘一横指。

大椎
在后正中线上，第七颈椎棘突下凹陷中。

心俞
位于背部，在第五胸椎棘突下，旁开1.5寸。

膈俞
位于背部，在第七胸椎棘突下，旁开1.5寸。

脾俞
位于背部，在第十一胸椎棘突下，旁开1.5寸。

大杼
位于背部，在第一胸椎棘突下，旁开1.5寸。

肺俞
位于背部，在第三胸椎棘突下，旁开1.5寸。

厥阴俞
位于背部，在第四胸椎棘突下，旁开1.5寸。

外关
位于手背腕横纹上2寸，尺桡骨之间，阳池与肘尖的连线上。

合谷
位于手背，第一、第二掌骨间，当第二掌骨桡侧的中点处。

按摩方法

先按摩大椎穴，再用掌跟按揉胸胁，各30遍。

用大拇指腹按揉脾俞、足三里，每穴各2分钟。

用中指指腹按揉膻中3分钟左右；将手掌紧贴在中脘穴上，以腕关节为中心，连同前臂做节律性的环旋运动，3分钟左右。

用拇指与四指的指腹均匀地捏拿内关、外关，每穴30遍；再用拇指指甲缘掐神门，然后用指腹按揉，各2分钟。每日按摩1次，10次为1个疗程。

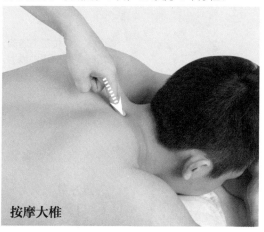

按摩大椎

拔罐方法

把罐吸拔在厥阴俞、心俞、内关、神门，留罐10分钟。用走罐法沿足太阳膀胱经的大杼至膈俞、任脉的天突至巨阙、手厥阴心包经的曲泽至内关来回走罐。

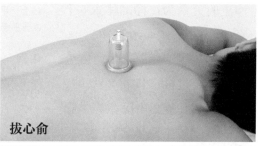

拔心俞

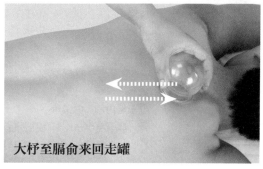

大杼至膈俞来回走罐

艾灸方法

温和灸心俞、内关、膻中、厥阴俞。患者取合适的体位，用点燃的艾条对准穴位，在距离皮肤3~5厘米处施灸，膻中灸3~7分钟，其余每穴灸5~10分钟，以被施灸者感到施灸处温热、舒适为度。每日灸1次，有理气宁心、活血通络的功效。回旋灸中脘穴。将艾条点燃的一端对准施灸部位，距离皮肤约3厘米，左右方向平行往复或反复旋转施灸。每日1次，每次10~20分钟。

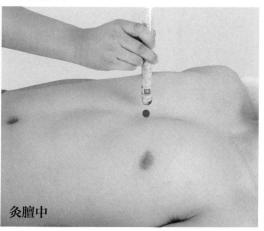

灸膻中

刮痧方法

刮拭背部的心俞、肺俞、膈俞，刮拭前胸部的膻中、乳根，最后刮拭上肢的内关、通里、神门，以刮出痧痕为度。

刮拭膻中

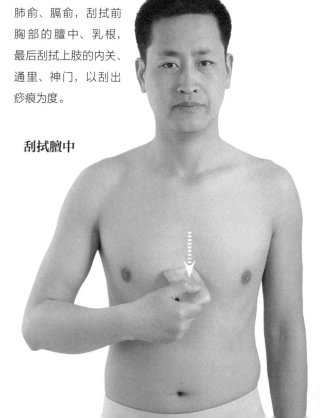

单纯性肥胖症

人体的身高和体重之间有一定的比例。正常成人身高与体重的关系为：标准体重（千克）＝［身长（厘米）－100］×0.9。如果因为脂肪增多使体重过重，超过标准体重20％时，就称为肥胖症。中医认为，肥胖的形成与先天禀赋、过食肥甘、疏于劳作、七情过度、脾胃虚衰、痰饮水湿聚集等有关。

取穴

膻中
位于胸部，前正中线上，平第四肋间，两乳头连线的中点。

中脘
位于上腹部，前正中线上，在脐中上4寸。

气海
位于下腹部，前正中线上，在脐中下1.5寸。

神阙
位于腹中部，脐中央。

天枢
位于腹中部，脐中旁开2寸。

关元
位于下腹部，前正中线上，在脐中下3寸处。

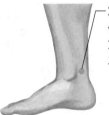

太溪
位于足内侧，内踝后方，在内踝尖与跟腱之间的凹陷处。

三阴交
位于小腿内侧，在足内踝尖上3寸，胫骨内侧缘后方。

足三里
位于小腿前外侧，在犊鼻下3寸，距胫骨前缘一横指。

丰隆
位于小腿前外侧，在外踝尖上8寸，条口外，距胫骨前缘二横指（中指）。

内庭
位于足背，在第二、第三趾间，趾蹼缘后方赤白肉际处。

曲池
位于肘横纹外侧端，屈肘，在尺泽与肱骨外上髁连线中点。

肝俞
位于背部，在第九胸椎棘突下，旁开1.5寸。

脾俞
位于背部，在第十一胸椎棘突下，旁开1.5寸。

胃俞
位于背部，在第十二胸椎棘突下，旁开1.5寸。

肾俞
位于腰部，在第二腰椎棘突下，旁开1.5寸。

命门
位于腰部，在后正中线上，第二腰椎棘突下凹陷中。

大肠俞
位于腰部，在第四腰椎棘突下，旁开1.5寸。

按摩方法

按揉脾俞、肝俞、大肠俞、肾俞，以皮肤微红为度。

横擦背部、肩胛骨之间、腰骶部 2~3 分钟，以有热感为度。

用毛刷从上而下刷下肢内侧的足厥阴肝经，每侧各 2~3 分钟。

用拇指按压三阴交，刺激 5 次，每次 10~30 秒。

在足少阴肾经足内侧处，由上而下推擦 5 遍。

以中脘、神阙穴为中心，自上而下地做顺时针方向急速不停地摩动，做 5~10 分钟。

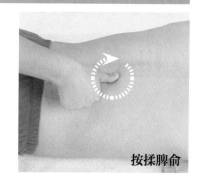

按揉脾俞

艾灸方法

艾炷隔姜灸中脘、足三里、丰隆，每穴灸 5~7 壮，每日或隔日灸 1 次。艾条温和灸气海、三阴交、脾俞。用点燃的艾条距皮肤 1.5~3 厘米处施灸，灸 5~10 分钟，灸至局部皮肤灼热红润为度，每日或隔日灸 1 次。

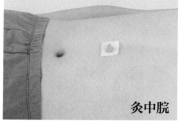

灸中脘

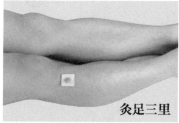

灸足三里

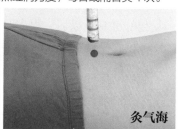

灸气海

拔罐方法

把罐吸拔在脾俞、胃俞，留罐 15~20 分钟。对脾胃蕴热者，则再加拔天枢、曲池、内庭、三阴交，留罐均为 15~20 分钟。对脾胃两虚者，第加拔中脘、气海、关元、肾俞、足三里。留罐均为 15~20 分钟。对真元不足的患者，加拔肾俞、命门、太溪、三阴交，留罐均为 15~20 分钟。

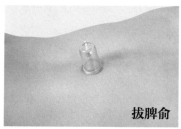

拔脾俞

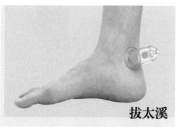

拔太溪

刮拭肾俞

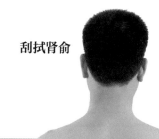

刮痧方法

刮拭肾俞穴，刮至微出痧痕为度；刮拭膻中穴，刮至微出痧痕为度。刮拭腹部中脘上下、脐周、天枢、关元，注意刮拭脐周时，刮拭范围要小；刮拭三阴交、足三里至丰隆穴，有健脾除湿、祛痰的功效。

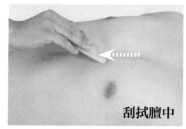

刮拭膻中

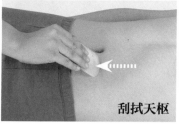

刮拭天枢

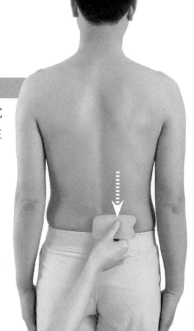

外科常见病

颈椎病

颈椎病是中老年人的常见病和多发病，患者轻则常常感到头、颈、肩疼痛及臂麻木，重则可导致肢体酸软无力等。在日常生活中，颈椎部活动频繁，反复劳损，风寒湿邪乘虚而入，即可引起颈椎病。中医认为人到中年以后，肝肾之气逐渐衰退，精血亏虚，筋骨失去濡养，骨质日渐疏松，从而诱发颈椎病。

取穴

肩髃
位于肩部三角肌上，臂外展，或向前平伸时，当肩峰前下方凹陷处。

列缺
位于前臂桡侧缘，桡骨茎突上方，腕横纹上 1.5 寸处。

极泉
位于腋窝顶点，腋动脉搏动处。

风池
位于项部，在枕骨之下，与风府相平，胸锁乳突肌与斜方肌上端之间的凹陷处。

天柱
位于项部，大筋（斜方肌）外缘之后发际凹陷中，约在后发际正中旁开 1.3 寸。

外关
位于手背腕横纹上 2 寸，尺桡骨之间，阳池与肘尖的连线上。

后溪
位于手掌尺侧，微握拳，在小指本节（第五掌指关节）后的远侧掌横纹头赤白肉际。

合谷
位于手背，第一、第二掌骨间，当第二掌骨桡侧的中点处。

大椎
在后正中线上，第七颈椎棘突下凹陷中。

大杼
位于背部，在第一胸椎棘突下，旁开 1.5 寸。

膈俞
位于背部，在第七胸椎棘突下，旁开 1.5 寸。

肾俞
位于腰部，在第二腰椎棘突下，旁开 1.5 寸。

肩中俞
位于背部，在第七颈椎棘突下，旁开 2 寸。

肩外俞
位于背部，在第一胸椎棘突下，旁开 3 寸。

肩井
位于肩上，前直乳中，在大椎穴与肩峰端连线的中点上。

天宗
位于肩胛部，在肩胛冈下窝中央凹陷处，与第四胸椎相平。

曲池
位于肘横纹外侧端，屈肘，在尺泽与肱骨外上髁连线中点。

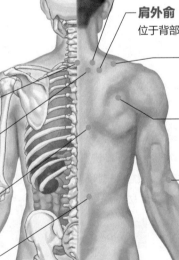

按摩方法

让患者保持坐位，用双手拇指按揉患者的风池穴，按揉 2 分钟左右，再从风池穴拿捏到肩背部，反复 10 次，接着用力点按风池穴，至患者双肩感到酸胀温热为宜。

用双手拿捏患者肩井穴 30 次左右，然后用食指、中指、无名指从上至下按压颈部及两侧反复 20 次，重点为颈部正中的颈椎棘突及其两侧颈部肌肉，然后用掌根按揉患者肩胛 2 分钟。

用手托住患者的肘部，用另一手拿捏患者腋窝下极泉穴 10 次，至患者手指感到麻木为止；拿捏患者的项部，可交替手进行，每次 2 分钟，动作要缓慢、柔和。

用左手虎口托住患者下颌，右手掌面托住后颈，向上牵引患者的头部，慢慢增加手部力量，持续 2 分钟；然后甩动患者的两手臂。

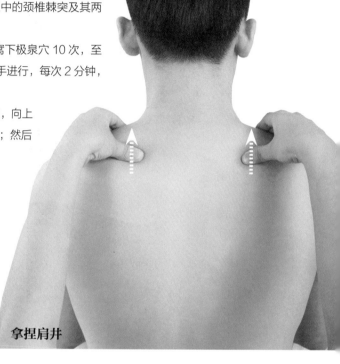

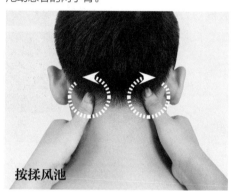

按揉风池

拿捏肩井

艾灸方法

温和灸天柱、大椎、合谷、外关、后溪。让患者取合适的体位，用点燃的艾条距皮肤 3~5 厘米处施灸，以患者感到施灸处温热、舒适为度，天柱、外关灸 3~15 分钟，大椎灸半个小时左右，合谷灸 10~20 分钟，后溪灸 5~10 分钟。每日 1 次，有通经活络、镇静安神、补阳益气、缓解疼痛的功效。

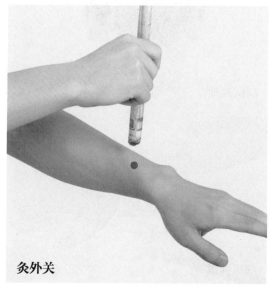

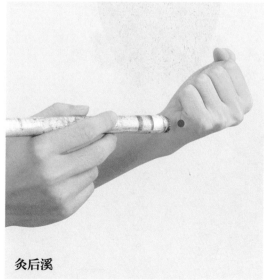

灸外关

灸后溪

拔罐方法

先对大椎、肩中俞、肩外俞进行常规消毒，再用三棱针叩刺以上各穴位，至皮肤发红，并有少量出血点。把罐拔在叩刺后的穴位上，留罐 10~15 分钟，以拔出瘀血为度。每日或隔日 1 次，10 次为 1 个疗程。

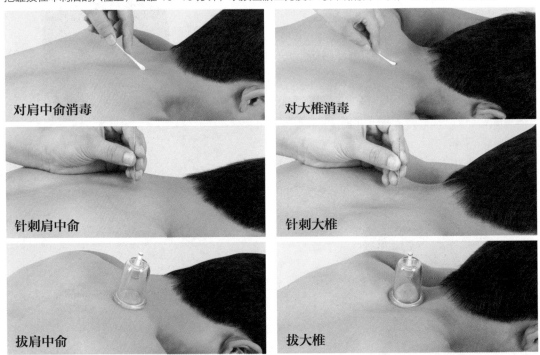

对肩中俞消毒

对大椎消毒

针刺肩中俞

针刺大椎

拔肩中俞

拔大椎

刮痧方法

对风池、肩井、天柱、天宗、大杼、膈俞、肾俞、大椎、曲池、列缺、合谷消毒，然后刮拭各穴位，均刮至出现痧痕为止，当痧退时，再刮拭第二次。

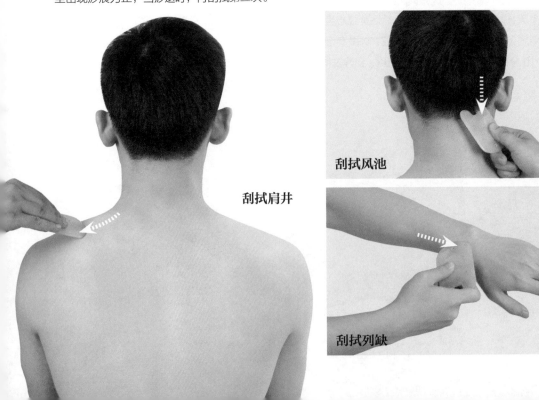

刮拭风池

刮拭肩井

刮拭列缺

腰椎间盘突出症

　　腰椎间盘突出症是指椎间盘从损伤的纤维环处膨出、突出，从而刺激或压迫脊髓、神经根等引起的一系列症状。主要症状是腰部伴下肢放射性疼痛或麻木。站立、行走、咳嗽、喷嚏或大便用力时疼痛加重，屈膝屈髋或卧床休息可使疼痛减轻。中医认为，本病的发生多与外伤劳损与外感风、寒、湿、热邪气，营卫失调、气血经络受损，或因肝肾不足等有关。

取穴

居髎
位于髋部，在髂前上棘与股骨大转子最凸点连线的中点处。

环跳
位于股外侧部，侧卧屈股，在股骨大转子最凸点与骶骨裂孔连线的外 1/3 与中 1/3 交点处。

风市
位于大腿外侧部的中线上，在横纹上 7 寸处。或直立垂手时，中指尖处。

膝阳关
位于膝外侧，当阳陵泉上 3 寸，股骨外上髁上方的凹陷处。

阳陵泉
位于小腿外侧，当腓骨头前下方凹陷处。

昆仑
位于足部外踝后方，在外踝尖与跟腱之间的凹陷处。

肾俞
位于腰部，第二腰椎棘突下，旁开 1.5 寸。

命门
位于腰部，当后正中线上，第二腰椎棘突下凹陷中。

腰阳关
位于腰部，当后正中线上，第四腰椎棘突下方凹陷处。

八髎
位于骶椎。包括上髎、次髎、中髎和下髎，左右共八个穴位，分别在第一、二、三、四骶后孔中，合称"八髎"。

腰眼
位于背部，第四腰椎棘突下，后正中线旁开 3.5 寸凹陷中。

腰俞
位于骶部，当后正中线上，适对骶管裂孔。

大肠俞
位于腰部，在第四腰椎棘突下，旁开 1.5 寸。

涌泉
位于足底部，卷足时足前部凹陷处，约在足底第二、第三趾趾缝纹头端与足跟连线的前 1/3 与后 2/3 交点上。

承扶
位于大腿后面，臀下横纹的中点。

殷门
位于大腿后面，当承扶与委中的连线上，承扶下 6 寸。

委中
位于腘横纹中点。

承山
位于小腿后面正中，委中与昆仑穴之间，当伸直小腿或足跟上提时，腓肠肌肌腹下出现的尖角凹陷处。

按摩方法

取俯卧位，用食指或中指指腹端，点按患者命门穴 3~5 分钟。

用双手手指指腹，揉搓患者背部的肾俞穴，至患者感到酸胀为宜。

将右手中指指腹放于腰阳关穴上，用力按揉 2~3 分钟。

将拇指指腹放于患者环跳穴上，用力揉按，以有酸胀感为宜。

用大拇指按于患侧委中穴，由轻渐重按揉 30~40 次。

用右手大拇指放于患者小腿外侧的阳陵泉穴上，按揉 3~5 分钟。

用大拇指、食指、中指，捏揉患者的昆仑穴 5 分钟。

用右手手掌搓擦涌泉穴 50 次，力度略重。

最后屈伸脚趾数次，先左后右。

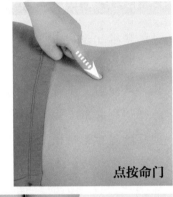

点按命门

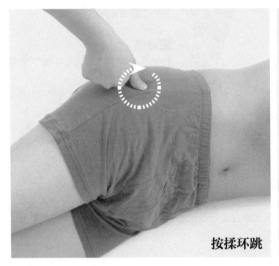

按揉环跳

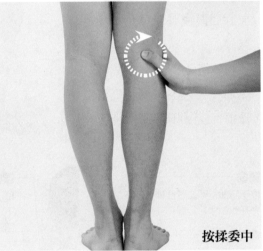

按揉委中

艾灸方法

取肾俞、大肠俞、腰阳关、阿是穴等穴位，让患者取俯卧位，施灸者站立在患者身体一侧，点燃艾条的一端，对准要灸的穴位，距离皮肤 3~5 厘米施灸，使患者穴位皮肤处有温热感而无灼痛感为宜。若患者知觉迟钝，施灸者可把食指和中指放在穴位周围感受温度，以免灼伤皮肤。每个穴位灸 15~20 分钟，每日灸 1~2 次。注意，施灸过程中注意力要集中，避免艾灰掉落灼伤皮肤或点燃织物。

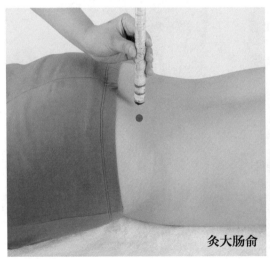

灸大肠俞

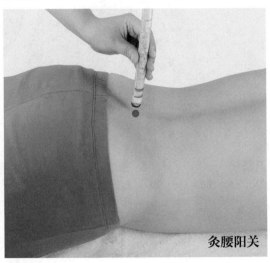

灸腰阳关

拔罐方法

让患者取俯卧位，选择适合的罐具，把罐吸拔于腰部压痛点、肾俞、大肠俞、八髎、环跳、居髎、承扶、委中、承山，留罐 15~20 分钟，每日治疗 1 次，10 次为 1 个疗程。治疗过程中也可选择部分穴位拔罐，根据自身体质和承受力而定。

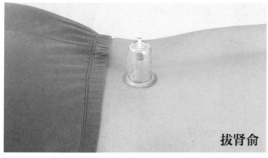

拔肾俞

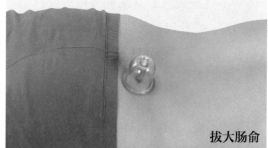

拔大肠俞

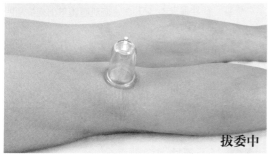

拔委中

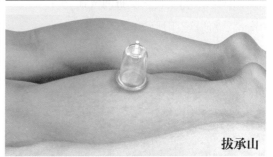

拔承山

刮痧方法

用面刮法首先刮拭手背腰椎区及足内侧腰椎反射区，寻找疼痛点，缓慢重点刮拭；接着从上至下刮拭命门穴至腰阳关穴；再从上至下刮拭肾俞穴至腰俞穴。再用角揉法按揉两侧腰眼穴，以感到酸胀为度；用面刮法从上至下刮拭殷门穴、委中穴、承山穴。最后用面刮法从上至下刮拭风市穴至膝阳关穴，用角刮法刮拭阳陵泉穴。

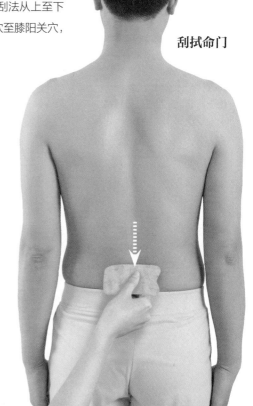

刮拭命门

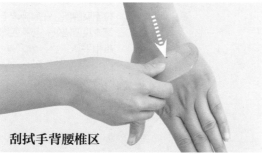

刮拭手背腰椎区

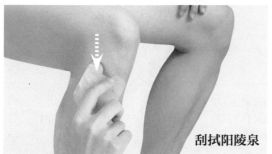

刮拭阳陵泉

落枕

落枕多由于工作或睡眠时姿势不当或颈部受湿寒邪气侵入所致，症状以颈部肌肉痉挛、强直、酸胀、疼痛及转动失灵为主。轻者 4~5 天自愈，重者疼痛严重并向头部及上肢放射，可延至数周不愈。中医学认为，本病是由风寒湿邪侵袭，使肌肉气血凝滞，经脉痹阻所致。

取穴

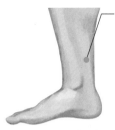

复溜
位于小腿内侧，太溪穴直上 2 寸，跟腱的前方。

悬钟
位于小腿外侧，在外踝尖上 3 寸，腓骨前缘。

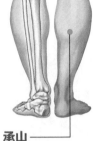

承山
位于小腿后面正中，委中与昆仑之间，当伸直小腿或足跟上提时，腓肠肌肌腹下出现尖角凹陷处。

风府
在项部，在后发际正中直上 1 寸，枕外隆突直下，两侧斜方肌之间凹陷中。

大椎
在后正中线上，第七颈椎棘突下凹陷中。

大杼
位于背部，在第一胸椎棘突下，旁开 1.5 寸。

膏肓
位于背部第四胸椎棘突下，旁开 3 寸。

神堂
位于背部，在第五胸椎棘突下，旁开 3 寸。

风池
位于项部，在枕骨之下，与风府相平，胸锁乳突肌与斜方肌上端之间的凹陷处。

天柱
位于项部，大筋（斜方肌）外缘之后发际凹陷中，约在后发际正中旁开 1.3 寸。

肩井
位于肩上，前直乳中，在大椎穴与肩峰端连线的中点上。

天宗
位于肩胛部，在肩胛冈下窝中央凹陷处，与第四胸椎相平。

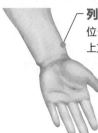

列缺
位于前臂桡侧缘，桡骨茎突上方，腕横纹上 1.5 寸处。

后溪
位于手掌尺侧，微握拳，在小指本节（第五掌指关节）后的远侧掌横纹头赤白肉际。

落枕
位于手背侧，在第二、第三掌骨之间，掌指关节后约 0.5 寸处。

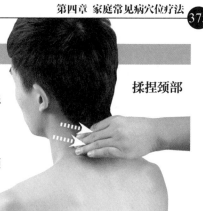

按摩方法

患者保持坐位，用拇指推揉患侧颈肩部进行治疗。

揉拨患者颈部痛点数次，一手按于阿是穴（疼痛点），另一手扶患者头顶，做颈部屈伸、旋转活动。

按拿风池、肩井、大椎、列缺、天宗、风府，每穴各 2~3 分钟。

用力点按复溜、承山、悬钟，每穴各 1~2 分钟，然后轻擦重按颈项四周。

揉捏颈部

艾灸方法

温和灸列缺、悬钟、天柱、后溪、落枕，有疏经通络、调和气血的功效。让患者取合适的体位，用点燃的艾灸距皮肤 3~5 厘米处施灸，以感到施灸处温热、舒适为度。每日灸 1 次，每次灸 15~20 分钟。

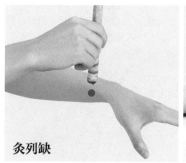

灸列缺

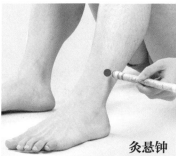

灸悬钟

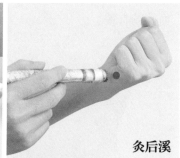

灸后溪

拔罐方法

让患者保持坐位，先用手掌根在患侧阿是穴（痛点处）、风池、肩井用力按揉数分钟，再用左手拇指、食指两指拉紧痛点皮肤，用右手持三棱针快速点刺痛点 3~5 次，至出血 2~3 毫升。用干棉球拭净血迹后在穴位上拔罐，留罐 15~20 分钟。用艾条温灸以上各拔罐穴位 5~10 分钟，至皮肤潮红，或以患部有温热感为度，每日 1 次。

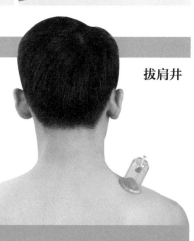

拔肩井

刮痧方法

用泻法刮拭大椎、大杼、膏肓、神堂，每个穴位都要刮至出痧为止。刮拭阿是穴（压痛点）、风池、后溪、落枕、悬钟、肩井、缺盆等配穴。

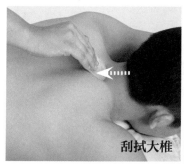

刮拭大椎

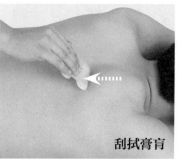

刮拭膏肓

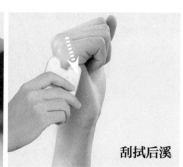

刮拭后溪

肩周炎

肩周炎是一种以肩关节疼痛和活动不便为主要症状的常见病症，好发于 50 岁左右中老年人，故又称为"五十肩"，多见于体力劳动者。中医认为此病多是由于中老年人的气血衰退，风湿寒邪乘势侵入造成的，也与既往扭伤后经络受阻、气血不畅有关。

取穴

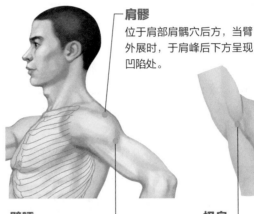

肩髎
位于肩部肩髃穴后方，当臂外展时，于肩峰后下方呈现凹陷处。

臂臑
位于臂外侧，三角肌止点处，在曲池与肩连线上，曲池上 7 寸。

极泉
位于腋窝顶点，腋动脉搏动处。

阳陵泉
位于小腿外侧，在腓骨头前下方凹陷处。

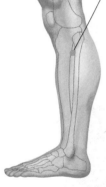

中渚
位于手背第四、第五掌指关节后方凹陷中，液门穴直上 1 寸处。

大椎
在后正中线上，第七颈椎棘突下凹陷中。

身柱
位于背部，在后正中线上，第三胸椎棘突下凹陷中。

天宗
位于肩胛部，在肩胛冈下窝中央凹陷处，与第四胸椎相平。

肩贞
位于肩关节后下方，臂内收时，腋后纹头上 1 寸。

肩井
位于肩上，前直乳中，在大椎穴与肩峰端连线的中点上。

曲池
位于肘横纹外侧端，屈肘，在尺泽与肱骨外上髁连线中点。

外关
位于手背腕横纹上 2 寸，尺桡骨之间，阳池与肘尖的连线上。

合谷
位于手背，第一、第二掌骨间，当第二掌骨桡侧的中点处。

按摩方法

患者保持俯卧位，用拇指指腹按压患者天宗穴，再用四指抵住极泉穴，同时按摩 5 分钟，至患者有酸胀感为止。

用手托住患者手臂，用另一手拇指按揉患者肩井穴，每次 1 分钟；拿揉患病的肩部、上肢内侧，再捏肩后大筋 8 次。

患者以肩关节为中心做旋转运动，幅度由小变大，以能承受为宜；将双手分别放在患肩前后，做环旋按摩，再用叩法轻击肩周，反复 10 次。

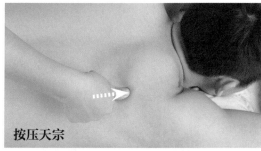

按压天宗

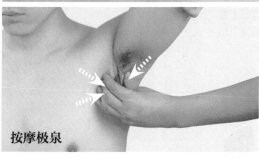

按摩极泉

艾灸方法

温和灸肩髎穴。用点燃的艾条在距皮肤 3~5 厘米处施灸，有疏散经络风湿，活血化瘀的功效。每日 1~2 次，每次 10~20 分钟。

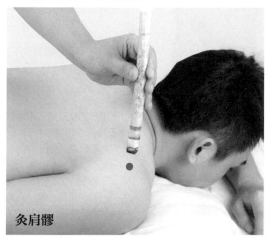

灸肩髎

拔罐方法

先对身柱、肩贞、阿是穴（压痛点）进行常规消毒，然后用三棱针点刺穴位，也可用皮肤针叩刺。将罐吸拔在点刺后的穴位上，留罐 10 分钟。每日 1 次。

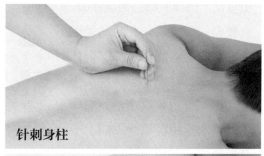

针刺身柱

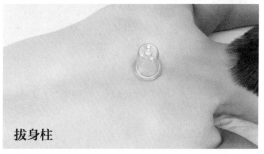

拔身柱

刮痧方法

刮拭前，先涂抹正红花油或刮痧活血剂，将刮痧板与皮肤保持 45° 角，按由上而下或由内而外顺序刮拭肩背部的大椎、身柱、肩井、天宗、阿是穴（压痛点）；刮拭上下肢部的曲池、外关、合谷、中渚、阳陵泉。

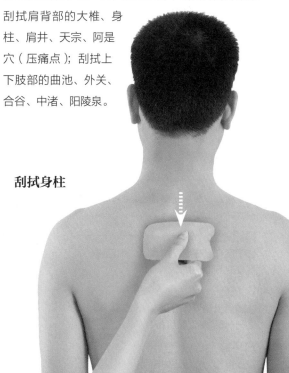

刮拭身柱

急性腰扭伤

　　急性腰扭伤，常发生于搬抬重物、腰部肌肉强力收缩时，有腰痛、腰肌紧张和活动受限的症状。轻者尚能工作，但休息后或次日疼痛加重，甚至不能起床；重者疼痛剧烈，当即不能活动。中医认为本病主要是由肾气受损、湿热内蕴、气滞血瘀所致腰部软组织，包括肌肉、韧带、筋膜、关节的急性扭伤。

取穴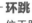

居髎
在髋部，在髂前上棘与股骨大转子最凸点连线的中点处。

血海
位于屈膝后大腿内侧，髌底内侧端上2寸，在股四头肌内侧头的隆起处。

环跳
位于股外侧部，侧卧屈股，在股骨大转子最凸点与骶骨裂孔连线的外1/3与中1/3交点处。

阳陵泉
位于小腿外侧，在腓骨头前下方凹陷处。

承山
位于小腿后面正中，委中与昆仑之间，当伸直小腿或足跟上提时，腓肠肌肌腹下出现尖角凹陷处。

委中
位于腘横纹中点。

飞扬
位于小腿后面，在外踝后，昆仑穴直上7寸，承山穴外下方1寸处。

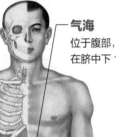

气海
位于腹部，前正中线上，在脐中下1.5寸。

大椎
在后正中线上，第七颈椎棘突下凹陷中。

膈俞
位于背部，在第七胸椎棘突下，旁开1.5寸。

风府
在项部，在后发际正中直上1寸，枕外隆突直下，两侧斜方肌之间凹陷中。

肾俞
位于腰部，在第二腰椎棘突下，旁开1.5寸。

命门
位于腰部，在后正中线上，第二腰椎棘突下凹陷中。

腰阳关
位于腰部，在后正中线上，第四腰椎棘突下凹陷中。

次髎
在髂后上棘下与后正中线之间，适对第二骶后孔中。

白环俞
位于骶部，在骶正中嵴旁1.5寸，平第四骶后孔。

志室
位于腰部，在第二腰椎棘突下，旁开3寸。

夹脊
位于第一胸椎至第五腰椎棘突下旁开0.5寸，一侧17个穴，左右共34穴。

合谷
位于手背，第一、第二掌骨间，当第二掌骨桡侧的中点处。

按摩方法

患者俯卧床上，保持周身肌肉放松。用手掌按触在患者的腰背部皮肤上，做来回运转 5~10 圈；让患者双手抓住床头，按摩者用双手抱着患者两侧髂前上棘部，用力牵引，以患者能容忍为度，牵引 3~4 分钟。

用手指点按肾俞、环跳、委中、承山，由上而下按，每穴各 5 次。

一手掌按在患者的腰骶部，一手放在患者的两膝部，用力抬高双下肢 7~9 次。

以上各操作每日进行 1 次。

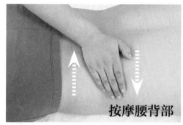

按摩腰背部

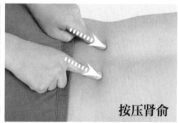

按压肾俞

艾灸方法

温和灸肾俞、夹脊、阳陵泉、阿是穴。用点燃的艾条各灸 30 分钟，每日 1 或 2 次，10 次为 1 个疗程。

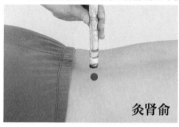

灸肾俞

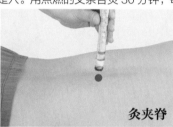

灸夹脊

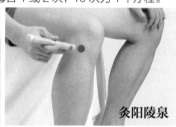

灸阳陵泉

拔罐方法

先用常规方法对肾俞、气海俞、居髎、次髎、白环俞、阳陵泉、飞扬消毒，再用三棱针针刺以上各穴。把罐吸拔在针刺后的穴位上，留罐 10~15 分钟，每日 1 次或者隔日 1 次。

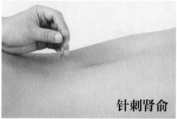

针刺肾俞

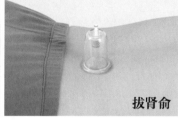

拔肾俞

刮拭腰阳关

刮痧方法

用平补平泻法刮拭肾俞、腰阳关、膈俞、命门，刮拭前涂抹刮痧活血剂，每个穴位都要刮至出现痧痕为止，隔日刮痧 1 次。用平补平泻法刮拭环跳、委中、志室、血海，刮拭前涂抹刮痧活血剂，每个穴位都要刮至出现痧痕为止，隔日刮痧 1 次。

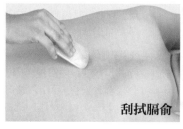

刮拭膈俞

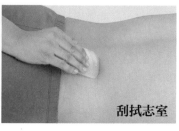

刮拭志室

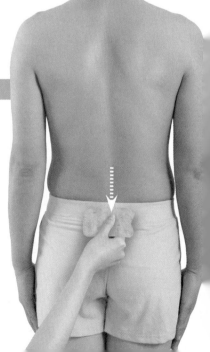

坐骨神经痛

坐骨神经痛常自腰部向一侧臀部、大腿后、腘窝、小腿外侧及足部放射，呈烧灼样或刀割样疼痛，咳嗽及用力时疼痛加剧，夜间更甚。多见于男性青壮年，单侧为多。中医认为，坐骨神经痛是由风寒湿邪凝滞，气血运行不畅，经络瘀阻所致。

取穴

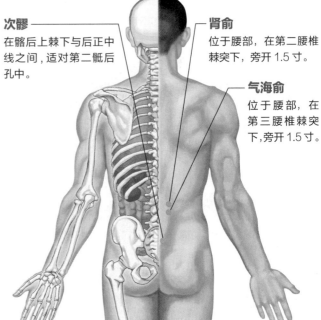

次髎
在髂后上棘下与后正中线之间，适对第二骶后孔中。

肾俞
位于腰部，在第二腰椎棘突下，旁开1.5寸。

气海俞
位于腰部，在第三腰椎棘突下，旁开1.5寸。

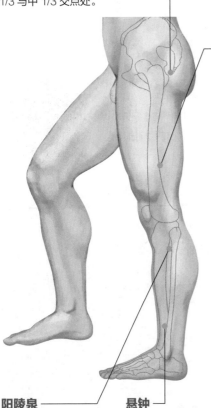

环跳
位于股外侧部，侧卧屈股，在股骨大转子最凸点与骶骨裂孔连线的外1/3与中1/3交点处。

风市
位于大腿外侧部的中线上，在横纹上7寸处。或直立垂手时，中指尖处。

秩边
位于臀部，平第四骶后孔，骶正中嵴旁开3寸。

承扶
位于大腿后面，臀下横纹的中点。

殷门
位于大腿后面，在承扶与委中的连线上，承扶下6寸。

委中
位于腘横纹中点。

承山
位于小腿后面正中，委中与昆仑之间，当伸直小腿或足跟上提时，腓肠肌肌腹下出现尖角凹陷处。

飞扬
位于小腿后面，在外踝后，昆仑穴直上7寸，承山穴外下方1寸处。

阳陵泉
位于小腿外侧，在腓骨头前下方凹陷处。

悬钟
位于小腿外侧，在外踝尖上3寸，腓骨前缘。

按摩方法

患者俯卧，用一手扶于患者腰部，用另一手手掌从肾俞开始向下经环跳推至委中，反复推 5 次。

用掌心按揉患者肾俞、环跳、承扶、殷门、委中、承山穴，每穴各 2 分钟，或用圆头按摩器具代替手掌按摩。按摩时弯曲手臂，用肘尖或圆珠笔点按患者臀部环跳穴，每次 1 分钟。

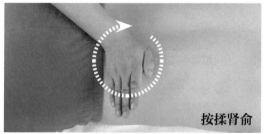
按揉肾俞

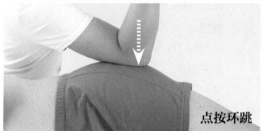
点按环跳

拔罐方法

用三棱针叩刺环跳、委中、承山、阿是穴，力度中度，以出现较多出血点为度。在以上各穴拔罐后留罐，出血量以较多血点冒出皮肤为准。沿患者坐骨神经线路上涂抹万花油，用大罐走罐，以局部皮肤红晕为度。在风市、飞扬、悬钟拔罐，留罐 5~10 分钟。每日 1 次，5 次为 1 疗程。

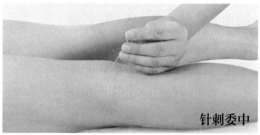
针刺委中

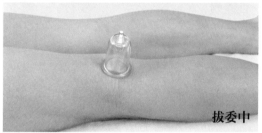
拔委中

艾灸方法

艾炷无瘢痕灸秩边、风市、阳陵泉，每穴灸 3~5 壮，每日灸 1 次，可缓解肌肉神经痛，有疏肝利胆、强健腰膝的功效。温和灸环跳、悬钟。用点燃的艾条距皮肤 3~5 厘米处施灸，环跳灸 15~20 分钟，悬钟灸 5~10 分钟，以局部皮肤灼热红润为度。可祛风化湿，强健腰膝，平肝息风，疏肝益肾。每日灸 1 次。

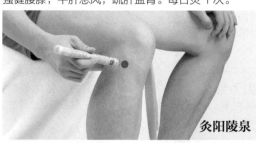
灸阳陵泉

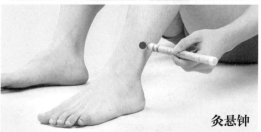
灸悬钟

刮痧方法

用泻法，按顺序刮腰部肾俞、气海俞、次髎、秩边，每日 1 次，每个穴位都要刮拭至出现痧痕，可疏通足太阳经气。刮拭臀部的环跳、阿是穴（压痛点），用泻法，每日 1 次，每个穴位都要刮拭至出现痧痕为止，要重刮压痛点。此法可疏通胆经，起到通经活络、散风止痛的功效。

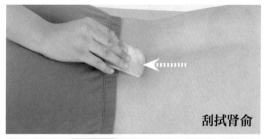
刮拭肾俞

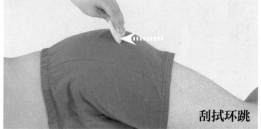
刮拭环跳

类风湿关节炎

　　类风湿关节炎又称类风湿，好发于手、腕、足等小关节，反复发作，呈对称分布。早期有关节红肿热痛和功能障碍，晚期关节可出现不同程度的僵硬畸形，并伴有骨和骨骼肌的萎缩，极易致残。中医认为本病是由痰滞经络、血行不畅所致的一种慢性、全身性、炎症性疾病。

取穴

尺泽
位于肘横纹中，肱二头肌腱桡侧凹陷处。

委中
位于腘横纹中点。

大陵
位于腕掌横纹的中点处，在掌长肌腱与桡侧腕屈肌腱之间。

昆仑
位于足部外踝后方，在外踝尖与跟腱之间的凹陷处。

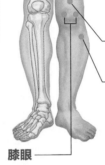

梁丘
位于屈膝后的大腿前面，在髂前上棘与髌底外侧端的连线上，髌底上2寸。

鹤顶
位于膝上部，髌底的中点上方凹陷处。

足三里
位于小腿前外侧，在犊鼻下3寸，距胫骨前缘一横指。

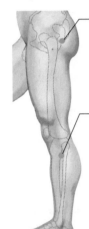

环跳
位于股外侧部，侧卧屈股，在股骨大转子最凸点与骶骨裂孔连线的外1/3与中1/3交点处。

阳陵泉
位于小腿外侧，在腓骨头前下方凹陷处。

曲池
位于肘横纹外侧端，屈肘，在尺泽与肱骨外上髁连线中点。

手三里
位于前臂背面桡侧，在阳溪与曲池连线上，肘横纹下2寸。

阳池
位于腕背部横纹中，指伸肌腱的尺侧凹陷处。

关元
位于下腹部，前正中线上，在脐中下3寸处。

膝眼
位于屈膝后的髌韧带两侧凹陷处。位于内侧的称内膝眼，位于外侧的称犊鼻。

大椎
在后正中线上，第七颈椎棘突下凹陷中。

合谷
位于手背，第一、第二掌骨间，当第二掌骨桡侧的中点处。

肝俞
位于背部，在第九胸椎棘突下，旁开1.5寸。

脾俞
位于背部，在第十一胸椎棘突下，旁开1.5寸。

肾俞
位于腰部，在第二腰椎棘突下，旁开1.5寸。

大杼
位于背部，在第一胸椎棘突下，旁开1.5寸。

膈俞
位于背部，在第七胸椎棘突下，旁开1.5寸。

肩髎
位于肩部肩穴后方，当臂外展时，于肩峰后下方呈现凹陷处。

肩贞
位于肩关节后下方，臂内收时，腋后纹头上1寸。

小肠俞
位于骶部，在骶正中嵴旁1.5寸，平第一骶后孔。

按摩方法

用拇指指尖垂直掐按内关穴，先左后右，各掐按 1~3 分钟。

用拇指指尖按于合谷穴，其余四指置于掌心，掐压 1 分钟。

用拇指指腹垂直按压曲池穴，有酸痛感，按压 1~3 分钟。

双手同时用大拇指的指腹推按足三里穴 1~3 分钟。

用大拇指指腹端按于委中穴，由轻渐重按揉 30~40 次。

最后用大拇指的指腹推按昆仑穴 1~3 分钟。

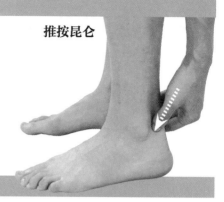

推按昆仑

艾灸方法

取鹤顶、膝眼、足三里、曲池，先找到一侧鹤顶穴、膝眼穴、足三里穴，用艾条回旋灸法灸 10~15 分钟，对侧穴位以同样的方法操作。再找到一侧曲池穴，用艾条温和灸法灸 10~15 分钟，对侧以同样的方法操作。

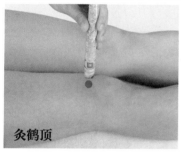

灸鹤顶

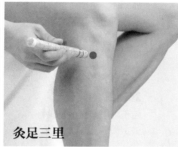

灸足三里

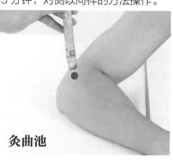

灸曲池

拔罐方法

对大椎、肝俞、肾俞、关元、膝眼、阳陵泉、昆仑、局部压痛点（阿是穴）用常规方法进行消毒，然后用三棱针针刺以上各穴，以各穴微出血为度。把罐吸拔在点刺后的穴位上，留罐 10~15 分钟。

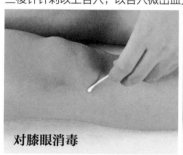

对膝眼消毒

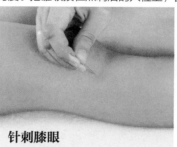

针刺膝眼

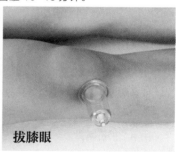

拔膝眼

刮痧方法

刮拭背部的大杼、膈俞、肝俞、脾俞、肾俞、小肠俞；刮拭上肢的肩贞、肩髎、曲池、尺泽、手三里、阳池、合谷、大陵；刮拭下肢的环跳、梁丘、委中、阳陵泉、足三里，刮至出痧为止。

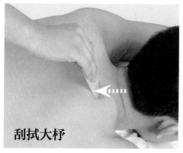

刮拭大杼

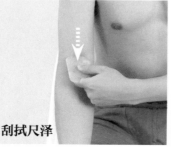

刮拭尺泽

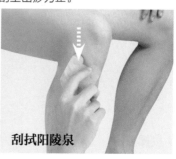

刮拭阳陵泉

膝关节痛

膝关节痛的症状表现为早期疼痛为阵发性，后期为持续性疼痛，休息后减轻，劳累以及夜间疼痛加重，膝关节活动受限。中医学认为膝关节痛主要因肝肾精不足，风寒湿邪侵袭膝部，流注关节，阻滞气血而导致。

取穴

委中
位于腘横纹中点。

承山
位于小腿后面正中，委中与昆仑穴之间。当伸直小腿或足跟上提时，腓肠肌肌腹下出现的尖角凹陷处即是。

委阳
位于腘横纹外侧端，当股二头肌腱的内侧。

鹤顶
屈膝，在膝关节髌骨上缘正中的凹陷处。

膝眼
屈膝，位于髌韧带两侧凹陷处。位于内侧的称内膝眼，位于外侧的称犊鼻。

梁丘
屈膝，位于大腿前面，在髂前上棘与髌底外侧端的连线上，髌底上2寸。

血海
屈膝，在大腿内侧，髌底内侧端上2寸，在股四头肌内侧头的隆起处。

膝阳关
位于阳陵泉直上，股骨外上髁的上方凹陷中。

阴谷
位于腘窝内侧，屈膝肘，当半腱肌肌腱与半膜肌肌腱之间。

阳陵泉
位于小腿外侧，在腓骨头前下方凹陷处。

足三里
位于小腿前外侧，在犊鼻下3寸，距胫骨前缘一横指。

三阴交
位于小腿内侧，在足内踝尖上3寸，胫骨内侧缘后方。

阴陵泉
位于小腿内侧，在胫骨内侧髁后下方凹陷处。

按摩方法

点揉阿是穴（疼痛点），先由轻至重点揉20次，再由重至轻点揉20次。

点揉血海、梁丘、膝眼、委中、阴陵泉、阳陵泉、三阴交、足三里，每穴点揉1分钟，以酸胀为佳。

用掌心扣按髌骨，使髌骨产生轻微循环运动，扣按2~3分钟。

用拇指和其余四指相对拿捏股四头肌，即膝盖上丰厚的肌肉，约1~2分钟。

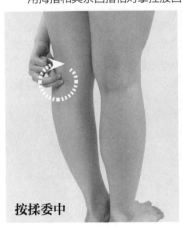
按揉委中

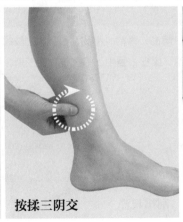
按揉三阴交

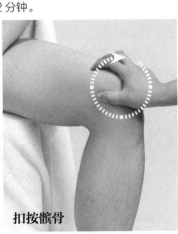
扣按髌骨

艾灸方法

取新鲜生姜一块切片，中间用牙签穿刺数孔。敷于鹤顶穴、膝阳关穴、犊鼻穴后按揉 2~3 分钟。将姜片放于鹤顶穴上，用艾条温和灸法灸 10~15 分钟。用艾条回旋灸梁丘穴、阳陵泉穴、足三里穴 10~15 分钟。点燃艾条一端，放于艾灸盒内，用艾灸盒放于委中穴、承山穴上，一同灸 10~15 分钟。

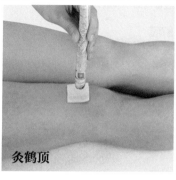
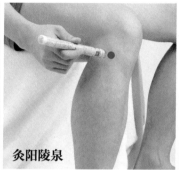
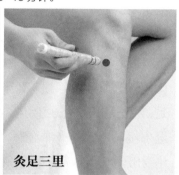

灸鹤顶　　　　　　灸阳陵泉　　　　　　灸足三里

拔罐方法

先用常规方法对梁丘、血海、膝眼（内外）、足三里进行消毒，再用三棱针点刺以上各穴。在点刺后的穴位上拔罐，留罐 10~15 分钟。起罐后点燃艾条，隔姜片温灸各穴 5 分钟，至有温热感为止。每日 1 次，10 次为 1 疗程。

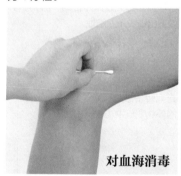
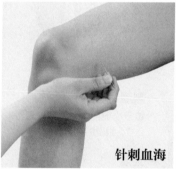
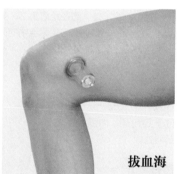

对血海消毒　　　　　针刺血海　　　　　　拔血海

刮痧方法

用刮痧板单角点按双膝犊鼻穴，并用面刮法从鹤顶穴上方向膝下方刮拭。然后用面刮法从上向下刮拭膝关节外上方梁丘穴、外下方足三里穴，再从膝阳关穴刮至阳陵泉穴。再用面刮法从上向下刮拭膝关节内上方血海穴、内下方阴陵泉穴。最后再用面刮法从上向下刮拭下肢后侧委中穴、委阳穴、阴谷穴、承山穴。

刮拭委中

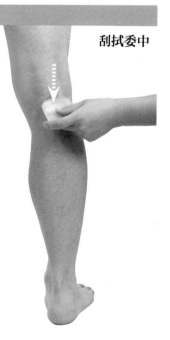

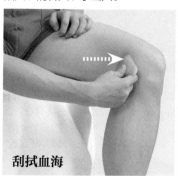
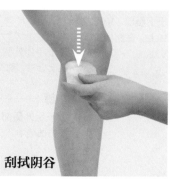

刮拭血海　　　　　刮拭阴谷

足跟痛

　　足跟痛的主要症状为足跟疼痛，局部无红肿，疼痛轻者尚可行走，重者步履艰难，甚至难以入眠。中医认为本病与体质虚弱、肾阴亏损、肾阳不足，跟骨失养有关，或因风、寒、湿邪侵袭，致使气滞血瘀、经络受阻而发生疼痛。中医按摩、刮痧、拔罐、艾灸等推拿手法对治疗此病疗效显著。

取穴

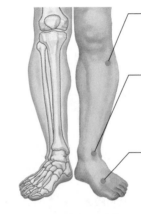

足三里
位于小腿前外侧，在犊鼻下3寸，距胫骨前缘一横指。

解溪
位于足背与小腿交界处的横纹中央凹陷中，在足拇长伸肌腱与趾长伸肌腱之间。

太冲
位于足背侧，在第一、第二跖骨底结合部前方凹陷中。

委中
位于腘横纹中点。

承山
位于小腿后面正中，委中与昆仑之间，当伸直小腿或足跟上提时，腓肠肌肌腹下出现尖角凹陷处。

环跳
位于股外侧部，侧卧屈股，在股骨大转子最凸点与骶骨裂孔连线的外1/3与中1/3交点处。

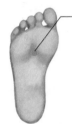

涌泉
位于足底部，卷足时足前部凹陷处，约在足底第二、第三趾趾缝纹头端与足跟连线的前1/3与后2/3交点上。

照海
位于足内侧，内踝尖下方凹陷处。

然谷
位于足内侧缘，足舟骨粗隆下方，赤白肉际处。

水泉
位于足内侧，内踝后下方，在太溪穴直下1寸（指寸），跟骨结节的内侧凹陷处。

复溜
位于小腿内侧，太溪穴直上2寸，跟腱的前方。

太溪
位于足内侧，内踝后方，在内踝尖与跟腱之间的凹陷处。

大钟
位于足内侧，内踝后下方，在跟腱附着部的内侧前方凹陷处。

昆仑
位于足部外踝后方，在外踝尖与跟腱之间的凹陷处。

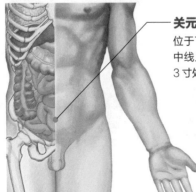

关元
位于下腹部，前正中线上，在脐中下3寸处。

悬钟
位于小腿外侧，在外踝尖上3寸，腓骨前缘。

申脉
位于足外侧部，外踝直下方凹陷中。

仆参
位于足外侧部，外踝后下方，昆仑穴直下，跟骨外侧，赤白肉际处。

按摩方法

患者保持俯卧位，用单手掌推患者下肢后侧，由上向下反复操作 2~3 次；用拇指与其他四指相对用力拿揉下肢后侧，由上向下反复操作 3~5 次。

用拇指或牛角按摩器点按悬钟穴 2 分钟。

用肘尖或牛角按摩器分别点按环跳、委中、承山，每穴 3~5 分钟。

让患者屈膝抬踝关节，用食指按揉、拿捏并搓揉足跟。

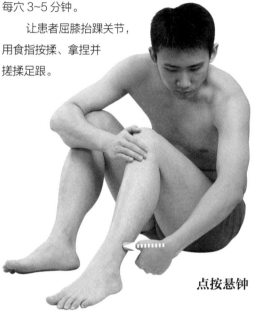

点按悬钟

艾灸方法

温和灸大钟、然谷、仆参。让患者取合适的体位，用点燃的艾条在距皮肤 3~5 厘米处施灸，灸至皮肤产生红晕为止。每穴灸 3~7 分钟，每日灸 1 次。

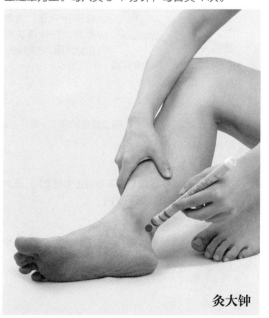

灸大钟

拔罐方法

先用常规方法对阿是穴、太溪、照海、水泉、涌泉（均取患侧）消毒，再用三棱针点刺以上各穴，并采用密刺法，至皮肤微出血。在点刺后的穴位上拔罐，留罐 10~15 分钟。起罐后在各穴用艾条温灸，每穴 10 分钟左右。每日 1 次，10 次为 1 疗程。

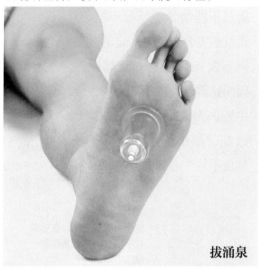

拔涌泉

刮痧方法

先刮拭太溪、阿是穴（疼痛点），再点揉水泉、照海、昆仑、解溪、仆参、申脉各穴，每穴点揉 3~5 分钟，每日 1 次。如果是肝肾亏虚引起的足跟痛，加刮太冲和涌泉，手法力度要轻，操作范围应广一些；如果是气虚血亏引起的足跟痛，加刮足三里、复溜和足底，手法力度要轻，操作范围应广一些。

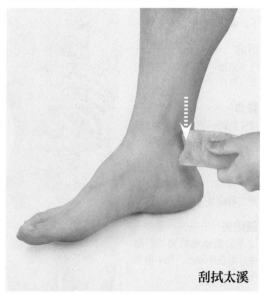

刮拭太溪

男科常见病

阳痿

阳痿是指在有性欲要求时阴茎不能勃起或勃起不坚，或者虽然有勃起且有一定的硬度，但不能保持性交的足够时间，因而妨碍性交或不能完成性交。中医认为，此病主要是由思虑过度、湿热下注、心肾不交、气血不足、心脾受损引起的。

取穴

神阙 ——
位于肚脐正中央。

气海 ——
位于下腹部，前正中线上，在脐中下1.5寸。

关元 ——
位于下腹部，肚脐直下3寸。

中极 ——
位于前正中线上，当脐下4寸。

大赫 ——
位于下腹部，在脐中下4寸，前正中线旁开0.5寸。

内关 ——
位于前臂掌侧，在曲泽与大陵穴的连线上，腕横纹上2寸，掌长肌腱与桡侧腕屈肌腱之间。

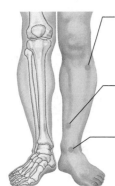

足三里 ——
位于小腿前外侧，在犊鼻穴下3寸，距胫骨前缘一横指。

三阴交 ——
位于内踝直上3寸，胫骨内侧面后缘。

中封 ——
位于人体的足背侧，足内踝前，商丘穴与解溪穴连线之间，胫骨前肌腱的内侧凹陷处。

曲泉 ——
位于膝内侧，屈膝，在膝关节内侧面横纹内侧端，股骨内侧髁的后缘，半腱肌、半膜肌止端的前缘凹陷处。

阴陵泉 ——
位于小腿内侧，胫骨内侧髁后下方凹陷中。

蠡沟 ——
位于小腿内侧，当足内踝尖上5寸，胫骨内侧面的中央。

复溜 ——
位于小腿内侧，太溪穴直上2寸，跟腱的前方。

太溪 ——
位于足内侧，内踝后方，在内踝尖与跟腱之间的凹陷处。

然谷 ——
位于足内侧缘，足舟骨粗隆下方，赤白肉际处。

心俞 ——
位于背部，在第五胸椎棘突下，旁开1.5寸。

肝俞 ——
位于背部，在第九胸椎棘突下，旁开1.5寸。

脾俞 ——
位于背部，第十一胸椎椎棘突下，旁开1.5寸。

命门 ——
位于腰部，当后正中线上，第二腰椎棘突下凹陷中。

腰阳关 ——
位于第四腰椎棘突下凹陷中，后正中线上，约与髂脊相平。

肾俞 ——
位于腰部，第二腰椎棘突下，旁开1.5寸。

次髎 ——
在髂后上棘下与后正中线之间，适对第二骶后孔中。

膀胱俞 ——
位于骶部，在骶正中嵴旁1.5寸，平第二骶后孔。

按摩方法

患者采取站姿，用拇指按顺时针方向按摩关元穴2分钟，再逆时针方向按摩2分钟，手法由轻渐重，逐渐加力，以感觉发热为度。速度以每秒钟转1次为宜，每晚上床睡前及早晨起床前各做1次。

用右手大拇指按顺时针方向按揉中极穴，每日早晚各1次，每次3分钟。

采取坐姿，用另一只手手心紧贴内踝，同侧手的拇指按压中封穴。每日2次，每次3分钟即可。

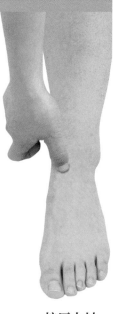

按压中封

拔罐方法

让患者取俯卧位，把罐吸拔在肾俞穴上，留罐10~15分钟，注意观察罐内皮肤变化，以皮肤充血为度。起罐后，要对皮肤进行消毒处理，以免皮肤感染。起罐后用艾条温灸肾俞穴10~15分钟。以皮肤有温热感为宜。同理，对气海、关元、三阴交进行同样的操作。这样的治疗每日1次，7次为1疗程。

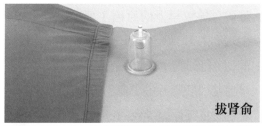

拔肾俞

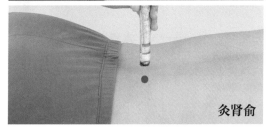

灸肾俞

艾灸方法

取心俞、肾俞、命门、腰阳关、神阙、关元、中极、三阴交、太溪等穴位，按照先灸腰背部穴位再灸胸腹部穴位、先灸上部穴位再灸下部穴位的顺序施灸。施灸者点燃艾条的一端，火头对准要灸的穴位，距离皮肤3~5厘米高度施灸，以患者感觉温热而无疼痛感为宜。每穴灸15~20分钟，每日或隔日1次，10次为一个疗程。此灸法最适用于命门火衰引起的阳痿，其症状为临房阴茎痿软或举而不坚，精液清冷或射精障碍，伴有头晕目眩，腰酸耳鸣，畏寒肢冷，面色、眼圈黝黑，精神萎靡不振。

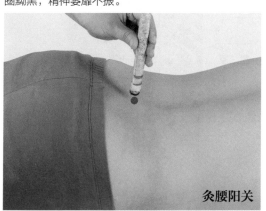

灸腰阳关

刮痧方法

用平面按揉法按揉足内侧、足外侧生殖器官反射区。再用平面按揉法按揉神阙穴，然后用面刮法从上至下刮拭脐下关元穴至中极穴，并对关元穴和中极穴各按揉30下。用面刮法从上至下刮拭背部脾俞穴、肾俞穴、命门穴、腰阳关穴。用面刮法从上至下刮拭下肢内侧阴陵泉穴、蠡沟穴、三阴交穴。

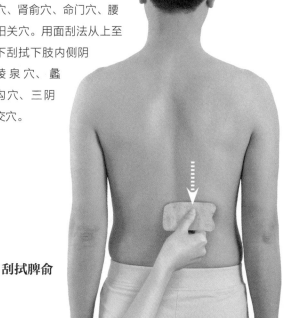

刮拭脾俞

早泄

早泄是指射精发生在阴茎进入阴道之前，或进入阴道中时间较短，在女性尚未达到性高潮时提早射精而出现的性交障碍。导致早泄的原因主要有生理和心理两个方面，出现早泄时应及时治疗。中医认为，早泄是因肝肾亏虚、命门火衰、思虑过度等原因导致的。

取穴

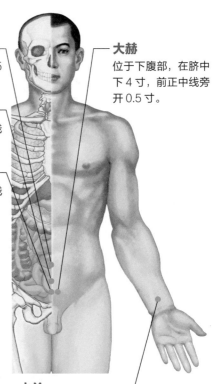

气海
位于下腹部,脐中下1.5寸,前正中线上。

关元
位于下腹部,前正中线上,在脐中下3寸处。

中极
位于下腹部,前正中线上,当脐中下4寸处。

大赫
位于下腹部,在脐中下4寸,前正中线旁开0.5寸。

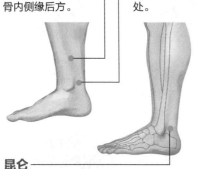

三阴交
位于小腿内侧,在足内踝尖上3寸,胫骨内侧缘后方。

太溪
位于足内侧,内踝尖与跟腱之间的凹陷处。

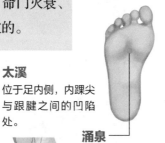

涌泉
位于足底部,卷足时足前部凹陷处,约在足底第二、第三趾趾缝纹头端与足跟连线的前1/3与后2/3交点上。

内关
位于前臂掌侧,在曲泽与大陵穴的连线上,腕横纹上2寸,掌长肌腱与桡侧腕屈肌腱之间。

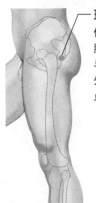

昆仑
位于足部外踝后方,在外踝尖与跟腱之间的凹陷处。

环跳
位于股外侧部,当股骨大转子最凸点与骶管裂孔连线的外1/3与内2/3交点处。

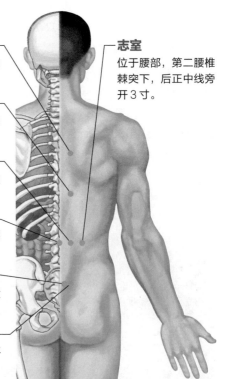

心俞
位于背部,在第五胸椎棘突下,旁开1.5寸。

肝俞
位于背部,在第九胸椎棘突下,旁开1.5寸。

肾俞
位于腰部,在第二腰椎棘突下,旁开1.5寸。

命门
位于腰部,当后正中线上,第二腰椎棘突下凹陷中。

次髎
在髂后上棘下与后正中线之间,适对第二骶后孔。

膀胱俞
在骶部,当骶正中嵴旁1.5寸,平第二骶后孔。

志室
位于腰部,第二腰椎棘突下,后正中线旁开3寸。

按摩方法

将拇指指腹放于心俞穴上，推至肝俞穴，左右各推按 15 分钟。

将食指或中指放于患者命门穴上，微用力压揉，有酸胀感为宜。

用双手食指、中指放于两侧肾俞穴上压揉，以局部有酸胀感为宜。

取侧卧位，用右手掌根用力揉按环跳穴，以局部有酸胀感为宜。取仰卧位，用拇指与食指、中指相对成钳形，掐按昆仑穴 15 分钟。

最后用大拇指指腹点按位于脚底的涌泉穴 10 分钟。

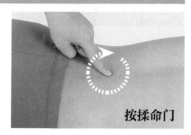

按揉命门

艾灸方法

取心俞、肝俞、肾俞、次髎、关元、内关、太溪等穴位，按照先灸腰背部穴位再灸胸腹部穴位、先灸上部穴位再灸下部穴位的顺序施灸。让患者取合适的体位，露出要灸的穴位皮肤。施灸者点燃艾条的一端，火头对准穴位，距离皮肤 3~5 厘米高度施灸，以患者有温热感而无疼痛感为宜。每穴灸 15~20 分钟，灸至皮肤潮红为度，每日灸 1~2 次。施灸过程中，施灸者注意力要集中，以免艾灰掉落灼伤皮肤。

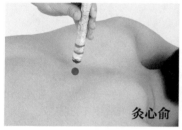

灸心俞

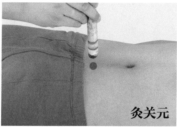

灸关元

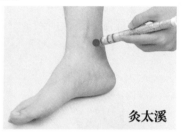

灸太溪

拔罐方法

取气海、关元、中极，患者取仰卧位，暴露腹部，采用闪火法将火罐吸拔在穴位上，留罐 15~20 分钟。每日 1 次，10 次为 1 个疗程。

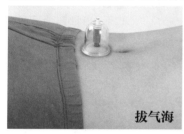

拔气海

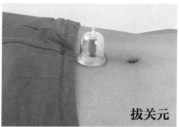

拔关元

刮痧方法

用面刮法从上向下刮拭命门穴、志室穴各 10~15 下，从上向下刮拭肾俞穴至膀胱俞穴 10~15 下，再从上向下刮拭关元穴 10~15 下，并用板角回旋揉动 30 下，以出痧为度。最后用面刮法从上向下刮拭三阴交穴 30 下，用单角刮法刮拭并按揉太溪穴 30 下，以出痧为度。

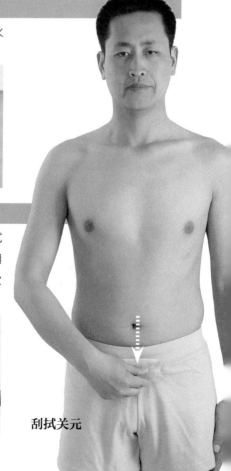

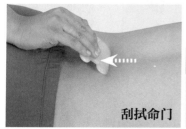

刮拭命门

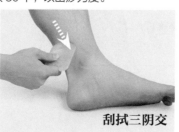

刮拭三阴交

刮拭关元

遗精

遗精是一种不因性交而精液自行排出的生理现象。在梦境中的遗精称梦遗，无梦而自遗者名滑精。遗精的频率可以从1~2周1次到4~5周1次不等，均属正常，若1周内有几次或1夜几次遗精就属于一种病理现象，应及时治疗。中医认为，此现象多由肾虚精关不固、心肾不交或湿热下注所致。

取穴

命门
位于腰部，当后正中线上，第二腰椎棘突下凹陷中。

八髎
位于骶椎。包括上髎、次髎、中髎和下髎，左右共八个穴位，分别在第一、二、三、四骶后孔中，合称"八髎穴"。

心俞
位于背部，第五胸椎棘突下，旁开1.5寸。

肾俞
位于腰部，第二腰椎棘突下旁开1.5寸。

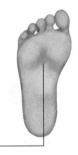

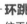

足三里
位于小腿前外侧，在犊鼻下3寸，距胫骨前缘一横指。

三阴交
位于内踝直上3寸，胫骨内侧面后缘。

阴陵泉
位于小腿内侧，在胫骨内侧髁后下方凹陷处。

太溪
位于足内侧，内踝尖与跟腱之间的凹陷处。

然谷
位于足内侧缘，足舟骨粗隆下方，赤白肉际。

涌泉
位于足底部，卷足时足前部凹陷处，约在足底第二、第三趾趾缝纹头端与足跟连线的前1/3与后2/3交点上。

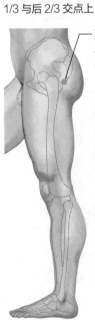

环跳
位于股外侧部，当股骨大转子最凸点与骶管裂孔连线的外1/3与内2/3交点处。

气海
位于下腹部，脐中下1.5寸，前正中线上。

关元
位于下腹部，肚脐直下3寸。

中极
位于前正中线上，当脐下4寸。

大赫
位于下腹部，在脐中下4寸，前正中线旁开0.5寸。

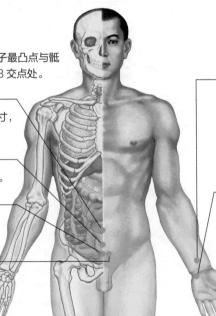

内关
位于前臂掌侧，在曲泽与大陵的连线上，腕横纹上2寸，掌长肌腱与桡侧腕屈肌腱之间。

神门
位于腕部，腕掌侧横纹尺侧端，尺侧腕屈肌腱的桡侧凹陷处。

按摩方法

将大拇指指腹放于内关穴上，力度由轻渐重，揉按 2~3 分钟。

将拇指指腹放于神门穴上，其余四指附于腕关节处，揉按 3 分钟。

将拇指指尖放于足三里穴上压揉，以局部有酸胀感为宜。

将大拇指指尖放于三阴交穴上，微用力压揉 3~5 分钟。

将拇指指腹放于足内侧的太溪穴上按压，以局部有酸胀感为宜。

用左手握住患者脚背，右手握拳，用关节揉按涌泉穴 3~5 分钟。

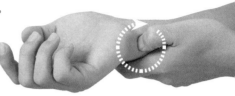

按揉神门

艾灸方法

取心俞、肾俞、次髎、关元、大赫、内关、神门、阴陵泉、三阴交、太溪、然谷等穴位，按照先灸腰背部穴位再灸胸腹部穴位、先灸上部穴位再灸下部穴位的顺序施灸。让患者取合适体位，施灸者点燃艾条的一端，火头对准穴位，距离皮肤 3~5 厘米高度施灸。每穴灸 10~20 分钟，以灸处皮肤潮红为度。每日灸 1 次，10 次为 1 个疗程。此灸法最适用的症状为夜不安寐、阴茎易举、梦遗频作，伴头晕耳鸣、腰酸神疲、体倦无力、尿黄。

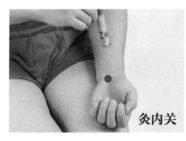

灸内关

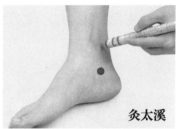

灸太溪

拔罐方法

让患者取俯卧位，在背部的肾俞、八髎拔罐，分别留罐 10 分钟。注意观察罐内皮肤变化，等罐内皮肤充血或拔出瘀血时即可起罐。背部拔罐完毕后，再让患者取仰卧位，在关元、大赫、足三里、内关、神门、太溪拔罐，留罐 10 分钟。起罐后对穴位皮肤进行消毒处理。这样的治疗每日 1 次。

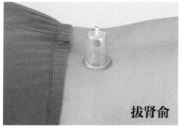

拔肾俞

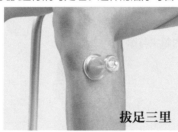

拔足三里

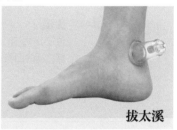

拔太溪

刮痧方法

用平面按揉法或角按法按揉足内侧、足外侧及足底生殖器官反射区。用面刮法从上至下刮拭腰背部心俞穴、命门穴、肾俞穴，接着从上至下刮拭下腹部关元穴至中极穴，再从上至下刮拭下肢小腿内侧三阴交穴 30 下。最后用角揉法揉按太溪穴，力度稍重，以产生酸麻胀感为度。

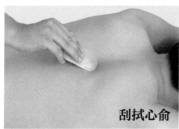

刮拭心俞

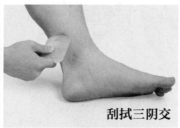

刮拭三阴交

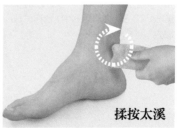

揉按太溪

前列腺炎

前列腺炎是一种男性常见病，是指前列腺特异性或非特异性感染所致的急慢性炎症引起的全身或局部症状。常见症状有尿急、尿频、排尿时有烧灼感，或有恶寒、发热、全身乏力等症状。中医认为，前列腺炎是由肾虚、湿热下注所导致的，与脾和肾的关系最为密切。

取穴

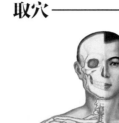

气海
位于下腹部，前正中线上，在脐中下1.5寸。

关元
位于下腹部，肚脐直下3寸。

中极
位于前正中线上，当脐下4寸。

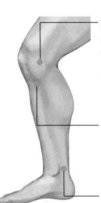

曲泉
在膝内侧，屈膝，当膝关节内侧端，股骨内侧髁的后缘，半腱肌、半膜肌止端的前缘凹陷处。

阴陵泉
位于小腿内侧，在胫骨内侧髁后下方凹陷处。

太溪
位于足内侧，内踝尖与跟腱之间的凹陷处。

足三里
位于小腿前外侧，在犊鼻穴下3寸，距胫骨前缘一横指。

三阴交
位于内踝直上3寸，胫骨内侧面后缘。

太冲
位于足背侧，在第一、第二跖骨底结合部前方凹陷中。

命门
位于腰部，当后正中线上，第二腰椎棘突下凹陷中。

八髎
位于骶椎。包括上髎、次髎、中髎和下髎，左右共八个穴位，分别在第一、二、三、四骶后孔中，合称"八髎穴"。

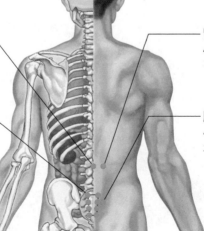

肾俞
位于腰部，第二腰椎棘突下旁开1.5寸。

膀胱俞
位于骶部，在骶正中嵴旁1.5寸，平第二骶后孔。

按摩方法

患者采取俯卧位，用两手手指指腹端顺时针揉按命门穴，每次按摩2分钟；用同样的方法按摩肾俞穴，每次按摩2分钟。

患者采取坐姿，用一只手握住脚后跟，手指指腹端顺时针按压中封穴，并做环状动作，每天做2次，每次坚持3分钟。

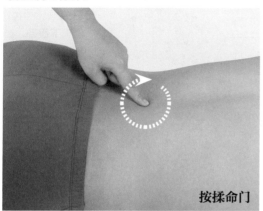

按揉命门

艾灸方法

取阳陵泉、三阴交、气海、中极、曲泉、太冲等穴位，按照先灸上部穴位再灸下部穴位的顺序施灸。让患者取合适的体位，施灸者点燃艾条的一端，火头对准要灸的穴位，距离皮肤3~5厘米高度施灸，以患者感觉舒适而无疼痛感为宜。每穴灸10~30分钟，每日灸1~2次。此灸法最适用于湿热下注引起的前列腺炎，其主要症状为尿频、尿急、尿热、尿痛、尿后滴血等。

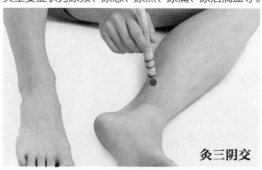

灸三阴交

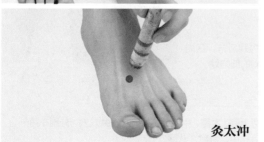

灸太冲

拔罐方法

让患者取俯卧位，对八髎穴区域皮肤进行消毒。消毒后，用三棱针针刺这八个穴位，使其微微出血。同时，施针者要缓解患者情绪，以免患者过于紧张影响治疗。针刺后，选择大小合适的罐具，吸拔在八髎穴上，留罐5分钟。起罐后，要用酒精棉球对拔罐部位进行消毒，以防感染。操作结束后，再让患者取仰卧位，用同样的方法拔罐关元、阴陵泉、三阴交穴，留罐10~15分钟。这样的治疗每日1次，10次为1个疗程。

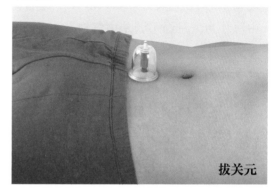

拔关元

刮痧方法

先用面刮法从上向下刮拭命门穴30下，用力轻柔，以皮肤潮红为度。再用面刮法从上向下刮拭中极穴30下，力度适中，以皮肤潮红为度。最后用面刮法从上向下刮拭曲泉穴和三阴交穴各10~15下，力度稍重，以出痧为度。

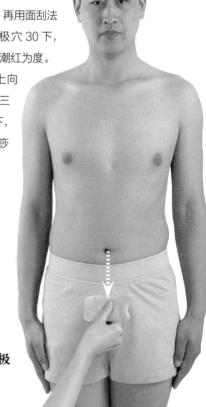

刮拭中极

妇科常见病

月经不调

月经不调是妇科常见病，表现为月经周期或出血量的异常，或是月经前、经期时的腹痛及全身症状，病因可能是器质性病变或是功能失常。中医认为，月经不调是由气血虚弱、肝肾亏损或气血运行不畅造成的。

取穴

气海
位于下腹部，前正中线上，当脐中下1.5寸。

关元
位于下腹部，肚脐直下3寸。

天枢
位于腹中部，平脐中，前正中线旁开2寸。

归来
位于下腹部，当脐中下4寸，前正中线旁开2寸。

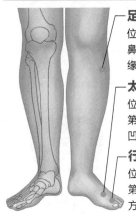

足三里
位于小腿前外侧，在犊鼻穴下3寸，距胫骨前缘一横指。

太冲
位于足背侧，在第一、第二跖骨底结合部前方凹陷中。

行间
位于足背部，在第一、第二趾间，趾蹼缘的后方赤白肉际处。

脾俞
位于背部，在第十一胸椎棘突下，旁开1.5寸。

命门
位于腰部，在后正中线上，第二腰椎棘突下凹陷中。

肝俞
在背部，当第九胸椎棘突下，旁开1.5寸。

肾俞
在腰部，当第二腰椎棘突下，旁开1.5寸。

血海
在屈膝后的大腿内侧，髌底内侧端上2寸，当股四头肌内侧头的隆起处。

阴陵泉
位于小腿内侧，当胫骨内侧髁后下方凹陷处。

三阴交
位于内踝直上3寸，胫骨内侧面后缘。

复溜
位于小腿内侧，太溪穴直上2寸，跟腱的前方。

然谷
位于足内侧缘，足舟骨粗隆下方，赤白肉际。

阴包
位于大腿内侧，当股骨上髁上4寸处，股内肌与缝匠肌之间。

关元俞
位于腰部，在第五腰椎棘突下，旁开1.5寸。

腰俞
位于骶部，在后正中线上，适对骶管裂孔。

太溪
位于足内侧，内踝后方，在内踝尖与跟腱之间的凹陷处。

八髎
位于骶椎。包括上髎、次髎、中髎和下髎，左右共八穴，分别在第一、二、三、四骶后孔中，合称"八髎穴"。

按摩方法

双掌揉按命门穴、八髎穴各5分钟，操作时按压的力道要由轻而重，持续一段时间，再慢慢放松。

患者取仰卧位，医者以气海穴为圆心，单掌以逆时针方向环形摩腹10分钟。

用手掌在大腿内侧来回摩擦，以透热为度，1个来回为1次，以每秒2~4次的频率，摩擦2分钟。

用拇指与食指、中指相对成钳形，依次捏住阴包穴、血海穴，做一收一放的揉捏动作，每个穴位各5分钟。

用拇指指腹揉按阴陵泉穴5分钟，以潮红发热为度。

最后用拇指揉按足三里穴5分钟，以潮红发热为度。

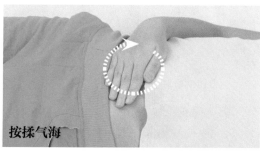

按揉气海

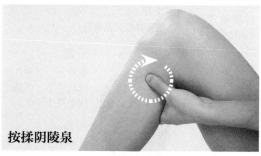

按揉阴陵泉

艾灸方法

取气海、血海、三阴交、天枢、归来、命门、关元等穴位，按照先灸腰背部穴位再灸胸腹部穴位，先灸上部穴位再灸下部穴位的顺序施灸。让患者取合适的体位，在要施灸的穴位上涂抹一层凡士林，以便于黏附艾炷，防止其脱落。每穴灸10~15分钟，以灸处皮肤潮红为度。

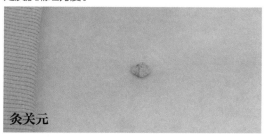

灸关元

拔罐方法

让患者取仰卧位，对关元、血海进行消毒。关元穴是人体上的一个重要穴位，对其拔罐可调节内分泌，达到治疗生殖系统疾病的目的。消毒后，用三棱针分别点刺关元、血海3~5下，以皮肤潮红或微微出血为度。同时施罐者要缓解患者情绪，避免患者精神紧张，影响施针。把罐吸拔在针刺后的穴位上，留罐10~15分钟。拔罐完毕后，再让患者取俯卧位，用同样的方法对命门、腰俞、气海俞、关元俞进行刺络拔罐。这样的治疗每日或隔日1次。

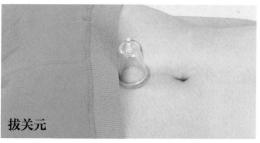

拔关元

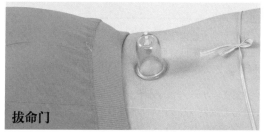

拔命门

刮痧方法

用角按揉法按揉手掌、足底生殖器官反射区。

用面刮法自上而下刮拭下腹部子宫、卵巢体表投影区，或辅以拔罐。

用面刮法自上而下刮拭下腹部气海穴、关元穴、归来穴，腰背部肝俞穴至肾俞穴，以及下肢内侧血海穴、三阴交穴。

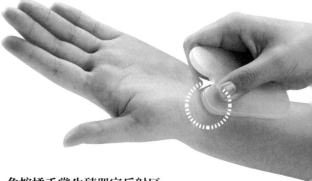

角按揉手掌生殖器官反射区

痛经

痛经是妇科常见病，是指妇女在经期及其前后，出现小腹或腰部疼痛，甚至痛及腰骶的病症。每随月经周期而发，严重者可伴恶心呕吐、冷汗淋漓、手足厥冷，甚至昏厥，影响工作及生活。中医认为，痛经是由气滞血瘀、寒湿凝滞、身体虚弱、肝肾亏虚引起的，对相关穴位施治可调和气血、祛除湿寒、补益肝肾，从而改善痛经的症状。

取穴

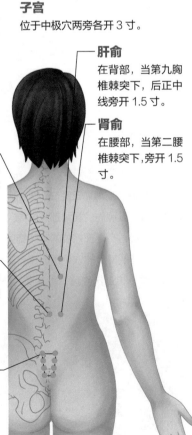

水道
位于下腹部，在脐中下3寸，前正中线旁开2寸。

气海
位于下腹部，前正中线上，当脐中下1.5寸。

关元
位于下腹部，肚脐直下3寸。

中极
位于下腹部，前正中线上，在脐中下4寸。

归来
位于下腹部，在脐中下4寸，前正中线旁开2寸。

子宫
位于中极穴两旁各开3寸。

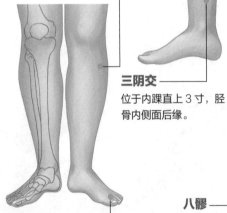

血海
在屈膝后的大腿内侧，髌底内侧端上2寸，在股四头肌内侧头的隆起处。

阴陵泉
位于小腿内侧，胫骨内侧髁后下方凹陷中。

足三里
位于小腿前外侧，在犊鼻穴下3寸，距胫骨前缘一横指。

行间
位于足背部，在第一、第二趾间，趾蹼缘的后方赤白肉际处。

地机
位于阴陵泉穴下3寸，当阴陵泉与三阴交的连线上，胫骨内侧面后缘处。

三阴交
位于内踝直上3寸，胫骨内侧面后缘。

脾俞
位于背部，在第十一胸椎棘突下，旁开1.5寸。

命门
位于腰部，在后正中线上，第二腰椎棘突下凹陷中。

八髎
位于骶椎。包括上髎、次髎、中髎和下髎，左右共八穴，分别在第一、二、三、四骶后孔中，合称"八髎穴"。

肝俞
在背部，当第九胸椎棘突下，后正中线旁开1.5寸。

肾俞
在腰部，当第二腰椎棘突下，旁开1.5寸。

按摩方法

患取仰卧位，按摩者按顺时针方向在小腹部轻揉 5 分钟。

将中指指腹紧贴气海穴、关元穴，以顺时针的方向揉动 2 分钟。

用手掌背部，紧贴于腰骶部，进行前臂旋转，操作 5 分钟。

用手掌在八髎穴、肾俞穴上用力向下按压各 2 分钟。

用手掌在骶部八髎穴来回摩擦，以透热为度，摩擦 2 分钟。

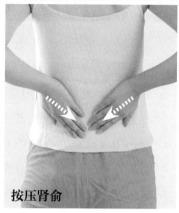

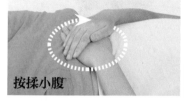

按揉小腹

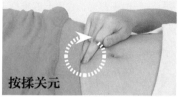

按揉关元

按压肾俞

艾灸方法

取气海、中极、血海、三阴交、行间等穴位，按照先灸上部穴位再灸下部穴位的顺序施灸。让患者取合适体位，施灸者站立在患者身侧，点燃艾条的一端，火头对准穴位，距离皮肤 3~5 厘米施灸，以患者感觉有温热感而无疼痛感为宜。每穴灸 10~15 分钟，以灸处皮肤潮红为度。此方法要在两次月经之间进行，最适用于气滞血瘀型痛经。

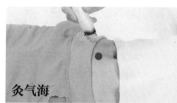

灸气海

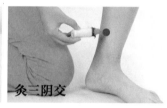

灸三阴交

灸行间

拔罐方法

在患者经期前 2~3 天或者在月经期间进行拔罐。让患者取俯卧位，将罐吸拔在次髎穴上，留罐 15~20 分钟，拔罐时要关注罐内皮肤的变化，当皮肤充血或有瘀血拔出时即可起罐，起罐后要对皮肤进行消毒护理。接下来让患者取仰卧位，将罐吸拔在关元、归来、三阴交、足三里，留罐 15~20 分钟，起罐后，对拔罐部位进行消毒处理，以免皮肤感染。这样的治疗每日 1 次，7 次为 1 个疗程。

刮气海
至中极

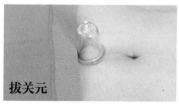

拔关元

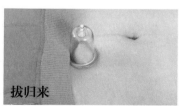

拔归来

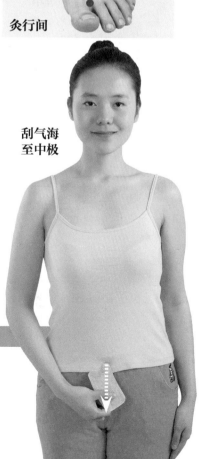

刮痧方法

用角按揉法按揉足内侧、足外侧生殖器官反射区。

先用面刮法自上而下刮拭下腹部子宫、卵巢体表投影区，或辅以拔罐。

接着用面刮法自上而下刮拭下腹部气海穴至中极穴，再刮拭腰背部肝俞穴至肾俞穴，最后刮拭下肢内侧阴陵泉穴，向下经地机穴至三阴交穴。

乳腺炎

　　乳腺炎是指乳腺的急性化脓性感染，为产褥期的常见病，是引起产后发热的原因之一，最常见于哺乳妇女，尤其是初产妇。此病症在哺乳期的任何时间都可发生，而在哺乳的初期最为常见。中医认为，乳腺炎通常是由肝郁气滞、胃热壅滞、乳汁瘀滞等原因引起的。对相应穴位施治能够疏肝理气、行气通乳，缓解症状。

取穴

肩井
位于肩上，前直乳中，在大椎穴与肩峰端连线的中点上。

膈俞
位于背部，在第七胸椎棘突下，旁开1.5寸。

肝俞
位于背部，在第九胸椎棘突下，旁开1.5寸。

胃俞
位于背部，在第十二胸椎棘突下，旁开1.5寸。

曲池
在肘区，尺泽与肱骨外上髁连线的中点处。屈肘呈90°角，肘横纹外侧端外凹陷中。

合谷
位于手背，第一、第二掌骨间，当第二掌骨桡侧的中点处。

膻中
位于胸部，前正中线上，平第四肋间，两乳头连线的中点。

中脘
位于上腹部，前正中线上，在脐中上4寸。

屋翳
位于胸部，当第二肋间隙，前正中线旁开4寸。

乳根
位于胸部，乳头直下，乳房根部，当第五肋间隙，距前正中线4寸。

食窦
位于胸外侧部，当第五肋间隙，距前正中线6寸。

期门
位于胸部，在乳头直下，第六肋间隙，前正中线旁开4寸。

天枢
位于腹中部，脐中旁开2寸。

按摩方法

将手掌放在患病的乳房上，顺时针按揉乳根穴、合谷穴、食窦穴、屋翳穴，每个穴位各 2~3 分钟，力度适中，每天早晚各 1 次。

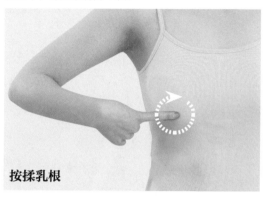

按揉乳根

艾灸方法

取肩井、膻中、膈俞、阿是穴等穴位，按照先灸腰背部穴位再灸胸腹部穴位的顺序施灸。让患者取合适的体位，施灸者立于患者身体一侧，点燃艾条的一端，火头对准要灸的穴位，距离皮肤 3 厘米左右高度。然后施灸者手持艾条一上一下移动，一起一落像鸟雀啄食一样，每穴灸 5 分钟。在施灸过程中要密切注意灸处皮肤的温度，防止烫伤患者的皮肤。

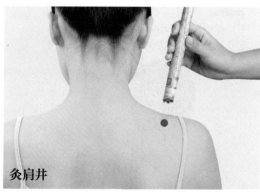

灸肩井

拔罐方法

让患者取仰卧位，对膻中穴皮肤进行消毒。膻中穴是人体的重要穴位，在膻中穴拔罐不仅能够治疗乳腺炎，还可催乳。消毒后，用三棱针对准膻中穴点刺数次，以微微出血为度。此步操作要求施罐者能够熟练使用针灸疗法，以免对患者造成伤害。将小号罐具吸拔在点刺过的穴位上，使其出血 5~15 毫升。起罐后，擦去血迹，对穴位皮肤进行消毒。每日 1 次，一般 3 次即可痊愈。

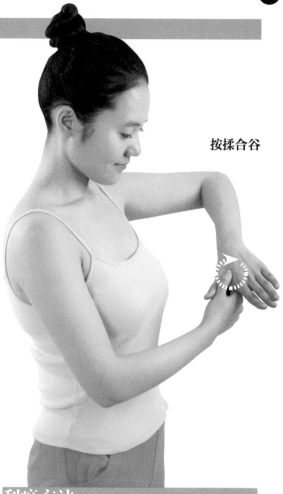

按揉合谷

刮痧方法

先用面刮法从上向下刮拭背部乳腺对应区。接着用角刮法从上至下刮拭胸部膻中穴，然后由内向外刮拭屋翳穴和乳根穴，手法宜轻柔。再用面刮法从上至下刮拭上肢曲池穴，用单角按揉法按揉合谷穴，力度稍重，以产生酸麻感为度。

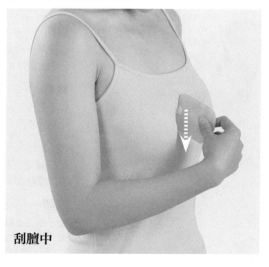

刮膻中

盆腔炎

盆腔炎是指女性盆腔生殖器官、子宫周围的结缔组织及盆腔腹膜的炎症。慢性盆腔炎往往是因急性期治疗不彻底所致，常见的症状有下腹部坠胀、疼痛及腰骶部酸痛，常在劳累、性交后、排便时及月经期前后加重。中医认为，盆腔炎是由情志不舒、外感邪毒、劳倦内伤所致。

取穴

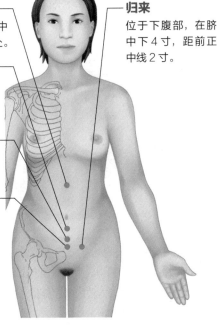

中脘
位于上腹部，前正中线上，当脐上 4 寸处。

气海
位于下腹部，前正中线上，当脐中下 1.5 寸。

关元
位于下腹部，肚脐直下 3 寸。

中极
位于下腹部，前正中线上，在脐中下 4 寸。

归来
位于下腹部，在脐中下 4 寸，距前正中线 2 寸。

内关
位于腕臂内侧，掌长肌腱与桡侧腕屈肌腱之间，腕横纹上 2 寸处。

三阴交
在小腿内侧，当足内踝尖上 3 寸，胫骨内侧缘后方。

足三里
位于小腿前外侧，在犊鼻穴下 3 寸，距胫骨前缘一横指。

血海
位于屈膝后的大腿内侧，髌底内侧端上两寸，当股四头肌内侧头的隆起处。

阴陵泉
位于小腿内侧，胫骨内侧髁后下方凹陷处。

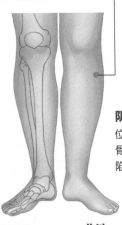

曲池
位于肘横纹外侧端，屈肘，在尺泽与肱骨外上髁连线中点。

外关
位于手背侧腕横纹正中直上 2 寸处，尺桡两骨之间。

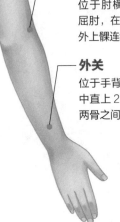

大椎
在后正中线上，第七颈椎棘突下凹陷中。

肝俞
位于背部，在第九胸椎棘突下，旁开 1.5 寸。

肾俞
位于腰部，第二腰椎棘突下，旁开 1.5 寸。

脾俞
位于第十一胸椎棘突下，后正中线旁开 1.5 寸处。

胃俞
位于第十二胸椎棘突下，后正中线旁开 1.5 寸处。

命门
位于腰部，在后正中线上，第二腰椎棘突下凹陷中。

次髎
位于髂后上棘与后正中线之间，适对第二骶后孔。

按摩方法

双手握拳，将拳背第二、第三掌指关节放在脾俞穴、胃俞穴上，揉按 1 分钟。

将拇指指腹按在患者肾俞穴上，其余四指附在腰部，揉按 1 分钟，力度适中。

用手掌自上而下用力擦搓腰骶部 0.5~1 分钟，以腰部发热为佳。

将掌心放在下腹部，适当用力做顺时针、逆时针环形摩擦 1 分钟，以腹部发热为佳。

将中指放在中脘穴上，适当用力揉按 1 分钟，以同样的方法按摩关元穴。

将拇指和中指放在外关穴和内关穴上，两指对合用力按压 1 分钟，双手交替进行。

将中指指腹按压在足三里穴上，适当用力按揉 1 分钟，双下肢交替进行。

将左手拇指指腹放在三阴交穴上，适当用力揉按 1 分钟，双下肢交替进行。

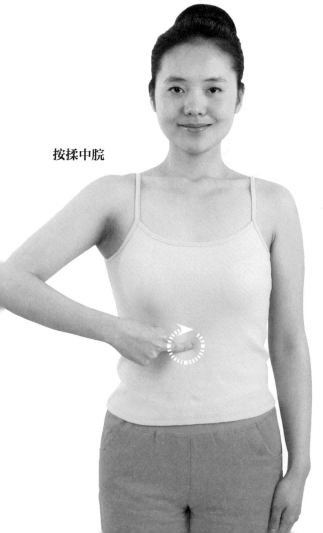

按揉中脘

艾灸方法

取关元、中极、肾俞、次髎等穴位，按照先灸腰背部穴位再灸胸腹部穴位的顺序施灸。让患者取合适体位，选择大号温灸盒，把温灸盒放置在要灸的穴位上，点燃艾条，把艾条放置在铁纱网上，盖上盖子进行艾灸。每个穴位灸 15~30 分钟。此种方法热力均衡，患者会感觉舒适。

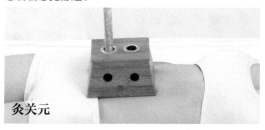

灸关元

拔罐方法

让患者取俯卧位，先把罐吸定在肝俞、肾俞、命门、大椎、曲池的任一穴位，然后稍加推拉或旋转立即向上提拉罐具，使之脱离皮肤，发出"啪"的响声，如此反复操作，以上每穴用闪罐法吸拔 5~10 次，以皮肤潮红或呈紫红色为度。这样的治疗每日 1 次，7 次为 1 疗程。

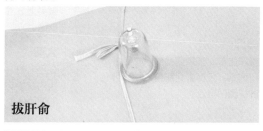

拔肝俞

刮痧方法

先用面刮法自上而下刮拭下腹部子宫、卵巢体表投影区。接下来用角按揉法按揉手掌、足底生殖器官全息穴区。再用面刮法自上而下刮拭下腹部气海穴至关元穴，刮至皮肤潮红；然后刮拭腰背部肾俞穴至次髎穴；最后刮拭下肢内侧血海穴、阴陵泉穴、三阴交穴。治疗期间要注意个人卫生，坚持锻炼身体，增强体质。

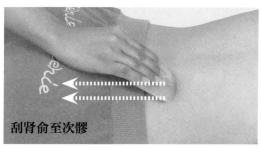

刮肾俞至次髎

更年期综合征

更年期综合征是由女性体内雌激素水平下降而引起的一系列症状，一般从 47 岁开始，可持续 10 年，有的女性甚至更早或更长。症状有月经变化、面色潮红、心悸、失眠、乏力、抑郁、多虑、情绪不稳定、注意力难以集中等。中医认为更年期综合征是肾气不足、阴阳失衡造成的。

取穴

建里
位于上腹部，前正中线上，当脐上 3 寸处。

神阙
位于脐窝正中，即肚脐。

气海
位于下腹部，前正中线上，当脐中下 2 寸。

关元
位于下腹部，肚脐直下 3 寸。

中极
位于下腹部，前正中线上，在脐中下 4 寸。

中脘
位于上腹部，前正中线上，当脐上 4 寸处。

子宫
位于中极穴两旁各开 3 寸。

内关
位于腕臂内侧，掌长肌腱与桡侧腕屈肌腱之间，腕横纹上 2 寸处。

神门
位于腕部，腕掌侧横纹尺侧端，尺侧腕屈肌腱的桡侧凹陷处。

三阴交
在小腿内侧，当足内踝尖上 3 寸，胫骨内侧缘后方。

太溪
在足内侧，内踝后方，当内踝尖与跟腱之间的凹陷处。

足三里
位于小腿前外侧，在犊鼻穴下 3 寸，距胫骨前缘一横指。

肝俞
在背部，第九胸椎棘突下，旁开 1.5 寸。

肾俞
位于腰部，第二腰椎棘突下，后正中线旁开 1.5 寸。

命门
位于腰部，当后正中线上，第二腰椎棘突下凹陷中。

太冲
位于足背侧，在第一、第二跖骨底结合部前方凹陷中。

心俞
位于背部，在第五胸椎棘突下，旁开 1.5 寸。

膈俞
位于背部，在第七胸椎棘突下，旁开 1.5 寸。

脾俞
位于背部，在第十一胸椎棘突下，旁开 1.5 寸。

志室
位于腰部，在第二腰椎棘突下，旁开 3 寸。

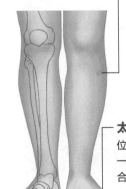

按摩方法

掌心搓热，在神阙穴环形摩擦 30 次，手掌再由上腹向下腹推揉 1 分钟。

用中指点揉中脘穴、建里穴、气海穴，每穴点揉 3 分钟。

先推揉患者腰背脊柱两侧肌肉，推揉 1 分钟，力度适中。再用拇指用力推揉肝俞、脾俞、肾俞三穴，反复推揉数次。

点揉肝俞

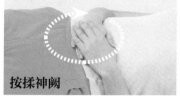

按揉神阙

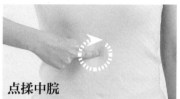

点揉中脘

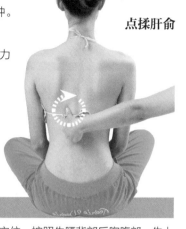

艾灸方法

取肾俞、三阴交、足三里、中极、子宫、太溪、志室、太冲、肝俞等穴位，按照先腰背部后胸腹部、先上部后下部的顺序施灸。患者自己不能施灸的部位可让旁人帮忙，自己能灸的部位最好自己灸，这样可以更好地掌握温度和位置。艾条火头对准穴位皮肤，距离皮肤 3~5 厘米高度施灸，每穴灸 10~15 分钟，灸至患者感觉舒适、皮肤潮红为度。这样的治疗每日 1 次，10 次为 1 个疗程，对肝肾阴虚引起的更年期综合征有很好的疗效。

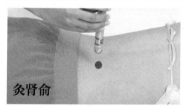

灸肾俞

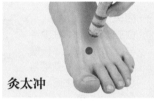

灸太冲

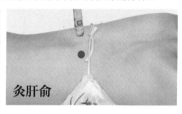

灸肝俞

拔罐方法

让患者取俯卧位，先用食指指腹在心俞、膈俞、肾俞、肝俞上按摩 3~5 分钟；再让患者取仰卧位，用食指指腹在关元穴上按摩 3~5 分钟。然后将罐吸拔在背部的穴位上，留罐 20~25 分钟；拔罐完毕，再把罐吸拔在关元穴上，留罐 20~25 分钟。每日 1 次，5 次为 1 个疗程。

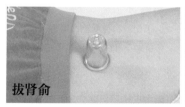

拔肾俞

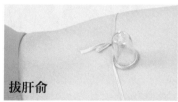

拔肝俞

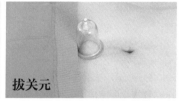

拔关元

刮痧方法

先用角揉法或平面按揉法按揉足底生殖器官反射区，然后用平刮法由上至下刮拭上肢内侧内关穴，用刮痧板角按揉手腕处神门穴 20~30 下。接着用平刮法由上至下刮拭下腹部气海穴至关元穴，刮至皮肤潮红。再用面刮法由上至下刮拭腰背部肝俞穴、肾俞穴、命门穴，以及下肢内侧三阴交穴，至皮肤发红。然后用刮板角部重刮太溪穴 30 下。最后用垂直按揉法按揉太冲穴，至产生酸麻感为度。

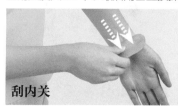

刮内关

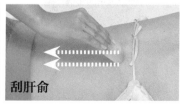

刮肝俞

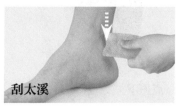

刮太溪

五官科常见病

牙痛

　　牙痛是牙齿由各种原因引起的疼痛，为口腔疾患中常见症状之一。龋齿、牙髓炎、根尖周围炎和牙本质过敏等都会引起牙痛，遇冷、热、酸、甜等刺激时牙痛会发作或加重。中医认为，牙痛多因外感风邪、胃火过盛、肾虚火旺、虫蚀牙齿引起。

取穴

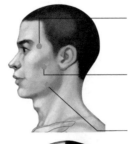

太阳
在颞部，当眉梢与目外眦之间，向后约一横指的凹陷处。

下关
位于面部耳前方，在颧弓与下颌切迹所形成的凹陷中。

颊车
位于面颊部，下颌角前上方约一横指（中指），当咀嚼时咬肌隆起，按之凹陷处。

翳风
位于耳垂后，在乳突与下颌骨之间凹陷处。

风池
位于项部，在枕骨之下，与风府相平，胸锁乳突肌与斜方肌上端之间的凹陷处。

天柱
位于项部，大筋（斜方肌）外缘之后发际凹陷中，约在后发际正中旁开 1.3 寸。

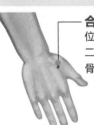

合谷
位于手背，第一、第二掌骨间，当第二掌骨桡侧的中点处。

内关
位于前臂掌侧，在曲泽与大陵的连线上，腕横纹上 2 寸，掌长肌腱与桡侧腕屈肌腱之间。

行间
位于足背部，在第一、第二趾间，趾蹼缘的后方赤白肉际处。

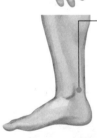

太溪
在足内侧，内踝后方，当内踝尖与跟腱之间的凹陷处。

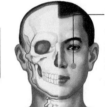

巨髎
位于面部，瞳孔直下，平鼻翼下缘处，在鼻唇沟外侧。

内庭
位于足背，在第二、第三趾间，趾蹼缘后方赤白肉际处。

按摩方法

　　让患者保持坐位，用中指点压下关穴，每次 1 分钟，以感到酸胀为宜。再用中指按压巨髎穴，每次 2 分钟，直至感到酸胀为宜；用中指按压颊车穴，每次 3 分钟，至感到酸胀为宜。接下来用双手拇指按压患者风池穴 2 分钟，按压时用力要稍重；继续按压患者太阳、内关、合谷、天柱、翳风，每穴每次 3 分钟。

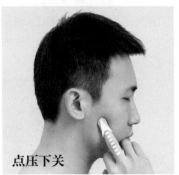

点压下关

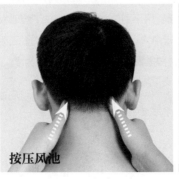

按压风池

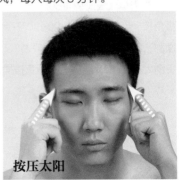

按压太阳

艾灸方法

温和灸合谷、颊车、下关、内庭、风池。用点燃的艾条距皮肤 3~5 厘米处施灸，灸 10~20 分钟，灸至局部皮肤灼热红润为度，有止痛、通经活络、镇静安神的作用。

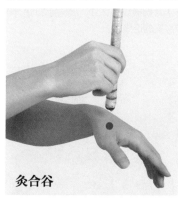

灸合谷

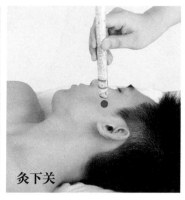

灸下关

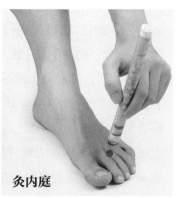

灸内庭

拔罐方法

对实火牙痛，用三棱针点刺下关、翳风、巨髎、颊车、内庭、合谷，以微出血为度。点刺后，在各穴拔罐，留罐 10~15 分钟，内庭穴只点刺出血不拔罐。每日 1 次。

如是风火牙痛，用三棱针点刺下关、翳风、合谷、风池、太阳、巨髎、颊车穴，以微出血为度。点刺后，在各穴拔罐，留罐 10~15 分钟，每日 1 次。

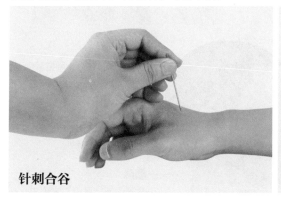

针刺合谷

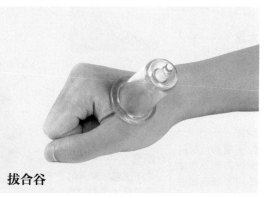

拔合谷

刮痧方法

点揉下关、颊车，接着刮拭合谷，这三个穴位都属于阳明经，是治疗牙痛的特效穴位。刮拭太溪、行间，太溪是足少阴肾经原穴，刮拭太溪穴可滋阴补肾，是治疗牙痛之本。

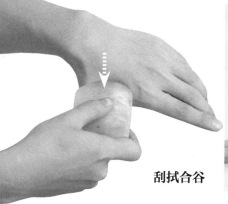

刮拭合谷

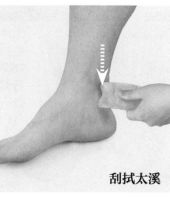

刮拭太溪

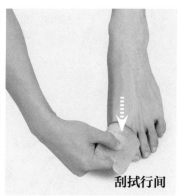

刮拭行间

耳鸣

耳鸣是听觉异常的一种，表现为一侧或两侧耳朵听到一种声响，或如蝉鸣，或如水涨潮声等，声音时大时小或不变，有碍正常听力。中医学认为，虚者多是由于肾阴不足，虚火上扰所致，并常伴有头晕、目眩、腰痛等症状；实者多因暴怒伤肝，肝胆之火上逆所致，以致耳中暴鸣如同钟鼓之声。

取穴

外关
位于手背腕横纹上 2 寸，尺桡骨之间，阳池与肘尖的连线上。

中渚
位于手背第四、第五掌指关节后方凹陷中，液门穴直上 1 寸处。

丘墟
位于足外踝的前下方，在趾长伸肌腱的外侧凹陷处。

太溪
位于足内侧，内踝后方，在内踝尖与跟腱之间的凹陷处。

少海
位于屈肘后的肘横纹内侧端与肱骨内上髁连线的中点处。

耳门
位于面部，在耳屏上切迹的前方，下颌骨髁状突后缘，张口有凹陷处。

听宫
位于面部，耳屏前，下颌骨髁状突的后方，张口时呈凹陷处。

听会
位于面部，在耳屏间切迹的前方，下颌骨髁突的后缘，张口有凹陷处。

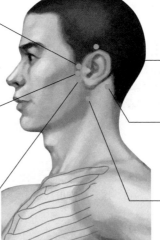

胆俞
位于背部，在第十胸椎棘突下，旁开 1.5 寸。

角孙
位于头部，折耳郭向前，在耳尖直上，入发际处。

瘈脉
位于头部，耳后乳突中央，在角孙至翳风之间，沿耳轮连线的中、下三分之一的交点处。

翳风
位于耳垂后，在乳突与下颌骨之间凹陷处。

太冲
位于足背侧，在第一、第二跖骨底结合部前方凹陷中。

行间
位于足背部，在第一、第二趾间，趾蹼缘的后方赤白肉际处。

侠溪
位于足背外侧，在第四、第五趾缝间，趾蹼缘后方赤白肉际处。

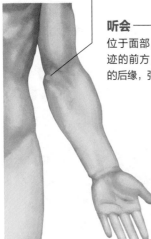

按摩方法

　　可自我按摩，双手分别放在两耳根部，中指在耳前，食指在耳后。从耳垂开始，夹持耳朵向上推动，紧贴耳郭，直到耳尖，重点在耳门、听宫、听会穴，注意要有一定的力度，按摩 50 次。然后将拇指指尖按在翳风穴，用力点按，点揉 3 分钟，直到能感觉到酸胀。再将两手掌用力相搓，擦热掌心，然后用两手掌分别按于两耳，掌心对准耳道，手指贴于后枕部。最后两掌轻轻用力，对两耳做缓慢的重按，再缓缓地放开，反复 30 次。

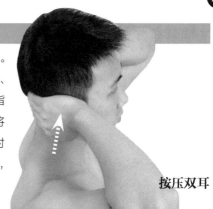

按压双耳

艾灸方法

　　温和灸太冲、丘墟、中渚、听会。先用点燃的艾条距皮肤 3~5 厘米处施灸，太冲、丘墟、听会每穴灸 5~10 分钟，中渚灸 10~15 分钟，每日灸 1 次。再将姜片放在侠溪、听宫、翳风穴位上，再放上艾炷，点燃施灸，每穴灸 4~5 壮，隔日灸 1 次。

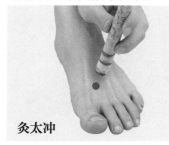

灸太冲

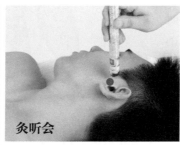

灸听会

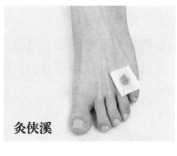

灸侠溪

拔罐方法

　　先对胆俞、听宫、行间、外关、太冲、丘墟、翳风用常规法进行消毒，再用三棱针点刺以上各穴，以出血数滴为度。然后在胆俞、听宫、行间、外关拔罐，留罐 10~15 分钟。隔日 1 次，5 次为 1 疗程。

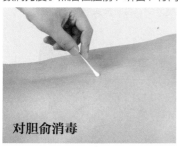

对胆俞消毒

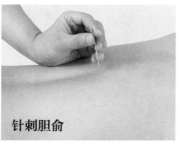

针刺胆俞

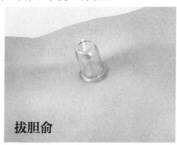

拔胆俞

刮痧方法

　　先用手指指腹点揉头部的角孙、耳门、听宫、听会、瘈脉、翳风，每个穴位点揉 20 次，直到患者感觉胀麻为止。接着刮拭少海、太溪，每个穴位要刮至出现痧痕为度。

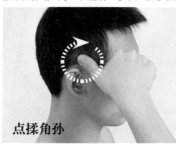

点揉角孙

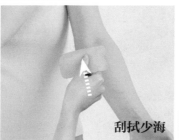

刮拭少海

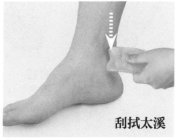

刮拭太溪

皮肤常见病

神经性皮炎

神经性皮炎是以对称性皮肤粗糙肥厚，剧烈瘙痒为主要表现的皮肤性疾病，好发于颈部、四肢、腰骶。自觉症状为阵发性剧痒，夜间尤甚，影响睡眠。搔抓后引致血痕及血痂，严重者可继发毛囊炎及淋巴结炎。本病为慢性疾病，症状时轻时重，治愈后容易复发。中医认为，此病主要是由风湿蕴肤、经气不畅所致。

取穴

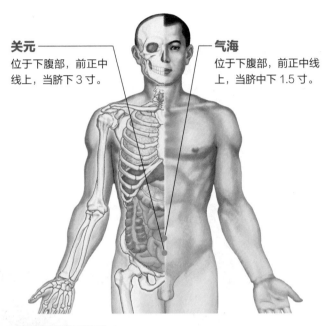

关元
位于下腹部，前正中线上，当脐下3寸。

气海
位于下腹部，前正中线上，当脐中下1.5寸。

涌泉
位于足底部，卷足时足前部凹陷处，约在足底第二趾、第三趾趾缝纹头端与足跟连线的前1/3与后2/3交点上。

血海
在屈膝后的大腿内侧，髌底内侧端上2寸，在股四头肌内侧头的隆起处。

阴陵泉
位于小腿内侧，在胫骨内侧髁后下方凹陷处。

阳陵泉
在小腿外侧，当腓骨头前下方凹陷处。

曲池
位于肘横纹外侧端，屈肘，在尺泽与肱骨外上髁连线中点。

足三里
位于小腿前外侧，当犊鼻下3寸，距胫骨前缘一横指（中指）。

大椎
在后正中线上，第七颈椎棘突下凹陷中。

身柱
位于背部，在后正中线上，第三胸椎棘突下凹陷中。

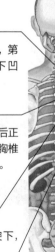

合谷
位于手背，第一、第二掌骨间，当第二掌骨桡侧的中点处。

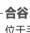

肺俞
位于背部，在第三胸椎棘突下，旁开1.5寸。

膈俞
位于第七胸椎棘突下，旁开1.5寸。

按摩方法

用手掌根部紧贴皮肤，按揉腹部 3~5 分钟。

用大拇指指腹点按气海、关元等穴 1 分钟。

用手掌根部在两侧腹股沟处各按揉 30 次，使患部有一定压迫感。用手掌沿腹股沟方向，推按 1~3 分钟，以局部发热为宜。

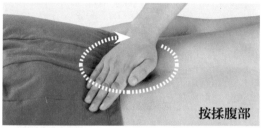

按揉腹部

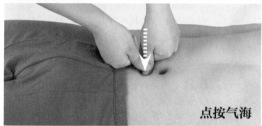

点按气海

艾灸方法

取大椎、曲池、合谷、血海、足三里、涌泉、阿是穴等穴位，按照先灸上部穴位再灸下部穴位的顺序施灸。选择个头较大的蒜，切成厚约 0.3 厘米的薄片，用针在上面扎数个小孔，以增强其透热性。然后把蒜片放置在要施灸的穴位上。把中艾炷放置在蒜片的中央，点燃艾炷施灸，当艾炷燃尽或患者感觉疼痛时需要更换艾炷。施灸 4~5 壮时要更换新的蒜片，重新施灸。每穴灸 7 壮为宜，以穴位处皮肤潮红为度。

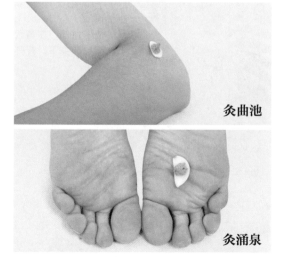

灸曲池

灸涌泉

拔罐方法

找到身体的病灶部位，即发病部位，在其上敷上一层捣烂的蒜或涂上 5% 或 10% 的碘酒。蒜有解毒杀虫的作用，碘酒能够杀菌消毒。在涂上蒜或碘酒的病灶部位拔罐。注意：外敷大蒜不宜太久，否则容易引起皮肤发红、灼热、起泡，建议敷上大蒜 2~3 分钟后立即拔罐。如病灶处面积较大，可多拔几个罐，留罐 10~15 分钟。起罐后，用艾条温灸病灶处约 15 分钟。通过热力疏通经络，排出体内湿气，从而达到治疗目的。这样的治疗每日 1 次，10 次为 1 个疗程。

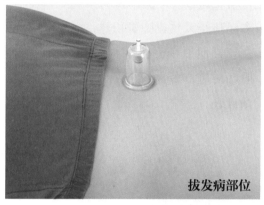

拔发病部位

刮痧方法

先用单角刮法从上向下刮拭气海穴 30 下，用力逐渐加重，使局部有强烈的酸胀麻感。再用刮痧板角自上而下刮拭合谷穴 30 下，至皮肤发红。接着用面刮法刮拭下肢双侧阳陵泉穴至足三里穴 30 下，用力稍重，至出痧为度。最后用面刮法自上而下刮拭背部膈俞穴 30 下，用力稍重，至出现紫色痧斑为度。

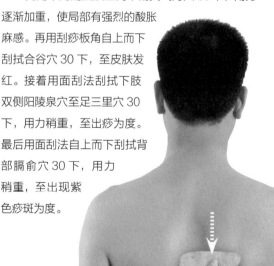

刮拭膈俞

痤疮

痤疮是青春期常见的皮脂腺疾病。痤疮发生的因素多种多样，内分泌紊乱、免疫功能降低、维生素和微量元素缺乏、大便和睡眠不规律、药物因素、化妆品及皮肤护理因素等，均可引起痤疮。中医学认为本病多因肺经风热或脾胃积热，血热郁滞肌肤所致。病程较长，时轻时重，多数到 25~30 岁逐渐自愈。

取穴

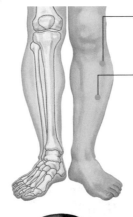

足三里
位于小腿前外侧，在犊鼻下3寸，距胫骨前缘一横指。

丰隆
位于小腿前外侧，在外踝尖上8寸，条口外，距胫骨前缘二横指（中指）。

血海
在屈膝后的大腿内侧，髌底内侧端上2寸，在股四头肌内侧头的隆起处。

地机
位于小腿内侧，在内踝尖与阴陵泉的连线上，阴陵泉下3寸。

攒竹
位于面部，在眉头陷中，眶上切迹处。

三阴交
位于小腿内侧，在足内踝尖上3寸，胫骨内侧缘后方。

大杼
位于背部，在第一胸椎棘突下，旁开1.5寸。

大椎
在后正中线上，第七颈椎棘突下凹陷中。

心俞
位于背部，在第五胸椎棘突下，旁开1.5寸。

肝俞
位于背部，在第九胸椎棘突下，旁开1.5寸。

脾俞
位于背部，在第十一胸椎棘突下，旁开1.5寸。

肾俞
位于腰部，在第二腰椎棘突下，旁开1.5寸。

风池
位于项部，在枕骨之下，与风府相平，胸锁乳突肌与斜方肌上端之间的凹陷处。

肺俞
位于背部，在第三胸椎棘突下，旁开1.5寸。

膏肓
位于背部第四胸椎棘突下，旁开3寸。

神堂
位于背部，在第五胸椎棘突下，旁开3寸。

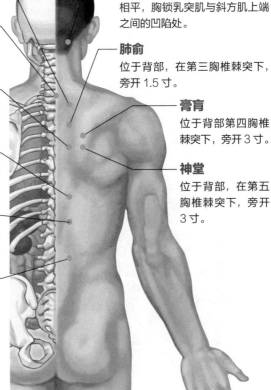

百会
位于头部，在前发际正中直上5寸，或两耳尖连线的中点处。

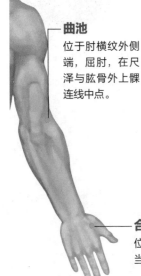

曲池
位于肘横纹外侧端，屈肘，在尺泽与肱骨外上髁连线中点。

合谷
位于手背，第一、第二掌骨间，当第二掌骨桡侧的中点处。

按摩方法

　　用手背近小指侧作用于背部的肺俞、心俞、肝俞、脾俞、肾俞，通过腕关节屈伸外旋的连续摆动按摩，每穴 3~5 分钟。再用一指禅法按摩头颈部的百会、攒竹、风池，每穴 2~3 分钟。最后按揉下肢部的足三里、丰隆、三阴交，每穴 1~2 分钟。每日按摩 1 次，直至治愈为止。

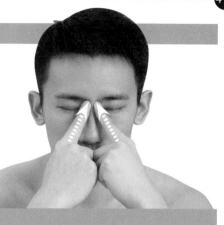

按压攒竹

艾灸方法

　　温和灸大椎、曲池、合谷、肺俞、血海、足三里、三阴交。用点燃的艾条距离皮肤 3~5 厘米处施灸，大椎、肺俞每穴灸 5~10 分钟，合谷、曲池、足三里、三阴交每穴灸 10~15 分钟，血海灸 15~20 分钟。每天或隔天 1 次，10 次为 1 疗程。

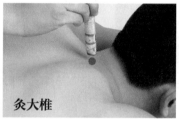

灸大椎

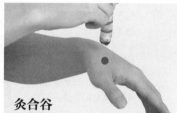

灸合谷

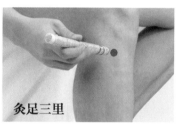

灸足三里

拔罐方法

　　先用常规方法对大椎、曲池、足三里、三阴交、丰隆、肺俞、脾俞进行消毒，再用三棱针点刺大椎穴，以微出血为度，点刺完拔罐，留罐 5~10 分钟。接着把罐吸拔在曲池、足三里两穴，留罐 10~15 分钟。再把罐吸拔在三阴交、丰隆两穴，留罐 10~15 分钟。最后在肺俞、脾俞两穴用走罐法，至局部出现暗紫色瘀斑为止。这样的治疗每日或隔日 1 次。

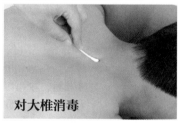

对大椎消毒

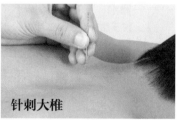

针刺大椎

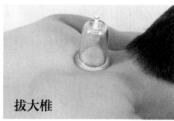

拔大椎

刮痧方法

　　用泻法刮拭大椎、大杼、膏肓、神堂、肺俞、肾俞、曲池、合谷、足三里、三阴交各穴，每穴刮拭 25~30 次；如果痤疮长时间不消退，或者病症反复，还要加刮下肢的丰隆、血海、地机等穴，每穴各刮 30 次。每周 2 次或 3 日 1 次，7 次为 1 个疗程。

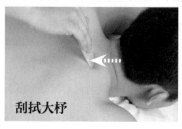

刮拭大杼

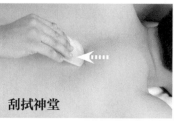

刮拭神堂

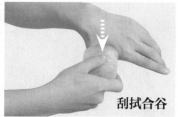

刮拭合谷

黄褐斑

黄褐斑又称肝斑，以女性患者居多。好发于颜面部，皮损为淡褐色或黄褐色斑，边界较清，形状不规则，对称分布于眼眶附近、额部、眉弓、鼻部、两颊、唇及口周等处，无自觉症状及全身不适。其他部位亦可发生。中医认为此病是由肝失条达、脾气虚弱、肝肾阴虚等所致颜面气血失和造成的。

取穴

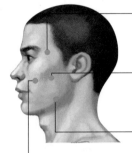

太阳
在颞部，当眉梢与目外眦之间，向后约一横指的凹陷处。

下关
位于面部耳前方，在颧弓与下颌切迹所形成的凹陷中。

颊车
位于面颊部，下颌角前上方约一横指（中指），当咀嚼时咬肌隆起，按之凹陷处。

颧髎
位于面部，在目外眦直下，颧骨下缘凹陷处。

鱼腰
位于额部，瞳孔直上，眉毛中。

攒竹
位于面部，在眉头陷中，眶上切迹处。

瞳子髎
位于面部，目外眦旁，在眶外侧缘处。

四白
位于面部，瞳孔直下，在眶下孔凹陷处。

巨髎
位于面部，瞳孔直下，平鼻翼下缘处，在鼻唇沟外侧。

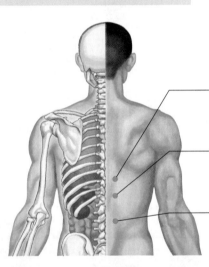

肝俞
位于背部，在第九胸椎棘突下，旁开1.5寸。

脾俞
位于背部，在第十一胸椎棘突下，旁开1.5寸。

肾俞
位于腰部，在第二腰椎棘突下，旁开1.5寸。

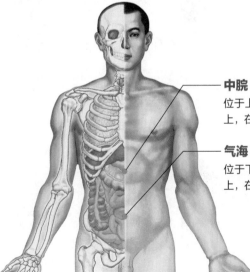

中脘
位于上腹部，前正中线上，在脐中上4寸。

气海
位于下腹部，前正中线上，在脐中下1.5寸。

三阴交
位于小腿内侧，在足内踝尖上3寸，胫骨内侧缘后方。

太溪
位于足内侧，内踝后方，在内踝尖与跟腱之间的凹陷处。

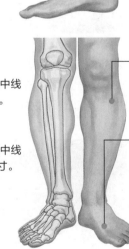

足三里
位于小腿前外侧，在犊鼻下3寸，距胫骨前缘一横指。

太冲
位于足背侧，在第一、第二跖骨底结合部前方凹陷中。

按摩方法

温水清洁面部后，用无名指对攒竹、鱼腰、太阳、瞳子髎、下关、颊车、四白、巨髎、颧髎点按，每穴 1 分钟。点按之后，再按揉上述各穴，按揉时用指端紧贴皮肤，不可来回移动。色斑局部穴位可着重按摩。

按揉太阳

艾灸方法

先用点燃的艾条距肝俞、足三里、太溪、三阴交穴皮肤 3~5 厘米处施灸，每穴灸 10~20 分钟，灸至皮肤产生红晕为止，隔日灸 1 次，有疏肝理气、健脾益气、行气活血的功效。接下来用点燃的艾条在距离脾俞、气海穴皮肤 1.5~3 厘米处，左右方向平行往复或反复旋转施灸。每次每穴灸 10~20 分钟，隔日灸 1 次。

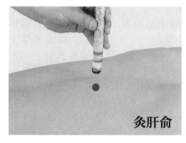
灸肝俞

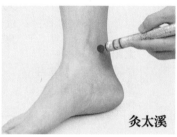
灸太溪

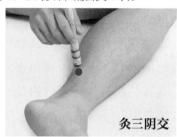
灸三阴交

拔罐方法

用毫针针刺气海、肾俞、肝俞，至有针感后出针。此步操作限能够熟练应用针灸疗法的人使用，以确保安全。对针刺后的穴位拔罐，留罐 15~20 分钟。起罐后用艾条温灸拔罐后的穴位，每穴 10~15 分钟，至局部皮肤有温热感为度。

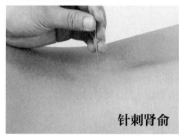
针刺肾俞

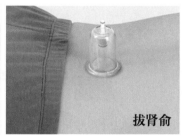
拔肾俞

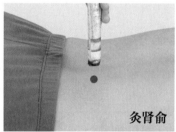
灸肾俞

刮痧方法

让患者取合适体位，刮拭肝俞、脾俞、肾俞、中脘、足三里、三阴交、太溪，刮拭力度以患者感到舒适为宜。如果是肝气郁结引起的黄褐斑，则在上一步基础上重点刮拭肝俞穴，并且还要加刮配穴太冲；如果是脾胃虚弱型患者，则在上一步的基础上重点刮拭脾俞、足三里两穴，刮拭到出现痧痕为止。

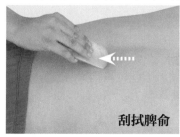
刮拭脾俞

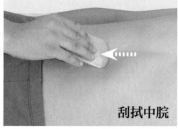
刮拭中脘

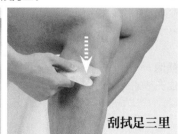
刮拭足三里

小儿常见病

发热

对婴幼儿来说，发热堪称家常便饭。根据引起的原因不同，发热一般分为外感发热、肺胃发热和阴虚发热三种。其中，外感发热最为常见，又有风寒发热和风热发热之分，多由感冒引起。大多数的发热运用物理降温及推拿方法就可以解决问题，不仅可以免去宝宝扎针的痛苦，还可以避免交叉感染的危险。但需要注意的是，对于由接种疫苗引起的发热，推拿仅作为辅助手段使用。

取穴

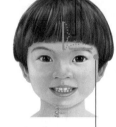
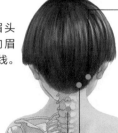

天门
位于两眉中间至前发际成一直线。

坎宫
位于自眉头沿眉心向眉梢成一横线。

耳后高骨
在耳后入发际，乳突后缘下凹陷处。

太阳
在颞部，当眉梢与目外眦之间，向后约一横指的凹陷处。

大椎
位于第七颈椎棘突下凹陷处。

风池
位于颈后，后发际，胸锁乳突肌与斜方肌之间凹陷处。

二人上马
位于手背，无名指与小指掌指关节之间后方凹陷中。

外劳宫
位于掌背中，与内劳宫相对的位置。

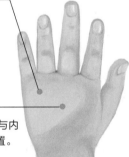

肺经
在无名指末节螺纹面。

脾经
位于拇指桡侧缘或拇指末节螺纹面。

胃经
位于手掌面拇指第一节。

板门
位于拇指下，手掌大鱼际平面。

三关
在前臂桡侧，腕横纹至肘横纹成一直线。

曲池
位于肘部，屈肘，横纹尽处，即肱骨外上髁内缘凹陷处。

内劳宫
位于手掌心中间，屈指时中指尖所指处。

六腑
在前臂尺侧（小指侧），自肘关节至腕横纹呈一条直线。

天河水
在前臂内侧正中，自腕横纹上至肘横纹上呈一条直线。

风寒发热

症状：轻微发热，不出汗，鼻塞，流清鼻涕，不定时打喷嚏。

拿风池

用一手拇指、食指相对用力拿孩子风池，拿5~10次。

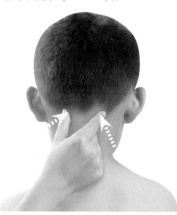

清肺经

让孩子伸出无名指，然后用一只手的拇指螺纹面由指根向指尖方向推，用力柔和均匀，推100~500次。

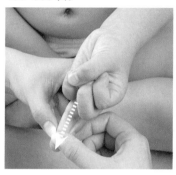

清天河水

用一只手握住孩子的手腕，使其掌心向上，然后用另一只手的食、中二指指腹自孩子腕横纹推向肘横纹，推100~500次。推的方向一定是从腕到肘，不可反向操作！

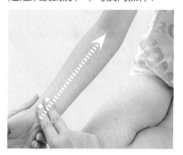

【加按穴位】开天门50~100次；推坎宫50~100次；运太阳50~100次；运耳后高骨20~50次；揉二扇门1~2分钟；推三关100~300次。

风热发热

症状：发热重，微微出汗，流黄色鼻涕，嘴发干。

揉大椎

用一手食指端揉孩子大椎，揉30~50次。

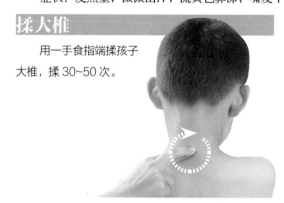

清天河水

用一只手握住孩子的手腕，使其掌心向上，然后用另一只手的食、中二指指腹自孩子腕横纹推向肘横纹，推100~500次。推的方向一定是从腕到肘，不可反向操作！

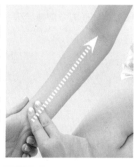

揉曲池

一只手握住孩子的手，另一只手用中指指端按顺时针和逆时针方向分别旋转揉动孩子的曲池。推拿手法宜轻柔缓慢，各揉30~50次。

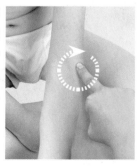

清肺经

让孩子伸出无名指，然后用一只手的拇指螺纹面由指根向指尖方向推，用力柔和均匀，推100~500次。

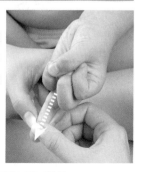

【加按穴位】开天门50~100次；推坎宫50~100次；运太阳50~100次；运耳后高骨20~50次。

肺胃发热

症状：发热，不想吃饭，嘴干想喝水，肚子发胀，便秘，尿色发黄，不定时哭闹。

清胃经

用一只手固定孩子的手掌，露出拇指，然后用另一只手的拇指或食指、中指从孩子的拇指根部向指尖方向推手掌面拇指第一节推100~500次。

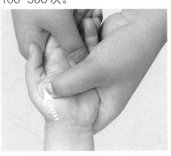

清肺经

让孩子伸出无名指，然后用一只手的拇指螺纹面由指根向指尖方向推，用力柔和均匀，推100~500次。

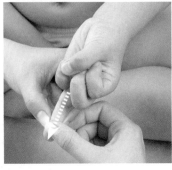

清天河水

用一只手握住孩子的手腕，使其掌心向上，然后用另一只手的食、中二指指腹自孩子腕横纹推向肘横纹，推100~500次。推的方向一定是从腕到肘，不可反向操作！

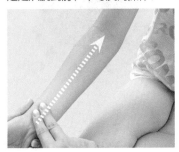

【加按穴位】揉板门50~100次；退六腑100~500次；摩腹5分钟。

阴虚发热

症状：手心脚心发热，睡着后出汗多，不想吃饭，较烦躁，口渴想喝水。

运内劳宫

一手握住孩子四指，另一手用拇指螺纹面或中指端给孩子运内劳宫，运10~30次。

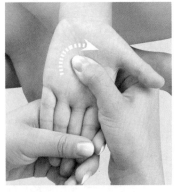

清肺经

让孩子伸出无名指，然后用另一只手的拇指螺纹面由指根向指尖方向推，用力柔和均匀，推100~500次。

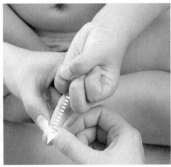

清天河水

用一只手握住孩子的手腕，使其掌心向上，然后用另一只手的食、中二指指腹自孩子腕横纹推向肘横纹，推100~500次。推的方向一定是从腕到肘，不可反向操作！

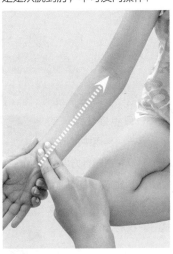

专家提示：1. 为加强退热作用，推拿时，须配合使用凉水、薄荷水等介质。

2. 推拿对外感发热疗效显著，而对其他因素引起的发热，如肺炎，虽有退热作用，但只能作为辅助疗法，应采用综合疗法。

3. 有发热症状的孩子应卧床休息，冷暖适度，多喝开水，合理饮食。

【加按穴位】补脾经100~500次；揉掐二人上马50~100次。

咳嗽

咳嗽是肺部病症中的一个常见症状，凡因感受外邪或者脏腑功能失调而影响到肺的正常功能，导致肺气上逆、咳吐痰涎，皆称为咳嗽。咳嗽一年四季都可发病，尤以冬春多发，多见于婴幼儿。冬春天气多变，加上婴幼儿寒暖不知自调，无法适应外界气候变化，因此很容易受到风、寒、热等外邪的侵袭，由此引发咳嗽。临床上，通常将咳嗽分为外感咳嗽和内伤咳嗽两种，其中以外感咳嗽多见，又可分为外感风寒咳嗽和外感风热咳嗽。

取穴

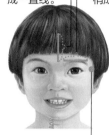

天门
位于两眉中间至前发际成一直线。

坎宫
位于自眉头沿眉心向眉梢成一横线。

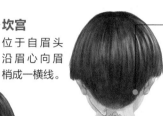

耳后高骨
在耳后入发际，乳突后缘下凹陷处。

太阳
在颞部，当眉梢与目外眦之间，向后约一横指的凹陷处。

肺俞
位于第3胸椎棘突下，左右各旁开1.5寸处。

足三里
位于小腿外侧，外膝眼下3寸。

二人上马
位于手背，无名指与小指掌指关节之间后方凹陷中。

外劳宫
位于掌背中，与内劳宫相对的位置。

肺经
位于无名指末节螺纹面。

脾经
位于拇指桡侧缘或拇指末节螺纹面。

内八卦
位于手掌面，以掌心为圆心，从圆心至中指根横纹内2/3和外1/3交界点为半径，画一圆即是。

三关
在前臂桡侧，腕横纹至肘横纹成一直线。

天河水
在前臂内侧正中，自腕横纹上至肘横纹上呈一条直线。

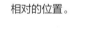

六腑
在前臂尺侧（小指侧），自肘关节至腕横纹呈一条直线。

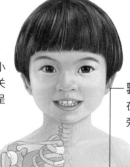

乳旁
在乳头外侧旁开0.2寸。

乳根
在乳头直下0.2寸。

外感风寒咳嗽

症状：咳嗽痰稀，咽喉发痒，伴有头痛、鼻塞、流清鼻涕、怕冷、胳膊腿酸痛。

黄蜂入洞

一手扶着孩子头部，相对固定不动，然后用另一只手的食指、中指的指端在孩子的两个鼻孔下缘处反复揉动30~50次。

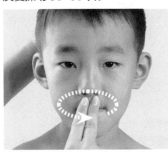

推三关

用一手握住孩子手腕，然后用另一只手的拇指桡侧面或食指、中指的指面从孩子手腕推向肘部，推100~300次。

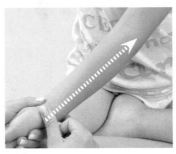

揉肺俞

用双手食指揉孩子第三胸椎棘突下旁开1.5寸的肺俞50~100次。

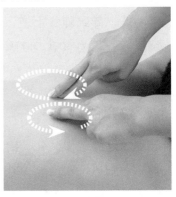

【加按穴位】开天门30~50次；推坎宫30~50次；运太阳30~50次；运耳后高骨30~50次；揉外劳宫100~300次；揉膻中50~100次。

外感风热咳嗽

症状：干咳少痰，或痰中带血丝，不易咯出，咽干或疼痛等。

黄蜂入洞

一手扶着孩子头部，相对固定不动，然后用另一只手的食指、中指的指端在孩子的两个鼻孔下缘处反复揉动30~50次。

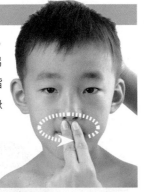

清肺经

让孩子伸出无名指，然后用一只手的拇指螺纹面由指根向指尖方向推，用力柔和均匀，推100~500次。

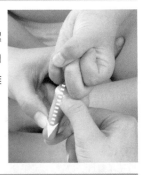

退六腑

用一只手握住孩子的手腕，另一只手的拇指或食、中二指螺纹面沿孩子前臂尺侧，从肘部下推到腕部，推100~300次。

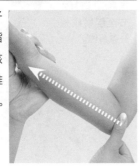

揉肺俞

用双手食指揉孩子第三胸椎棘突下旁开1.5寸的肺俞50~100次。

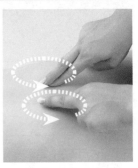

【加按穴位】开天门30~50次；推坎宫30~50次；运太阳30~50次；运耳后高骨30~50次；清天河水100~500次；揉膻中50~100次。

内伤咳嗽

症状：咳嗽无力，并伴虚弱多汗，四肢发凉。

运内八卦

用一只手托住孩子的四指，拇指按在患儿的离宫处，掌心向上，然后用另一只手的食指、中指夹住孩子的腕关节，以拇指螺纹面用运法从乾宫起至兑宫止，反复操作，顺时针运 100~500 次。

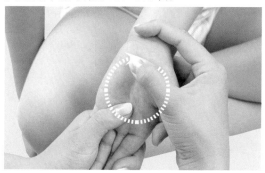

黄蜂入洞

一手扶着孩子头部，相对固定不动，然后用另一只手的食指、中指的指端在孩子的两个鼻孔下缘处反复揉动 30~50 次。

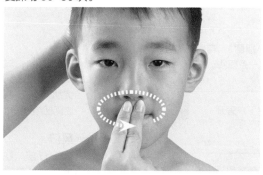

清脾经

将孩子的拇指伸直，用一手拇指沿孩子拇指桡侧缘从指根向指尖方向直推 100~500 次。

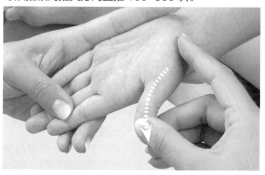

揉足三里

用一手拇指揉孩子外膝眼下 3 寸，胫骨外侧约一横指处的足三里 50~100 次。

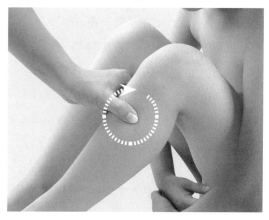

揉肺俞

用双手食指揉孩子第 3 胸椎棘突下旁开 1.5 寸的肺俞 50~100 次。

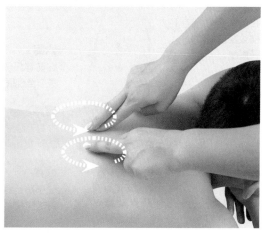

【加按穴位】开天门 30~50 次；推坎宫 30~50 次；运太阳 30~50 次；运耳后高骨 30~50 次；揉二人上马 100~500 次；揉膻中 50~100 次；揉乳旁 30~50 次；揉乳根 30~50 次。

专家提示：1. 居室常通风，保持空气新鲜。
2. 根据天气变化，及时给孩子增减衣被。
3. 居室一定要保持适当的湿度。
4. 保证孩子的睡眠时间充足。

百日咳

百日咳属于呼吸道传染疾病，以阵发性和痉挛性咳嗽为主要症状，是婴幼儿常见病，多见于1岁以内的宝宝。由于婴幼儿抵抗力低下，非常容易受感染，加上该病病程长，易反复，比较难治愈，而且还易引起并发症，因此家长一定要及早进行预防和治疗。

取穴

膻中
位于两乳头连线中点。

中脘
位于脐上，4寸处。

天突
位于颈部，在前正中线上，胸骨上窝中央。

尺泽
位于肘横纹中，肱二头肌腱桡侧凹陷处。

脾经
位于拇指桡侧缘或拇指末节螺纹面。

肺经
位于无名指末节螺纹面。

掌小横纹
在小指指根下，掌面尺侧纹头。

三关
在前臂桡侧，腕横纹至肘横纹成一直线。

六腑
在前臂尺侧（小指侧），自肘关节至腕横纹呈一条直线。

合谷
位于手背，第一、第二掌骨之间，当第二掌骨桡侧的中点处。

曲池
位于肘部，屈肘，横纹尽处，即肱骨外上髁内缘凹陷处。

定喘
在第七颈椎棘突下，旁开0.5寸。

风池
位于颈后，后发际，胸锁乳突肌与斜方肌之间凹陷处。

足三里
位于小腿外侧，外膝眼下3寸。

丰隆
位于外踝尖上8寸，胫骨前缘外侧，胫腓骨之间。

大椎
位于第七颈椎棘突和第一胸椎胸棘突的凹陷处。

风门
位于背部，在第二胸椎棘突下，旁开1.5寸。

身柱
位于背部，在后正中线上，第三胸椎棘突下凹陷中。

肺俞
位于第三胸椎棘突下，左右各旁开1.5寸处。

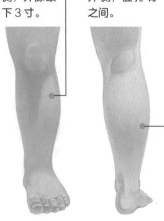
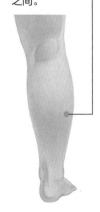

脊
指的是脊柱两侧。

脾俞
位于第十一胸椎棘突下，左右各旁开1.5寸处。

风寒型百日咳

症状：咳嗽白痰，怕冷等。

拿风池

用一手拇指、中指相对用力拿孩子风池 10 次。

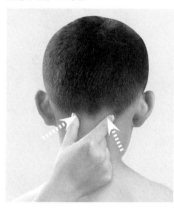

按揉足三里、丰隆

用一手拇指或中指按揉并弹拨孩子的足三里、丰隆 50~100 次。

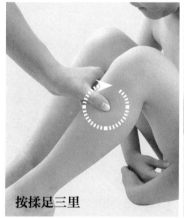

按揉足三里

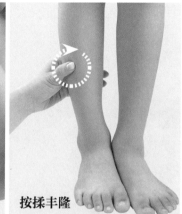

按揉丰隆

按揉大椎、肺俞、定喘

用一手中指或食指指腹按揉孩子的大椎、肺俞、定喘各 1 分钟。

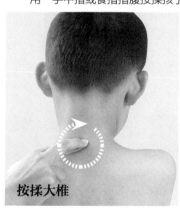

按揉大椎

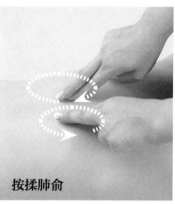

按揉肺俞

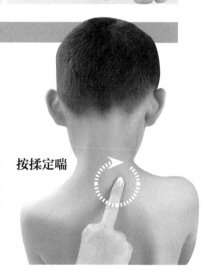

按揉定喘

【加按穴位】揉掌小横纹 100~300 次；清肺经 100~500 次；推三关 100~300 次。

艾灸方法：取大椎、身柱、尺泽、丰隆等穴位，按照先灸上部穴位再灸下部穴位的顺序施灸。施灸者点燃艾条的一端，火头对准要灸的穴位，距离皮肤 3~5 厘米高度施灸，施灸者把食指和中指放在穴位两侧感受温度，以免灼伤小儿娇嫩的皮肤。每穴灸 5 分钟，时间不宜过长，以防小儿不能耐受。每日灸 2~3 次。此灸法适用于百日咳的痉咳期。

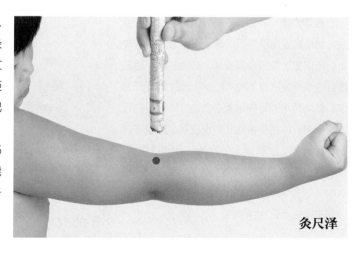

灸尺泽

风热型百日咳

症状：发热，有点怕冷，咽喉发红，咳嗽黄痰，面色发红等。

按揉曲池

用一手拇指或中指指腹按揉孩子的曲池30次。

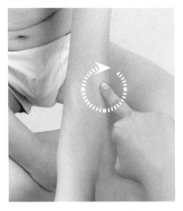

按揉足三里、丰隆

用一手拇指或中指按揉并弹拨孩子的足三里、丰隆50~100次。

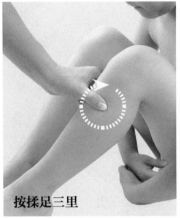

按揉足三里

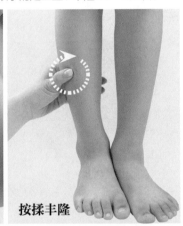

按揉丰隆

按揉大椎、肺俞、定喘

用一手拇指或食指指腹按揉孩子的大椎、肺俞、定喘各1分钟。

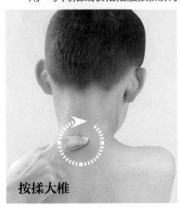

按揉大椎

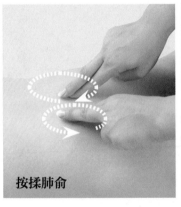

按揉肺俞

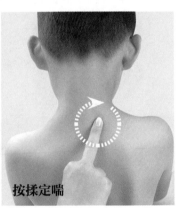

按揉定喘

【加按穴位】揉掌小横纹100~300次；清肺经100~500次；退六腑100~300次；揉合谷30~50次。

拔罐方法：让患儿取俯卧位，对大椎、身柱、肺俞穴位皮肤进行消毒。因为患儿年龄较小，所以家长应抱紧其身体，防止乱动。用三棱针快速点刺已消毒的穴位，以出血2~3滴为度。针刺后用消毒棉球擦去血迹。施针者的针法要娴熟，以免伤害幼儿娇嫩皮肤。把罐拔在针刺后的穴位上，留罐5~10分钟。操作结束后，用同样的方法对天突穴进行拔罐，留罐5~10分钟。这样的治疗每日1次，5次为1疗程，适用于疾病中期的治疗。

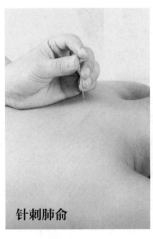

针刺肺俞

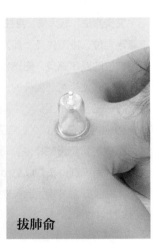

拔肺俞

痰热型百日咳

症状：咳嗽急，喘气困难，痰黏稠且发黄，嘴和鼻子出来的气发热，胸闷等。

按揉风池、曲池

用拇指或中指指腹分别按揉孩子的风池、曲池，各按揉 1 分钟。

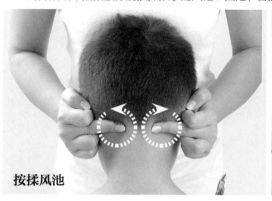

按揉风池

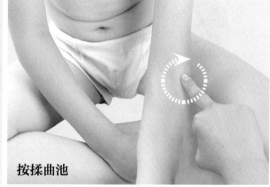

按揉曲池

按揉足三里、丰隆

用一手拇指或中指按揉并弹拨孩子的足三里、丰隆 50~100 次。

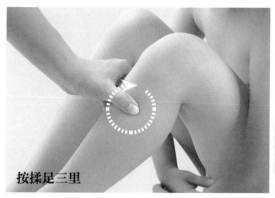

按揉足三里

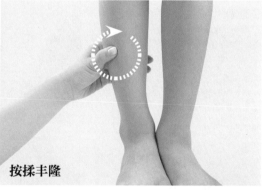

按揉丰隆

按揉大椎、肺俞、定喘

用一手中指或食指指腹按揉孩子的大椎、肺俞、定喘各 1 分钟。

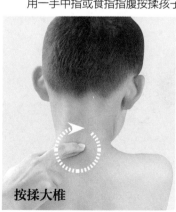

按揉大椎

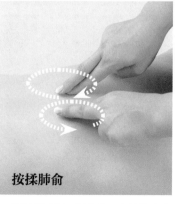

按揉肺俞

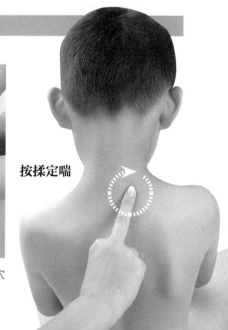

按揉定喘

【加按穴位】揉掌小横纹 100~300 次；清肺经 100~500 次；点按膻中穴 1 分钟；擦搓胸胁 1~5 分钟。

脾肺气虚型百日咳

症状：咳声较轻，身体发困，食欲不振，面色发白，大便稀薄等。

按揉大椎、肺俞、定喘

用一手中指或食指指腹按揉孩子的大椎、肺俞、定喘各 1 分钟。

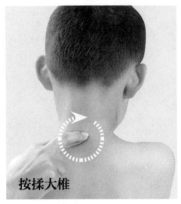

按揉大椎

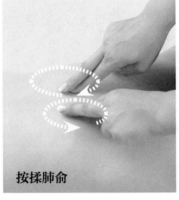

按揉肺俞

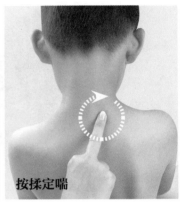

按揉定喘

按揉脾俞

用两手拇指或中指指腹按揉孩子的脾俞 1 分钟。

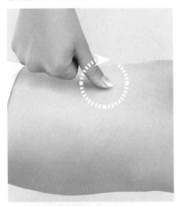

按揉足三里、丰隆

用一手拇指或中指按揉并弹拨孩子的足三里、丰隆 50~100 次。

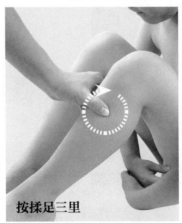

按揉足三里

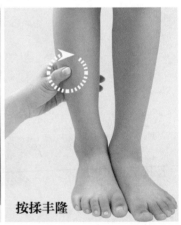

按揉丰隆

捏脊

将双手的中指、无名指和小指握成半拳状，食指半屈，拇指伸直对准食指前半段，然后顶住孩子背部皮肤，拇、食指前移，提拿皮肉，同时向上捻动，自尾椎两旁双手交替向前推动至大椎（脖后突出部位）两旁，反复捏 3 遍。

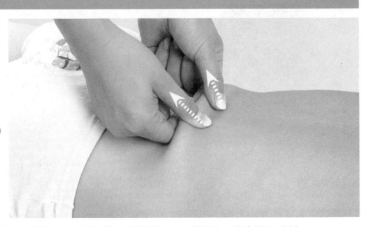

【加按穴位】揉掌小横纹 100~300 次；补脾经 100~500 次；补肺经 100~300 次；摩中脘 3 分钟。

感冒

感冒，俗称伤风，主要是由于身体感受外邪所致，主要症状为发热恶寒、头痛、鼻塞、流涕、咳嗽等，一年四季都可发病，但以冬春季多发。这是由于婴幼儿脏腑娇嫩，身体抵抗力差，因此当气候突变、冷热异常时，外邪便会乘机入侵，引发感冒。中医根据感冒的致病因素，将感冒分为三种，分别为风寒感冒、风热感冒、暑湿感冒。

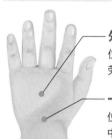

外劳宫
位于掌背中，与内劳宫相对的位置。

一窝风
位于手背腕横纹正中凹陷处。

取穴

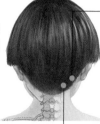

天门
位于两眉中间至前发际成一直线。

坎宫
位于自眉头沿眉心向眉梢成一横线。

耳后高骨
在耳后入发际，乳突后缘下凹陷处。

风池
位于颈后，后发际，胸锁乳突肌与斜方肌之间凹陷处。

太阳
在颞部，当眉梢与目外眦之间，向后约一横指的凹陷处。

脾经
位于拇指桡侧缘或拇指末节螺纹面。

肺经
在无名指末节螺纹面。

三关
在前臂桡侧，腕横纹至肘横纹成一直线。

天河水
在前臂内侧正中，自腕横纹上至肘横纹上呈一条直线。

六腑
在前臂尺侧（小指侧），自肘关节至腕横纹呈一条直线。

风寒感冒

症状：怕冷，怕风，头痛，鼻塞，流清鼻涕，痰稀色白。

揉风池

用两手中指揉孩子颈后枕骨粗隆直下与乳突之间的风池 50~100 次。

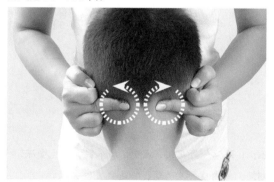

揉外劳宫

用一手拇指指端揉孩子掌背上与内劳宫相对的外劳宫 100~300 次。

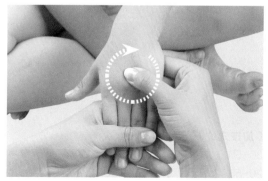

【加按穴位】开天门 30~50 次；推坎宫 30~50 次；运太阳 30~50 次；黄蜂入洞 20~50 次；运耳后高骨 30~50 次；揉一窝风 100~300 次；推三关 100~300 次。

风热感冒

症状：发热，怕风，头痛，咽痛，鼻塞，流浓黄鼻涕，嘴干，面色唇色发红等。

清天河水

用一只手握住孩子的手腕，然后用另一只手的食、中二指指腹自其腕横纹推向肘横纹，推 100~500 次。推的方向一定是从腕到肘，不可反向操作。

退六腑

用一只手握住孩子的手腕，另一只手的拇指或食、中二指螺纹面沿孩子前臂尺侧，从肘部下推到腕部，推 100~500 次。

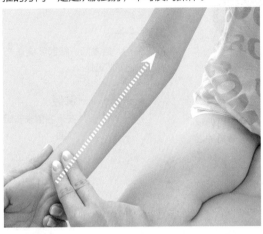
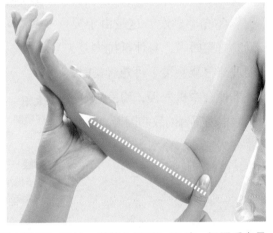

【加按穴位】开天门 30~50 次；推坎宫 30~50 次；运太阳 30~50 次；黄蜂入洞 20~50 次；运耳后高骨 30~50 次；清肺经 100~500 次。

暑湿感冒

症状：发高热无汗，头痛，总是犯困，胸闷，不想吃东西，拉肚子等。

清脾经

将孩子的拇指伸直，用一手拇指沿孩子拇指桡侧缘，从指根向指尖方向直推 100~500 次。

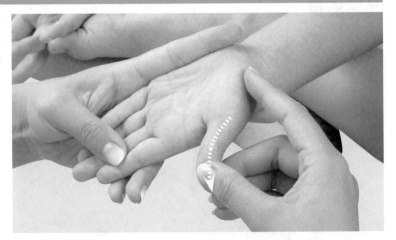

【加按穴位】开天门 30~50 次；推坎宫 30~50 次；运太阳 30~50 次；黄蜂入洞 20~50 次；运耳后高骨 30~50 次；清天河水 100~500 次。

专家提示： 1. 注意气候变化，及时增减衣服，避免受凉。
2. 患病期间，室内空气要流通，但避免直接吹风。
3. 若伴细菌感染，可选用适当的抗生素治疗。

咽炎

咽炎是指婴幼儿咽喉红肿疼痛、干咳、发热，严重者可见扁桃体肿大、化脓，继而出现咽痛，吞咽唾液时往往比进食时疼痛更为明显，唾液增多。可伴有发热、头痛、食欲不振和四肢酸痛等症状。本病多由风热邪毒侵袭咽喉部，或胃部有郁热上冲咽喉，或虚火上炎所致，可分为外感风热型、肺胃热盛型、肺肾阴虚型三种。

取穴

大椎
位于第七颈椎下凹陷处。

肩井
位于大椎与肩峰连线的中点，肩部筋肉处。

肺俞
位于第三胸椎棘突下，左右各旁开 1.5 寸处。

曲池
位于肘部，屈肘，横纹尽处，即肱骨外上髁内缘凹陷处。

肺经
位于无名指末节螺纹面。

六腑
在前臂尺侧（小指侧），自肘关节至腕横纹呈一条直线。

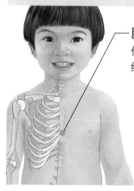

膻中
位于两乳头连线中点。

七节骨
位于背部正中线第四腰椎至尾椎上端成一直线。

肾俞
位于第二腰椎棘突之间，左右各旁开 1.5 寸处。

大肠
位于食指桡侧缘，食指尖至虎口成一直线。

天河水
位于前臂内侧正中，自腕横纹上至肘横纹上呈一条直线。

涌泉
位于足底前、中 1/3 交界处的中央凹陷处。

外感风热型咽炎

症状：咽喉发干且痛，伴发热，稍微怕风或怕冷，偶尔咳嗽，痰黏稠难咯出等。

清肺经

用一只手夹住孩子的手腕，让孩子伸出无名指，然后用另一只手的拇指螺纹面由指根向指尖方向推，用力柔和均匀，推 100~500 次。

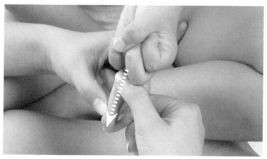

擦背部

用一手手掌自上而下擦孩子的背部 2 分钟。

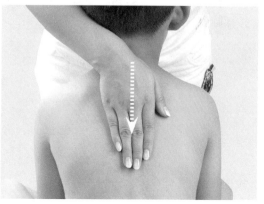

【加按穴位】拿肩井 3~5 次；按揉曲池 1 分钟；清天河水 100~500 次；按揉大椎 300 次；推涌泉 200 次。

肺胃热盛型咽炎

症状：咽部红肿热痛，吞咽困难，伴高热，口干，偶尔咳嗽，咳出来的痰黄稠，大便干，小便黄。

退六腑

用一只手握住孩子的手腕，另一只手的拇指或食、中二指螺纹面沿孩子前臂尺侧，从肘部下推到腕部，推300次。

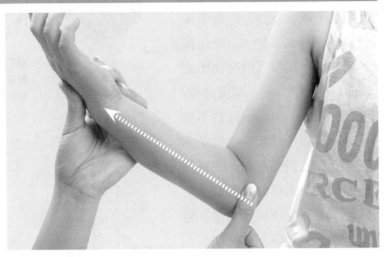

【加按穴位】拿肩井3~5次；按揉曲池1分钟；清天河水100~500次；清大肠300次；推下七节骨300次；搓擦涌泉1~3分钟；按揉大椎1分钟。

肺肾阴虚型咽炎

症状：咽部不舒服，咽喉发干且痒，可出现刺激性咳嗽，气短乏力，或头目眩晕，耳鸣。

按揉肺俞、肾俞

用两手拇指按揉孩子的肺俞、肾俞各1分钟。

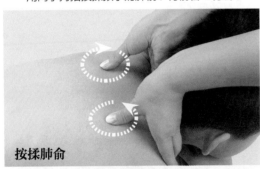

按揉肺俞

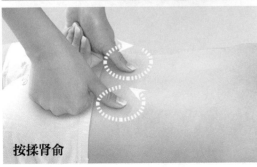

按揉肾俞

按揉涌泉

用一手拇指或中指指腹按揉孩子的涌泉，以有热感为度。

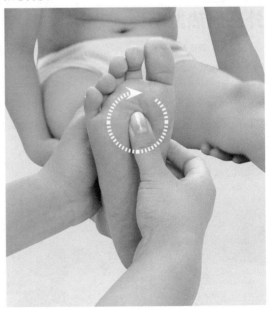

【加按穴位】拿肩井3~5次；按揉曲池1分钟；揉膻中1~3分钟100次。

流涎

流涎，就是流口水。生活中，有些小宝贝的口水如潺潺泉水般不断地涌出，稍忘记擦拭，衣服就会湿一大片。最让妈妈们心疼的是，口水流过的皮肤还容易发红发痒。其实，婴幼儿流口水是正常的，家长们不要过于慌张，但也不能不重视。当流口水影响宝贝的日常生活时，应该马上进行治疗。

取穴

足三里
位于小腿外侧，外膝眼下 3 寸。

外劳宫
位于掌背中，与内劳宫相对的位置。

三阴交
位于内踝尖直上 3 寸处。

涌泉
位于足底前、中 1/3 交界处的中央凹陷处。

心经
位于中指末节螺纹面。

肺经
位于无名指末节螺纹面。

内八卦
位于手掌面，以掌心为圆心，从圆心至中指根横纹内 2/3 和外 1/3 交界点为半径，画一圆即是。

小肠
位于小指尺侧缘，自指尖到指根成一条直线。

脾经
位于拇指桡侧缘或拇指末节螺纹面。

胃经
位于手掌面拇指第一节。

小天心
位于掌面，大鱼际、小鱼际交接处的凹陷中。

离
巽 坤
震 兑
乾
艮 坎

胃俞
位于背部，在第十二胸椎棘突下，旁开 1.5 寸。

脾俞
位于第十一胸椎棘突下，左右各旁开 1.5 寸处。

板门
在拇指下，手掌大鱼际平面。

六腑
在前臂尺侧（小指侧），自肘关节至腕横纹呈一条直线。

四横纹
在食指、中指、无名指、小指第一指间关节横纹处。

三关
在前臂桡侧，腕横纹至肘横纹成一直线。

天河水
位于前臂正中，总筋至曲泽成一直线。

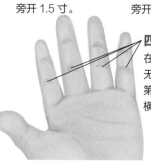

脾胃虚寒型流涎

症状：口水流不停且清而稀，面色苍白，四肢稍凉，大便稀，小便清。

补脾经

将孩子的拇指屈曲，用一手拇指顺着孩子拇指桡侧边缘，从指尖向指根推 100~500 次。

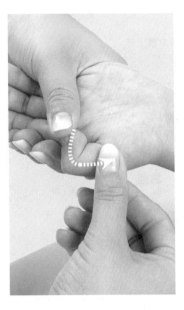

推三关

用一手握住孩子的手腕，然后用另一只手的拇指桡侧面或食指、中指的指面沿孩子前臂桡侧，从手腕推向肘部。推 100~300 次。

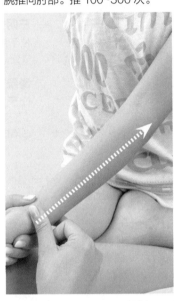

推四横纹

一手将孩子左手四指并拢，用另一手拇指端桡侧从孩子食指横纹滑向小指横纹，推 100~300 次。

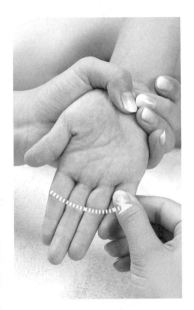

按揉脾俞、胃俞

以一手中指指腹按揉孩子的脾俞、胃俞各 1 分钟。

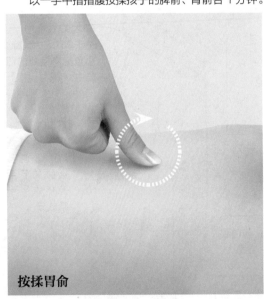

按揉胃俞

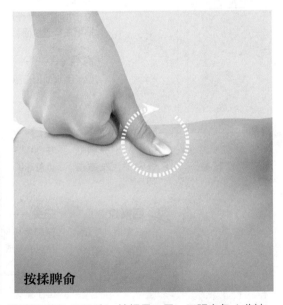

按揉脾俞

【加按穴位】摩腹 5 分钟；分推腹阴阳 100~200 次；揉板门 100~300 次；按揉足三里、三阴交各 1 分钟；揉外劳宫 100~300 次；揉小天心 100~300 次。

脾胃气虚型流涎

症状：口水清稀，面色发黄，不想吃饭，总是犯困。

补脾经

一手将孩子的拇指屈曲，另一手拇指指面顺着孩子拇指桡侧边缘由指尖向指根方向直推，推100~300次。

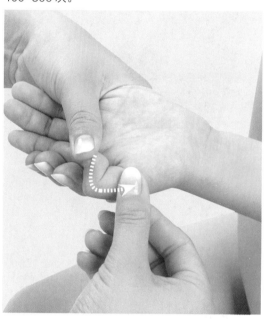

补肺经

让孩子伸出无名指，然后用一只手的拇指螺纹面旋推其无名指末节螺纹面，或由指尖向指根方向推，用力柔和均匀，推100~500次。

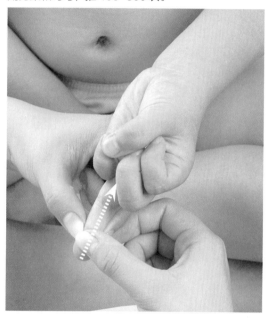

按揉脾俞、胃俞

以一手中指指腹按揉孩子的脾俞、胃俞各1分钟。

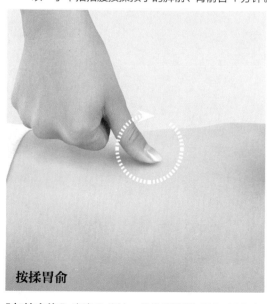

按揉胃俞

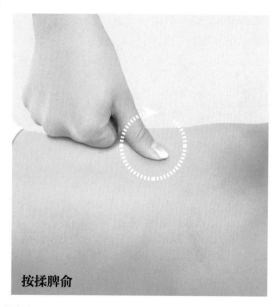

按揉脾俞

【加按穴位】摩腹5分钟；分推腹阴阳100~200次；揉板门100~300次；按揉足三里、三阴交各1分钟；推三关100~300次；推四横纹100~300次；运内八卦100~300次。

脾胃积热型流涎

症状：流口水不停，嘴角糜烂，口臭，便秘，小便发黄。

退六腑

用一只手握住孩子的手腕，另一只手的拇指或食、中二指螺纹面沿孩子前臂尺侧，从肘部下推到腕部，推 100~300 次。

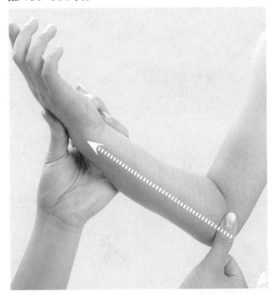

清胃经

用一只手固定孩子的手掌，露出拇指，然后用另一只手的拇指或食指、中指从孩子拇指根部向指尖方向推手掌面拇指第一节，推 100~500 次。

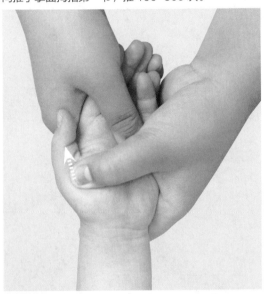

补脾经

将孩子的拇指屈曲，用一手拇指顺着孩子拇指桡侧边缘，从指尖向指根推 100~500 次。

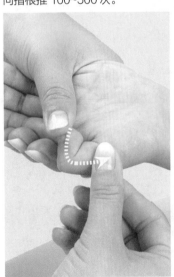

按揉脾俞、胃俞

以一手中指指腹按揉孩子的脾俞、胃俞各 1 分钟。

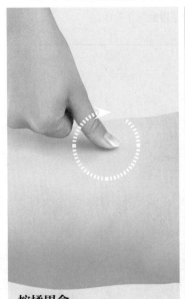

按揉胃俞

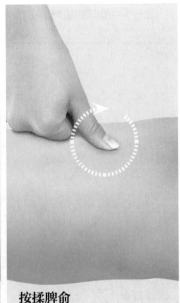

按揉脾俞

【加按穴位】摩腹 5 分钟；分推腹阴阳 100~200 次；揉板门 100~300 次；按揉足三里、三阴交各 1 分钟；清天河水 100~500 次；揉涌泉 100 次。

心脾郁热型流涎

症状：流口水，口水黏稠，口臭，大便干。

清心经

让孩子伸出中指，用一只手捏住孩子的中指端两侧，然后用另一只手的拇指螺纹面由指根向指尖方向推，推 100~300 次。

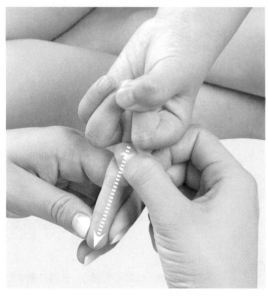

清小肠

用一只手托住孩子的手掌，露出小指尺侧缘，然后用另一只手的拇指螺纹面或食指桡侧缘从孩子小指指根推向指尖，推 100~300 次。

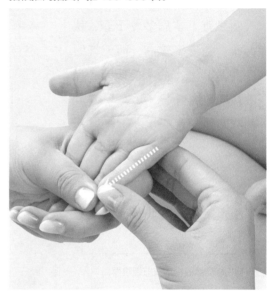

补脾经

将孩子的拇指屈曲，用一手拇指顺着孩子拇指桡侧边缘，从指尖向指根推 100~500 次。

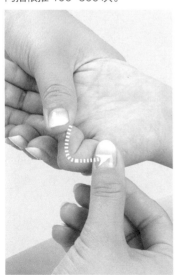

按揉脾俞、胃俞

以一手中指指腹按揉孩子的脾俞、胃俞各 1 分钟。

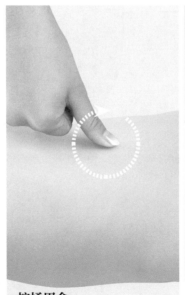

按揉胃俞

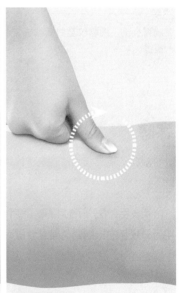

按揉脾俞

【加按穴位】摩腹 5 分钟；分推腹阴阳 100~200 次；揉板门 100~300 次；按揉足三里、三阴交各 1 分钟；推六腑 100~300 次；揉小天心 100~300 次。

哮喘

哮喘是婴幼儿常患的呼吸道疾病之一，以阵发性哮鸣气促、呼气延长为特征。哮是指呼吸过程中的哮吼声，喘是指呼吸急促。本病多发于春、秋两季，复发率较高，而天气的骤变是其发作的主要诱因。哮喘按照致病因素，可分为寒哮、热哮两种。

取穴

外劳宫
位于掌背中，与内劳宫相对的位置。

风池
位于颈后，后发际，胸锁乳突肌与斜方肌之间凹陷处。

肺经
位于无名指末节螺纹面。

大肠
位于食指桡侧缘，食指尖至虎口成一直线。

脾经
位于拇指桡侧缘或拇指末节螺纹面。

板门
在拇指下，手掌大鱼际平面。

三关
在前臂桡侧，腕横纹至肘横纹成一直线。

掌小横纹
在小指指根下，掌面尺侧纹头。

肺俞
位于第三胸椎棘突下，左右各旁开1.5寸处。

内八卦
位于手掌面，以掌心为圆心，从圆心至中指根横纹内 2/3 和外 1/3 交界点为半径，画一圆即是。

六腑
在前臂尺侧（小指侧），自肘关节至腕横纹呈一条直线。

（手掌八卦：巽 离 坤 兑 乾 坎 艮 震）

寒哮

症状：喘息发作时伴有鼻流清涕，咽喉发痒，怕冷，痰少色白多沫。

推三关

用一手握住孩子的手腕，然后用另一只手的拇指桡侧面或食指、中指的指面，沿孩子前臂桡侧，从手腕推向肘部，推 100~300 次。

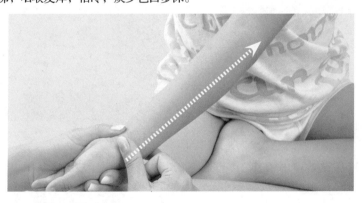

揉板门

用一只手固定孩子的手掌，然后用另一只手的拇指端揉其大鱼际，揉 100~300 次。

揉肺俞

用两手拇指揉孩子第三胸推棘突下旁开 1.5 寸的肺俞 100~300 次。

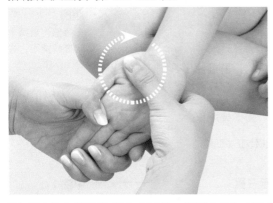
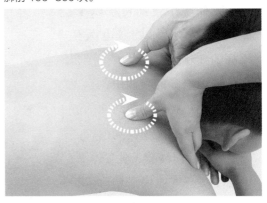

【加按穴位】清肺经 100~500 次；揉膻中 50~100 次；补脾经 100~500 次；揉外劳宫 100~300 次；揉掌小横纹 100~500 次；按揉风池 100~300 次；黄蜂入洞 30~50 次；按弦走搓摩 50~100 次。

热哮

症状：哮鸣气喘发作急，咳起来较重，面色发青。

运内八卦

用一只手托住孩子的四指，拇指按在其离宫处，掌心向上，然后用另一只手的食指、中指夹住孩子的腕关节，以拇指螺纹面用运法从乾宫起至兑宫止，反复操作，运 100~300 次。

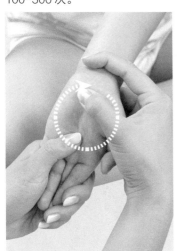

【加按穴位】清肺经 100~500 次；揉膻中 50~100 次；清大肠 100~300 次；揉掌小横纹 100~300 次。

揉板门

用一只手固定孩子的手掌，然后用另一只手的拇指端揉其大鱼际，揉 100~300 次。

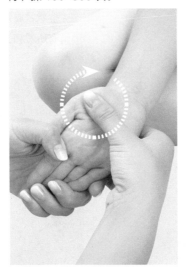

退六腑

用一只手握住孩子的手腕，另一只手的拇指或食、中二指螺纹面沿孩子前臂尺侧，从肘部下推到腕部，推 100~300 次。

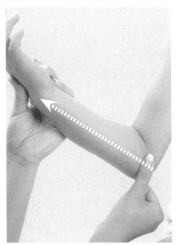

专家提示：1. 避免吸入烟尘及刺激性气体。

2. 注意保暖，防止感冒。天气转冷之际，及时增加衣服，注意颈部和两手臂保暖。

3. 认真观察，找出诱发因素，设法避免再次发病。

腹痛

　　腹痛是指腹部胃脘以下、脐的两旁、耻骨以上部位发生疼痛的症状。它涉及的范围很广，可见于多种疾病中，这里主要指儿科腹痛。婴幼儿的脏腑十分娇弱，极易受到内外病因所伤、六淫侵袭、乳食停滞、中阳不振、气血瘀滞均可引起经脉失调，从而引发腹痛。由于婴幼儿不能正确地诉说病情，可能将其他部位的疼痛说成是腹痛，因此对待腹痛的孩子一定要详细询问发病经过，以便做出正确的诊断。

取穴

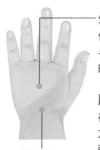
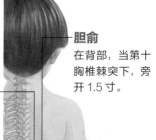

外劳宫 位于掌背中，与内劳宫相对的位置。

胆俞 在背部，当第十胸椎棘突下，旁开1.5寸。

肝俞 在背部，当第九胸椎棘突下，旁开1.5寸。

一窝风 位于手背腕横纹正中凹陷处。

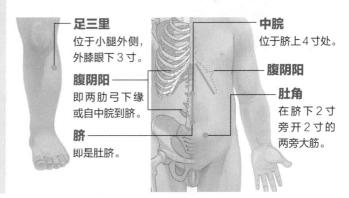

足三里 位于小腿外侧，外膝眼下3寸。

腹阴阳 即两肋弓下缘或自中脘到脐。

脐 即是肚脐。

中脘 位于脐上4寸处。

腹阴阳

肚角 在脐下2寸旁开2寸的两旁大筋。

大肠 位于食指桡侧缘，食指尖至虎口成一直线。

脾经 位于拇指桡侧缘或拇指末节螺纹面。

内八卦 位于手掌面，以掌心为圆心，从圆心至中指根横纹内2/3和外1/3交界点为半径，画一圆即是。

板门 在拇指下，手掌大鱼际平面。

三关 在前臂桡侧，腕横纹至肘横纹成一直线。

寒痛

　　症状：腹痛剧烈，不停哭闹，用热水袋敷腹部则稍有所缓和，面色苍白，四肢发凉，大便稀薄或便秘。

拿肚角

　　用一手拇、食、中三指拿孩子脐下2寸旁开2寸的大筋3~5次。

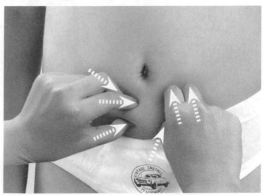

【加按穴位】揉中脘1分钟；按揉足三里1分钟；摩腹3分钟；揉一窝风100~300次；揉外劳宫100~300次；推三关100~300次。

虚寒痛

症状：肚子偶尔疼痛，热水袋敷后则有所缓解，四肢稍发凉，大便稀薄，形体消瘦。

补脾经

一手将孩子的拇指屈曲，用另一手拇指指面顺着拇指桡侧边缘由指尖向指根直推，推 100~300 次。

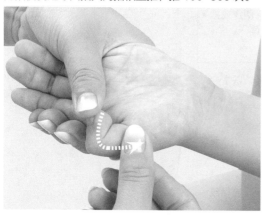

【加按穴位】揉中脘 1 分钟；按揉足三里 1 分钟；摩腹 3 分钟；揉脐 100~300 次；揉外劳宫 100~300 次；推三关 100~300 次。

虫痛

症状：肚脐周围疼痛，一会儿痛一会儿不痛，能吃饭但面黄肌瘦，睡觉不安稳或睡时磨牙，大便化验可见蛔虫卵。

按揉肝俞、胆俞及背部压痛点

用一手拇指按揉孩子背部肝俞、胆俞及背部压痛点 100~200 次。

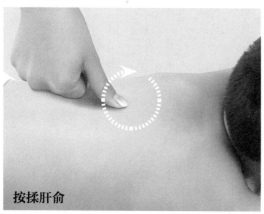

按揉肝俞

【加按穴位】揉中脘 1 分钟；按揉足三里 1 分钟；摩腹 3 分钟；揉外劳宫 100~300 次。

伤食痛

症状：肚子发胀且有痛感，不让按压，不吃奶，不吃饭，拉肚子后痛感减弱，口臭。

揉板门

用一只手固定孩子的手掌，然后用另一只手的拇指端揉其大鱼际，揉 100~300 次。

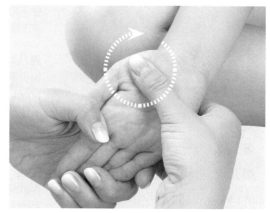

分推腹阴阳

用双手拇指自剑突下分别沿孩子肋弓下缘分推，或自中脘分推到脐，推 100~200 次。

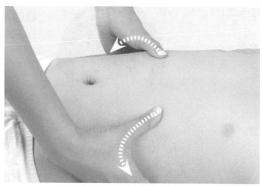

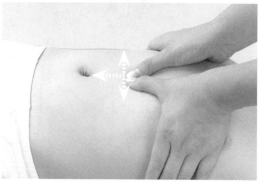

【加按穴位】揉中脘 1 分钟；按揉足三里 1 分钟；摩腹 3 分钟；拿肚角 3~5 次；清大肠 100~300 次；运内八卦 100~300 次。

腹泻

腹泻又称泄泻，是以大便次数增多、大便稀薄如水样并带有不消化的乳食及黏液为特征的一种婴幼儿时期常见的肠胃病，年龄愈小发病率愈高。本病一年四季均可发生，但以夏秋季较为多见。中医认为，引起孩子泄泻的原因主要以感受外邪、内伤饮食和脾胃虚弱等为多见，其中6个月以内的婴儿因为受惊吓也可引起惊泻。泄泻如不及时治疗，长时间下去会影响孩子的生长和发育。

取穴

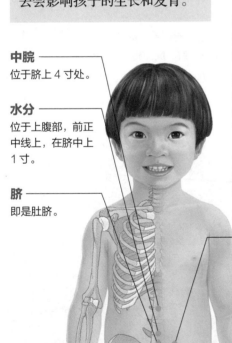

大肠
位于食指桡侧缘，食指尖至虎口成一直线。

脾经
位于拇指桡侧缘或拇指末节螺纹面。

内八卦
位于手掌面，以掌心为圆心，从圆心至中指根横纹内 2/3 和外 1/3 交界点为半径，画一圆即是。

三关
在前臂桡侧，腕横纹至肘横纹成一直线。

小肠
位于小指尺侧缘，自指尖到指根成一条直线。

六腑
在前臂尺侧（小指侧），自肘关节至腕横纹呈一条直线。

中脘
位于脐上 4 寸处。

水分
位于上腹部，前正中线上，在脐中上 1 寸。

脐
即是肚脐。

脾俞
位于背部，在第十一胸椎棘突下，旁开 1.5 寸。

命门
位于腰部，在后正中线上，第二腰椎棘突下凹陷中。

七节骨
位于背部正中线，第四腰椎至尾椎上端成一直线。

天枢
位于脐旁 2 寸处。

胃俞
位于背部，在第十二胸椎棘突下，旁开 1.5 寸。

肾俞
位于腰部，在第二腰椎棘突下，旁开 1.5 寸。

气海
位于下腹部，前正中线上，在脐中下 1.5 寸。

关元
位于下腹部，前正中线上，在脐中下 3 寸处。

龟尾
位于尾椎骨端。

大肠俞
位于腰部，在第四腰椎棘突下，旁开 1.5 寸。

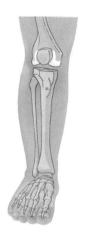 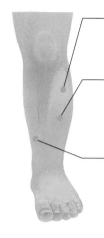

足三里
位于小腿外侧，外膝眼下3寸。

上巨虚
位于小腿前外侧，在足三里穴下3寸，距胫骨前缘一横指（中指）。

三阴交
位于小腿内侧，在足内踝尖上3寸，胫骨内侧缘后方。

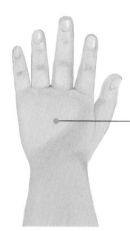

外劳宫
位于掌背中，与内劳宫相对的位置。

寒湿型腹泻

症状：大便清稀多沫，但不臭，面色淡白。

补脾经

将孩子的一手拇指屈曲，然后顺着拇指桡侧边缘由指尖向指根方向直推，推100~500次。

推七节骨

用一手拇指从孩子龟尾向上直推至命门20次。

按揉足三里

用一手拇指螺纹面着力按揉足三里30~50次。

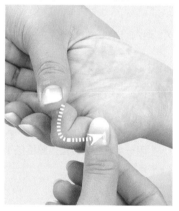 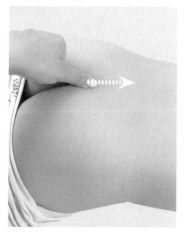 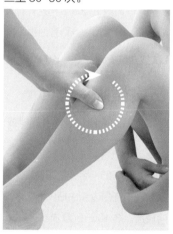

捏脊

让孩子俯卧，露出背部，涂抹滑石粉或爽身粉，家长将双手中指、无名指、小指握成半拳状，食指半屈，拇指伸直对准食指前半段，然后顶住孩子背部皮肤，接着拇指、食指向前移动，提拿皮肉，同时向上捻动，再从脊柱两侧双手交替向前推动，一直到大椎两旁为止，捏3~5次。

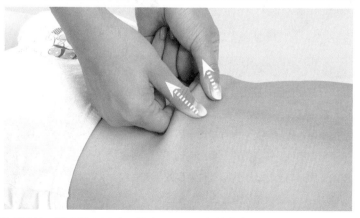

【加按穴位】运内八卦100次；清大肠300次；清小肠300次；揉脐100次；揉外劳宫100~300次。

湿热型腹泻

症状：大便急，肛门灼热，大便黄褐发臭，口渴。

补脾经

将孩子的一手拇指屈曲，然后顺着拇指桡侧边缘由指尖向指根方向直推，推100~500次。

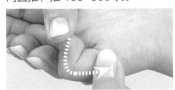

推七节骨

用一手拇指从孩子龟尾向上直推至命门20次。

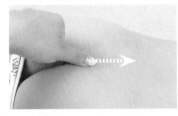

揉天枢

用一手食指揉天枢50~100次。

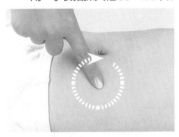

捏脊

让孩子俯卧，露出背部，涂抹滑石粉或爽身粉，家长将双手中指、无名指、小指握成半拳状，食指半屈，拇指伸直对准食指前半段，然后顶住孩子背部皮肤，接着拇指、食指向前移动，提拿皮肉，同时向上捻动，再从脊柱两侧双手交替向前推动，一直到大椎两旁为止，捏3~5次。

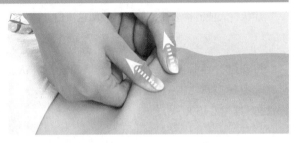

【加按穴位】运内八卦100次；清大肠300次；清小肠300次；揉脐100次；退六腑100~300次。

伤食型腹泻

症状：大便稀且夹有奶瓣或未消化的食物残渣，有酸臭味，肚子痛，腹泻前哭闹不止。

补脾经

将孩子的一手拇指屈曲，然后顺着拇指桡侧边缘由指尖向指根方向直推。推100~500次。

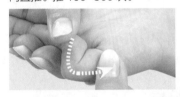

推七节骨

用一手拇指从孩子龟尾向上直推至命门20次。

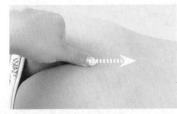

摩腹

用一手掌心或四指指腹给孩子摩腹5分钟。

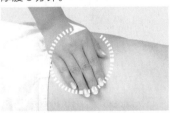

捏脊

让孩子俯卧，露出背部，涂抹滑石粉或爽身粉，家长将双手中指、无名指、小指握成半拳状，食指半屈，拇指伸直对准食指前半段，然后顶住孩子背部皮肤，接着拇指、食指向前移动，提拿皮肉，同时向上捻动，再从脊柱两侧双手交替向前推动，一直到大椎两旁为止，捏3~5次。

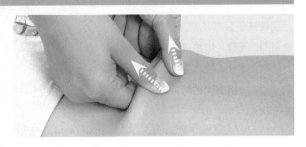

【加按穴位】运内八卦100次；清大肠300次；清小肠300次；揉脐100次；揉天枢100~300次。

脾虚型腹泻

症状：腹泻时间较长，吃后就泻，大便稀，面色发黄，形体消瘦，不想吃饭。

补脾经

将孩子的一手拇指屈曲，然后顺着拇指桡侧边缘由指尖向指根方向直推，推 100~500 次。

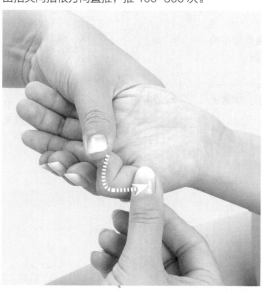

揉脐

用一手拇指或中指指腹揉孩子肚脐 100 次。

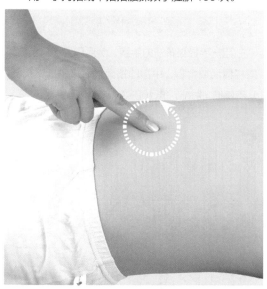

推七节骨

用一手拇指从孩子龟尾向上直推至命门 20 次。

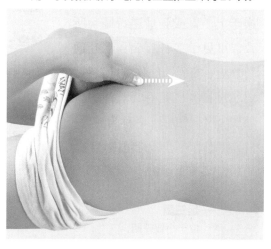

捏脊

让孩子俯卧，露出背部，涂抹滑石粉或爽身粉，家长将双手中指、无名指、小指握成半拳状，食指半屈，拇指伸直对准食指前半段，然后顶住孩子背部皮肤，接着拇指、食指向前移动，提拿肌肉，同时向上捻动，再从脊柱两侧双手交替向前推动，一直到大椎两旁为止，捏 3~5 次。

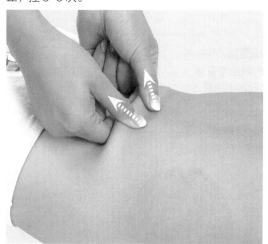

【加按穴位】运内八卦 100 次；清大肠 300 次；清小肠 300 次；推三关 100~300 次；揉龟尾 100~300 次。

专家提示： 1. 勤换尿布，大便后用温水清洗臀部，扑爽身粉保持干燥，防止尿布皮炎发生。

2. 重症腹泻的孩子，应静脉输液，及时避免脱水、酸中毒及电解质紊乱的危害。

呕吐

呕吐是婴幼儿常见的症状之一，多是由于胃失和降，气逆于上，胃或肠呈逆行蠕动所致，可见于多种疾病。呕吐通常分为寒吐、热吐、伤食吐三种。但是，有的婴儿呕吐乳汁的现象属于生理性呕吐，称为溢乳，并非病态，不在讨论范围之内。

取穴

大肠
位于食指桡侧缘，食指尖至虎口成一直线。

脾经
位于拇指桡侧缘或拇指末节螺纹面。

板门
位于拇指下，手掌大鱼际平面。

三关
在前臂桡侧，腕横纹至肘横纹成一直线。

内八卦
位于手掌面，以掌心为圆心，从圆心至中指根横纹内 2/3 和外 1/3 交界点为半径，画一圆即是。

六腑
在前臂尺侧（小指侧），自肘关节至腕横纹呈一条直线。

巽 离 坤
震 兑
艮 乾
坎

足三里
位于小腿外侧，外膝眼下 3 寸。

外劳宫
位于掌背中，与内劳宫相对的位置。

膻中
位于两乳头连线中点。

腹阴阳
即两肋弓下缘或自中脘到脐。

腹阴阳

中脘
位于脐上 4 寸处。

天枢
位于脐旁 2 寸处。

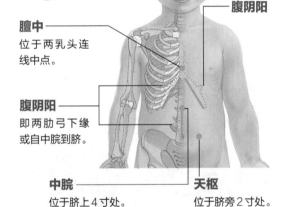

天柱骨
在从后发际正中，自上而下至大椎穴成一直线。

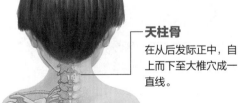

寒吐

症状：进食一段时间后才呕吐，面色苍白，全身无力，四肢发凉，腹痛，大便稀薄。

推三关

用一手握住孩子的手腕，然后用另一只手的拇指桡侧面或食指、中指的指面，沿孩子前臂桡侧，从手腕推向肘部，推 100~300 次。

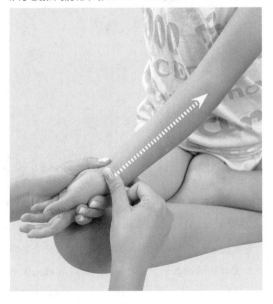

摩腹

用掌面或四指指腹摩孩子腹部 3 分钟。

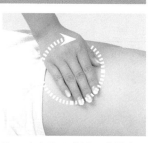

横纹推向板门

用一手拇指从孩子腕横纹推向拇指根 100~300 次。

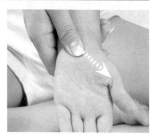

【加按穴位】揉膻中 30 次；摩中脘 3 分钟；分推腹阴阳 100 次；揉板门 100~300 次；清脾经 100~500 次；揉外劳宫 100~300 次；推天柱骨 100~300 次。

热吐

症状：吃后就吐，呕吐物有酸臭味，发热口渴，烦躁不安，大便臭，小便黄，嘴唇红。

退六腑

用一只手握住孩子的手腕，另一只手的拇指或食、中二指螺纹面沿孩子前臂尺侧，从肘部下推到腕部，推 100~300 次。

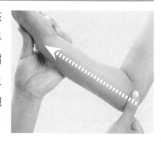

清大肠

用一只手托住孩子的手掌，暴露桡侧缘，然后用另一只手的拇指螺纹面从孩子虎口直线推向食指指尖，推 100~500 次。

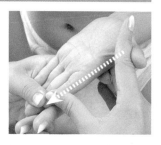

摩腹

用掌面或四指指腹摩孩子腹部 3 分钟。

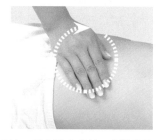

【加按穴位】揉膻中 30 次；摩中脘 3 分钟；分推腹阴阳 100 次；揉板门 100~300 次；清脾经 100~500 次；运内八卦 100~300 次；横纹推向板门 100~300 次；推天柱骨 100~300 次。

伤食吐

症状：呕吐酸腐或不消化食物，口气发臭，肚子胀痛，大便酸臭。

运内八卦

用一只手托住孩子的四指，拇指按在孩子的离宫（中指根下）处，掌心向上，然后用另一只手的食指、中指夹住孩子的腕关节，以拇指螺纹面用运法从乾宫起至兑宫止，反复操作，运 100~300 次。

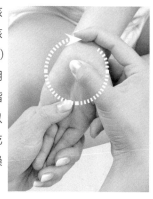

摩腹

用掌面或四指指腹摩孩子腹部 3 分钟。

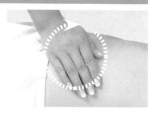

按揉足三里

用一手拇指螺纹面着力按揉 30~50 次。

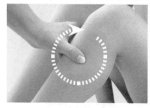

【加按穴位】揉膻中 30 次；摩中脘 3 分钟；分推腹阴阳 100 次；揉板门 100~300 次；补脾经 100~500 次；横纹推向板门 100~300 次；推天柱骨 100~300 次。

疳积

　　疳积是疳证和积滞二者的总称。疳证多由饮食不卫生、喂养不当或疾病影响，以及先天体质虚弱所致，以形体消瘦、毛发枯焦、腹大筋暴、神疲乏力为特征；积滞是因为脾胃受伤，肠胃功能失调，造成的乳食不消化，以不思饮食、食而不化、形体消瘦、大便失调为特征。疳积分为积滞伤脾、气血两亏两种类型。

取穴

大肠
位于食指桡侧缘，食指尖至虎口成一直线。

脾经
位于拇指桡侧缘或拇指末节螺纹面。

板门
位于拇指下，手掌大鱼际平面。

四横纹
在食指、中指、无名指、小指第一指间关节横纹处。

内八卦
位于手掌面，以掌心为圆心，从圆心至中指根横纹内 2/3 和外 1/3 交界点为半径，画一圆即是。

二人上马
位于手背无名指与小指掌关节后陷中。

外劳宫
位于掌背中，与内劳宫相对的位置。

中脘
位于脐上 4 寸处。

天枢
位于腹中部，距脐中 2 寸。

气海
位于下腹部，前正中线上，在脐中下 1.5 寸。

足三里
位于小腿外侧，外膝眼下 3 寸。

身柱
位于背部，在后正中线上，第三胸椎棘突下凹陷中。

脾俞
位于背部，在第十一胸椎棘突下，旁开 1.5 寸。

胃俞
位于背部，在第十二胸椎棘突下，旁开 1.5 寸。

积滞伤脾型疳积

　　症状：形体消瘦，体重不增，肚子胀，吃饭不香，精神不振，睡眠不安稳，大便发臭。

清大肠

　　用一只手托住孩子的手掌，暴露桡侧缘，然后用另一只手的拇指螺纹面从孩子手掌虎口推向食指指尖。推 100~300 次。

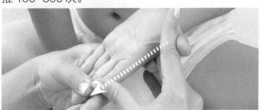

揉中脘

　　用一手拇指或食指揉孩子脐上 4 寸的中脘 100~300 次。

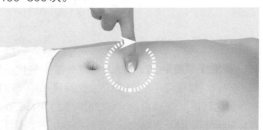

按揉足三里

用一手拇指按揉孩子外膝眼下3寸，胫骨外侧约一横指处的足三里50~100次。

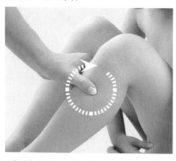

分推腹阴阳

用双手拇指自剑突下分别沿孩子肋弓下缘或自中脘到脐，向两旁分推100~200次。

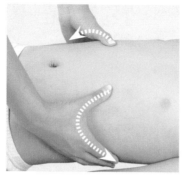
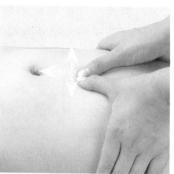

【加按穴位】补脾经100~300次；运内八卦100~300次；推四横纹100~300次；清脾经100~300次；揉板门100~300次。

气血两亏型疳积

症状：面色发黄或苍白，头发枯黄稀疏，骨瘦如柴，没有精神，睡觉不安稳，哭声小，肚子凹陷。

清大肠

用一只手托住孩子的手掌，暴露桡侧缘，然后用另一只手的拇指螺纹面从孩子手掌虎口推向食指指尖。推100~300次。

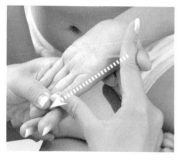

按揉足三里

用一手拇指按揉孩子外膝眼下3寸，胫骨外侧约一横指处的足三里50~100次。

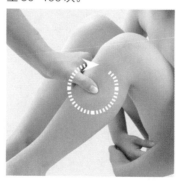

揉中脘

用一手拇指或食指揉孩子脐上4寸的中脘100~300次。

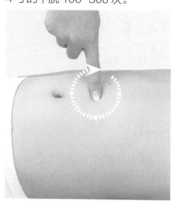

捏脊

让孩子俯卧，露出背部，涂抹滑石粉或爽身粉，家长将双手中指、无名指、小指握成半拳状，食指半屈，拇指伸直对准食指前半段，然后顶住孩子背部皮肤，接着拇指、食指向前移动，提拿皮肉，同时向上捻动，再从脊柱两侧双手交替向前推动，一直到大椎两旁为止。捏3~5次。

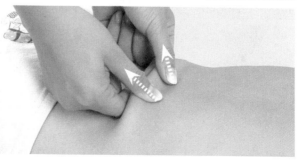

【加按穴位】补脾经100~300次；运内八卦100~300次；推四横纹100~300次；揉二人上马100~500次；揉外劳宫100~300次。

便秘

　　便秘，指不能按时排便、大便坚硬干燥或排便困难的一种病症。婴幼儿患有便秘，主要是因为大肠传导功能失常，致使大便在肠内停留时间太长，水分被吸收，从而导致粪质过于干燥、坚硬，也可能是因病后体虚，津液耗伤，肠道干涩等原因所致。中医将便秘分为实秘和虚秘两种，无论哪一种便秘，治疗时都是以导滞通便为原则。

取穴

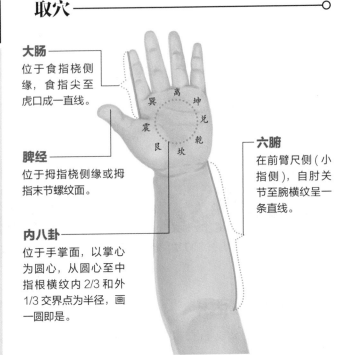

大肠
位于食指桡侧缘，食指尖至虎口成一直线。

脾经
位于拇指桡侧缘或拇指末节螺纹面。

内八卦
位于手掌面，以掌心为圆心，从圆心至中指根横纹内 2/3 和外 1/3 交界点为半径，画一圆即是。

六腑
在前臂尺侧（小指侧），自肘关节至腕横纹呈一条直线。

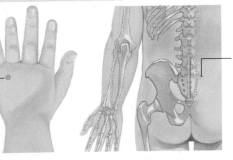

二人上马
位于手背，无名指与小指掌指关节之间后方凹陷中。

七节骨
位于背部正中线第四腰椎至尾椎上端成一直线。

足三里
位于小腿外侧，外膝眼下 3 寸。

实秘

症状：大便干，或排便间隔时间长，面色发红，口臭唇红，喜欢喝冷饮，小便黄，饭量小，肚子胀痛。

退六腑

　　用一只手握住孩子的手腕，用另一只手的拇指或食、中二指螺纹面，沿孩子前臂尺侧，从其肘部下推到腕部，反复操作 100~300 次。

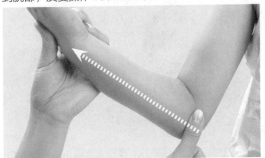

清大肠

　　用一只手托住孩子的手掌，暴露桡侧缘，然后用另一只手的拇指螺纹面从孩子手掌虎口推向食指指尖，推 300 次。

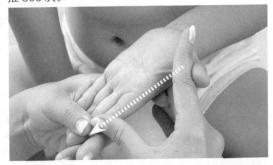

【加按穴位】摩腹 100~200 次；捏脊 3~5 次；运内八卦 100~300 次；推下七节骨 100~300 次。

虚秘

症状：大便不出，面色发白，形体消瘦，精神差，全身乏力。

清大肠

用一只手托住孩子的手掌，暴露桡侧缘，然后用另一只手的拇指螺纹面从孩子手掌虎口推向食指指尖，推 300 次。

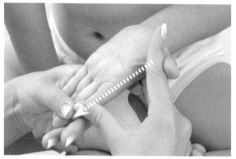

补脾经

一手将孩子的拇指屈曲，另一手拇指指面顺着孩子拇指桡侧边缘由指尖向指根方向直推，推 100~300 次。

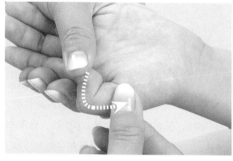

揉足三里

用一手拇指揉外膝眼下 3 寸，胫骨外侧约一横指处的足三里，揉 50~100 次。

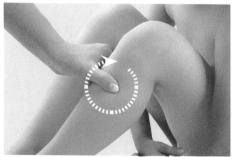

【加按穴位】摩腹 100~200 次；捏脊 3~5 次；揉二人上马 100~500 次。

佝偻病

佝偻病是婴幼儿常见的营养不良病，多见于 3 岁以下的小儿，其中又以 6~12 个月的婴儿发病率最高。虽然佝偻病的治愈效果较为良好，但患儿极易患感冒、咳嗽、肺炎等症，且易使病程迁延，因此家长一定要加强预防。中医认为，本病乃先天不足及后天失调所致。而现代医学则认为，佝偻病主要是由于缺乏维生素 D，从而使机体钙、磷代谢紊乱，致使骨骼、神经、肌肉等系统发生异常，以骨骼生长障碍最为明显。

取穴

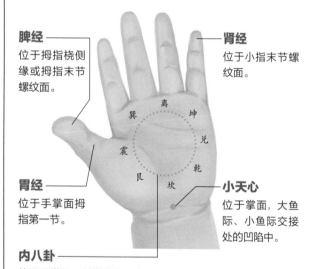

脾经
位于拇指桡侧缘或拇指末节螺纹面。

肾经
位于小指末节螺纹面。

胃经
位于手掌面拇指第一节。

小天心
位于掌面，大鱼际、小鱼际交接处的凹陷中。

内八卦
位于手掌面，以掌心为圆心，从圆心至中指根横纹内 2/3 和外 1/3 交界点为半径，画一圆即是。

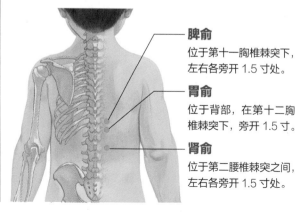

脾俞
位于第十一胸椎棘突下，左右各旁开 1.5 寸处。

胃俞
位于背部，在第十二胸椎棘突下，旁开 1.5 寸。

肾俞
位于第二腰椎棘突之间，左右各旁开 1.5 寸处。

450

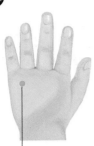

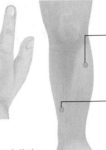

足三里
位于小腿外侧，外膝眼下3寸。

三阴交
位于内踝尖直上3寸处。

二人上马
位于手背，无名指与小指掌指关节之间后方凹陷中。

百会
位于两耳尖直上与头顶正中线交会处。

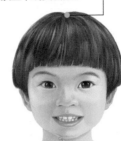

中脘
位于脐上4寸处。

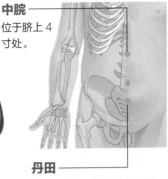

丹田
位于下腹部，脐下2.5寸处。

脾胃虚弱型佝偻病

症状：面色苍白，爱出汗，头发稀，枕后发秃，肌肉松软，腹部膨大，吃得少，睡觉不安稳。

补胃经

用一只手固定孩子的手掌，露出拇指，然后用另一只手的拇指推拇指指面近指根1节100~500次。

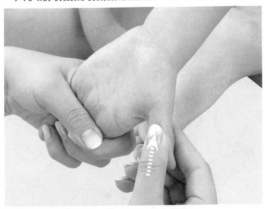

按揉足三里

用一手拇指按揉孩子足三里（外膝眼下3寸，胫骨外侧约一横指处）50~100次。

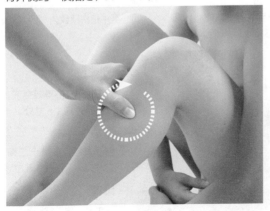

揉胃俞

用拇指揉孩子胃俞50~100次。

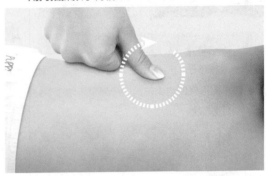

捏脊

让孩子俯卧，露出背部，涂抹滑石粉或爽身粉，家长将双手中指、无名指、小指握成半拳状，食指半屈，拇指伸直对准食指前半段，然后顶住孩子背部皮肤，接着拇指、食指向前移动，提拿皮肉，同时向上捻动，再从脊柱两侧双手交替向前推动，一直到大椎两旁为止，捏3~5遍。

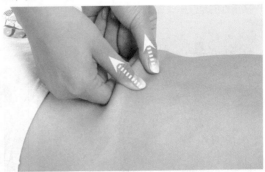

【加按穴位】补脾经100~300次；揉脾俞50~100次；运内八卦100~300次；揉中脘100~300次；摩腹100~300次；揉小天心100~300次。

肾气不足型佝偻病

症状：面色发白，出汗多，说话迟，出牙迟，站行走迟，头方，肋外翻，或有鸡胸，腿弯曲。

补肾经

让孩子伸出小指，然后用另一只手的拇指螺纹面旋推其小指末节的螺纹面，或由指根向指尖方向推，推 100~500 次。

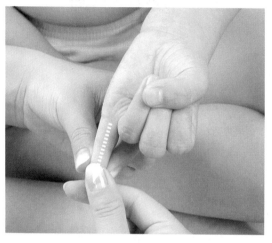

按揉足三里

用一手拇指按揉孩子足三里（外膝眼下 3 寸，胫骨外侧约一横指处）50~100 次。

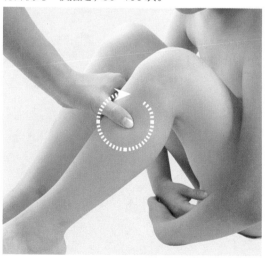

捏脊

让孩子俯卧，露出背部，涂抹滑石粉或爽身粉，家长将双手中指、无名指、小指握成半拳状，食指半屈，拇指伸直对准食指前半段，然后顶住孩子背部皮肤，接着拇指、食指向前移动，提拿皮肉，同时向上捻动，再从脊柱两侧双手交替向前推动，一直到大椎两旁为止，捏 3~5 遍。

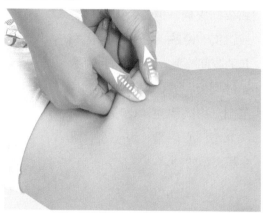

揉肾俞

用拇指揉孩子第二腰椎棘突下旁开 1.5 寸的肾俞 50~100 次。

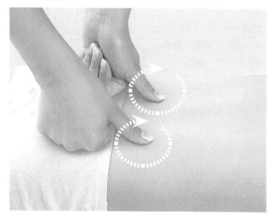

【加按穴位】补脾经 100~300 次；揉脾俞 50~100 次；揉二人上马 100~500 次；揉丹田 50~100 次；揉百会 100~200 次；揉三阴交 50~100 次。

专家提示： 1.加强户外活动，多晒太阳，并积极防治各种慢性疾病。

2.提倡母乳喂养，及时增加辅食。每天补充维生素 D 及钙剂，饮食注意选用含钙、磷较丰富的食物。

3.别让孩子久坐、久站，防止发生骨骼变形。提倡婴儿穿背带裤，防止肋骨外翻。

夜啼

夜啼通常是指半岁以内的宝宝，每到晚上就烦躁不安、啼哭不止，甚至整晚都啼哭不止，而白天则如常人，民间俗称"夜哭郎"。其原因多为喂养不当、内伤脾胃或寒邪内侵导致夜间腹痛。但是，因急腹症或饥渴、冷热、湿痒等原因引起的夜间啼哭，或"有灯不哭、无灯则哭"者，均不属本病的范围。中医认为，夜啼可分为脾寒型、心热型、惊恐型、乳食积滞型四种。

取穴

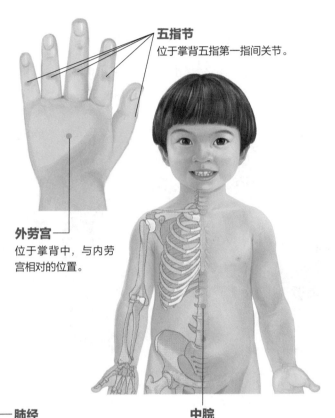

五指节
位于掌背五指第一指间关节。

外劳宫
位于掌背中，与内劳宫相对的位置。

中脘
位于脐上 4 寸处。

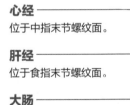

心经
位于中指末节螺纹面。

肝经
位于食指末节螺纹面。

大肠
位于食指桡侧缘，食指尖至虎口成一直线。

脾经
位于拇指桡侧缘或拇指末节螺纹面。

三关
位于前臂桡侧，腕横纹至肘横纹成一直线。

天河水
位于前臂正中，总筋至曲泽成一直线。

肺经
位于无名指末节螺纹面。

小肠
位于小指尺侧缘，自指尖到指根成一条直线。

小天心
位于掌面，大鱼际、小鱼际交接处的凹陷中。

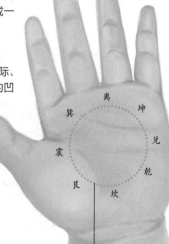

内八卦
位于手掌面，以掌心为圆心，从圆心至中指根横纹内 2/3 和外 1/3 交界点为半径，画一圆即是。

脾寒型夜啼

症状：夜里腹痛，啼哭不止。

推三关

用一手握住孩子手腕，然后用另一只手的拇指桡侧面或食指、中指的指面，沿孩子前臂桡侧，从手腕推向肘部，推100~300次。

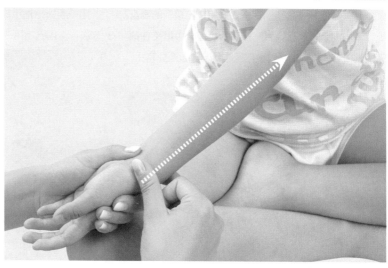

【加按穴位】补脾经100~300次；揉小天心100~300次；揉中脘100~300次；揉外劳宫100~300次；揉五指节各30~50次。

心热型夜啼

症状：睡觉不安稳，不定时啼哭。

清天河水

用一只手握住孩子的手腕，然后用另一只手的食、中二指指腹从孩子的腕横纹推向肘横纹，推100~500次。推的方向一定是从腕到肘，不可反向操作！

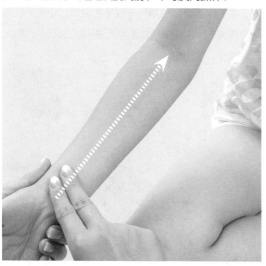

清心经

让孩子伸出中指，然后用一只手的拇指螺纹面由指根向指尖方向推，推100~300次。

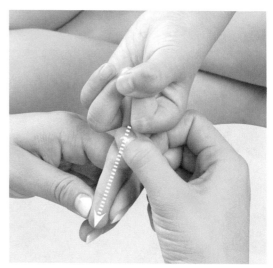

【加按穴位】补脾经100~300次；揉小天心100~300次；揉中脘100~300次；清肝经100~300次；掐揉五指节掐3~5次，揉30~50次。

惊恐型夜啼

症状：脸面发青，很害怕的样子，睡觉过程中突然哭起来或叫起来。

运内八卦

用一只手托住孩子的四指，拇指按在孩子的离宫处，掌心向上，然后用另一只手的食指、中指夹住孩子的腕关节，以拇指螺纹面用运法从乾宫起至兑宫止，反复操作，运100~300次。

掐揉五指节

用一手拇指指甲掐孩子手背五指第一指间关节各3~5次，再揉五指第一指关节各30~50次。

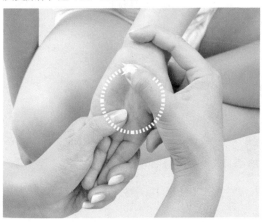 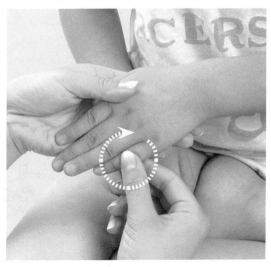

【加按穴位】补脾经100~300次；揉小天心100~300次；揉中脘100~300次；清肝经100~300次；清心经100~300次；清肺经100~500次。

乳食积滞型夜啼

症状：夜里睡觉不安稳，经常哭，不想吃奶，腹部发胀，不让按揉肚子，大便臭味重。

清大肠

用一只手托住孩子的手掌，暴露桡侧缘，然后用另一只手的拇指螺纹面从孩子手掌虎口推向食指指尖，推300次。

运内八卦

用一只手托住孩子的四指，拇指按在孩子的离宫处，掌心向上，然后用另一只手的食指、中指夹住孩子的腕关节，以拇指螺纹面用运法从乾宫起至兑宫止，反复操作，运100~300次。

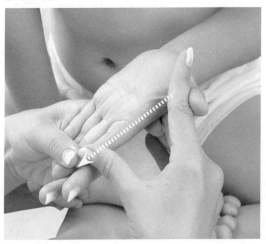 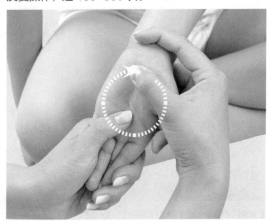

【加按穴位】补脾经100~300次；揉小天心100~300次；揉中脘100~300次；摩腹100~200次。

盗汗

盗汗多发生于1~6岁体质虚弱的孩子，醒时无汗，但只要一入睡，便大汗淋漓，甚至湿透衣被。中医认为，小儿盗汗有生理性和病理性之分。婴幼儿代谢旺盛，活泼好动，出汗往往较多，这些属于正常生理现象。另外，活动性肺结核、自主神经功能紊乱、风湿热等病症也可引起盗汗。中医认为，本病主要分为心阴虚型、肺阴虚型、肾阴虚型三种。在治疗盗汗方面，可以从心、肺、肾三脏着手进行。

取穴

心经 位于中指末节螺纹面。

肝经 位于食指末节螺纹面。

大肠 位于食指桡侧缘，食指尖至虎口成一直线。

脾经 位于拇指桡侧缘或拇指末节螺纹面。

小天心 位于掌面，大鱼际、小鱼际交接处的凹陷中。

天河水 位于前臂内侧正中，自腕横纹至肘横纹呈一条直线。

肺经 位于无名指末节螺纹面。

肾纹 在手掌面，小指第二指间关节横纹处。

神门 位于腕部，腕掌侧横纹尺侧端，尺侧腕屈肌腱的桡侧凹陷处。

肾顶 位于小指顶端。

六腑 在前臂尺侧（小指侧），自肘关节至腕横纹呈一条直线。

肾经 位于小指末节螺纹面。

百会 位于两耳尖直上与头顶正中线交会处。

涌泉 位于足底前、中1/3交界处的中央凹陷处。

心阴虚型盗汗

症状：睡着后出汗，醒来后汗止，手心脚心发热。

退六腑

用一只手握住孩子的手腕，用另一只手的拇指或食、中二指螺纹面，沿孩子前臂尺侧，从肘部下推到腕部，推200次。

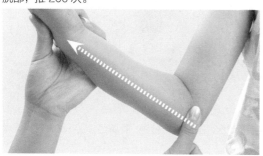

揉肾纹

以一手中指或拇指指端按揉孩子小指第二指间关节横纹处2分钟。

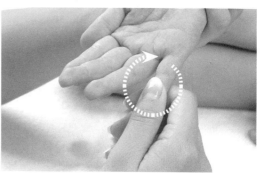

按揉神门

用一手拇指或中指按揉孩子的神门 20 次。

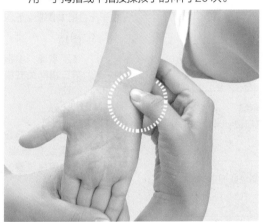

捏脊

将双手的中指、无名指和小指握成半拳状，食指半屈，拇指伸直对准食指前半段，然后顶住孩子背部皮肤，拇、食指前移，提拿皮肉，同时向上捻动，自尾椎两旁（即脊柱两侧）双手交替向前推动至大椎（脖后突出部位）两旁，捏 5~10 次。

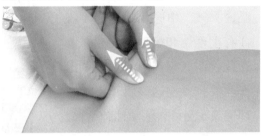

【加按穴位】补肺经 100~500 次；清心经 200 次；补肾经 200 次；揉肾顶 1 分钟；补脾经 100~300 次；揉涌泉 30 次；清天河水 100~500 次；清肝经 200 次；按揉百会 10 次。

肺阴虚型盗汗

症状：睡时汗出、醒则汗止，伴咳嗽、气短，痰少而黏，手心脚心发热。

退六腑

用一只手握住孩子的手腕，用另一只手的拇指或食、中二指螺纹面，沿孩子前臂尺侧，从肘部下推到腕部，推 200 次。

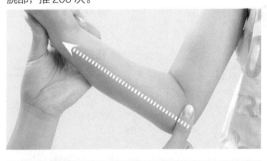

揉肾纹

以一手中指或拇指指端按揉孩子小指第二指间关节横纹处 2 分钟。

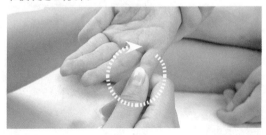

揉肾顶

用一手中指或拇指端按揉小指顶端，揉 2 分钟。

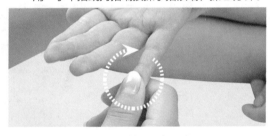

捏脊

将双手的中指、无名指和小指握成半拳状，食指半屈，拇指伸直对准食指前半段，然后顶住孩子背部皮肤，拇、食指前移，提拿皮肉，同时向上捻动，自尾椎两旁（即脊柱两侧）双手交替向前推动至大椎（脖后突出部位）两旁，捏 5~10 次。

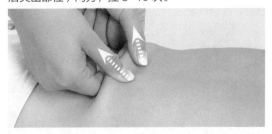

【加按穴位】补肺经 100~500 次；清心经 200 次；补肾经 200 次；揉肾顶 1 分钟；补脾经 100~300 次；揉涌泉 30 次；清天河水 200 次；揉小天心 200 次；清大肠 300 次。

肾阴虚型盗汗

症状：睡时汗出，醒则汗止，伴腰痛。

补肾经

让孩子伸出小指，然后用一只手的拇指螺纹面旋推其小指末节的螺纹面，或由指根向指尖方向推400次。

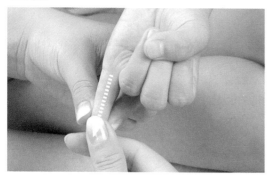

揉肾纹

以一手中指或拇指指端按揉孩子小指第二指间关节横纹处2分钟。

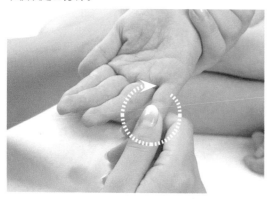

揉涌泉

用一手拇指或食指、中指指端揉涌泉穴100次。

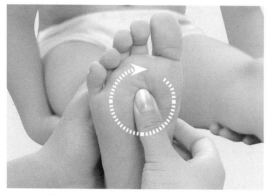

揉肾顶

用一手中指或拇指端按揉小指顶端，揉2分钟。

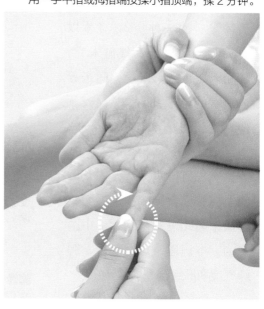

捏脊

将双手的中指、无名指和小指握成半拳状，食指半屈，拇指伸直对准食指前半段，然后顶住孩子背部皮肤，拇、食指前移，提拿皮肉，同时向上捻动，自尾椎两旁（即脊柱两侧）双手交替向前推动至大椎（脖后突出部位）两旁，捏5~10次。

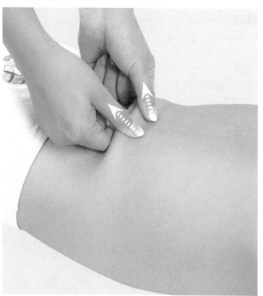

【加按穴位】补肺经100~500次；清心经200次；补脾经100~300次。

遗尿

遗尿，俗称尿床，是指3岁以上的孩子在睡中小便，醒后才发觉的一种疾病。3岁以内的婴幼儿，由于气血未充、脏腑未坚、智力未全，尚未养成正常的排尿习惯；且白天玩耍过度而酣睡致偶尔尿床的3岁以上孩子，均不属病态。本病虽然没有严重后果，但长时间遗尿势必会影响孩子的身心健康，因此应及早治疗。中医认为，本病通常由肾气虚、脾肺气虚和肝经湿热所致。

取穴

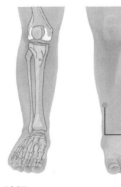

足三里
位于小腿前外侧，在犊鼻穴下3寸，距胫骨前缘一横指。

上巨虚
位于小腿前外侧，在犊鼻穴下6寸，距胫骨前缘一横指（中指）。

三阴交
位于内踝尖直上3寸处。

肺经
位于无名指末节螺纹面。

肾经
位于小指末节螺纹面。

肝经
位于食指末节螺纹面。

小肠
位于小指尺侧缘，自指尖到指根成一条直线。

脾经
位于拇指桡侧缘或拇指末节螺纹面。

神门
位于腕部，腕掌侧横纹尺侧端，尺侧腕屈肌腱的桡侧凹陷处。

三关
位于前臂桡侧，腕横纹至肘横纹成一直线。

天河水
位于前臂内侧正中，自腕横纹上至肘横纹上呈一条直线。

百会
位于头部，在前发际正中直上5寸，或两耳尖连线的中点处。

中脘
位于上腹部，前正中线上，在脐中上4寸。

神阙
位于腹中部，脐中央。

气海
位于下腹部，脐下1.5寸处。

关元
位于下腹部，脐下3寸处。

天枢
位于腹中部，脐旁2寸。

中极
位于下腹部，前正中线上，在脐中下4寸。

曲骨
位于人体的下腹部，在前正中线上，耻骨联合上缘的中点处。

心俞
在背部，当第五胸椎棘突下，旁开1.5寸。

肝俞
在背部，当第九胸椎棘突下，旁开1.5寸。

肾俞
位于第二腰椎棘突之间，旁开1.5寸处。

大肠俞
位于腰部，在第四腰椎棘突下，旁开1.5寸。

次髎
在髂后上棘下与后正中线之间，适对第二骶后孔。

膀胱俞
位于骶部，在骶正中嵴旁1.5寸，平第二骶后孔。

脾俞
位于第十一胸椎棘突下，旁开1.5寸处。

命门
位于腰部，在后正中线上，第二腰椎棘突下凹陷中。

腰阳关
位于腰部，在后正中线上，第四腰椎棘突下凹陷中。

七节骨
位于背部正中线第四腰椎至尾椎上端成一直线。

肾气虚型遗尿

症状：晚上尿床，严重者每夜尿床 1~2 次或更多，神情呆板，反应迟钝，四肢凉，怕冷，腰腿软弱无力，小便色清量多。

补肾经

让孩子伸出小指，然后用一只手的拇指螺纹面旋推其小指末节的螺纹面，或由指根向指尖方向推 300 次。

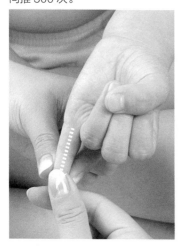

按揉气海、关元

用一手拇指或食、中二指指腹按揉孩子气海、关元各 5 分钟。

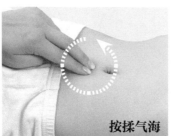
按揉气海

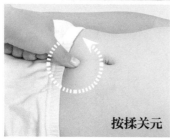
按揉关元

按揉三阴交

用一手拇指或中指按揉孩子的三阴交穴 1 分钟。

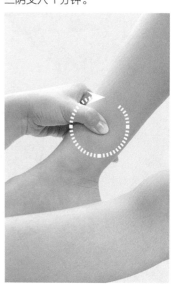

【加按穴位】推七节骨有温热感为宜；按揉肾俞 1 分钟。

脾肺气虚型遗尿

症状：晚上尿床，平时排尿次数增多而每次排尿量减少，精神差，形体消瘦，食欲不振。

补肾经

让孩子伸出小指，然后用一只手的拇指螺纹面旋推其小指末节的螺纹面，或由指根向指尖方向推300次。

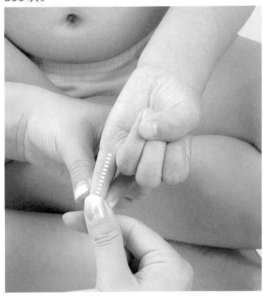

补肺经

让孩子伸出无名指，然后用一只手的拇指螺纹面旋推孩子的无名指末节螺纹面，或由指尖向指根方向推，用力柔和均匀，推100~500次。

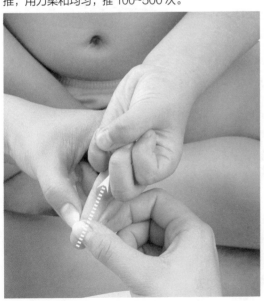

按揉气海、关元

用一手拇指或食、中二指指腹逆时针按揉孩子气海、关元各5分钟。

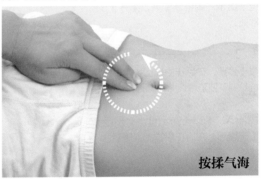

按揉气海

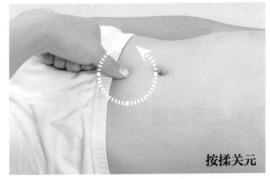

按揉关元

按揉三阴交

用一手拇指或中指按揉孩子的三阴交穴1分钟。

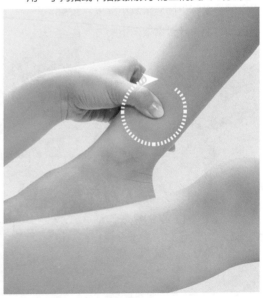

【加按穴位】推七节骨有温热感为宜；推三关100~300次；按揉脾俞、肾俞各1分钟。

肝经湿热型遗尿

症状：晚上尿床，小便次数多，尿色发黄，性情急躁，面色发红，舌边舌尖发红。

清肝经

用一只手托住孩子的食指末节，然后用另一只手的拇指螺纹面旋推孩子的食指螺纹面，或从指根向指尖方向直推 300 次。

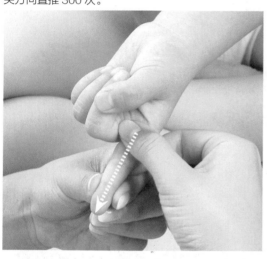

按揉三阴交

用一手拇指或中指按揉孩子的三阴交穴 1 分钟。

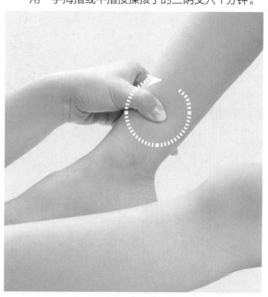

按揉气海、关元

用一手拇指或食、中二指指腹逆时针按揉孩子气海、关元各 5 分钟。

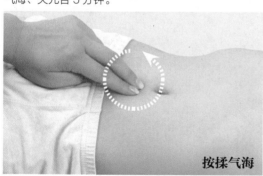

按揉气海

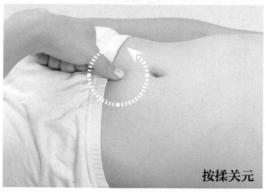

按揉关元

按揉肝俞、心俞

用一手拇指或中指按揉肝俞、心俞各 1 分钟。

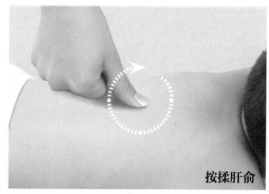

按揉肝俞

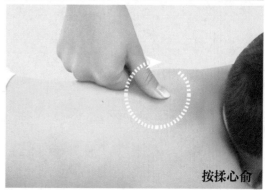

按揉心俞

【加按穴位】推七节骨有温热感为宜；清小肠 300 次；清天河水 100 次。

经脉者，所以行气血而营阴阳，濡筋骨，利关节者也。